医药高等院校规划教材

供高专高职医药卫生类专业使用

病原生物学与医学免疫学

主　　编　吕瑞芳　朱　峰
副 主 编　包兆胜　郝　燕　范海燕
编　　者　（以姓氏笔画为序）
　　　　　于　虹（贵阳护理职业学院）
　　　　　王　萍（宜春职业技术学院）
　　　　　王传生（承德护理职业学院）
　　　　　乌兰图雅（河套大学医学院）
　　　　　包兆胜（台州学院医学院）
　　　　　吕瑞芳（承德护理职业学院）
　　　　　朱　峰（济南护理职业学院）
　　　　　关静岩（黑龙江护理高等专科学校）
　　　　　阳　莉（四川中医药高等专科学校）
　　　　　吾尔尼莎·玉松（新疆维吾尔医学专科学校）
　　　　　吴素琴（辽宁医药职业学院）
　　　　　张　婕（四川护理职业学院）
　　　　　张新明（三峡职业技术学院医学院）
　　　　　范海燕（聊城职业技术学院）
　　　　　郝　燕（山西医科大学汾阳学院）
　　　　　高文卫（宁夏医科大学高职学院）
　　　　　游荷花（山西医科大学汾阳学院）

科学出版社

北　京

内 容 简 介

本教材共分四篇，第一篇为医学微生物，第二篇为人体寄生虫，第三篇为医学免疫学基础，第四篇为实验指导。本版突出了以下特点：①增加学生学习的直观性、趣味性，首次将视频、动画及超级链接等多媒体素材聚合到课本上，可极大地提高学生的学习兴趣和获取知识的效果。②教材中设计了链接、案例和案例提示，密切结合临床实际及本学科知识点，有利于启迪学生思维，调动学生学习的主动性、积极性，提高学习兴趣。③与职业考试大纲紧密联系，增加了考点提示，使教学内容重点突出，为学生的职业资格考试奠定基础。④增加了章后目标检测，围绕职业考试大纲和教学目标附有选择题，并且题型与职业考试大纲一致，对学生进行强化训练。

图书在版编目 (CIP) 数据

病原生物学与医学免疫学 / 吕瑞芳，朱峰主编 . —北京：科学出版社，2016.6
医药高等院校规划教材
ISBN 978-7-03-048542-7

Ⅰ. 病⋯　Ⅱ. ①吕⋯　②朱⋯　Ⅲ. ①病原微生物 - 医学院校 - 教材　②医学 - 免疫学 - 医学院校 - 教材　Ⅳ. ① R37 ② R392

中国版本图书馆 CIP 数据核字 (2016) 第 123293 号

责任编辑：丁海燕 / 责任校对：郭瑞芝
责任印制：李　彤 / 封面设计：张佩战

科 学 出 版 社 出版
北京东黄城根北街 16 号
邮政编码：100717
http://www.sciencep.com

北京中科印刷有限公司　印刷
科学出版社发行　各地新华书店经销

*

2016 年 6 月第 一 版　开本：787×1092　1/16
2021 年 12 月第九次印刷　印张：21 1/2
字数：510 000

定价：**79.00 元**
（如有印装质量问题，我社负责调换）

前　言

本教材以"专业理论过关，专业技能过硬"，即"教学做一体化"为编写指导原则。作为医学类高职教育的重要基础课教材之一，本教材紧紧围绕着培养高等技术应用性专门人才的目标，编写时以应用为目的，以必需、够用为度，以讲清概念、强化应用为教学重点。

本教材对教学大纲、编写内容及编排顺序等进行了认真的编写，使本教材更贴近职业考试大纲，贴近基层卫生工作岗位的需要，贴近高职高专学生的实际水平。

本教材共分四篇，第一篇为医学微生物，第二篇为人体寄生虫，第三篇为医学免疫学基础，第四篇为实验指导。本版突出了以下特点：①增加学生学习的直观性、趣味性，首次将视频、动画及超级链接等多媒体素材聚合到课本上，可极大地提高学生的学习兴趣和获取知识的效果。②教材中设计了链接、案例和案例提示，密切结合临床实际及本学科知识点，有利于启迪学生思维，调动学生学习的主动性、积极性，提高学习兴趣。③与职业考试大纲紧密联系，增加了考点提示，使教学内容重点突出，为学生的职业资格考试奠定基础。④增加了章后目标检测，围绕职业考试大纲和教学目标附有选择题，并且题型与职业考试大纲一致，对学生进行强化训练。

限于我们的学术水平和编写能力，教材的不足在所难免，恳请广大读者和同仁不吝指教，以利日臻完善。

吕瑞芳　朱　峰
2015 年 12 月

目　录

第一篇　医学微生物

第一章　微生物概述 …………………… (1)
第二章　细菌的形态与结构 …………… (4)
　第一节　细菌的大小与形态 ……… (4)
　第二节　细菌的结构 …………… (5)
　第三节　细菌的形态学检查 …… (10)
第三章　细菌的生长繁殖与代谢 …… (12)
　第一节　细菌的生长与繁殖 …… (12)
　第二节　细菌的代谢产物 ……… (14)
　第三节　细菌的人工培养 ……… (15)
第四章　微生物的分布与消毒灭菌 … (19)
　第一节　微生物的分布 ………… (19)
　第二节　消毒与灭菌 …………… (21)
第五章　细菌的遗传与变异 ………… (27)
　第一节　细菌的变异现象 ……… (27)
　第二节　细菌遗传变异的物质基础… (28)
　第三节　细菌遗传变异的实际意义… (30)
　第四节　细菌的耐药性与防治 … (31)
第六章　细菌的致病性与感染 ……… (33)
　第一节　细菌的致病性 ………… (33)
　第二节　感染的来源和类型 …… (36)
　第三节　医院感染 ……………… (37)
第七章　球菌 ………………………… (40)
　第一节　葡萄球菌属 …………… (40)
　第二节　链球菌属 ……………… (43)
　第三节　肺炎链球菌 …………… (47)
　第四节　奈瑟菌属 ……………… (47)
第八章　肠道杆菌 …………………… (53)
　第一节　埃希菌属 ……………… (53)
　第二节　志贺菌属 ……………… (57)
　第三节　沙门菌属 ……………… (59)
　第四节　其他菌属 ……………… (63)
第九章　厌氧性细菌 ………………… (66)
　第一节　厌氧芽胞梭菌属 ……… (66)
　第二节　无芽胞厌氧菌 ………… (70)

第十章　分枝杆菌属 ………………… (74)
　第一节　结核分枝杆菌 ………… (74)
　第二节　麻风分枝杆菌 ………… (78)
第十一章　其他病原菌 ……………… (80)
　第一节　其他革兰阳性菌 ……… (80)
　第二节　其他革兰阴性菌 ……… (83)
　第三节　弧菌属 ………………… (90)
　第四节　弯曲菌属 ……………… (92)
第十二章　其他原核细胞型微生物…… (95)
　第一节　放线菌 ………………… (95)
　第二节　支原体 ………………… (96)
　第三节　立克次体 ……………… (98)
　第四节　衣原体 ………………… (99)
　第五节　螺旋体 ………………… (101)
第十三章　真菌 ……………………… (106)
　第一节　概述 …………………… (106)
　第二节　常见病原性真菌 ……… (109)
第十四章　病毒概述 ………………… (113)
　第一节　病毒的基本性状 ……… (113)
　第二节　病毒的感染与免疫 …… (118)
　第三节　病毒感染的检查和防治… (121)
第十五章　呼吸道病毒 ……………… (124)
　第一节　流行性感冒病毒 ……… (124)
　第二节　麻疹病毒 ……………… (127)
　第三节　腮腺炎病毒 …………… (129)
　第四节　风疹病毒 ……………… (130)
　第五节　冠状病毒 ……………… (131)
第十六章　肠道病毒 ………………… (134)
　第一节　脊髓灰质炎病毒 ……… (134)
　第二节　柯萨奇病毒、埃可病毒和
　　　　　新肠道病毒 …………… (136)
　第三节　轮状病毒 ……………… (137)
第十七章　肝炎病毒 ………………… (141)
　第一节　甲型肝炎病毒 ………… (141)

第二节 乙型肝炎病毒 ………… (143)
第三节 丙型肝炎病毒 ………… (147)
第四节 其他肝炎病毒 ………… (148)
第十八章 虫媒病毒………… (151)
第一节 流行性乙型脑炎病毒 … (151)
第二节 登革病毒与森林脑炎
病毒 ………… (153)
第十九章 疱疹病毒………… (155)
第一节 单纯疱疹病毒 ………… (155)
第二节 水痘带状疱疹病毒 …… (156)

第三节 EB 病毒 ………… (158)
第四节 巨细胞病毒 ………… (159)
第二十章 反转录病毒………… (162)
第一节 人类免疫缺陷病毒 …… (162)
第二节 人类嗜 T 细胞病毒 …… (165)
第二十一章 其他病毒及朊粒………… (167)
第一节 狂犬病病毒 ………… (167)
第二节 人乳头瘤病毒 ………… (169)
第三节 朊粒 ………… (170)

第二篇 人体寄生虫

第二十二章 人体寄生虫概述……… (172)
第一节 寄生现象、寄生虫、宿主
及生活史 ………… (172)
第二节 寄生虫与宿主的相互关系 (173)
第三节 寄生虫病的流行与防治原则
(174)
第二十三章 医学蠕虫 ………… (177)
第一节 概述 ………… (177)
第二节 似蚓蛔线虫 ………… (177)
第三节 十二指肠钩口线虫与美洲
板口线虫 ………… (180)
第四节 蠕形住肠线虫和毛首鞭形
线虫 ………… (184)
第五节 班氏吴策线虫和马来布鲁
线虫 ………… (186)
第六节 旋毛形线虫 ………… (189)

第七节 日本血吸虫 ………… (191)
第八节 华支睾吸虫 ………… (195)
第九节 其他吸虫 ………… (198)
第十节 链状带绦虫 ………… (202)
第十一节 肥胖带绦虫 ………… (205)
第十二节 其他绦虫 ………… (207)
第二十四章 医学原虫 ………… (216)
第一节 概述 ………… (216)
第二节 疟原虫 ………… (216)
第三节 溶组织内阿米巴 ………… (222)
第四节 杜氏利什曼原虫 ………… (224)
第五节 阴道毛滴虫 ………… (226)
第二十五章 医学节肢动物………… (230)
第一节 概述 ………… (230)
第二节 常见医学节肢动物………… (230)

第三篇 医学免疫学基础

第二十六章 免疫学概述………… (237)
第二十七章 免疫系统………… (239)
第一节 免疫器官 ………… (239)
第二节 免疫细胞 ………… (241)
第三节 免疫分子 ………… (245)
第二十八章 抗原 ………… (249)
第一节 抗原的概念和特性 …… (249)
第二节 决定抗原免疫原性的因素 … (250)
第三节 抗原的特异性与交叉反应 … (251)
第四节 抗原的分类 ………… (251)

第五节 医学上重要的抗原 …… (252)
第二十九章 免疫球蛋白………… (257)
第一节 抗体与免疫球蛋白的概念 … (257)
第二节 免疫球蛋白的结构 …… (258)
第三节 各类免疫球蛋白的特性 … (261)
第四节 免疫球蛋白的生物学功能… (262)
第五节 人工制备抗体的类型 … (265)
第三十章 补体系统………… (268)
第一节 概述 ………… (268)
第二节 补体系统的激活 ………… (269)

第三节　补体系统的生物学活性 … (272)

第三十一章　免疫应答 … (275)

第一节　概述 … (275)

第二节　B淋巴细胞介导的体液免疫应答 … (278)

第三节　T淋巴细胞介导的细胞免疫应答 … (282)

第四节　免疫耐受与免疫调节 … (285)

第三十二章　抗感染免疫 … (287)

第一节　固有免疫 … (287)

第二节　适应性免疫 … (292)

第三十三章　超敏反应 … (296)

第一节　I型超敏反应 … (296)

第二节　II型超敏反应 … (298)

第三节　III型超敏反应 … (300)

第四节　IV型超敏反应 … (302)

第三十四章　免疫学应用 … (304)

第一节　免疫学检测 … (304)

第二节　免疫学防治 … (308)

第四篇　实　验　指　导

实验室规则 … (315)

实验一　细菌的形态检查 … (315)

实验二　细菌的人工培养 … (316)

实验三　细菌的分布与消毒灭菌 … (319)

实验四　常见人体寄生虫实验 … (321)

实验五　免疫学基础实验 … (322)

病原生物学与医学免疫学教学大纲 … (325)

参考文献 … (333)

目标检测题参考答案 … (334)

第一篇　医学微生物

第一章　微生物概述

学习目标

1. 掌握微生物和病原微生物的概念、分类。
2. 了解微生物与人类的关系。

一、微生物的概念及种类

微生物（microorganism）是存在于自然界的一大群体形微小、结构简单、肉眼不能直接看见，必须借助光学显微镜或电子显微镜放大数百倍、数千倍甚至数万倍才能观察到的微小生物。

微生物学的开山祖——列文虎克

微生物在地球上存在了三十多亿年，人类在数百万年前出现之后就一直和微生物有着千丝万缕的联系，只是人类自己并不知道。不知道许多疾病是微生物引起的，也不知道发面、酿酒、奶制品的发酵等都是那些看不见的小生命做出的贡献。1673 年，有个名叫列文虎克的荷兰人用自己制造的显微镜观察到了被他称为"小动物"的微生物。因为这个伟大的发现，他成为了英国皇家学会的会员。

链接

微生物种类繁多，有数十万种以上。根据其大小、结构、组成等差异，可分为三大类。

1. 非细胞型微生物　是最小的一类微生物，能通过滤菌器，没有完整的细胞结构，缺乏产生能量的酶系统，只能在活细胞内增殖，如病毒（图1-1）。

2. 原核细胞型微生物　仅有原始核，无核膜和核仁，缺乏完善的细胞器，此类微生物最多，如细菌、支原体、立克次体、衣原体、螺旋体和放线菌等（图1-2）。

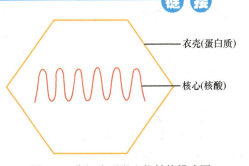

衣壳(蛋白质)

核心(核酸)

图 1-1　非细胞型微生物结构模式图

3. 真核细胞型微生物　细胞核分化程度较高，有核膜、核仁和染色体，胞质内有完善的细胞器，如真菌（图1-3）。

微生物在自然界的分布极为广泛。江河、湖泊、海洋、土壤、空气等都有数量不等、种类不一的微生物存在。其中以土壤中的微生物最多。例如，每克肥沃土壤中可有几亿到几十亿个微生物。在人类、动物和植物的体表，以及人类和动物与外界相通的呼吸道、消化道等腔道中，亦有大量的微生物存在。

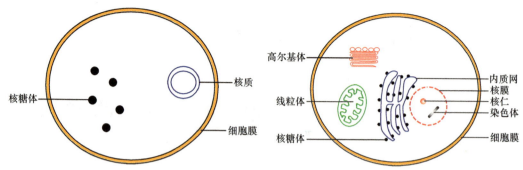

图1-2 原核细胞型微生物结构模式图   图1-3 真核细胞型微生物结构模式图

微生物具有个体微小、结构简单、繁殖迅速、分布广泛、种类繁多、容易变异等特点。

二、微生物与人类的关系

绝大多数微生物对人和动植物是有益的，有些是必需的。只有少数微生物引起人类和动植物的病害。

（一）微生物参与自然界的物质循环

自然界中，许多物质的循环要靠微生物的作用来完成。例如，土壤中的微生物能将死亡动植物的尸体、残骸，以及人、畜排泄物中的有机氮化物转化为无机氮化物，以供植物生长的需要，而植物又为人类和动物所食用。空气及环境中大量的游离氮，只有依靠固氮菌等作用后才能被植物吸收利用。因此，没有微生物，物质就不能运转和循环，植物就不能进行代谢，人类和动物也将难以生存。

（二）微生物在工农业生产方面发挥重要作用

在工业方面，利用微生物发酵工程进行食品加工、酿酒、制醋、工业制革、石油勘探及废物处理等。例如，用化学水解方法生产1吨味精需30吨小麦，利用微生物发酵工艺只需3吨薯粉；在医药工业方面，许多抗生素是微生物的代谢产物，还可利用微生物生产维生素和辅酶等药物；在环保工程中利用微生物降解塑料、甲苯等有机物，处理污水废气。

在农业方面，广泛应用微生物制造微生物饲料、微生物肥料、微生物农药、微生物食品、微生物能源和微生物环保制剂等，开辟了以菌造肥、以菌催长、以菌防病、以菌治病等农业增产新途径。

（三）微生物在基因工程技术中的作用更显辉煌

在生命科学中，微生物被作为研究对象或模式生物，有关基因、遗传密码、基因调控等都是在微生物中发现和得到证实的，微生物不仅提供了必不可少的多种工具酶和载体系统，更可人为地定向创建有益的工程菌新品种，能在无污染的自然环境中制造出多种多样的人类必需品。

传染病的克星——青霉素的发现

青霉素作为第一种抗生素，它的发现是人类医药史上最重大的发现之一。它是英国细菌学家亚历山大·弗莱明偶然发现的。1928年9月的一天，弗莱明在一间简陋的实验室里研究一种病菌——葡萄球菌。由于培养皿的盖子没有盖好，从窗口飘落的青霉孢子落到了培养细菌用的琼脂上，弗莱明惊讶地发现，青霉孢子周围的葡萄球菌消失了。他断定青霉孢子会产生某种对葡萄球菌有害的物质，因此发现了神奇的抗菌药物——青霉素。

链接

正常情况下，人体体表及与外界相通的腔道中存在的不同种类和数量的微生物群对人体是无害的，有些对人体有利，称正常菌群。但其中有部分微生物可在某些特定条件下具有致病性（pathogenicity），称为机会致病性微生物。少数微生物能引起人和动植物的病害，这些具有致病性的微生物称为病原微生物。

三、病原生物学和医学微生物学

病原生物学（pathogenetic biology）是医学微生物学与人体寄生虫学的总称。它是研究与人类疾病有关的微生物与寄生虫的生物学特性、生命活动规律，以及其与机体相互作用关系的科学。

医学微生物学（medical microbiology）主要研究与医学有关的病原微生物的生物学特性、致病性与免疫性、微生物学检查方法及防治原则等，以控制和消灭感染性疾病和与之有关的免疫性疾病，达到保障和提高人类健康水平的目的。

医学微生物学是基础医学中的一门重要学科，可为学习临床各科的感染性疾病和传染病奠定基础。

小结

微生物是存在于自然界中的一群肉眼不能直接看见，必须借助光学显微镜或电子显微镜放大才能观察到的微小生物，可分为三大类。微生物在自然界分布极为广泛。微生物与人类的关系非常密切。绝大多数微生物对人是有益的，而且是必需的。能引起人和动植物疾病的微生物称为病原微生物，是医学微生物学研究的主要内容。

目 标 检 测

【A₁型题】

1. 不属于原核细胞型微生物的是
   A. 细菌
   B. 病毒
   C. 支原体
   D. 立克次体
   E. 衣原体

2. 下列描述的微生物特征中，不是所有微生物共同特征的是
   A. 个体微小
   B. 分布广泛
   C. 种类繁多
   D. 可无致病性

E. 只能在活细胞内生长繁殖

3. 属于真核细胞型微生物的是
   A. 螺旋体
   B. 放线菌
   C. 真菌
   D. 细菌
   E. 立克次体

4. 属于非细胞型微生物的是
   A. 病毒
   B. 衣原体
   C. 放线菌
   D. 立克次体
   E. 支原体

（吕瑞芳）

第二章　细菌的形态与结构

第一节　细菌的大小与形态

一、细菌的大小

细菌的个体微小，必须用显微镜放大 1000 倍左右才能看见。一万个球菌紧密排列，长度只有 1cm 左右，一滴水可容纳十亿个球菌。细菌的大小通常以微米（μm）为测量单位（1μm = 1/1000mm）。各种细菌的大小不一，同种细菌也可因菌龄和环境因素的影响大小有所差异。多数球菌的直径约为 1μm，中等大小的杆菌长 2 ～ 3μm，宽 0.3 ～ 0.5μm。

二、细菌的形态

细菌按其外形分为球菌、杆菌和螺形菌三大类（图 2-1）。

（一）球菌

球菌（coccus）菌体呈球形或近似球形。根据其分裂平面和分裂后相互黏附程度，可分为：

1. 双球菌　在一个平面上分裂，分裂后两个菌体成双排列，如脑膜炎奈瑟菌。
2. 链球菌　在一个平面分裂，分裂后多个菌体粘连成链状排列，如乙型溶血性链球菌。

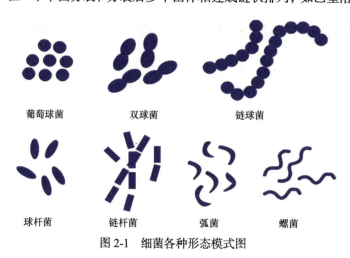

葡萄球菌　　双球菌　　链球菌

球杆菌　　链杆菌　　弧菌　　螺菌

图 2-1　细菌各种形态模式图

3.葡萄球菌　在多个不规则平面上分裂，分裂后菌体无规则地粘连在一起似葡萄状排列，如金黄色葡萄球菌。

（二）杆菌

杆菌(bacillus)呈杆状或近似杆状。不同种类杆菌的大小、长短、粗细差别较大，有球杆菌、链杆菌、棒状杆菌和分枝杆菌等。

（三）螺形菌

螺形菌（spiral bacterium）菌体弯曲，有的菌体只有一个弯曲，呈弧形或逗点状称为弧菌，如霍乱弧菌；有的菌体有数个弯曲称为螺菌，如鼠咬热螺菌；也有的菌体细长弯曲呈弧形或螺旋形，称为螺杆菌，如幽门螺杆菌。

第二节　细菌的结构

细菌虽小，但仍具有一定的细胞结构和功能。细胞壁、细胞膜、细胞质和核质等各种细菌都有，是细菌的基本结构；荚膜、鞭毛、菌毛、芽胞仅某些细菌具有，为其特殊结构（图2-2）。

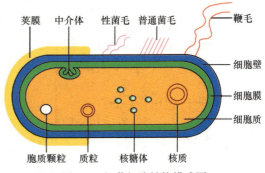

图 2-2　细菌细胞结构模式图

一、细菌的基本结构

（一）细胞壁

细胞壁（cell wall）位于细菌细胞的最外层，是包绕在细胞膜外的一层坚韧而有弹性的膜状结构。组成较复杂，并随不同细菌而异。用革兰染色法可将细菌分成两大类，即革兰阳性菌（G^+菌）和革兰阴性菌（G^-菌）。两类细菌细胞壁的共有组分为肽聚糖，但各自有其特殊组分。

1.肽聚糖　又称黏肽，是细菌细胞壁中的主要组分，革兰阳性菌与革兰阴性菌细胞壁中肽聚糖的含量与结构有较大差异。革兰阳性菌的肽聚糖占细胞壁干重的50%～80%，由聚糖骨架、四肽侧链和五肽交联桥三部分组成。聚糖骨架由N-乙酰葡萄糖胺（G）和N-乙酰胞壁酸（M）交替排列，以β-1，4糖苷键连接而成。N-乙酰胞壁酸（M）连接四肽，四肽侧链的组成和连接方式随菌种而异。例如，葡萄球菌（革兰阳性菌）细胞壁的四肽侧链的氨基酸依次为L-丙氨酸、D-谷氨酸、L-赖氨酸和D-丙氨酸，第三位的L-赖氨酸通过由5个甘氨酸组成的交联桥连接到相邻聚糖骨架四肽侧链末端的D-丙氨酸上，从而构成机械强度十分坚韧的三维立体结构（图2-3）。

革兰阴性菌的肽聚糖占细胞壁干重的5%～15%，在大肠埃希菌的四肽侧链中，第三位氨基酸是二氨基庚二酸（DAP），并由DAP与相邻四肽侧链末端的D-丙氨酸直接连接，没有五肽交联桥，因而只形

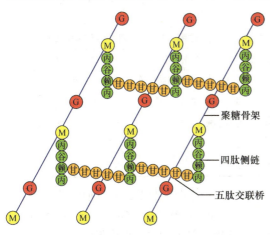

图 2-3　革兰阳性菌的肽聚糖结构模式图

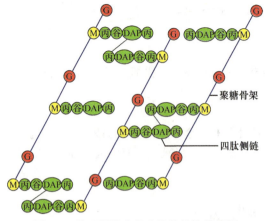

图 2-4　革兰阴性菌的肽聚糖结构模式图

成单层平面网络的二维结构（图 2-4）。

2. 磷壁酸　为革兰阳性菌特有成分。根据其结合部位分为壁磷壁酸和膜磷壁酸，膜磷壁酸又称脂磷壁酸。壁磷壁酸与肽聚糖上的胞壁酸共价连接，膜磷壁酸则与细胞膜连接（图 2-5）。磷壁酸是革兰阳性菌的重要表面抗原，部分细菌的膜磷壁酸具有黏附宿主细胞的功能，与细菌的致病性有关。

此外，某些革兰阳性菌细胞壁表面尚有一些特殊的表面蛋白质，如金黄色葡萄球菌的 A 蛋白，A 群链球菌的 M 蛋白等。

3. 外膜　为革兰阴性菌特有成分，位于肽聚糖外侧，由脂质双层、脂蛋白和脂多糖组成（图 2-6）。脂多糖又由脂质 A、核心多糖和特异多糖三部分组成。脂多糖是革兰阴性菌的内毒素，与细菌的致病性有关。由于革兰阴性菌细胞壁含肽聚糖少，且有外膜层的保护，因此，对青霉素和溶菌酶不敏感。

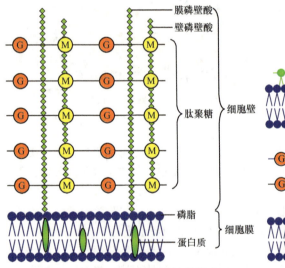

图 2-5　革兰阳性菌细胞壁结构模式图

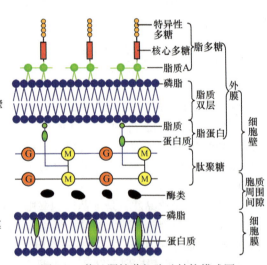

图 2-6　革兰阴性菌细胞壁结构模式图

革兰阳性菌与阴性菌细胞壁结构的主要区别见表 2-1。

4. 细胞壁的功能　①维持细菌固有的外形并保护细菌抵抗低渗环境；②与细胞膜共同参与细胞内外的物质交换；③是细菌重要的表面抗原。

5. 细菌细胞壁缺陷型　细菌细胞壁的肽聚糖结构受到理化或生物因素

表 2-1　革兰阳性菌与阴性菌细胞壁结构比较

细胞壁	革兰阳性菌	革兰阴性菌
强度	较坚韧（三维空间结构）	较疏松（二维网状结构）
厚度	厚，20 ～ 80nm	薄，10 ～ 15nm
肽聚糖含量	占细胞壁干重 50% ～ 80%	占细胞壁干重 5% ～ 20%
磷壁酸	有	无
外膜	无	有

的直接破坏或合成被抑制，在高渗环境下仍能存活者称为细菌细胞壁缺陷型或细菌 L 型。某些细菌 L 型仍有一定的致病力，通常引起慢性感染，如尿路感染、骨髓炎、心内膜炎等，并常在使用作用于细胞壁的抗菌药物（β- 内酰胺类抗生素等）治疗过程中发生。临床上有明显症状而标本常规细菌培养阴性者，应考虑细菌 L 型感染的可能性。

案例 2-1

患者，女，45 岁，因反复发热两月余而入院治疗。体检：体温 38.8℃；皮肤有出血点。X 线胸片：未见异常。心电图检查：窦性心动过速（115 次 / 分）。B 超检查：提示肝脾轻度肿大。血清乙肝病毒五项指标检查结果：全部阴性。血常规检查：白细胞计数 $13×10^9/L$；中性粒细胞占 91%。疑为"败血症"。入院后几次做血液细菌常规检查均为阴性，用抗生素治疗效果不佳。

问题和思考：

1. 患者几次做血液细菌常规培养都为阴性，为什么还疑为"败血症"？

2. 怎样进一步确诊？

溶菌酶和青霉素是 L 型细菌最常用的人工诱导剂。溶菌酶能裂解肽聚糖中 N- 乙酰葡萄糖胺和 N- 乙酰胞壁酸之间的 β-1，4 糖苷键，破坏聚糖骨架，引起细菌裂解。青霉素抑制五肽桥与四肽侧链之间的连接，使细菌不能合成完整的细胞壁，在一般渗透压环境中，可导致细菌死亡。在高渗情况下，这些细胞壁缺陷的 L 型仍可存活。

案例 2-1 分析

患者出现发热、肝大、皮疹、白细胞总数升高、中性粒细胞升高等，这些症状都符合败血症的特点，而多次常规细菌培养都为阴性，抗生素治疗效果不佳，这又符合 L 型细菌败血症的特点。所以应做 L 型细菌的专门检查，在高渗、低琼脂、含血清的培养基培养后，再进一步检测诊断。

（二）细胞膜

细胞膜（cell membrane）是位于细胞壁内侧的一层软而具有弹性的生物膜。其结构与其他生物细胞膜结构相同，由嵌有多种球形蛋白质的双层磷脂分子组成，这些蛋白质多为酶类和载体蛋白（图 2-7）。细胞膜的主要功能有：①选择性渗透作用，与细胞壁共同完成细胞内外的物质转运；

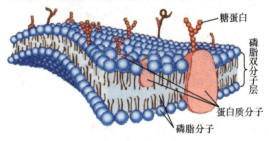

图 2-7　细菌细胞膜结构模式图

②膜上有多种酶，参与细胞结构的生物合成；③膜上有多种呼吸酶，参与细胞的呼吸和能量代谢；④参与细菌分裂，形成中介体。

（三）细胞质

细胞质（cytoplasm）是包裹在细胞膜内的胶状物质。主要成分是水、蛋白质、核酸和脂类，也含有少量的糖类和无机盐。细胞质中含有许多重要结构。

1. **核糖体**　是游离存在于细胞质中的微小颗粒，每个菌体内可有数万个。其化学成分为 RNA 和蛋白质。核糖体是合成蛋白质的场所。细菌核糖体沉降系数为 70S，由 50S 和 30S 两个亚基组成，有些抗生素如链霉素能与 30S 小亚基结合，红霉素能与 50S 大亚基结合，干扰细菌蛋白质的合成，从而抑制细菌的生长繁殖，但对人体细胞无损害作用。

2. **质粒**　是染色体外的遗传物质，为闭合环状的双股 DNA，带有遗传信息，控制细菌某些特定的遗传性状。质粒能在胞质中自我复制,传给子代,也可通过接合或其他方式将质粒传递给无质粒的细菌。医学上重要的质粒有决定细菌耐药性的 R 因子、决定细菌性菌毛的 F 因子等。

3.胞质颗粒 细菌细胞质中含有多种颗粒,大多为储藏的营养物质,包括多糖、脂类和磷酸盐等。胞质颗粒中较为常见的是异染颗粒,主要成分为 RNA 和多偏磷酸盐,嗜碱性强,经染色后颜色明显不同于菌体的其他部位,故称异染颗粒。异染颗粒主要见于白喉棒状杆菌,有助于鉴定此菌。

考点:细菌的基本结构与功能

(四)核质

细菌是原核细胞,无核膜和核仁,其遗传物质集中于细胞质的某一区域,故称核质(nuclear material)。细菌的核质具有细胞核的功能,控制细菌的各种遗传性状,与细菌的生长、繁殖、遗传和变异密切相关。

二、细菌的特殊结构

(一)荚膜

由某些细菌(如肺炎链球菌)分泌并包绕在细胞壁外的一层较厚的黏液性物质,厚度 $\geq 0.2\mu m$,边界明显者称为荚膜(capsule),厚度 $< 0.2\mu m$ 者称为微荚膜。用一般染色法荚膜不易着色,菌体周围可见一圈未着色的透明圈(图2-8),用荚膜染色法可染上颜色。荚膜的形成与细菌所处的环境有关,在人工和动物体内及营养丰富的培养基上容易形成,在普通培养基上则易消失。

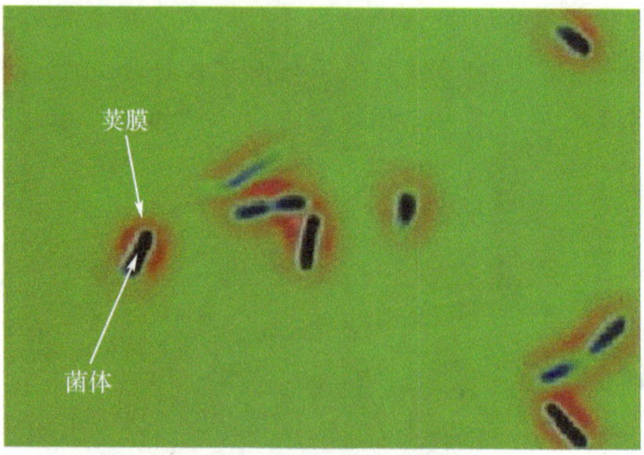

图2-8 细菌的荚膜

荚膜的化学成分因菌种不同而异,如肺炎链球菌的荚膜是多糖,炭疽杆菌的荚膜为多肽。荚膜具有免疫原性,可用于鉴别细菌或进行细菌的分型。

荚膜的功能:①抗吞噬作用,荚膜具有保护细菌抵抗宿主巨噬细胞的吞噬和消化的作用,因而是病原菌的重要毒力因子;②黏附作用,荚膜多糖可使细菌彼此粘连,也可黏附于组织细胞或无生命物体表面,形成生物膜,是引起感染的重要因素;③抗有害物质的损伤作用,荚膜处于细菌细胞的最外层,有保护菌体,避免和减少溶菌酶、补体、抗体和抗菌药物等的损伤的作用。

(二)鞭毛

某些细菌菌体上附有细长呈波状弯曲的丝状物,称为鞭毛(flagellum)。

普通染色不易着色,需经特殊染色法使鞭毛增粗后才能在普通光学显微镜下看到。根据鞭毛的数量和位置,可将有鞭毛菌分为单毛菌、双毛菌、丛毛菌和周毛菌(图2-9)。

鞭毛的化学成分是蛋白质,具有免疫原性,不同细菌鞭毛的免疫原性不同,可用于鉴别细菌和进行细菌分类。

鞭毛是细菌的运动器官。有些细菌的鞭毛与致病性有关,如霍乱弧菌通过活泼的鞭毛运动穿透覆盖在小肠黏膜表面的黏液层,使菌体黏附于肠黏膜上皮细胞,产生毒性物质导致病变的发生。

(三)菌毛

许多革兰阴性菌和少数革兰阳性菌的菌体表面有比鞭毛短、细而直的丝状物,称为菌毛（pilus），其化学成分是蛋白质。菌毛在普通光学显微镜下看不到，必须用电子显微镜观察（图2-10）。

　　菌毛分普通菌毛和性菌毛两种。普通菌毛遍布于菌体表面，每个细菌可有数百根，具有黏附作用，是细菌侵入机体引起感染的第一步，因此，普通菌毛与细菌的致病性有关；性菌毛比普通菌毛稍大而粗，一个细菌只有1～4根，有性菌毛的细菌称为F$^+$菌或雄性菌，无性菌毛的细菌称为F$^-$菌或雌性菌。当F$^+$菌和F$^-$菌接触，F$^+$菌可通过性菌毛将遗传物质（质粒或核质）传递给F$^-$菌，使F$^-$菌获得F$^+$菌的某些性状，细菌的耐药性和毒力（virulence）等性状可通过此方式传递。

（四）芽胞

　　某些细菌在一定的环境条件下，细胞质脱水浓缩，在菌体内形成一个圆形或椭圆形的小体，称为芽胞（spore）。芽胞是细菌的休眠状态。芽胞折光性强、壁厚、不易着色，染色时需经媒染、加热等处理。芽胞的形态、大小及在菌体内的位置随菌种而异，可用以鉴别细菌（图2-11）。

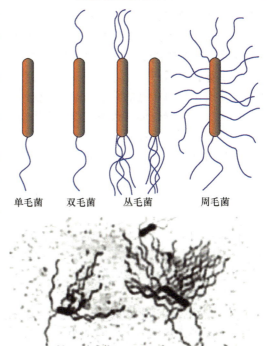

単毛菌　　双毛菌　　丛毛菌　　　　周毛菌

图2-9　细菌的鞭毛

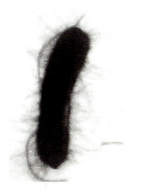

图2-10　细菌的菌毛（电镜图）

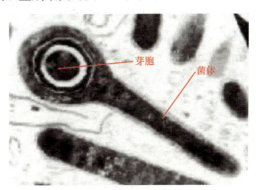

芽胞
菌体

图2-11　细菌的芽胞（电镜）

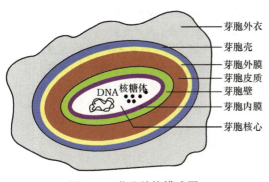

芽胞外衣
芽胞壳
芽胞外膜
芽胞皮质
芽胞壁
芽胞内膜
芽胞核心

DNA　核糖体

图2-12　芽胞结构模式图

　　细菌芽胞的形成受遗传因素的控制和环境因素的影响。当环境条件适宜时，水分与营养进入，芽胞可发芽，形成新的菌体。一个细菌只形成一个芽胞，一个芽胞发芽只生成一个菌体，细菌数量并未增加，因此，芽胞不是细菌的繁殖方式。与芽胞相比，未形成芽胞而具有繁殖能力的菌体可称为繁殖体。

　　成熟的芽胞具有多层膜结构（图2-12），含水量少，能合成耐热耐干燥的特有成分——吡啶二羧酸，故芽胞的抵抗力强，在自然界可存活多年，成为某些传染病的重要传染源。细菌的芽胞对热力、干燥、辐射及化学消毒剂等理化因素均有强大抵抗力。一般细菌繁殖体在80℃水中迅速死亡，而有的细菌芽胞可耐100℃沸水数小时，被炭疽芽胞杆菌污染的草原，传染性可保持20～30年。

考点：细菌特殊结构的致病作用

细菌芽胞并不直接引起疾病，仅当发芽成为繁殖体后，才能迅速大量繁殖而致病。例如，土壤中常有破伤风梭菌的芽胞，一旦外伤深部创口被泥土污染，进入伤口的芽胞在适宜条件下即可发芽成繁殖体再致病。被芽胞污染的用具、敷料和手术器械等，用一般方法不易将其杀死，杀死芽胞最可靠的方法是高压蒸汽灭菌法。当进行消毒灭菌时，应以芽胞是否被杀死作为判断灭菌效果的指标。

第三节　细菌的形态学检查

检查细菌形态，有不染色标本检查法和染色标本检查法。不染色标本检查法主要用于观察细菌的动力，常用的方法有压滴法和悬滴法。

染色标本检查法是最常用的细菌形态检查法。染色方法有多种，最常用和最重要的是革兰染色法。

革兰染色法已创建100多年，至今仍在广泛应用。涂片标本固定后，先用结晶紫初染，再加碘液媒染，然后用95%乙醇脱色，最后以稀释复红复染。此法可将细菌分成两大类：不被乙醇脱色而保留紫色者为革兰阳性菌，被乙醇脱色复染成红色者为革兰阴性菌。革兰染色法的实际意义有鉴别细菌、选择抗菌药物和研究细菌致病性等。

肽聚糖结构与革兰染色

细菌细胞壁的主要化学成分是肽聚糖。肽聚糖是由N-乙酰葡萄糖胺、N-乙酰胞壁酸及短肽聚合而成的多层网状复合物。G⁺菌和G⁻菌细胞壁中肽聚糖的结构与组成有很大差异，因而染色结果不同。G⁺菌细胞壁中由于不含类脂，肽聚糖网的层数多而致密，结晶紫和碘形成的复合物经脱色剂乙醇处理后可以保留在肽聚糖交联形成的网格中，经红色染料复染后仍为紫色；而G⁻菌细胞壁中肽聚糖薄而松散，并含较多类脂，结晶紫和碘形成的复合物经脱色剂乙醇处理后流出，无色的细胞经红色染料复染后变为红色。

细菌染色法中尚有单染色法、抗酸染色法，以及荚膜、芽胞、鞭毛等特殊染色法。

小结

细菌的个体微小，以微米（μm）作为测量单位。须借助显微镜观察。根据细菌的形态特征，可分为球菌、杆菌和螺形菌三大类。细菌的基本结构从外向内有细胞壁、细胞膜、细胞质和核质。细胞壁是细菌细胞特有的结构，基本成分是肽聚糖（聚糖骨架，四肽侧链，五肽交联桥），革兰阴性菌的肽聚糖缺乏五肽交联桥。革兰阳性菌的细胞壁有较厚的肽聚糖，还有磷壁酸；革兰阴性菌的细胞壁由较薄的肽聚糖和外膜（脂蛋白，脂质双层，脂多糖）组成。有些细菌还有特殊结构，如荚膜、鞭毛、菌毛和芽胞，各特殊结构有不同的作用。细菌形态的检查方法，以革兰染色法最常用。

目 标 检 测

【A₁ 型题】

1. 测量细菌大小的单位是
   A. nm
   B. μm
   C. mm
   D. cm
   E. m

2. 细菌的基本结构不包括
   A. 细胞膜
   B. 细胞质
   C. 核质
   D. 细胞壁
   E. 芽胞

3. 革兰阳性菌与革兰阴性菌细胞壁共有的成分是
   A. 磷壁酸
   B. 脂多糖
   C. 肽聚糖
   D. 外膜
   E. 脂蛋白

4. 细菌的休眠形式是
   A. 荚膜
   B. 芽胞
   C. 性菌毛
   D. 普通菌毛
   E. 鞭毛

5. 具有物质转运与生物合成和分泌等作用的细菌结构是
   A. 细胞壁
   B. 细胞质
   C. 核质
   D. 异染颗粒
   E. 细胞膜

6. 需要用电子显微镜观察的细菌结构是
   A. 芽胞
   B. 鞭毛
   C. 菌毛
   D. 荚膜
   E. 异染颗粒

7. 关于细菌菌毛的叙述，正确的是
   A. 与细菌运动有关
   B. 与细菌染色有关
   C. 与细菌分裂有关
   D. 与细菌黏附有关
   E. 与细菌抵抗力有关

8. 与细菌 L 型的形成有关的结构是
   A. 中介体
   B. 核质
   C. 细胞壁
   D. 细胞膜
   E. 异染颗粒

9. 具有抗吞噬作用的结构是
   A. 芽胞
   B. 荚膜
   C. 菌毛
   D. 鞭毛
   E. 中介体

10. 青霉素的抗菌机制是
    A. 破坏肽聚糖的聚糖骨架
    B. 损坏细胞壁
    C. 干扰细菌蛋白质的合成
    D. 干扰细菌 DNA 的复制
    E. 抑制肽聚糖的四肽侧链与五肽交联桥的连接

【A₂ 型题】

11. 某男，29 岁，自述排尿困难、尿急、尿频、尿痛。尿道分泌物呈黄色脓性，脓汁涂片镜检，在中性粒细胞内发现革兰阴性的双球菌。该病原菌可能是
    A. 葡萄球菌
    B. 乙型溶血性链球菌
    C. 肺炎链球菌
    D. 淋病奈瑟菌
    E. 脑膜炎奈瑟菌

【A₃ 型题】

（12～14 题共用题干）

患者，男性，40 岁，淋雨后寒战、高热 3 天，以后出现咳嗽、胸痛。门诊以大叶性肺炎收住院。

12. 导致该患者发病的病原体是
    A. 葡萄球菌
    B. 肺炎双球菌
    C. 肺炎杆菌
    D. 军团菌
    E. 肺炎病毒

13. 该病原菌导致患者发病的主要结构是
    A. 外膜
    B. 肽聚糖
    C. 荚膜
    D. 细胞壁
    E. 磷壁酸

14. 该病原体经革兰染色后呈
    A. 紫色
    B. 红色
    C. 粉色
    D. 黄色
    E. 黑色

（吕瑞芳）

第三章　细菌的生长繁殖与代谢

学 习 目 标

1. 掌握细菌生长繁殖的条件、繁殖方式及速度。
2. 熟悉细菌在培养基中的生长现象及意义。
3. 了解细菌的代谢产物及意义。

第一节　细菌的生长与繁殖

一、细菌生长繁殖的条件

细菌的种类不同,生长繁殖所需的条件不完全相同,但基本条件可归纳为以下几个方面。

（一）营养物质

细菌需要的营养物质有水、碳源、氮源、无机盐和生长因子等。

1. 水　细菌所需营养物质必须先溶于水,营养的吸收与代谢均需有水才能进行。

2. 碳源　各种碳的无机物或有机物都能被细菌吸收和利用,用于合成菌体成分和作为能量来源。病原菌主要从糖类获取碳源。

3. 氮源　用于合成菌体成分,如蛋白质、酶、核酸等。病原菌主要从氨基酸、蛋白质等有机氮化物中获得氮。少数可利用无机氮源如铵盐、硝酸盐等作为氮源。

4. 无机盐　细菌需要钾、钠、钙、镁、铁、硫、磷等无机盐,其主要功能是:①构成有机化合物,成为菌体的成分;②作为酶的组成部分,维持酶的活性;③参与能量的储存和转运;④调节菌体内外的渗透压;⑤某些元素与细菌的生长繁殖和致病作用密切相关,如白喉棒状杆菌在含适量铁的培养基中毒素产量最高,与其致病作用有关。

5. 生长因子　有些细菌在生长发育的过程中还需要一些自己不能合成,必须由外界供给的物质,称为生长因子,主要是维生素、某些氨基酸、嘌呤、嘧啶等。少数细菌还需要特殊的生长因子,如流感嗜血杆菌需要 X、V 两种因子,X 因子是高铁血红素,V 因子是辅酶 I 或辅酶 II,两者为细菌呼吸所必需。

（二）酸碱度

细菌需要在一定的酸碱度环境中才能生长繁殖。大多数病原菌最适宜的酸碱度为 pH7.2 ~ 7.6。个别细菌如霍乱弧菌在 pH8.4 ~ 9.2 碱性培养基中生长最好,结核分枝杆菌则以 pH6.5 ~ 6.8 最适宜。

（三）温度

大多数病原菌最适宜生长温度为 37℃,与人的体温相同。

（四）气体

不同细菌对气体的要求不同。根据细菌生长时对氧气的需要不同,将细菌分为三类

①专性需氧菌：必须在有氧的环境中才能生长，如结核分枝杆菌；②微需氧菌：在低氧压（5%～6%）生长最好，氧浓度＞10%对其有抑制作用，如空肠弯曲菌；③兼性厌氧菌：在有氧或无氧环境中都能生长，大多数病原菌属于此类；④专性厌氧菌：只能在无氧状态下才能生长，如破伤风芽胞梭菌。有些细菌在初次分离培养时，必须供给5%～10%二氧化碳才能生长，如脑膜炎奈瑟菌。

二、细菌的繁殖方式与速度

（一）细菌个体的生长繁殖

细菌以无性二分裂方式进行繁殖，即一个分裂为两个，两个分裂为四个……球菌可从不同的平面分裂成双球菌、链球菌和葡萄球菌等，杆菌则沿横轴分裂，个别菌也可呈分支状分裂，如结核分枝杆菌。在适宜条件下，多数细菌繁殖速度很快，分裂一代仅需20～30分钟，有的细菌较慢，如结核分枝杆菌18～20小时才分裂一代。

惊人的繁殖

细菌是微生物中的一个大家族，它的种类很多，人类已经发现的就有2000多种。它们的体积都很小，小的细菌长短不到1μm，大的也只有10μm。一只苍蝇的腿上，可以附上几十万个细菌。细菌的繁殖速度十分惊人。它依靠自身分裂来繁殖，一个分成两个，两个分成四个……繁殖的数量是2^n。一般细菌20～30分钟分裂一次。按20分钟繁殖一次，一个细菌一昼夜共可繁殖72次，其繁殖数量为$2^{72} \approx 4.7 \times 10^{21}$个，即分裂成470 000亿亿个，重量可达2000吨。有人计算过，如果细菌在适宜的情况下顺利繁殖，三天就可以把全世界的海洋填满。要是真的这样繁殖下去，不到一周，细菌就非把人类挤出地球不可。上面理论上推导的繁殖速度实际是不可能出现的，因为细菌繁殖很快，但死亡也很快，而且受食物、水分、温度等环境条件的限制。但是，细菌毕竟是一种繁殖非常快的生物，我们对细菌的感染不能掉以轻心，必须及早采取治疗措施。

链接

（二）细菌群体的生长繁殖

细菌生长速度很快，如按20分钟分裂一代计算，一个细菌10小时后可繁殖为10亿以上，细菌群体将庞大到难以想象的程度。但事实上由于营养来源有一定限度并逐渐耗竭，有害代谢产物逐渐积累，不可能始终保持如此高速的无限繁殖，经过一段时间后，繁殖速度减慢，死亡菌数增多，活菌增长率随之趋于停滞以至衰落。

将一定量的细菌接种于适宜的液体培养基中，连续定时取样检查活菌数，可发现其生长过程的规律性。以培养时间为横坐标，培养基中活菌数的对数为纵坐标，可绘制出一条生长曲线（图3-1）。

根据生长曲线，细菌的群体生长繁殖可分为四期。

1.迟缓期　是细菌进入新环境后的短暂适应阶段。该期菌体增大，代谢活跃，为细菌的分裂繁殖合成并积累充足的酶、辅酶和中间代谢产物，但分裂迟缓，繁殖极少。此期一般为1～4小时。

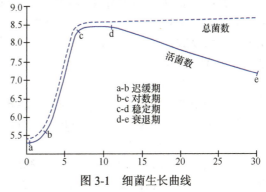

a-b 迟缓期
b-c 对数期
c-d 稳定期
d-e 衰退期

图3-1 细菌生长曲线

2. 对数期　细菌在该期生长迅速，活菌数以恒定的几何级数增长，生长曲线图上细菌数的对数呈直线上升，达到顶峰状态。此期细菌的形态、染色性、生理活性等都较典型，对外界环境因素的作用敏感。因此，研究细菌的生物学性状应选用该期的细菌。一般细菌的对数期出现在培养后的 8～18 小时。

3. 稳定期　由于培养基中营养物质消耗，有害代谢产物积聚，该期细菌繁殖速度渐减，死亡数逐渐增加，细菌可出现多种形态与生理性状的改变。芽胞、细菌的一些代谢产物如外毒素、抗生素等也多在此期内产生。

4. 衰亡期　细菌的繁殖速度从减慢至停止，死菌数超过活菌数。该期细菌形态显著改变，出现衰退型或菌体自溶，因此，陈旧培养的细菌难以鉴定。

第二节　细菌的代谢产物

细菌在代谢过程中可产生在医学上有重要意义的分解代谢产物及合成代谢产物。

一、分解代谢产物及生化反应

不同的细菌所具有的酶不完全相同，对营养物质的分解能力不同，因此产生的代谢产物也不相同，据此可鉴别细菌。利用生物化学方法来鉴别不同细菌称为细菌的生化反应试验。

（一）糖发酵试验

不同细菌分解糖类和产生代谢产物的能力均不同。例如，大肠埃希菌能分解葡萄糖和乳糖，既产酸又产气；而伤寒沙门菌可发酵葡萄糖，只产酸不产气，且不能发酵乳糖。细菌产酸使培养基 pH 降低，使指示剂改变颜色，产气则可见气泡出现。

（二）VP 试验

大肠埃希菌和产气肠杆菌均能发酵葡萄糖产酸产气，两者不能区别。但产气肠杆菌能使丙酮酸脱羧生成中性的乙酰甲基甲醇，此物质在碱性溶液中被空气中的氧分子氧化生成二乙酰，二乙酰与培养基中含胍基化合物反应生成红色化合物，为 VP 试验阳性。大肠埃希菌不能生成乙酰甲基甲醇，故 VP 试验阴性。

（三）甲基红试验

产气肠杆菌分解葡萄糖产生丙酮酸，后者经脱羧后生成中性的乙酰甲基甲醇，故培养液 pH > 5.4，甲基红指示剂呈橘黄色，为甲基红试验阴性。大肠埃希菌分解葡萄糖产生丙酮酸，培养液 pH ≤ 4.5，甲基红指示剂红色，则为甲基红试验阳性。

（四）枸橼酸盐利用试验

当某些细菌（如产气肠杆菌）利用铵盐作为唯一氮源，并利用枸橼酸盐作为唯一碳源时，可在枸橼酸盐培养基上生长，分解枸橼酸盐生成碳酸盐，并分解铵盐生成氨，使培养基变为碱性，为该试验阳性，大肠埃希菌不能利用枸橼酸盐为唯一碳源，故在该培养基上不能生长，为枸橼酸盐试验阴性。

（五）吲哚试验

有些细菌如大肠埃希菌、霍乱弧菌等能分解培养基中的色氨酸生成吲哚（靛基质），经与试剂中的对二甲基氨基苯甲醛作用，生成玫瑰吲哚而呈红色，为吲哚试验阳性。

（六）硫化氢试验

有些细菌如沙门菌、变形杆菌等能分解培养基中的含硫氨基酸（如胱氨酸、甲硫氨酸）生成硫化氢，硫化氢遇铅离子或铁离子生成黑色的硫化铅或硫化亚铁沉淀物。

细菌的生化反应用于鉴别细菌，尤其对形态、革兰染色反应和培养特性相同或相似的细菌更为重要。吲哚（I）、甲基红（M）、VP（V）、枸橼酸盐利用（C）4种试验常用于鉴定肠道杆菌，合称为 IMViC 试验。例如，大肠埃希菌这4种试验的结果是"＋＋－－"，产气肠杆菌则为"－－＋＋"。

二、合成代谢产物及医学意义

细菌除合成菌体自身成分外，同时还合成一些在医学上有重要意义的代谢产物。

（一）毒素和侵袭性酶

病原菌在代谢过程中能合成对机体有致病作用的毒素和侵袭性酶。细菌产生的毒素有外毒素和内毒素。外毒素是 G^+ 及少数 G^- 产生的一种蛋白质，毒性极强；内毒素是 G^- 细胞壁中的脂多糖，菌体死亡或裂解后才能释放出来。某些细菌产生的侵袭性酶可损伤机体组织或保护菌体不被巨噬细胞吞噬，如链球菌产生的透明质酸酶，金黄色葡萄球菌产生的血浆凝固酶等。

（二）热原质

许多革兰阴性菌和少数革兰阳性菌能合成一种物质，注入人体或动物体能引起发热反应，故称为热原质，革兰阴性菌的热原质即其细胞壁中的脂多糖。热原质耐高压，一般的高压蒸汽灭菌法不易使之破坏。制备生物制品和注射液过程中应严格无菌操作，防止细菌污染。用吸附剂和特殊石棉滤板可除去液体中大部分热原质，蒸馏法效果最好。

（三）色素

有些细菌在代谢过程中能合成色素。细菌色素有两种，即脂溶性色素和水溶性色素。金黄色葡萄球菌可以合成脂溶性金黄色色素，不溶于水，只存在于菌体，使菌落显色，培养基颜色不变；铜绿假单胞菌可以产生水溶性绿色色素，使培养基、感染的脓液及纱布敷料等呈绿色。细菌产生的色素有助于鉴别细菌。

（四）抗生素

抗生素是某些放线菌、真菌和少数细菌产生的能抑制或杀灭其他微生物或肿瘤细胞的物质。例如，真菌产生的青霉素，放线菌产生的链霉素，细菌产生的杆菌肽等。抗生素可用于感染性疾病与肿瘤的治疗。

（五）细菌素

细菌素是某些细菌产生的仅对近缘菌株有抗菌作用的蛋白质。例如，大肠埃希菌产生的细菌素称为大肠菌素，只作用于同种或遗传学上相近种的菌株。细菌素的这种狭谱作用特性，可被用来进行某些细菌的分型。

（六）维生素

细菌能合成某些维生素，除供自身所需外，还能分泌到周围环境中。例如，人体肠道内的大肠埃希菌合成的 B 族维生素和维生素 K 也可被人体吸收利用。

考点：细菌产生的毒素和侵袭性酶的致病作用

第三节 细菌的人工培养

一般细菌都可通过人工方法培养，这在明确传染病的病因、制备疫苗、流行病学调查、抗生素的选择和生产及科学研究等方面都具有重要的意义。

一、培 养 基

用人工方法配制而成的，专供微生物生长繁殖使用的混合营养制品，称为培养基（culture

medium）。培养基一般 pH 为 7.2 ～ 7.6，培养基制成后必须经灭菌处理。

培养基按其组成和用途不同，分为以下几类：

（一）基础培养基

基础培养基含有多数细菌生长繁殖所需的基本营养成分，如营养肉汤、营养琼脂、蛋白胨水等。

（二）营养培养基

根据某种细菌的特殊营养要求，可配制出适合这种细菌而不适合其他细菌生长的增菌培养基。一般的增菌培养基为基础培养基中添加合适的生长因子或微量元素等，以促使某些特殊细菌生长繁殖，如链球菌在含血液或血清的培养中生长；专用增菌培养基又称为选择性增菌培养基，即除基础的营养成分外，再添加特殊抑制剂，有利于目的菌的生长繁殖，如碱性蛋白胨水用于霍乱弧菌的增菌培养。

（三）鉴别培养基

鉴别培养基是用于鉴别不同种类的细菌的培养基。利用各种细菌分解糖类和蛋白质的能力，以及产生代谢产物的不同，在培养基中加入特定的作用底物和指示剂，一般不加抑菌剂，观察细菌在其中生长后对底物的作用如何，从而鉴别细菌，如常用的糖发酵管。

（四）选择培养基

在培养基中加入某种化学物质，使之抑制某些细菌生长，而有利于另一些细菌生长，从而将目的菌从混杂的标本中分离出来，这种培养基称为选择培养基。例如，培养肠道致病菌的 SS 琼脂。

（五）厌氧培养基

厌氧培养基是专供厌氧菌的分离、培养和鉴别的培养基。这种培养基营养丰富，含有特殊的生长因子，氧化还原电势低。常用的有疱肉培养基、硫乙醇酸盐肉汤等，并在液体培养基表面加入凡士林或液体石蜡以隔绝空气。

此外，也可按培养基的物理性状不同分为液体、固体和半固体三大类。在液体培养基中加入 2% ～ 3% 的琼脂即凝固成固体培养基，琼脂含量在 0.3% ～ 0.5% 时，则为半固体培养基。琼脂在培养基中起赋形剂作用，对病原菌不具营养意义。

二、细菌在培养基中的生长现象

将细菌接种于培养基中，一般经 37℃培养 18 ～ 24 小时后，可出现肉眼可见的不同生长现象。

（一）液体培养基中生长现象

细菌在液体培养基中生长繁殖后，由于细菌种类不同，可以出现均匀混浊、沉淀和形成菌膜三种现象。大多数细菌在液体培养基中生长繁殖后呈现均匀混浊状态；少数链状的细菌呈沉淀生长；专性需氧菌呈表面生长，常形成菌膜。澄清透明的药液，如有以上现象，则药液可能被细菌污染，不能使用。

（二）固体培养基中生长现象

将细菌划线接种于固体培养基中，单个细菌生长繁殖形成肉眼可见的细菌集团，称为菌落。许多菌落融合在一起时，称为菌苔。不同细菌形成的菌落的大小、形态和色泽都不相同，有助于鉴别细菌。

固体培养基的发明

德国学者郭霍（Robert Koch, 1843～1910）是微生物学研究方法的奠基者之一，是他首先发明了固体培养基。在他之前，细菌培养都是用液体培养基，根本无法把混合菌标本里的各种细菌分离开，因此无法对各种不同的细菌展开深入的研究。郭霍从海藻中提取了一种名叫琼脂的多糖，它是一种良好的凝胶体，加在液体培养基中可使培养基凝固，从而制成了固体培养基。郭霍将混合菌标本放在制备成的固体培养基上培养，发现在其上形成形状、颜色等性状不同的菌斑。他认为一个菌斑是由一个细菌繁殖的结果，由于固体培养基阻碍了细菌的移动，结果细菌的后代堆积在一起形成一个可见的菌斑即菌落。后来，郭霍从一个菌落中挑取细菌放到另一个固体培养基表面时，经过培养出现与原菌落形状和颜色等性状相同的菌落，结果证明了自己的推断，即菌落是单一细菌繁殖形成的细菌集团，为此郭霍建立了细菌分离方法。在郭霍研究方法和理论的指导下，19世纪最后的20年中，大多数传染病的病原体被发现并分离培养成功，成为细菌学发展的"黄金时代"。

链接

（三）半固体培养基中生长现象

将细菌穿刺接种于半固体培养基中，无鞭毛的细菌沿穿刺线生长，有鞭毛的细菌则沿穿刺线向周围扩散生长，借此可以鉴别细菌有无动力。

三、人工培养细菌的意义

（一）感染的诊断与防治

要确定某种感染由何种细菌引起，必须从患者体内培养出病原菌，并进行鉴定，才能做出确切诊断。同时，对分离出的病原菌进行药物敏感试验，以选择敏感的抗生素进行治疗。

（二）细菌的鉴定和研究

对细菌进行鉴定和研究，都需首先培养细菌，使细菌繁殖到足够数量以供研究用。

（三）生物制品的制备

供防治用的疫苗、类毒素、抗毒素、免疫血清及供诊断用的菌液、抗血清等都来自培养的细菌及代谢产物。

考点：培养基的种类

小结

细菌在适宜的条件下迅速地生长繁殖，包括充足的营养、合适的酸碱度和温度及必需的气体。细菌以无性二分裂方式繁殖，大多数细菌20～30分钟分裂一代。

在细菌的代谢产物中，与致病有关的有毒素、侵袭性酶类及热原质；与疾病治疗有关的有抗生素和维生素；与鉴别细菌有关的有色素、细菌素及糖和蛋白质的分解产物。通过生化试验的方法检测细菌对各种基质的分解能力及代谢产物，从而鉴别细菌的反应，称为细菌的生化反应。常见的生化反应有：糖发酵试验、VP试验、甲基红试验、吲哚试验、枸橼酸盐利用试验、硫化氢试验。

不同细菌在不同培养基上培养后，出现不同的生长现象，有助于细菌的鉴别。细菌的人工培养在感染的诊断和治疗、细菌的鉴定和研究及生物制品的制备等方面有重要意义。

目 标 检 测

【A₁ 型题】

1. 下列物质哪种不是细菌合成代谢产物
 A. 色素　　　　　B. 细菌素
 C. 热原质　　　　D. 抗毒素
 E. 抗生素

2. 下列细菌中繁殖速度最慢的是
 A. 大肠埃希菌　　B. 链球菌
 C. 脑膜炎奈瑟菌　D. 结核分枝杆菌
 E. 变形杆菌

3. 细菌生长繁殖的方式是
 A. 二分裂　　　　B. 有丝分裂
 C. 孢子生殖　　　D. 复制
 E. 出芽

4. 关于热原质，错误的叙述是
 A. 大多由革兰阴性菌产生
 B. 注入人体或动物体内能引起发热反应
 C. 高压蒸汽灭菌可被破坏
 D. 吸附剂及特殊石棉滤板可除去液体中的大部分热原质
 E. 是革兰阴性菌细胞壁中的脂多糖

5. 与细菌鉴定有关的细菌合成代谢产物是
 A. 内毒素　　　　B. 热原质
 C. 抗生素　　　　D. 维生素
 E. 细菌素

6. 与致病性无关的代谢产物是
 A. 外毒素　　　　B. 内毒素
 C. 侵袭性酶　　　D. 热原质
 E. 细菌素

7. 单个细菌在固体培养基上生长可形成
 A. 菌落　　　　　B. 菌膜
 C. 菌苔　　　　　D. 菌丝
 E. 菌团

8. 细菌生长时可形成芽胞的时期是
 A. 迟缓期　　　　B. 对数期
 C. 衰退期　　　　D. 稳定期
 E. 对数期和稳定期

9. 大多数病原菌生长的适宜 pH 为
 A. pH6.5 ～ 6.8　B. pH7.2 ～ 7.6
 C. pH8.2 ～ 8.6　D. pH8.0 ～ 9.2
 E. pH5.0 ～ 6.0

10. 观察细菌动力最常用的培养基是
 A. 液体培养基
 B. 半固体培养基
 C. 血琼脂平板培养基
 D. 巧克力色琼脂平板培养基
 E. 厌氧培养基

（吕瑞芳）

第四章　微生物的分布与消毒灭菌

学习目标

1. 掌握正常菌群、消毒灭菌的概念及各种灭菌法。
2. 熟悉细菌在自然界的分布与医学意义。
3. 了解各种灭菌法的原理。

第一节　微生物的分布

微生物广泛分布在自然界的土壤、水、空气及各种物体表面。因此，在物体表面、人和动物体表及其与外界相通的腔道中分布着种类繁多、数量众多的微生物。

一、微生物在自然界中的分布

土壤中具备微生物生长繁殖所需的条件。土壤中的微生物有细菌、放线菌、真菌、螺旋体等，其中以细菌为主。土壤中的病原菌主要来源于人和动物的粪、尿、痰等排泄物，以及死于传染病的人和动物尸体。这些病原菌污染伤口等可引起感染。

水也是微生物生存的天然环境，水中微生物来自土壤、尘埃及人畜排泄物等。若水源被污染，可存在病原微生物，如伤寒沙门菌、志贺菌、霍乱弧菌、甲型肝炎病毒等。因此被污染的水源容易引起消化道传染病的暴发流行。

空气中缺少微生物生存必需的营养和水分，且受日光照射和干燥等因素的影响，不利于微生物的生长繁殖。但由于人和动物可从呼吸道排出微生物、土壤中的微生物可随尘埃飞扬进入空气中，因此空气中仍存在着不同种类的微生物。空气中的微生物可引起呼吸道传染病或伤口感染。也可造成生物制品、药品等的污染。

二、微生物在正常人体的分布

（一）人体正常菌群的概念及其意义

1. 正常菌群　正常情况下，人体的体表及与外界相通的腔道（如鼻咽腔、口腔、肠道、泌尿生殖道等），存在着不同种类和数量的微生物，通常对人是无害的，称正常菌群（normal flora）。

2. 正常菌群的生理作用　在正常条件下，人体与正常菌群之间、体内微生物之间相互制约、相互依存，对构成微生物生态平衡起着重要的作用。

（1）生物拮抗作用：正常菌群通过营养竞争或产生有害代谢产物等方式防止致病菌侵入或生长繁殖。例如，口腔中的唾液链球菌产生的过氧化氢，可抑制白喉棒状杆菌和脑膜炎奈瑟菌的生长；肠道中大肠埃希菌产生的大肠菌素能抑制志贺菌的生长。

（2）营养作用：正常菌群的生长繁殖，可促进宿主的营养物质吸收。例如，肠道中的大肠埃希菌能合成人体必需的 B 族维生素及维生素 K，供人体吸收利用。

（3）免疫作用：正常菌群具有免疫原性作用，可促进机体免疫系统的发育和成熟，刺激机体发生免疫应答，限制了正常菌群本身对宿主的危害，同时还可以抑制或杀灭具有共同抗原的病原菌。肠道中的双歧杆菌还有抗衰老作用等。

（4）抗衰老作用与抑癌作用：肠道正常菌群中的双歧杆菌有抗衰老作用。双歧杆菌和乳酸杆菌有抑制肿瘤发生的作用，它们的抑癌作用机制可能与其能降解亚硝酸，并能激活巨噬细胞、提高其吞噬能力有关。

（二）正常菌群分布情况

正常人体的体表及与外界相通的腔道，分布着不同种类和数量的微生物（表 4-1）。

表 4-1　正常人体各部位常见的微生物

部位	主要微生物
皮肤	葡萄球菌、类白喉棒状杆菌、铜绿假单胞菌、丙酸杆菌、白假丝酵母菌等
口腔	葡萄球菌、甲型和丙型链球菌、变异链球菌、肺炎链球菌、奈瑟菌、乳杆菌、类白喉棒状杆菌、放线菌、螺旋体、白假丝酵母菌等
鼻咽腔	葡萄球菌、甲型和丙型链球菌、肺炎链球菌、奈瑟菌、类杆菌、流感嗜血杆菌、铜绿假单胞菌等
肠道	大肠埃希菌、产气肠杆菌、变形杆菌、铜绿假单胞菌、葡萄球菌、肠球菌、类杆菌、产气荚膜杆菌、破伤风梭菌、双歧杆菌、乳杆菌，白假丝酵母菌、ECHO 病毒、腺病毒等
胃	一般无菌
尿道	葡萄球菌、类白喉棒状杆菌、非致病性分枝杆菌等
阴道	大肠埃希菌、表皮葡萄球菌、阴道棒状杆菌、乳杆菌
外耳道	葡萄球菌、非致病性分枝杆菌、类白喉棒状杆菌、铜绿假单胞菌
眼结膜	葡萄球菌、结膜干燥杆菌、非致病性奈瑟菌

（三）机会致病菌

在一定条件下，正常菌群与人体之间的平衡状态被破坏时正常菌群中的微生物也能使人致病。

> **肠道内的菌群**
>
> 　　刚出生的婴儿肠道内是无菌的，但出生以后 2 小时细菌就侵入，之后随着饮食，出现更多种类的肠道菌群，3 天后细菌数量达到高峰，这种在健康人胃肠道内寄居的种类繁多的微生物，称为肠道菌群。它是人体最庞大的正常菌群，构成一个巨大而复杂的生态系统。一个健康成年人胃肠道细菌总数约有 10^{14} 个，细菌种类有 1000 种以上，主要为厌氧菌，少数是微需氧菌，两者比例大约 100 ：1。可分为常驻菌（正常菌群）和路过菌，常驻菌在肠道中保持相对稳定，路过菌由口摄入并单纯经过胃肠道。常驻菌是使路过菌不能定植的一个因素。常驻菌通常有类杆菌、乳酸杆菌、大肠埃希菌及肠球菌等。路过菌常有金黄色葡萄球菌、铜绿假单胞菌、副大肠埃希菌、产气杆菌、变形杆菌、产气荚膜杆菌和白念珠菌等。
>
> 　　肠道中的菌群的种类与数量是相对稳定的，因饮食、内分泌、卫生习惯、地理环境、年龄及卫生状况的不同而变化。
>
> 链接

在正常情况下，正常菌群相对稳定，对机体并不致病，只有当正常菌群与宿主间的生态平衡失调时，不致病的正常菌群会成为机会致病菌而引起宿主发病。这些在特定条件下能够引起疾病的正常菌群中的细菌称为机会致病菌（conditioned pathogen）或条件致病菌。机会致病菌引起疾病的条件①寄居部位的改变：如寄居在肠道的大肠埃希菌可因外伤、手术、留置导尿管等进入腹腔、泌尿道，可分别引起腹膜炎、泌尿道感染；进入血流时可导致败血症；②机体免疫功能低下：如大面积烧伤、使用大剂量免疫抑制剂、抗肿瘤药物或放射治疗及长期患消耗性疾病（糖尿病、肿瘤、结核病等），此时机体的免疫力低下，正常菌群中的某些细菌可引起自身感染而导致各种疾病；③菌群失调：由于某种原因，使机体内正常菌群中细菌的种类、数量与比例发生明显变化，称菌群失调（flora disequilibrium）。严重的菌群失调可引起疾病，称为菌群失调症（dysbacteriosis）。此种疾病往往是在抗菌药物治疗原发感染性疾病过程中，诱发出的另一种新的感染。所以临床上又称为二重感染。引起二重感染的常见菌有金黄色葡萄球菌、白假丝酵母菌和一些革兰阴性杆菌。临床表现有假膜性肠炎、鹅口疮、泌尿道感染或败血症等。所以，临床治疗感染性疾病时要正确、合理地使用抗生素，根据药效试验结果来选择敏感的药物治疗，避免菌群失调。

案例 4-1

患者，男，62 岁，因十二指肠球部溃疡穿孔入院。入院后进行十二指肠球部溃疡穿孔修补术，术后常规给予头孢霉素、甲硝唑抗感染治疗。用药 10 天后，患者开始出现腹泻，每天 6 ～ 8 次，腹泻物中可见膜状物。大便涂片革兰染色检查，可见大量革兰阳性球菌和大量革兰阳性杆菌。

问题与思考：

1. 患者可能引起了什么病？
2. 患者患病的主要原因是什么？

案例 4-1 分析

根据患者术后使用了头孢霉素、甲硝唑 10 天后开始出现明显腹泻，腹泻物中可见膜状物，大便涂片革兰染色检查可见大量革兰阳性球菌和大量革兰阳性杆菌，可确定患者发生了菌群失调症。此病发生主要是由于较长时间使用同类抗生素，所以临床治疗时应合理使用抗生素，避免发生菌群失调症。

第二节　消毒与灭菌

利用物理、化学及生物方法可以抑制或杀死环境中的微生物以防止其感染。常用以下术语表示：

1. 消毒　杀死物体上或环境中的病原微生物的方法称为消毒（disinfection）。用于消毒的化学药品称消毒剂（disinfectant），消毒剂在常用浓度下，只对细菌的繁殖体有效，要杀灭细菌的芽胞，需要提高消毒剂的浓度和作用的时间。

2. 灭菌　杀灭物体上所有微生物的方法称为灭菌（sterilization）。包括杀灭细菌芽胞、病原微生物和非病原微生物。灭菌比消毒彻底，灭菌的结果是无菌。

3. 防腐　指防止或抑制微生物生长繁殖的方法。防腐（antisepsis）时微生物一般不死亡。

用于防腐的药品称防腐剂（antiseptics），在生物制品中（疫苗、类毒素等）常加入防腐剂，以防杂菌生长。

4. 无菌　物体上没有活的微生物存在，称无菌（asepsis）。

5. 无菌操作或无菌技术　指防止微生物进入机体或物体的方法。例如，外科手术、穿刺等需防止细菌侵入创口的操作。微生物实验、生物制药等过程中也需严格的无菌操作（aseptic technique），防止标本和实验室被污染。

6. 清洁　是指通过去除尘埃或一切污秽以减少微生物数量的过程。除广泛应用于医院环境外，也是物品消毒、灭菌前必须经过的处理过程，以提高消毒、灭菌的效果。

考 点：清洁、消毒、灭菌概念、无菌技术的概念

一、热力消毒灭菌法

（一）热力灭菌法

高温可使微生物的蛋白质变性凝固，酶失活，导致微生物的代谢障碍而死亡，因此加热常用于消毒灭菌。

热力灭菌法分湿热和干热两类。在同一温度下，由于湿热灭菌时蛋白质吸收水分易凝固；湿热穿透力强；水蒸气凝结成水时可释放潜能等。所以湿热灭菌效果比干热灭菌效果好。

1. 湿热灭菌法

（1）巴氏消毒法（pasteurization）：方法有两种，一是加热至 $61.1 \sim 62.8℃$，30 分钟；另一种是加热至 $71.7℃$，$15 \sim 30$ 秒，现多用后一种。主要用于牛奶及酒类等消毒。可杀灭液体中无芽胞的病原菌，并不影响被消毒物品的营养成分及味道。

> ### 巴氏消毒法的发明
> 　　1856 年，法国多尔城酒坊生产的一批口味纯正啤酒两天之内全部变得酸溜溜的。老板心急如焚地向化学家巴斯德求救。
> 　　巴斯德用显微镜仔细观察后发现，变酸的啤酒里有很多杆状细菌（乳酸杆菌），而口味正常的啤酒内却没有。继续观察还发现，酒内乳酸杆菌数量越多酸度越大。这些发现表明啤酒变酸是受到乳酸杆菌污染所致。那么用什么方法，既能杀死酒内的乳酸杆菌，制止酸化，又能保持啤酒纯正口味呢？巴斯德通过反复试验，终于寻找到一种两全其美的方法——把啤酒加热至 $61.1℃$ 保持 30 分钟时间，这就是著名的巴氏消毒法。
> 　　一百多年后的今天，古老的巴氏消毒法仍然是一种广泛应用于生产的重要消毒方法。
>
> 链 接

（2）煮沸法：水温在 100℃ 时经 5 分钟能杀死细菌的繁殖体，细菌芽胞需煮沸 $1 \sim 2$ 小时或更长时间才死亡。本法常用于饮水、食具、器械等消毒。若加入 2% 碳酸氢钠可使沸点达 105℃，即可杀灭芽胞，又可防金属器械生锈。

（3）高压蒸汽灭菌法：是一种最有效、最常用的灭菌法。借助于密闭的高压蒸汽灭菌器来进行。加热时产生的蒸汽不能外溢，随着蒸汽压力的增加，水的沸点会随之提高。在 $103.4kPa$（$1.05kg/cm^2$）蒸汽压下，水的沸点达 $121.3℃$，维持 $15 \sim 20$ 分钟，可杀灭包括细菌芽胞在内的所有微生物。用于一般培养基，生理盐水，手术衣，帽，手术敷料，手术器械等耐高温、耐湿热物品的灭菌。

（4）间歇蒸汽灭菌法：将物品放入流通蒸汽灭菌器内，加热100℃ $15 \sim 30$ 分钟，移入37℃温箱过夜，使芽胞发育成繁殖体，次日再行蒸汽加热杀死繁殖体，如此连续 3 次，可达灭菌效果。用于不耐热含糖、血清等培养基的灭菌。

2. 干热灭菌法

（1）焚烧法：是一种彻底的灭菌法，适用于可燃性废弃污染物、人和动物的尸体等的灭菌。

（2）烧灼法：用火焰将不可燃的金属、玻璃等耐高温物品烧灼，以杀灭微生物。适用于微生物学实验室的接种环、试管口、烧瓶口等的灭菌。

（3）干烤法：利用干烤箱灭菌，将空气加热至 160～170℃经 1～2 小时，可杀灭芽胞在内的所有微生物。适用于玻璃器皿、瓷器、某些粉剂药品等的灭菌。

（二）紫外线

紫外线的杀菌波长范围为 200～300nm（含日光中的紫外线）具有杀菌作用，其中以 265～266nm 最强。这与 DNA 对紫外线的吸收光谱范围相一致。紫外线主要作用于 DNA，使一条 DNA 链上相邻的两个胸腺嘧啶共价键结合而形成二聚体，干扰 DNA 的复制与转录，导致细菌死亡。紫外线穿透能力弱，普通的玻璃、纸张、尘埃、水蒸气等均能阻挡紫外线，所以紫外线只适用于空气和物体表面的消毒。人工紫外线灯的工作距离为 1～2m，照射时间为 30 分钟以上。紫外线对皮肤、眼睛有损伤，不要暴露在紫外线灯下工作。

（三）电离辐射

电离辐射如高速电子、X 射线、γ 射线等，其杀菌机制是破坏细菌的 DNA。电离辐射穿透力强，照射时不使物体升温。常用于一次性医用塑料制品、药品、生物制品的消毒或灭菌，用于食品消毒可不破坏其营养成分。

（四）滤过除菌方法

滤过除菌利用物理阻留的方法，用细菌滤器机械地除去液体、空气中的细菌，达到无细菌的目的。常用的细菌滤器有薄膜滤器，用硝基纤维素膜制成；玻璃滤器（用玻璃细砂压制的滤板镶嵌在玻璃漏斗中）等。滤过除菌法常用于不耐热的血清、抗生素、毒素、药液及空气等的除菌。

考点：物理消毒灭菌法

二、化学消毒灭菌法

化学药品能影响微生物的细胞结构和生理活动，从而达到防腐、消毒甚至灭菌的作用。化学消毒灭菌法主要是用消毒剂和防腐剂来实施，消毒剂在低浓度时有抑菌作用，防腐剂在高浓度时有杀菌作用。

消毒剂的作用无选择性，在杀灭微生物的同时，对人体组织细胞也有损伤作用，所以不能内服，只能外用，主要用于体表、器械、排泄物和环境的消毒等。

（一）消毒剂的分类

1. 高效消毒剂　能杀灭包括细菌芽胞和真菌孢子在内的各种微生物，如碘酒、过氧乙酸、84 消毒液、环氧乙烷、甲醛及戊二醛等。

2. 中效消毒剂　可杀灭细菌芽胞以外的各种微生物，包括结核分枝杆菌、大多数的病毒和真菌，如乙醇、碘伏等。

3. 低效消毒剂　可杀灭大多数细菌繁殖体及亲脂性病毒，不能杀灭亲水性病毒和结核分枝杆菌及细菌芽胞，如苯扎溴铵、氯己定（洗必泰）等。

（二）消毒剂的杀菌机制

1. 改变细胞壁或细胞膜的通透性　使细菌细胞内容物溢出，或胞外液体内渗，导致细菌死亡，如表面活性剂、酚类等。

2. 破坏细菌的酶系统和代谢　如氧化剂、重金属盐类等，与细菌的 -SH 结合，使酶失去活性，导致细菌的代谢障碍而死亡。

3. 使菌体蛋白变性或凝固　如醇类、酚类、酸、碱及重金属盐类等。

（三）消毒剂的应用

在实际工作中，根据消毒对象及消毒目的不同，选用不同的消毒剂。常用消毒剂的种类、浓度与用途见表4-2。

1. 患者排泄物　粪便、尿液、痰液和脓汁等，一般用等量的20%含氯石灰（漂白粉）、5%苯酚或2%来苏搅拌均匀，作用2小时后倾去。对严重急性呼吸综合征（severe acate respiratory syndrome，SARS）患者的排泄物用1500～2500mg/L有效氯消毒液作用60分钟，方可倾入卫生间。

2. 皮肤　2.5%碘酒、0.5%～1%碘伏、75%乙醇溶液均可使用。

3. 黏膜　口腔黏膜消毒用3%过氧化氢；冲洗尿道、阴道、膀胱用0.01%～0.05%氯己定或0.1%高锰酸钾溶液；新生儿预防淋病奈瑟菌感染可用1%硝酸银溶液滴眼。

表4-2　常用消毒剂的种类、浓度与用途

类别	名称	常用浓度	用途	主要性状
重金属盐类	升汞	0.05%～0.1%	非金属器械的消毒	杀菌作用强，腐蚀金属器械
	硫柳汞	0.01%～0.02%	皮肤消毒，手术部位消毒，眼、鼻及尿道冲洗	抑菌力强
	硝酸银	1%	新生儿滴眼预防淋球菌感染	有腐蚀性
氧化剂	过氧化氢	3%	皮肤、黏膜消毒，厌氧菌感染创口消毒	新生氧杀菌，不稳定
	过氧乙酸	0.2%～0.5%	塑料、玻璃器皿、家具表面、地面消毒	原液对皮肤、金属有腐蚀性
	高锰酸钾	0.01%～0.1%	皮肤、阴道、尿道、蔬菜、水果消毒	强氧化剂，稳定
卤素及其化合物	碘伏	2%～2.5%	皮肤、创口消毒	新型消毒剂、不用脱碘
	碘酒	2.5%	皮肤清毒	刺激皮肤，用后需用乙醇脱碘
	氯	0.2～0.5ppm	地面、厕所、排泄物消毒	刺激性强
	漂白粉	10%～20%	饮水、游泳池水消毒	刺激皮肤、腐蚀金属
	84消毒液	1：200	塑料、橡胶制品、导管、污染的手术器械、餐具、水果蔬菜等消毒	高效消毒剂，主要含次氯酸钠，现用现配
醇类	乙醇	70%～75%	皮肤、体温计消毒	对芽胞无效
表面活性剂	苯扎溴铵	0.05%～0.1%	外科手术洗手，皮肤黏膜消毒，浸泡手术器械	刺激性小，对芽胞无效，遇肥皂水或其他合成洗涤剂等作用减弱
烷化剂	环氧乙烷	50mg/L	手术器械、敷料消毒	易燃、有毒
酚类	苯酚	3%～5%	地面、家具、器皿表面消毒	杀菌力强、有特殊气味
	来苏	2%	皮肤消毒	杀菌力强、有特殊气味
醛类	甲醛	10%	尸体防腐，浸泡病理组织标本，空气熏蒸	挥发慢，刺激性强
	戊二醛	2%	精密仪器、内镜等消毒	挥发慢，刺激性小

4.手　预防肝炎病毒污染，用 0.2% ~ 0.5% 过氧乙酸溶液浸泡 3 ~ 5 分钟后，冲洗；或用 0.5% ~ 1% 碘伏；也可用 2% 来苏等。

5.空气　用 2% 过氧乙酸溶液（8ml/m³）在密闭的空间喷雾消毒，作用 1 小时后开门窗通风，对细菌、病毒（包括 SARS 冠状病毒等）、真菌，以及芽胞均有快速杀灭作用；也可用紫外线照射消毒，每天 3 次，每次照射 1 小时。

6.衣服　手术服采用高压灭菌；民用衣服采用流通蒸汽法消毒（化纤除外）。

7.患者的生活用品　书报、被褥等，可放在日光下曝晒数小时，可杀死大部分微生物。

8.日常用具　小件用具可以煮沸 15 ~ 30 分钟；亦可用流通蒸汽法，作用 30 分钟；还可以用 0.5% 过氧乙酸溶液浸泡 30 分钟。

9.水果、蔬菜消毒　先用清水将水果洗净，然后置于 0.1% 高锰酸钾溶液中，浸泡 15 分钟后，再用凉开水冲洗。

（四）影响消毒剂作用的因素

消毒与灭菌的效果可受环境、微生物种类及消毒剂本身等多种因素的影响。

1.消毒剂性质、浓度与作用时间　不同消毒剂的理化性质不同，对微生物的作用也不同，如表面活性剂对革兰阳性菌杀菌效果好。同一种消毒剂浓度不同，消毒效果也不同，多数消毒剂浓度与消毒效果成正比。但乙醇类除外，75% 乙醇溶液消毒效果好。消毒剂在一定浓度内，对微生物的作用时间愈长，消毒效果也愈好。

2.微生物的种类和生活状态　不同种类的微生物对消毒剂的敏感性不同，如 5% 的苯酚 5 分钟可杀死沙门菌，对金黄色葡萄球菌则需 10 ~ 15 分钟；细菌芽胞对消毒剂的抵抗力比繁殖体强；老龄菌比幼龄菌抵抗力强。因此，要根据消毒对象选择适宜的消毒剂。

3.温度与酸碱度的影响　消毒效果可随温度升高而增强，如 2% 戊二醛杀灭每毫升含 1 万个炭疽芽胞杆菌的芽胞，20℃时需要 15 分钟；40℃时仅需 2 分钟。酸碱度也会影响消毒效果，如苯扎溴铵在碱性溶液中杀菌作用强，而酚类在酸性环境中杀菌作用强。

4.环境中有机物的影响　病原菌常与排泄物、分泌物混在一起，这些标本中的有机物对微生物有保护作用，影响消毒剂的消毒效果。故对痰、呕吐物、粪便消毒时，宜选用受有机物影响较小的消毒剂如含氯石灰（漂白粉）、生石灰等。

考点：物理消毒灭菌法

🖥 小结

微生物广泛分布于自然界。土壤中微生物可通过创伤等引起人类感染；水被微生物污染可引起消化道传染病的暴发流行；空气中的病原菌可引起呼吸道传染病和创伤感染。加强公共卫生、医疗过程中无菌观念，严格无菌操作，对控制传染病流行等具有重要意义。

在正常情况下，正常人体的体表与外界相通的腔道中存在着对人无害的微生物群，称为正常菌群。正常菌群在正常情况下对机体有生物拮抗、营养及免疫等作用，在一定条件下也可成为条件致病菌而使人致病。

医学实践中利用不利于微生物生长繁殖的因素，可达到消毒、灭菌、防腐、无菌及无菌技术的目的。物理消毒灭菌法有热力、日光和紫外线、电离辐射及滤过除菌法等。高压蒸汽灭菌法是最有效、最常用的方法。化学消毒灭菌法用化学消毒剂来进行，其作用无选择性，杀灭微生物的同时，对人也有毒害作用，所以不能内服，只能外用，用于对器械、排泄物和环境消毒。

目 标 检 测

【A₁ 型题】

1. 湿热灭菌法中效果最好的是
   A. 高压蒸汽灭菌法　　　B. 流通蒸汽法
   C. 间歇灭菌法　　　　　D. 巴氏消毒法
   E. 煮沸法

2. 对外界抵抗力最强的细菌结构
   A. 细胞壁　　　　　　　B. 荚膜
   C. 芽胞　　　　　　　　D. 核质
   E. 细胞膜

3. 乙醇消毒最适宜的浓度
   A. 20%　　　　　　　　B. 25%
   C. 50%　　　　　　　　D. 75%
   E. 95%

4. 下列消毒灭菌法正确的是
   A. 排泄物—漂白粉
   B. 金属器械—漂白粉
   C. 饮水—过滤除菌
   D. 人和动物血清—氯气
   E. 含糖培养基—过滤除菌

5. 高压蒸汽灭菌，103.4kPa压力下达到的温度是
   A. 109.3℃　　　　　　B. 115℃
   C. 121.3℃　　　　　　D. 126.7℃

E. 131.5℃

6. 消毒是指
   A. 减少微生物数量
   B. 抑制微生物的生长
   C. 杀灭所有微生物
   D. 杀灭病原微生物
   E. 使物体上不含微生物

7. 杀灭包括芽胞在内的微生物的方法是
   A. 消毒　　　　　　　　B. 无菌
   C. 防腐　　　　　　　　D. 杀菌
   E. 灭菌

8. 下列消毒灭菌法，哪种是错误的
   A. 金属器械—含氯石灰
   B. 饮水—氯气
   C. 排泄物—含氯石灰
   D. 人和动物血清—滤过除菌
   E. 皮肤—碘伏

9. 手术室、病房的空气消毒用
   A. 75% 乙醇溶液　　　　B. 苯酚喷洒
   C. 来苏喷洒　　　　　　D. 高锰酸钾喷洒
   E. 紫外线照射

（朱　峰）

第五章　细菌的遗传与变异

学习目标

1. 掌握细菌变异的实际意义。
2. 熟悉细菌的变异现象，细菌耐药性产生的机制及防控原则。
3. 了解细菌变异的物质基础及机制。

细菌同其他生物一样具有遗传和变异的生命特征。细菌在一定环境下，亲代将其生物学性状传给子代的现象，即子代与亲代的相似性称为遗传（heredity）。子代与亲代之间出现的生物学特征差异称为变异（variation）。细菌的变异分为遗传性变异和非遗传性变异。

遗传性变异是由于细菌的基因发生改变引起的变异，又称基因型变异（genotypic variation），变异的生物学性状能相对稳定地传给子代，一般不可逆转。

非遗传性变异是由于环境条件变化引起的变异，无基因的改变，又称表型变异（phenotypic variation）。表型变异不能遗传，环境中的影响因素去除后，变异的性状又可复原。

第一节　细菌的变异现象

一、形态与结构变异

（一）形态变异

细菌在长期培养或在某些因素的影响下，其形态会发生变异。例如，鼠疫杆菌长期培养或在 3% NaCl 环境中培养会出现多形性。某些细菌在一定的因素（如青霉素、溶菌酶等）影响下，细胞壁合成受阻，可形成细胞壁缺陷的细菌，称为 L 型细菌。由于细胞壁缺损不能维持其固有的形态，而呈圆球形、长丝状或多形性，但在高渗环境中仍可生长繁殖，仍有致病性，且对作用于细胞壁的抗生素不敏感。

（二）荚膜变异

有荚膜的肺炎链球菌致病性很强，但在体外长期传代后，荚膜可变薄或消失，致病性也随之减弱。

（三）鞭毛变异

有鞭毛的细菌在一定的条件下，可失去形成鞭毛的能力。例如，变形杆菌在 0.1% 苯酚（石炭酸）琼脂培养基上，可失去鞭毛，通常把这种细菌鞭毛从有到无的变异，称为 H-O 变异。

（四）芽胞变异

有的芽胞细菌在条件改变时，会失去形成芽胞的能力，如炭疽杆菌在 42℃ 经 10～20 天培养后，即不能形成芽胞，其毒力也相应降低。

二、菌落变异

细菌的菌落有光滑（smooth，S）型和粗糙（rough，R）型两种。新分离的细菌菌落多为光滑型（S型），S型菌落表面光滑、湿润、边缘整齐，生物学特性典型。细菌经人工多次传代培养后，菌落可逐渐变为粗糙型（R型），R型菌落表面粗糙、干皱、边缘不整齐，生物学特性可发生变化。细菌菌落由S型变为R型的变异，称为S-R变异。

三、毒 力 变 异

细菌的毒力变异表现为毒力减弱或增强。有毒株的细菌经长期人工培养，或在培养基中加入某些化学药品或免疫血清，细菌的毒力可减弱或消失。例如，用于预防结核病的减毒活疫苗，即卡介苗（BCG），就是将有毒力的牛型结核分枝杆菌在甘油胆汁马铃薯培养基上长期培养，使牛型结核分枝杆菌发生毒力变异，获得的细菌毒力极度减弱，但仍保持免疫原性，用于结核病的预防。无毒的白喉棒状杆菌感染β-棒状杆菌温和噬菌体形成溶原状态时，噬菌体基因可编码产生外毒素，由无毒株变为有毒株。

卡介苗的由来

20世纪初，法国有两位细菌学家——卡默德和介兰，他们共同试制成功了预防结核菌的人工疫苗，又称"卡介苗"。

那是秋天的一个下午，卡默德和介兰走在巴黎近郊的马波泰农场的一条小路上做实验，试图把结核杆菌接种到两只公羊身上，但每次都失败了。走着走着，他们发现田里的玉米杆儿很矮，穗儿又小，便关心地问旁边的农场主："这些玉米是不是缺乏肥料呢？"农场说："不是，先生。这玉米引种到这里已经十几代了，可能有些退化了。"

"什么？请您再说一遍！"农场主笑着说："是退化了，一代不如一代啦！"看着匆匆离去的两个人，农场主觉得很好笑。

卡默德和介兰从玉米的退化马上联想到：如果把毒性强烈的结核杆菌一代代培养下去，它的毒性是否也会退化呢？用已退化了毒性的结核杆菌再注射到人体中，不就可以既不伤害人体，也能使人体产生免疫力了吗？两位科学家足足花了13年的时间，终于成功培育了第230代被驯服的结核杆菌，作为人工疫苗！

链接

四、耐 药 性 变 异

细菌对某种抗菌药物由敏感变为耐药的变异，称为耐药性变异。自从抗生素等抗菌药物广泛应用以来，耐药菌株逐年增加，这已成为世界性难题。例如，金黄色葡萄球菌对青霉素的耐药菌株高达80%；有些细菌可同时耐受多种抗菌药物，称为多重耐药菌株。细菌耐药性变异给临床治疗带来很大困难，为减少耐药菌株的出现，用药前应做药物敏感试验，并根据药物敏感结果选择用药。应避免盲目使用抗菌药物。

第二节　细菌遗传变异的物质基础

细菌遗传变异的物质基础有细菌染色体、质粒、转位因子和噬菌体等。

一、细 菌 染 色 体

细菌的染色体是环状双螺旋DNA长链，缺乏组蛋白。细菌染色体在菌体内高度盘旋缠绕成丝团状，其外无核膜包绕而分散在细胞质的某个区域。其DNA的复制按碱基配对原则进行，复制过程中子代DNA碱基若发生变化，便会使子代发生变异而出现新的性状。

二、质　粒

质粒（plasmid）是细菌染色体以外的遗传物质。存在于胞质中，为环状闭合的双股DNA，仅占细菌染色体DNA的0.5%～3%。质粒不是细菌生命活动所必需的，但能控制细菌某些特定的遗传性状。

（一）质粒的基本特征

1. 自我复制　质粒具有自我复制的能力，并随细菌的分裂传给子代细菌。质粒基因编码的产物使细菌表现某些特殊性状，如致育性、耐药性、致病性等。

2. 转移性　质粒具有转移性，可通过接合等方式在细菌间转移。

3. 自行丢失或消除　质粒并非细菌生命活动不可缺少的遗传物质，可以自行丢失或经人工处理消除。丢失质粒后细菌虽然失去了相应的性状，但仍可生存。

（二）医学上重要的质粒

1. F质粒　带有F质粒的细菌可产生性菌毛，称为雄性菌（F^+菌），无F质粒的细菌不产生性菌毛，称为雌性菌（F^-菌）。F^+菌能通过性菌毛把某些遗传物质（R质粒、F质粒）以接合方式传递给F^-菌，使其获得F^+菌的某些遗传性状。

2. R质粒　即耐药性质粒，又称R因子，决定细菌耐药性的产生。带有R质粒的细菌有大肠埃希菌、沙门菌、志贺菌、铜绿假单胞菌等革兰阴性菌。60%～90%革兰阴性菌的耐药性由R质粒转移获得。

3. Col质粒　即细菌素质粒，又称Col因子。主要编码各种细菌产生的细菌素，如携带Col因子可使大肠埃希菌产生大肠菌素。

4. Vi质粒　即毒力质粒，主要编码与细菌致病性有关的毒力因子，如致病性大肠埃希菌的肠毒素、破伤风梭菌的痉挛毒素、炭疽芽胞杆菌的炭疽毒素、金黄色葡萄球菌的表皮剥脱毒素均由相应的Vi质粒编码产生。

三、转 位 因 子

转位因子是存在于细菌染色体或质粒DNA分子上的一段特异性核苷酸序列片段。它能在DNA分子中移动，不断改变其在基因组中的位置，从一个基因组移到另一个基因组中。转位因子除携带与转位有关的基因外，还携带耐药性基因、毒素基因及其他结构基因等。与细菌的多重耐药性有关，在细菌遗传物质转移过程中还可起载体作用。

四、噬 菌 体

噬菌体（bacteriophage）是能感染细菌、真菌、放线菌、螺旋体等微生物的病毒。能裂解敏感细菌而使得敏感细菌菌落消失故称噬菌体。噬菌体与细菌的变异关系密切。

（一）噬菌体的生物学性状

1. 形态结构与化学组成　噬菌体在电子显微镜下有三种形态，即蝌蚪形、微球形、纤线形三种，以蝌蚪形居多。蝌蚪形噬菌体有头部和尾部，头部为双辐射状的六棱柱体，尾部呈管状，尾部中心是尾髓，外包尾鞘，终止于尾板。尾板连接的尾刺和尾丝，是噬菌体与敏感微生物接触、吸附的部位。噬菌体的化学组成有核酸和蛋白质，核酸存在于头部，为双链DNA，蛋白质组成头部的外壳和尾部（图5-1）。

2. 特异性　噬菌体具有严格的宿主特异性，即某一种噬菌体只能感染某一种微生物，甚至只能感染某一种中的某一型。因此，可以利用噬菌体对细菌等进行鉴定与分型。

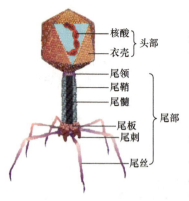

核酸
衣壳
}头部

尾领
尾鞘
尾髓
}尾部

尾板
尾刺

尾丝

图 5-1 噬菌体结构模式图

3. 抵抗力 噬菌体对理化因素的抵抗力比一般细菌繁殖体强。一般在 70℃ 温度下 30 分钟仍不失去活性，在低温条件下能长期存活。

（二）噬菌体与宿主细菌的关系

1. 毒性噬菌体 能在敏感细菌中增殖并引起细菌裂解的噬菌体称为毒性噬菌体（virulent phage）。毒性噬菌体通过尾刺或尾丝特异性地吸附在敏感细菌表面相应受体上，尾鞘收缩将头部中核酸经尾髓小孔注入细菌细胞内，蛋白质外壳留在菌体外。噬菌体 DNA 进入细菌细胞后，以复制的方式进行增殖，即以噬菌体 DNA 为模板，复制子代核酸，翻译子代外壳蛋白质；子代核酸与子代外壳蛋白在细菌胞质中装配成完整成熟的子代噬菌体。当子代噬菌体达到一定数目时，细菌细胞裂解，释放出噬菌体，此过程称为溶菌周期或复制周期。

2. 温和噬菌体 即噬菌体感染敏感细菌后并不增殖，不引起宿主菌裂解，而是将噬菌体的基因整合于宿主细菌染色体中，这种噬菌体称为温和噬菌体（temperate phage），此状态称为溶原状态。整合在细菌染色体中的噬菌体基因称为前噬菌体。带有前噬菌体的细菌称为溶原性细菌。溶源性细菌的特征有：①能正常分裂，并将前噬菌体传给子代细菌。②可编码阻遏蛋白质，抑制后进入菌体的毒性噬菌体生物合成。③整合的前噬菌体可给细菌带来新的性状。④可自发地或在某些因素的诱导下脱离宿主菌染色体转化为毒性噬菌体，导致细菌裂解。

第三节 细菌遗传变异的实际意义

一、病原学诊断

发生变异的细菌可失去典型的形态、结构、染色性、免疫原性、毒力及生化反应。例如，肺炎链球菌发生变异可失去荚膜，金黄色葡萄球菌随着耐药菌株的增多，菌落多产生白色色素。从临床新分离的伤寒沙门菌株有 10% 无鞭毛，无动力，患者亦不产生鞭毛（H）抗体，血清学试验不出现 H 凝集等，给细菌的鉴定带来一定困难。因此，在临床细菌学检查时不仅要熟悉细菌的典型特性，还要了解细菌变异的规律，注意非典型菌株的出现，才能做出正确的诊断。

二、临床治疗

由于广泛应用抗生素，耐药菌株日益增多，临床上已发现对多种抗生素耐药的多重耐药菌株。耐药菌株和多重耐药菌株的出现，给感染性疾病治疗带来很大困难。为了提高抗菌药物的疗效，防止耐药菌株扩散，治疗时应注意：①用药前做药物敏感试验，根据药物敏感试验结果选择敏感药物，减少盲目用药。②用药应用足剂量、全疗程治疗，以彻底杀灭病原菌。③对易产生耐药性的菌株或需长期用药的慢性疾病，应按照合理的联合用药原则，以减少细菌耐药菌株突变的机会。

三、疾病预防

用人工方法诱导细菌或病毒变异，使其毒力减低但仍保持免疫原性，筛选减毒变异株或无毒株制备各种疫苗用于人工自动免疫，是提高人群免疫力、预防传染性疾病发生的有效措施。例如，接种卡介苗、乙肝疫苗等对疾病结核病、乙型肝炎的预防。

四、基因工程

基因工程是根据细菌遗传变异中通过基因转移和重组获得新性状的原理设计的，基因工程的主要步骤是：①从供体细胞（细菌或其他生物细胞）的 DNA 上，用核苷酸内切酶切取一段所需要表达的基因，即目的基因。如其 DNA 序列已知可人工合成。②通常选用质粒或噬菌体作为适宜的载体，将目的基因结合在载体上。③通过载体把目的基因转移到受体菌（工程菌）内，基因重组后，受体菌大量繁殖后表达的目的基因产物，即是所需要的物质。目前，应用基因工程技术已能大量生产胰岛素、干扰素（IFN）、生长激素、凝血因子、乙肝疫苗等生物制品。

第四节　细菌的耐药性与防治

细菌的耐药性（drug resistance）是指细菌对某种药物（抗生素或消毒剂）的相对抵抗性。细菌的耐药程度用某种药物对细菌的最小抑菌浓度（MIC）表示。临床上有效药物治疗剂量在血清中浓度大于最小抑菌浓度称为敏感，反之称为耐药。

一、细菌的耐药机制

（一）细菌耐药的遗传机制

1. 固有耐药性　是指细菌对某种药物的天然不敏感，也称为天然耐药性。这是由于来自亲代的耐药基因所致，其存在于细菌的染色体上，是细菌种属的特性，如多数革兰阴性杆菌耐万古霉素和甲氧西林、肠球菌耐头孢菌素等。

2. 获得耐药性　是指原先对药物敏感的细菌出现了对抗菌药物的耐药性，是由细菌 DNA 发生改变而获得的耐药的表型。这种耐药基因来源于基因的突变或获得新基因，作用方式为接合、转导或转化。细菌耐药性发生率受药物使用的剂量、细菌耐药的自发突变率和耐药基因的转移等情况的影响。

（二）细菌耐药生化机制

1. 产生钝化酶　钝化酶是指一类由耐药菌株产生的具有破坏或灭活抗菌药物活性的某种酶类。它通过水解或修饰作用破坏抗生素的结构而使其失去活性。重要的钝化酶有以下几种①β- 内酰胺酶：可由细菌染色体或质粒编码。对青霉素类和头孢菌类耐药的菌株可产生 β- 内酰胺酶，该酶能特异性地打开药物分子结构中的 β- 内酰胺环，使其完全失去抗菌活性，故又称灭活酶。②氨基糖苷类钝化酶：均由质粒介导。这些酶类可使药物的分子结构发生改变，失去抗菌作用。③氯霉素乙酰转移酶：此酶由质粒编码产生，可使氯霉素乙酰化导致其失去抗菌活性。

2. 改变药物作用的靶位　细菌能改变抗生素作用靶位的蛋白质结构或数量，导致其与抗生素结合的有效位点发生改变，影响药物的结合而使药物不能发挥作用。

3. 阻碍抗菌药物的渗入　细菌通过改变细胞壁或细胞膜的通透性，阻碍药物到达作用的位点而影响药物性能。

4. 主动排出药物　某些革兰阴性菌的外膜上有特殊的药物外排系统，将药物外排而使得菌体内的药物浓度不足而导致耐药。

二、细菌耐药性的预防

1. 合理使用抗菌药物　在用药前应进行病原体的检测，并针对病原体进行药物敏感试验，根据药物敏感试验的结果参考使用抗生素；使用药物疗程应尽可能地缩短；严格掌握抗菌药物的局部应用、预防应用和联合用药对象，避免抗菌药物的滥用。

2.严格消毒隔离 对感染耐药菌的患者应加以隔离，以避免交叉感染。细菌耐药性的传播主要是通过细菌间传递而获得的，耐药菌株可通过各种媒介引起传播，医院是病原菌集聚的场所，因此严格医务人员的消毒与隔离，保持手与物品的清洁与消毒，是避免耐药细菌由医务人员传给患者的有效方法。

3.加强细菌耐药性的监测 建立细菌耐药监测网，掌握本地区、本单位重要致病菌和抗菌药物的耐药性变迁资料，及时为临床提供信息。细菌耐药性一旦产生，在停用有关药物一段时期后，敏感性有可能逐渐恢复。

4.研制新的抗菌药物 根据细菌耐药性机制及其与药物结构关系，寻找和研制具有抗菌活性，尤其对耐药菌有活性的新型抗菌药物，同时针对耐药菌产生的钝化酶，寻找有效的酶抑制剂。

小结

细菌在一定环境下，亲代将生物学性状传给子代的现象称为遗传。子代与亲代之间出现的生物学性状差异称为变异。细菌的变异分为遗传性变异和非遗传性变异。细菌可发生形态、结构、耐药性、毒力等变异。细菌遗传变异的物质基础是染色体、质粒、转位因子和噬菌体等。噬菌体是能感染细菌、真菌、放线菌、螺旋体等微生物的病毒。噬菌体与细菌的变异密切相关，在基因工程中为细菌基因转移和重组提供合适的载体。在临床上，细菌的变异会给病原学诊断和感染性疾病的治疗造成一定困难。但也可利用人工方法诱导细菌或病毒变异，筛选减毒变异株或无毒株制备各种疫苗用于人工自动免疫，是提高人群免疫力、预防传染性疾病发生的有效措施。为避免细菌的耐药性应合理使用抗生素；严格消毒隔离；加强药证管理；对产生耐药菌感染的患者及时更换抗生素。

目标检测

【A1型题】

1.细菌获得以下哪种质粒时可产生耐药性
A.F质粒 B.R质粒
C.Vi质粒 D.Col质粒
E.以上都不是

2.与细菌的致病性有关的毒力因子是
A.R质粒 B.Col质粒
C.F质粒 D.Vi质粒
E.以上都不是

3.关于噬菌体，以下错误的是
A.噬菌体也是病毒
B.具有严格的宿主特性
C.与细菌变异无关
D.可裂解细菌
E.需要在活的易感宿主细胞内增殖

4.接合性质粒是
A.F质粒 B.R质粒
C.Col质粒 D.Vi质粒
E.以上均是

5.关于温和噬菌体，哪项是正确的
A.温和噬菌体感染能力弱
B.温和噬菌体的核酸在胞质独立增殖
C.整合在细菌核酸上成为前噬菌体
D.一旦感染细菌细胞就可引起细菌细胞的裂解
E.以上都不是

6.卡介苗是细菌发生
A.耐药性变异 B.毒力变异
C.形态结构变异 D.抗原性变异
E.菌落变异

（朱 峰）

第六章　细菌的致病性与感染

学 习 目 标

1. 掌握细菌致病因素，构成细菌毒力的物质基础。
2. 熟悉细菌内、外毒素的主要区别。
3. 了解医院感染的概念及来源、常见的医院感染及诱发因素

细菌的感染是指细菌侵入宿主机体后与宿主防御功能相互作用引起不同程度的病理变化过程，又称为传染。细菌能否侵入机体引起感染，与细菌的致病性及机体的防御能力和环境因素密切相关。

第一节　细菌的致病性

细菌能引起疾病的能力，称为致病性。致病性是细菌的一个重要特性。细菌的致病性与细菌的毒力、侵入的数量、侵入的途径，以及机体的免疫力、环境因素有着密切的关系。

一、细菌的毒力

细菌的毒力是指病原菌致病性的强弱程度。构成细菌毒力的要素是侵袭力和毒素。

（一）侵袭力

侵袭力（invasiveness）指病原菌突破机体防御功能，在机体内定植、繁殖和扩散的能力。侵袭力与菌体表面结构和侵袭性酶类的作用密切相关。

1. 菌体表面结构

（1）黏附素：是细菌具有黏附作用的表面结构。革兰阴性菌的黏附因子通常为普通菌毛；革兰阳性菌的黏附因子是菌体表面的毛发样突出物（脂磷壁酸）。普通菌毛等黏附因子具有对组织细胞的特异性的黏附作用，如淋病奈瑟菌黏附于泌尿生殖道黏膜，志贺菌黏附于结肠黏膜。黏附作用的组织特异性与宿主易感细胞表面的相应受体有关。具有黏附因子的细菌只有牢固地黏附于宿主呼吸道、消化道、泌尿生殖道黏膜受体上，才能抵抗分泌液的冲刷、呼吸道上皮细胞的纤毛运动及肠蠕动等作用。黏附作用使细菌在局部定植、繁殖、积聚毒素或继续侵入细胞和组织引起疾病。

（2）荚膜和微荚膜：某些细菌产生的荚膜本身没有毒性，但其具有抗吞噬和抗杀菌物质对菌体的损伤的作用，增强了细菌停留的能力。有些细菌表面有类似荚膜的物质，即微荚膜，如金黄色葡萄球菌的 A 蛋白、A 群链球菌的 M 蛋白、伤寒沙门菌的 Vi 抗原等，都有抗吞噬和保护菌体的作用。

2. 侵袭性酶　某些细菌在生长繁殖过程中，能产生一些有助于细菌在机体内停留、抗吞噬作用或有助于扩散的酶类——侵袭性酶。例如，致病性葡萄球菌产生的血浆凝固酶，能使血浆中的纤维蛋白原变成固态纤维蛋白并包绕在菌体表面，从而抵抗巨噬细胞的吞噬

作用；A 群链球菌产生的透明质酸酶、链激酶、链道酶等（扩散因子），能分解细胞间质的透明质酸、溶解纤维蛋白、液化脓液等物质中高黏度的 DNA 等，有利于细菌在组织中扩散。

（二）毒素

有些细菌在代谢过程中，能合成对机体有毒害作用的毒性代谢产物即毒素（toxin）。毒素按其来源、性质和作用等不同，可以分为外毒素（exotoxin）和内毒素（endotoxin）两类。

1. 外毒素　是某些细菌在代谢过程中合成并分泌到菌体外的毒性物质。外毒素主要由革兰阳性菌及少数革兰阴性菌产生。大多数外毒素在细菌细胞内合成并分泌至胞外，但有少数存在于菌体内，只有当菌体溶解后才释放出来，如痢疾志贺菌和产毒型大肠埃希菌的外毒素。

外毒素的化学成分是蛋白质，性质不稳定，不耐热，容易被酶分解破坏，如破伤风外毒素加热 60℃ 20 分钟即可破坏，但葡萄球菌肠毒素例外，能耐受 100℃ 30 分钟。

外毒素毒性极强，极少量即可使易感动物死亡。例如，1mg 肉毒梭菌的肉毒毒素纯品能杀死 2 亿只小白鼠。外毒素经甲醛处理后（0.3% ～ 0.4% 甲醛溶液，37℃ 30 天），可失去毒性而保留免疫原性，成为类毒素。类毒素和外毒素均可刺激机体产生抗毒素。抗毒素能中和外毒素的毒性作用，故类毒素可用于人工自动免疫，预防由外毒素引起的疾病。

夺命的外毒素

2002 年 1 月 20 日，某县的 4 户居民在食用了同一种自制豆豉两天后分别出现了头晕、眼花、口干、发音困难等症状，严重者还伴有腹胀，恶心呕吐，呼吸困难等状况。在当地县医院进行救治后效果不好，随后将 4 名患者紧急转送到上一级医院救治。

上级医生与食品卫生检验部门共同会诊，确诊此 4 人均为肉毒杆菌外毒素中毒，经医院施用特效药抢救十多天后，4 人才脱离了生命危险。

肉毒毒素毒性非常强，0.1 ～ 1μg 即可致人死亡，而且这种毒素在人体摄入后有 2 ～ 12 天的潜伏期。肉毒杆菌外毒素主要存在于动物的粪便中，容易污染豆豉、臭豆腐、蜂蜜及瓶装罐头等食品。在食用这些食品时，要注意加热后食用，因为此种毒素在 80℃ 以上的温度下，仅需 20 分钟时间就会被破坏。

链接

不同细菌产生的外毒素对组织器官有选择性毒害作用，引起特有的临床症状，如肉毒毒素主要作用于胆碱能神经轴突末梢，干扰乙酰胆碱释放，引起肌肉松弛性麻痹，出现松弛性瘫痪；破伤风痉挛毒素主要与中枢神经系统抑制性突触前膜结合，阻断抑制性介质释放，引起骨骼肌强直性痉挛收缩。

2. 内毒素　是革兰阴性菌细胞壁的脂多糖（LPS）成分，主要由革兰阴性菌产生。只有当细菌死亡裂解后才能释放出来。螺旋体、衣原体、立克次体等胞壁中也具有内毒素样物质，亦有内毒素活性。内毒素对理化因素稳定，耐热，加热 60℃ 数小时不被破坏，160℃ 作用 2 ～ 4 小时或用强碱、强酸或强氧化剂煮沸 30 分钟才能破坏，用甲醛处理不能成为类毒素。内毒素的免疫原性弱，刺激机体产生的抗体无明显中和作用。

内毒素的主要毒性成分是脂质 A，其毒性作用相对较弱，且无选择性，不同革兰阴性菌产生的内毒素致病作用相似，引起的病理变化和临床症状有：

（1）发热反应：极微量（1ng/kg）内毒素入血后，即可引起发热反应。其机制是内毒素作用于单核细胞、巨噬细胞和中性粒细胞，使其释放内源性致热源，作用下丘脑体温调节中枢，引起发热。

（2）白细胞反应：脂多糖诱生的中性粒细胞释放因子，刺激骨髓释放大量中性粒细胞进入血流，使血流中的中性粒细胞数量增多，且有核左移现象。但伤寒沙门菌内毒素例外，使外周循环中白细胞数减少，其机制尚不明确。

（3）内毒素血症与内毒素休克：当血液中细菌或病灶内细菌释放大量内毒素入血时，即可导致内毒素血症。内毒素作用于血小板、白细胞、补体系统、凝血系统等，诱生和释放组胺、5-羟色胺、前列腺素、激肽等血管活性介质，使小血管收缩和舒张功能紊乱而造成微循环障碍，表现为血液淤滞于微循环，血管通透性增加，血浆外渗，有效循环血量剧减，血压显著下降，组织器官的血液灌注不足、低氧、酸中毒等，严重时则形成以微循环衰竭和低血压为特征的内毒素休克。

（4）弥散性血管内凝血（DIC）：内毒素可激活凝血因子，并使血小板凝聚和释放介质，导致微血栓形成和炎症反应，使纤维蛋白原变成纤维蛋白，血液凝固，进而形成DIC。由于凝血因子大量消耗，导致凝血障碍，引起皮肤、黏膜的出血和渗血或内脏的出血，严重者可危及生命。

细菌外毒素与内毒素的主要区别见表 6-1。

表 6-1　外毒素与内毒素的主要区别

区别	外毒素	内毒素
来源	以革兰阳性菌多见，少数革兰阴性菌可见	革兰阴性菌多见
存在部位	由活的细菌释放至细菌体外	为细菌细胞壁成分，菌体裂解后释出
化学组成	蛋白质	磷脂 - 多糖 - 蛋白质复合物
稳定性	不耐热，60℃ 30 分钟以上迅速破坏	耐热，160℃ 2 ～ 4 小时破坏
免疫原性	强，可刺激机体产生高效价的抗毒素。经甲醛处理，可脱毒成为类毒素，可用于人工自动免疫	弱，刺激机体对多糖成分产生抗体，作用弱，甲醛处理后不能形成类毒素
毒性作用	强，微量对实验动物有致死作用。各种外毒素对组织器官有选择性毒害作用，引起特殊临床症状	稍弱，对实验动物致死作用的量比外毒素大。各种细菌内毒素的毒性作用大致相同。引起发热、DIC、粒细胞减少症等

二、细菌的侵入数量

具有毒力的病原菌侵入机体后，还需要足够的数量才能引起感染。细菌引起感染的数量与其毒力成反比，即毒力愈强，引起感染所需细菌数量愈少；反之则需要量大。例如，毒力强的鼠疫耶尔森菌，数个细菌侵入后即可引起感染；而毒力弱的肠炎沙门菌，常需数亿个细菌才能引起感染。

三、细菌的侵入途径

病原菌与机体作用引起特定的感染，必须通过适当的侵入途径才能实现。这与病原菌生长繁殖需要一定的微环境有关，如破伤风芽胞梭菌，必须侵入低氧的深部创口才能引起破伤风；痢疾志贺菌、伤寒沙门菌须经口侵入肠道才能致病；也有一些病原菌有多种侵入途径，如结核分枝杆菌可经呼吸道、消化道、皮肤创伤等多个门户侵入机体引起感染。

考 点：细菌的致病性

第二节　感染的来源和类型

一、感染的来源

（一）外源性感染

外源性感染（exogenous infection）指引起感染的病原体来源于体外，如来自患者、带菌者或病畜和带菌动物及外界环境（食物、土壤、水、空气）等，通过各种途径进入机体，引起机体各部位的感染。

（二）内源性感染

内源性感染（endogenous infection）指引起感染的病原体来源于自身的体表或体内的正常菌群，多为机会致病菌引起。例如，机体长期大量使用广谱抗生素或免疫抑制剂，使机体免疫功能降低时，机会致病菌得以迅速繁殖而发生感染。

二、传播方式与途径

（一）呼吸道感染

患者或带菌者通过咳嗽、喷嚏将带有病原菌的分泌物或飞沫排出，散布到空气中并被他人吸入而感染，如肺结核、白喉、百日咳等。

（二）消化道感染

含有病原菌的排泄物污染食物、水源等，经口进入消化道而感染，即粪 - 口途径。经消化道感染的疾病有霍乱、痢疾、伤寒等。

（三）创伤感染

细菌经皮肤黏膜的创伤破损处进入人体而引起的感染，如皮肤化脓性感染、破伤风、气性坏疽等。

（四）接触感染

通过人与人或人与动物的密切接触而感染，如淋病。

（五）节肢动物叮咬感染

病原体以节肢动物为传播媒介而引起的感染，如鼠疫耶尔森菌等。

有些病原菌的传播可通过呼吸道、消化道、创伤等多种途径感染，如结核分枝杆菌、炭疽芽胞杆菌等。

三、感 染 类 型

感染的发生、发展与结局是病原菌的致病作用和机体抗菌免疫相互作用的过程。可分为隐性感染、显性感染和带菌状态 3 种感染类型。

（一）隐性感染

当机体抗感染的免疫力较强，侵入的病原菌数量少、毒力较弱，感染后病原菌对机体的损害轻微，不出现或出现不易察觉的临床症状称为隐性感染（inapparent infection），又称亚临床感染。隐性感染后，机体一般可获得特异性免疫力，可抵抗同种病原菌的再次感染。

（二）显性感染

机体抗感染的免疫力较弱，或侵入的病原菌数量较多、毒力较强，以致机体组织细胞受到较严重损害，生理功能发生紊乱，出现一系列的临床症状和体征为显性感染（apparent infection）。

1.根据病情缓急不同 显性感染可分为急性感染和慢性感染。

（1）急性感染：发病急，病程短，一般是数日至数周，如霍乱、急性胃肠炎等疾病。病愈后病原菌从体内消失。

（2）慢性感染：发病慢、病程长，常持续数月或数年。细胞内寄生菌引起的感染往往是慢性感染，如结核、麻风、布氏菌病等。

2.按感染部位及性质不同 显性感染可分为局部感染和全身性感染。

（1）局部感染：病原菌侵入机体后，仅局限于机体某一部位，引起局部病变，如化脓性球菌引起的疖、痈等。

（2）全身感染：感染发生后，病原菌及其毒性代谢产物向全身扩散，引起全身症状。临床上常见的全身感染有以下几种。①毒血症：病原菌侵入机体后，只在侵入部位生长繁殖，不进入血流，但其释放的外毒素可入血，引起特殊的毒性症状，如白喉、破伤风等。②菌血症：病原菌由感染部位一时性或间断性侵入血流，但未在血中繁殖，只是通过血流到达其他的适宜部位生长繁殖引起病变，如伤寒早期菌血症。③败血症：病原菌侵入血流并在其中大量繁殖，产生毒性代谢产物，造成机体严重损害。出现全身中毒症状，如高热，皮肤黏膜瘀斑、肝脾大等，如致病性葡萄球菌引起的败血症。④脓毒血症：化脓性细菌由病灶侵入血流后，在其中大量繁殖，并随血流向全身扩散，在其他组织和器官引起新的多发性化脓性病灶，如金黄色葡萄球菌所致的脓毒血症，常引起多发性肝脓肿、肾脓肿等。

（三）带菌状态

机体在显性感染或隐性感染后，病原菌并未从机体及时消失，而在体内继续留存一定时间，并不断排出体外，病原菌与机体免疫力处于相对平衡状态，称之为带菌状态。处于带菌状态的人称为带菌者（carrier）。带菌者有两种：

1."健康"带菌者 即隐性感染的带菌者。

2.恢复期带菌者 即患传染病后，临床症状消失，在短期内机体仍存留并不断排出病原菌者。伤寒、白喉等病后常为恢复期带菌者。带菌者经常或间歇排出病原菌，成为重要传染源。因此，及时发现并对带菌者进行隔离和有效治疗，对控制和消灭传染病的流行具有重要意义。

第三节 医院感染

一、医院感染的概念

医院感染（hospital infection）指各类人员在医院内所获得的感染，包括患者、医务人员、陪护者、探视者等在医院内发生的感染，但主要是住院的患者，故又称医院内感染或医院内获得性感染（hospital acquired infection）。

二、医院感染类型

（一）外源性感染

外源性感染也称为交叉感染，指患者受到非自身存在的微生物侵袭而发生的感染。

（二）内源性感染

内源性感染也称为自身感染，由患者自己体内正常菌群转变为条件致病菌而引起的感染。

（三）医源性感染

医源性感染在诊断、治疗或预防过程中，由于所用医疗器械等消毒不严格而造成的感染。

三、医院感染的传播途径

（一）接触感染

在医院感染中接触感染是一种重要途径，可以是患者与患者之间、医护人员与患者间的直接接触的感染，也可通过病原体污染的手、衣物、餐具及其他用品之间的间接接触感染。

（二）直接注入

被微生物污染的血液、药物、生物制品等直接注入体内而引起感染，如人类免疫缺陷病毒、乙型肝炎病毒、丙型肝炎病毒等均可通过使用污染的血液或血液制品引起感染。使用灭菌不严格的医疗器械（注射器、手术器械、插管、导管、内镜等），也是医院感染的重要途径。

（三）环境污染

医院内经常有各种患者聚集，空气污染相对严重，这是引起手术创伤感染、呼吸道感染的主要原因。

四、医院感染的原因与控制

（一）医源性感染原因

医院是患者聚集的场所，也是各种病原体相对集中的场所；入院患者往往机体的免疫力低下，容易引起感染；医院内工作人员携带的微生物往往具有耐药性。以上几种原因造成入院患者在医院感染。

（二）医院感染的控制

考点：医院内感染的概念、分类、主要原因

控制医院感染是一项重要的工作，首先要建立相应的管理机构，加强医院感染的监测；组织对医务人员的培训教育；严格消毒灭菌和隔离工作；严格执行无菌操作；加强对医疗垃圾的管理；合理使用抗生素等。

控制和降低医院感染，各级卫生部门和医务人员必须高度重视，完善组织机构，制定具体的防控计划，严格消毒灭菌与隔离，就可控制传染源、切断传播途径，降低医院感染的发生。

小　结 ▶▶

细菌感染取决于细菌的致病性与机体的免疫力及环境因素。细菌的致病性与细菌的毒力、侵入数量和侵入途径、机体的免疫力、环境因素有着密切的关系。构成细菌毒力的物质基础是侵袭力和毒素。细菌的侵袭力有利于细菌在体内停留、生长繁殖及扩散。外毒素主要由革兰阳性菌产生，其毒性强，对组织器官有选择性毒害作用，不同的外毒素引起不同的病理变化，内毒素为革兰阴性菌的细胞壁成分，各种内毒素的作用基本相似。感染的来源有外源性感染、内源性感染和医院内感染等。医院感染指各类人员在医院内所发生的感染。感染的途径主要有呼吸道感染、消化道感染、创伤感染、接触性感染、节肢动物叮咬感染。细菌入侵机体后，可表现为隐性感染、显性感染和带菌状态。

目 标 检 测

【A₁型题】

1. 关于内毒素特性，以下错误的是
   A. 化学成分是脂多糖
   B. 理化性质稳定，耐热
   C. 对组织器官有选择性毒害作用
   D. 免疫原性弱
   E. G⁻菌细胞壁裂解后释放

2. 病原菌侵入血液并生长繁殖，出现中毒症状者为
   A. 菌血症   B. 毒血症
   C. 败血症   D. 内毒素休克
   E. 脓毒血症

3. 与细菌致病性有关的因素是
   A. 细菌的毒力
   B. 细菌的侵入的数量与途径
   C. 环境因素
   D. 机体的免疫力
   E. 以上都是

4. 关于外毒素特性，以下错误的是
   A. 化学成分是蛋白质
   B. 免疫原性弱
   C. 经甲醛处理后成为类毒素
   D. 对组织器官毒害有选择性
   E. 性质不稳定，加热60℃以上即可破坏

5. 与细菌侵袭力有关的因素是
   A. 内毒素   B. 质粒
   C. 细菌芽胞   D. 外毒素
   E. 黏附因子、荚膜和侵袭性酶类

6. 葡萄球菌感染病灶局限是因为产生
   A. 杀白细胞素   B. 血浆凝固酶
   C. 肠毒素   D. 透明质酸酶

   E. 红疹毒素

7. 具有分解结缔组织，使细菌扩散作用的物质是
   A. 血浆凝固酶   B. 透明质酸酶
   C. 链激酶   D. 溶血素
   E. 红疹毒素

8. 与内毒素有关的细菌结构是
   A. 外膜   B. 核膜
   C. 线粒体膜   D. 荚膜
   E. 细胞膜

9. 内毒素的主要成分为
   A. 肽聚糖   B. 蛋白质
   C. 鞭毛   D. 核酸
   E. 脂多糖

10. 细菌致病性强弱主要取决于细菌的
    A. 形态
    B. 基本结构和特殊结构
    C. 侵袭力和毒素
    D. 侵入机体的部位
    E. 分解代谢产物

11. 具有黏附作用的细菌结构是
    A. 芽胞   B. 普通菌毛
    C. 荚膜   D. 性菌毛
    E. 鞭毛

12. 有助于细菌在体内扩散的物质是
    A. 普通菌毛   B. 细菌素
    C. 脂磷壁酸   D. 内毒素
    E. 透明质酸酶

13. 细菌内毒素即革兰阴性菌细胞壁的
    A. 芽胞   B. 肽聚糖
    C. O抗原   D. 荚膜多糖
    E. 脂多糖

（朱　峰）

第七章 球　菌

学习目标

1. 掌握葡萄球菌、链球菌、淋病奈瑟菌和脑膜炎奈瑟菌的主要生物学性状、致病性。
2. 熟悉肺炎链球菌的主要生物学性状、致病性。
3. 了解各种病原性球菌标本采送、检验原则及防治原则。

球菌是细菌中的一大类，种类繁多，大部分为腐物寄生菌，不致病。对人致病的球菌称病原性球菌。因主要引起化脓性感染，故又称化脓性球菌。临床最常见的病原性球菌有葡萄球菌属、链球菌属、奈瑟菌属、肠球菌属和莫拉菌属。

第一节　葡萄球菌属

葡萄球菌属（*Staphylococcus*）是化脓性细菌中最常见者，因其常堆积成葡萄串状而得名。葡萄球菌广泛分布于自然界、人和动物的体表及与外界相通的腔道中，如口腔、鼻咽腔等。葡萄球菌属包括30多个种和亚种，在人类，金黄色葡萄球菌引起的感染最常见，占化脓性感染的80%左右；人类对该菌带菌率高（一般为20%～50%，医务人员高达70%），是引起医院交叉感染的重要病原菌。

一、生物学性状

（一）形态与染色

球形或略呈椭圆形，平均直径1.0μm，在固体培养基上生长的细菌呈典型的葡萄串状排列（图7-1），但在液体或脓汁中生长的葡萄球菌多成双或短链状排列。无鞭毛和芽胞，某些菌株可形成荚膜。革兰染色阳性。

（二）培养特性

需氧或兼性厌氧，营养要求不高，在普通琼脂培养基上即可生长。最适生长温度为37℃，最适宜pH为7.4。在20%的CO_2环境中有利于毒素产生。在肉汤培养基中经37℃培养18～24小时，呈均匀混浊生长，管底稍有沉淀。在普通琼脂平板上形成圆形、凸起、边缘整齐、表面光滑、湿润、有光泽、不透明的菌落，菌落因种不同而呈金黄色、白色或柠檬色，直径2～3mm。在血平板上，致病菌株可形成透明溶血环。该菌耐盐，故可用高盐培养基分离葡萄球菌。

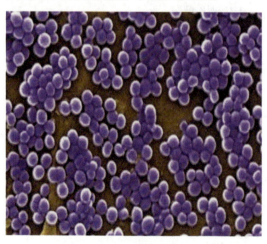

图7-1　葡萄球菌

　　葡萄球菌多能分解葡萄糖、麦芽糖、蔗糖，产酸不产气，致病菌能分解甘露醇。致病性葡萄球菌凝固酶试验多为阳性。

案例 7-1

　　某女，18 岁，军训时饮水过少，口唇干裂。军训第 5 天，发现上唇左侧偏口角处红肿、灼热、胀痛，并有小硬结形成。3 天后，小硬结肿大，呈锥形隆起，结节中央逐渐变软，隐约可见黄白色小脓栓，无发热等全身症状。患者用力挤压患部，排出少许黄色黏稠带血的脓汁。当日夜间，患者感觉患侧眼部周围进行性红肿，伴疼痛和压痛，继而出现头痛、寒战、高热，体温：39.2℃。急诊入院诊治。她怎么了？为什么会这样？罪魁祸首是谁？我们应该吸取什么教训？

（三）分类

　　根据色素和生化反应的不同，葡萄球菌可分为金黄色葡萄球菌、表皮葡萄球菌、腐生葡萄球菌。其中金黄色葡萄球菌多为致病菌，表皮葡萄球菌为条件致病菌，腐生葡萄球菌一般不致病。三者的主要特性见表 7-1。

表 7-1　三种葡萄球菌的主要性状

性状	金黄色葡萄球菌	表皮葡萄球菌	腐生葡萄球菌
菌落色素	金黄色	白色	白色或柠檬色
凝固酶	+	−	−
溶血素	+	−	−
甘露醇分解	+	−	−
Ａ 蛋白	+	−	−
耐热核酸酶	+	−	−
致病性	强	弱或无	无

（四）抗原构造

　　1.葡萄球菌 A 蛋白　是存在于细胞壁表面的蛋白质，为完全抗原，有种属特异性。90% 的金黄色葡萄球菌有此抗原。葡萄球菌 A 蛋白（staphylococcal protein A，SPA）具有抗吞噬、促细胞分裂、引起超敏反应等作用。SPA 可与人类 IgG 分子中的 Fc 段发生非特异性结合，而 Fab 段仍能与相应的抗原发生特异性结合，故常用含 SPA 的葡萄球菌作为载体，结合特异性抗体后，用于多种微生物抗原的检测，称为协同凝集试验。

　　2.荚膜抗原　宿主体内的金黄色葡萄球菌多有荚膜多糖抗原，有利于细菌黏附到细胞或生物合成材料（如人工关节、生物性瓣膜等）表面，引起感染。

（五）抵抗力

　　葡萄球菌对外界的抵抗力强于其他无芽胞菌。在干燥的脓汁、痰液中可存活 2～3 个月；加热 60℃ 1 小时或 80℃ 30 分钟才被杀死；耐盐性强，在含 10%～15% 的 NaCl 的培养基中仍可生长；对甲紫敏感，1/10 万的甲紫溶液可抑制其生长；2% 石炭酸中 15 分钟或 1% 的升汞中 10 分钟死亡；对红霉素、链霉素和氯霉素均敏感。但本菌易产生耐药性，目前金黄色葡萄球菌对青霉素 G 的耐药株高达 90% 以上。

二、致病性与免疫性

（一）致病物质

　　金黄色葡萄球菌能产生多种侵袭性酶类和毒素，致病力较强。主要的毒力因子有：

　　1.凝固酶　是能使含枸橼酸钠或肝素抗凝剂的人或兔的血浆发生凝固的酶。致病菌株多能产生，可作为鉴定葡萄球菌有无致病性的重要指标。

凝固酶（coagulase）可使血浆中的纤维蛋白原变成纤维蛋白，沉积在菌体表面，阻碍巨噬细胞对细菌的吞噬及杀菌物质的杀伤作用，同时病灶处细菌不易扩散。故葡萄球菌引起的感染易于局限化和形成血栓，脓汁黏稠。

2. 葡萄球菌溶血素　葡萄球菌能产生 α、β、γ、δ、ε 五种溶血素，对人有致病作用的主要是 α 溶血素。

α 溶血素是一种外毒素，化学成分为蛋白质，不耐热，对多种哺乳类动物红细胞、白细胞、血小板、肝细胞、成纤维细胞等均有损伤作用。α 溶血素经甲醛脱毒可制成类毒素。

3. 杀白细胞素　只破坏中性粒细胞和巨噬细胞。含有两种蛋白质，两者必须协同作用，才能通过改变细胞膜的通透性破坏细胞。杀白细胞素（leukocidin）能抵抗宿主巨噬细胞的吞噬，增强细菌的侵袭力。

4. 肠毒素　是一组对热稳定的可溶性蛋白质，耐热（100℃ 30 分钟），亦不受胃肠液中蛋白酶的影响。如误食污染肠毒素（enterotoxin）的食物如牛奶、肉类、鱼、蛋类后，毒素作用于肠道神经受体，传入中枢神经系统后，刺激呕吐中枢，引起以呕吐为主要症状的急性胃肠炎，即食物中毒。

5. 表皮剥脱毒素　也称表皮溶解毒素。能裂解表皮组织的棘状颗粒层，使表皮与真皮脱离，引起剥脱性皮炎。表皮剥脱毒素（exfoliative toxin，exfoliatin）化学成分为蛋白质，具有抗原性，可制成类毒素。

6. 毒素休克综合征毒素 -1　可引起机体发热，休克及脱屑性皮疹，并增加对内毒素的敏感性。

（二）所致疾病

1. 金黄色葡萄球菌　所致疾病有侵袭性和毒素性两种类型。

（1）侵袭性疾病：葡萄球菌可通过多种途径侵入机体，引起化脓性感染。

1）局部感染：主要有皮肤软组织感染，如疖、痈、脓肿、甲沟炎、睑腺炎及创伤感染等。感染的特点是脓汁黄色、黏稠无臭味，病灶局限。发生在危险三角区的疖被挤压，细菌会沿内眦静脉进入颅内海绵窦，引起海绵状静脉炎。此外还可引起内脏器官感染如支气管炎、肺炎、中耳炎、新生儿脐炎、脑膜炎等。

2）全身感染：由于用力挤压疖肿或过早切开未成熟的脓肿，细菌可向全身扩散，在机体免疫力低下时，可大量繁殖引起败血症；或随血流进入肝、脾、肾等器官，引起多发脓肿，即脓毒血症。

> **案例 7-1 分析（1）**
> 通过本节知识的学习，不难了解，患者因口唇干裂造成局部免疫力低下，金黄色葡萄球菌趁机侵入，大量繁殖，引起唇疖。因病变部位血液循环丰富，位于上唇周围和鼻部组成的"危险三角区"处，唇疖被患者用力挤压，金黄色葡萄球菌沿内眦静脉和眼静脉进入颅内的海绵窦，引起化脓性海绵状静脉炎。该病病情严重，死亡率较高。

（2）毒素性疾病

1）食物中毒：食入污染肠毒素食物后经 1～6 小时潜伏期，出现恶心、呕吐、腹痛、腹泻等急性胃肠炎症状，呕吐最为突出。1～2 天内可恢复。

2）烫伤样皮肤综合征：开始皮肤出现红斑，1～2 天表皮起皱，继而出现含清亮液体的水疱，易破溃，最后表皮上层脱落。多见于新生儿、婴儿、免疫力低下的成人。

3）毒素休克综合征：主要表现为急性高热，低血压、猩红热样皮疹伴脱屑，严重时出现休克。

2.表皮葡萄球菌一般不致病，在特殊情况下可成为条件致病菌。主要引起免疫力低下者和儿童的感染。感染类型有：

（1）泌尿系统感染：仅次于大肠埃希菌，为年轻女性急性膀胱炎的主要致病菌，使用器械检查尿道易发生此类膀胱炎。

（2）细菌性心内膜炎：因心瓣膜修复术而感染。

（3）败血症：仅次于大肠埃希菌和金黄色葡萄球菌。

（4）术后感染：目前表皮葡萄球菌感染已成为瓣膜修复术或胸外科手术中的严重问题。

葡萄球菌引起感染后，机体可获得一定的免疫力，但难以防止再次感染。

三、实验室检查

（一）标本采集

根据不同疾病，可采集脓汁、渗出液、血液、剩余食物、呕吐物、粪便等。

（二）直接涂片镜检

根据镜下细菌形态、排列和染色性做出初步诊断。

（三）分离培养与鉴定

将标本接种于血平板，37℃培养18～24小时后，选取可疑菌落染色镜检。再根据色素、溶血环、凝固酶试验、甘露醇分解试验、耐热核酸酶等鉴定是否为致病性葡萄球菌。

四、防治原则

注意个人卫生，保持皮肤清洁，创伤应及时消毒处理。切忌挤压疖，特别是"危险三角区"的疖。加强食品卫生管理。严格无菌操作，防止医源性感染。皮肤有化脓性感染者，尤其手部，未治愈前不宜从事食品制作或饮食服务行业。合理使用抗生素，根据药敏试验选择药物。

考点：葡萄球菌的致病性和防治原则

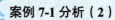

案例7-1分析（2）

日常生活中应经常锻炼，增强免疫力。注意个人卫生，保持皮肤清洁。一旦发生疖，其周围的皮肤要保持清洁，并用75%的乙醇涂擦，以防扩散。切忌挤压疖，特别是"危险三角区"的疖。有全身症状的疖应抗生素治疗。

第二节 链球菌属

链球菌属（Streptococcus）的细菌广泛分布于自然界、人及动物的粪便和健康人的口腔、鼻咽部，大多数为正常菌群，不致病。链球菌属中对人类致病的主要是乙型溶血性链球菌，主要引起化脓性感染、猩红热、风湿热、肾小球肾炎等。

一、生物学性状

（一）形态与染色

球形或卵圆形，直径0.6～1.0μm，常呈链状排列。链的长短与菌种和生长环境有关，

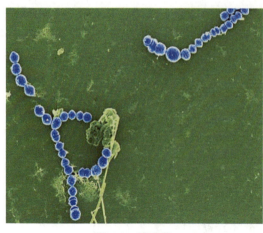

图 7-2 链球菌

在液体培养基中易形成长链，在固体培养基上和脓汁标本中多为短链、成双或单个散在排列。无鞭毛和芽胞，多数菌株可形成荚膜，成分为透明质酸，培养时间稍久，因产生透明质酸酶使荚膜分解消失。细胞壁外有菌毛样结构，含特异性的 M 蛋白。革兰染色阳性（图 7-2）。

（二）分类

1. 根据溶血现象分类

（1）甲型溶血性链球菌（α-hemolytic streptococcus）：血平板上菌落周围形成 1 ～ 2mm 宽的草绿色溶血环，称甲型溶血或 α 溶血，低倍镜观察可见 α 溶血环内红细胞并未完全溶解，故亦称不完全溶血。多为条件致病菌。

（2）乙型溶血性链球菌（β-hemolytic streptococcus）：血平板上菌落周围形成 2 ～ 4mm 宽、界限分明、完全透明的无色溶血环，称乙型溶血或 β 溶血，溶血环中的红细胞完全溶解，故又称完全溶血。这类链球菌又称为溶血性链球菌。致病力较强，人类和动物的多种疾病由该菌引起。

（3）丙型链球菌（γ-streptococcus）：菌落周围无溶血环，因而亦称为不溶血性链球菌。一般不致病。

2. 根据抗原构造分类　根据链球菌细胞壁中多糖抗原的不同，将链球菌分为 A、B、C、D、E、F、G、H、K、L、M、N、O、P、Q、R、S、T、U、V 共 20 群。对人类致病的链球菌 90% 属 A 群，其次为 B、C、D、G 群。同一群的链球菌又分若干型。

链球菌的群别与其溶血性之间无平行关系，但对人类致病的 A 群链球菌多形成 β 溶血。

（三）培养特性

链球菌兼性厌氧，少数为专性厌氧。营养要求较高，需在含血液、血清、葡萄糖等物质的培养基中才能生长。最适生长温度 37℃，最适 pH 7.4 ～ 7.6。在血清肉汤培养基中呈絮状沉淀生长；在血平板上，形成灰白色、表面光滑、边缘整齐、直径 0.5 ～ 0.75mm 的细小菌落，不同菌株形成的菌落周围可出现不同的溶血环。

链球菌能分解葡萄糖产酸不产气，对乳糖、甘露醇的分解因菌而异。

（四）抗原构造

抗原构造主要有三种：①多糖抗原，有群特异性，是分群依据。②蛋白抗原，有型特异性，与致病有关的是 M 蛋白。③核蛋白抗原，无特异性。

（五）抵抗力

抵抗力较弱，60℃ 30 分钟即可杀死该菌。对常用消毒剂敏感。在干燥的痰中可存活数周。对青霉素、红霉素、四环素及磺胺均敏感。青霉素是链球菌感染的首选药物。

二、致病性与免疫性

（一）致病物质

A 群链球菌是链球菌中致病力最强者，致病物质主要有三大类：细菌胞壁成分、外毒素及侵袭性酶类。

1. 细菌胞壁成分

（1）脂磷壁酸：与 M 蛋白一起构成菌毛样结构，增强细菌对细胞的黏附性。

（2）M 蛋白：有抵抗巨噬细胞的吞噬和杀菌作用。与心肌、肾小球基膜有共同抗原，某些超敏反应性疾病的发生与 M 蛋白有关。

（3）F 蛋白：是 A 群链球菌重要的黏附素成员，有利于细菌在宿主体内定植和繁殖。

2. 外毒素

（1）链球菌溶血素：链球菌溶血素有两种，即链球菌溶血素 O（streptolysin O，SLO）和链球菌溶血素 S（streptolysin S，SLS）。SLO 为含—SH 的蛋白质，对氧敏感，遇氧时，—SH 易被氧化为—S—S—，失去溶血活性。但加入还原剂，溶血作用可逆转。SLO 对中性粒细胞、血小板、巨噬细胞、神经细胞及心肌细胞有毒性作用。免疫原性强，可刺激机体产生抗链球菌溶血素 O 抗体（ASO）。在链球菌感染 2～3 周至一年内，85%～95% 患者血清中可检出 ASO。活动性风湿热患者 ASO 显著增高，故临床常以测定 ASO 含量作为风湿热及其活动性的辅助诊断。SLS 对氧稳定，对热和酸敏感，不宜保存。无免疫原性。链球菌在血平板上的 β 溶血是由 SLS 所致。

（2）致热外毒素（pyrogenic exotoxin）：致热外毒素又称红疹毒素，是人类猩红热的主要毒性物质。其化学成分为蛋白质，有 A、B、C 三种血清型，较耐热，96℃ 45 分钟才能被完全破坏。此毒素使巨噬细胞释放内源性致热源，直接作用于下丘脑的体温调节中枢而引起发热；与猩红热的皮疹形成有关。

3. 侵袭性酶类

（1）透明质酸酶（hyaluronidase）：能分解细胞间质的透明质酸，有利于细菌扩散，故又称扩散因子。

（2）链激酶（streptokinase，SK）：又称溶纤维蛋白酶。能使血液中纤维蛋白酶原变成纤维蛋白酶，可溶解血块或阻止血浆凝固，有助于细菌扩散。

（3）链道酶（streptodornase，SD）：亦称 DNA 酶，能分解脓汁中具有高度黏稠性的 DNA，使脓汁稀薄，促进病原菌扩散。

故链球菌引起的化脓性感染病灶界限不清，脓汁稀薄，感染易扩散。

案例 7-2

患儿，男，8 岁，咽痛伴发热 2 天，体温 39.5℃，畏光、头痛、肌肉酸痛，精神和食欲欠佳，大小便正常。发病前，同学中患"咽峡炎"者较多。查体：患儿全身弥散性充血潮红，可见散在针尖大小密集的点状充血性斑丘疹，触之有沙粒感。口周苍白圈，杨梅舌，咽部充血，扁桃体Ⅱ度肿大，有少许分泌物。血常规：白细胞增高；咽拭培养：分离出乙型溶血性链球菌。

思考题：

1. 临床诊断什么病？致病物质是什么？
2. 该病通过何种途径传播？
3. 病后免疫状况如何？
4. 治疗首选哪种抗生素？

（二）所致疾病

A 群链球菌引起的疾病约占人类链球菌感染的 90%，分为化脓性感染、中毒性疾病和超敏反应性疾病。

1. 化脓性感染　如蜂窝组织炎、丹毒、扁桃体炎、淋巴管炎、脓疱疮、败血症等。

2. 中毒性疾病　猩红热是由产生红疹毒素的 A 群链球菌引起的急性呼吸道传染病。10 岁以下儿童多发，潜伏期 2～3 天，主要临床表现为发热、咽炎、全身弥漫性鲜红色皮疹及疹退后明显的脱屑、口周苍白圈和杨梅舌等。

3. 超敏反应性疾病

（1）风湿热：常继发于 A 群链球菌感染引起的咽炎或扁桃体炎，潜伏期 2～3 周，临床表现为发热、关节炎、心肌炎等。

（2）急性肾小球肾炎：多见于儿童和青少年，临床以发热、血尿、蛋白尿、水肿、高血压为主要表现。其发病机制属于 II 型或 III 型超敏反应。

甲型溶血性链球菌是条件致病菌。拔牙或扁桃体摘除时，口腔中的甲型溶血性链球菌乘机侵入血液，心脏若有先天性缺陷或风湿性损伤，细菌可在该处停留繁殖，引起亚急性细菌性心内膜炎。异链球菌与龋齿的发生密切相关。

多吃糖为什么易患龋齿？

　　龋齿俗称"虫牙"，是发生在牙体硬组织的一种慢性、进行性、破坏性疾病。龋齿的发生是由于口腔中的变异链球菌产生葡糖基转移酶，分解口腔中残留的糖，产生黏性大的葡聚糖，借此将大量细菌黏附在牙面形成牙菌斑。菌斑中的变异链球菌、乳酸杆菌等不断分解残留糖，产生大量的酸，当 pH 降至 4.5 左右，牙体硬组织脱钙、溶解而形成龋洞。吃糖多，特别是三餐间和睡前食用含糖较高的黏性食物，口腔中残留的糖多，被细菌分解产生的酸多，使牙齿长时间处于 pH ＜ 4.5 的酸性环境，增加牙体硬组织脱钙和溶解，增加了龋齿的发病率。少吃糖、勤刷牙可有效预防龋齿。

链球菌感染后，可建立牢固的型特异性免疫，但因型别多，型间无交叉免疫，故易反复感染。猩红热病后可建立牢固的同型抗毒素免疫。

三、实验室检查

（一）标本采集

根据所致疾病不同，可采集脓汁、咽拭、血液等标本送检。

（二）直接涂片镜检

在脓性分泌物中发现链状排列的革兰阳性球菌，可初步诊断。

（三）分离培养与鉴定

用血平板分离培养，18～24 小时后根据菌落特点、溶血特点及涂片染色结果可确诊。

（四）抗链球菌溶血素 O 试验

抗链球菌溶血素 O 试验（简称抗 O 试验）是将 SLO 制成抗原，用于检测患者血清中 ASO 的血清学试验。正常人群 ASO 效价小于 250，风湿热或急性肾小球肾炎的患者，血清中 ASO 多明显高于正常人，效价 ≥ 400。

四、防治原则

链球菌感染主要通过飞沫传播，及时治疗患者及带菌者，以减少传染源。注意对空气、医疗器械和敷料的消毒和灭菌。彻底治疗急性咽峡炎和扁桃体炎，以防止急性肾小球肾炎、风湿热的发生。治疗首选青霉素 G。

案例 7-2 分析

根据患者咽痛、发热、皮肤弥漫充血、有密集针尖大小斑丘疹、口周苍白圈、杨梅舌、白细胞增高，咽拭培养：乙型溶血性链球菌，同学中患"咽峡炎"者较多等现象可诊断猩红热。猩红热是儿童急性呼吸道传播疾病。致病物质为乙型溶血性链球菌产生的致热外毒素。病后可获得牢固免疫力。治疗首选青霉素。

第三节　肺炎链球菌

肺炎链球菌（pneumococcus），俗称肺炎球菌。常寄居在正常人的鼻咽腔内，多不致病，只形成带菌状态，当机体免疫力降低时致病。主要引起大叶性肺炎等。

一、主要生物学性状

菌体呈矛头状，多成双排列，顿端相对。无鞭毛和芽胞，在机体内可形成厚荚膜，革兰染色阳性（图 7-3）。营养要求较高，在血平板上形成细小、灰白色、圆形略扁、半透明、有草绿色溶血环的菌落。培养超过 24 小时，因产生自溶酶，细菌自溶，菌落中央下陷呈脐窝状。自溶酶可被胆汁或胆盐激活，促进培养物中细菌自溶，借此可与甲型链球菌鉴别。对外界抵抗力较弱，对一般消毒剂敏感。

二、致病性与免疫性

（一）致病物质

肺炎链球菌主要致病物质是荚膜，有抗吞噬作用。此外，肺炎链球菌溶素 O、脂磷壁酸、神经氨酸酶与肺炎链球菌的黏附、定植、繁殖及扩散有关。

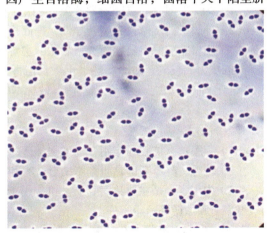

（二）所致疾病

图 7-3　肺炎链球菌

通过呼吸道感染，主要引起大叶性肺炎。肺炎后可继发胸膜炎、脓胸、中耳炎、脑膜炎、败血症等。

病后可建立较牢固的型特异性免疫。同型病菌再次感染少见。

三、防治原则

提高免疫力，接种荚膜多糖疫苗可有效地预防感染。治疗可选用青霉素、红霉素等。

第四节　奈瑟菌属

奈瑟菌属（neisseria）主要寄居在人类的鼻咽部、胃肠道和泌尿生殖道，一般不致病。对

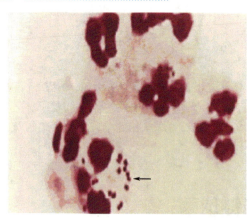

图 7-4　脑膜炎奈瑟菌

人类致病的只有脑膜炎奈瑟菌和淋病奈瑟菌。

一、脑膜炎奈瑟菌

脑膜炎奈瑟菌（meningococcus）俗称脑膜炎球菌，是流行性脑脊髓膜炎（简称流脑）的病原体。

（一）生物学性状

1. 形态与染色　菌体呈肾形或豆形、成双排列，凹面相对，直径 0.6 ～ 0.8μm，无芽胞和鞭毛。在患者的脑脊液中，细菌多位于中性粒细胞内，形态典型（图 7-4）。新分离的菌株多有荚膜和菌毛。革兰染色阴性。

2. 培养特性　专性需氧。营养要求较高，常用巧克力血琼脂平板培养，初次分离需 5% ～ 10% 的 CO_2。最适生长温度 35℃，低于 30℃ 或高于 40℃ 则不生长。最适 pH7.4 ～ 7.6。在巧克力血琼脂平板上培养，形成圆形、略凸起、光滑、边缘整齐、半透明、湿润、蓝灰色菌落。

脑膜炎奈瑟菌多能分解葡萄糖和麦芽糖，产酸不产气，不分解蛋白质。

3. 抗原结构与分类

（1）荚膜多糖抗原：据此将脑膜炎奈瑟菌分 A、B、C……13 个血清群，以 C 群致病力最强。

（2）外膜蛋白抗原：有型特异性，据此将各血清群（A 群除外）分为若干血清型。

（3）脂多糖抗原：是脑膜炎奈瑟菌的主要致病物质。

4. 抵抗力　较弱，对冷、热、干燥及消毒剂极敏感，在生理盐水中仅存活数小时，加热 60℃ 5 分钟即死亡。可产生自溶酶。故标本应保温、保湿立即送检。

（二）致病性与免疫性

1. 致病物质

（1）荚膜：有抗吞噬作用，能增强细菌的侵袭力。

（2）菌毛：与鼻咽部黏膜细胞结合，有利于细菌进一步侵入。

（3）内毒素：是主要致病物质。可作用于小血管和毛细血管，引起坏死、出血，表现为皮肤瘀斑和微循环障碍。

2. 所致疾病　脑膜炎奈瑟菌是流脑的病原菌，通过飞沫经呼吸道传播。传染源是患者和带菌者。多在冬春季流行，流脑流行期间，正常人群带菌率达 70% 以上，是重要的传染源。易感者主要为 15 岁以下儿童。因侵入病原菌毒力、数量和机体免疫力不同，流脑的病情轻重不一。临床分普通型、暴发型和慢性败血症型。①普通型占 90% 左右，主要表现有突发寒战、高热、出血性皮疹、剧烈头痛、喷射状呕吐、颈项强直等。②暴发型流脑少见，除有高热、头痛、呕吐外，还可出现烦躁不安、意识障碍、昏迷等。病情凶险，若不及时抢救，常于 24 小时内死亡。③慢性败血症型成人患者较多，病程可迁延数日。

3. 免疫性　以体液免疫为主。显性感染、隐性感染或接种疫苗后 2 周，血清中群特异性抗体水平提高。6 个月以内的婴儿可通过母体获得抗体，故具有一定的免疫力，6 个月至 2 岁儿童因免疫力弱，发病率较高。

（三）实验室检查

1. 标本采集　一般根据病情可采集脑脊液、血液、瘀斑穿刺液、咽拭等。标本应保温、保湿立即送检，最好床头接种。接种的培养基应先预温。

2. 直接涂片镜检 取脑脊液的离心沉淀物或瘀斑渗出物，涂片染色镜检，若在中性粒细胞内或外见到革兰阴性双球菌，可初步诊断。

3. 分离培养与鉴定 血液和脑脊液先增菌再用巧克力培养基分离培养。根据菌落特点、生化反应及玻片凝集试验做出诊断。

（四）防治原则

患者须早隔离、早治疗以尽快消除传染源。对儿童接种流脑疫苗进行特异性预防，流行期间可服用磺胺药物预防，治疗首选青霉素 G，剂量要大，过敏者可选用红霉素。

考点：流脑的传播途径

二、淋病奈瑟菌

淋病奈瑟菌（gonococus）是淋病的病原菌，主要引起人类泌尿生殖系统黏膜的化脓性感染。淋病是目前我国流行的发病率最高的性传播疾病。

（一）生物学性状

1. 形态与染色 菌体呈肾形或咖啡豆形，成双排列，直径 0.6 ~ 0.8μm。脓汁标本中，大多数淋病奈瑟菌常位于中性粒细胞内，慢性淋病患者，奈瑟菌多分布在中性粒细胞外。无芽胞和鞭毛，有荚膜和菌毛。革兰染色阴性（图 7-5）。

2. 培养特性 专性需氧，初次分离培养时须提供 5% 的 CO_2。营养要求高，常用巧克力血平板培养。最适生长温度 35℃，低于 30℃或高于 36℃不生长。最适 pH 7.5。在巧克力血平板上经 24 小时培养，可形成圆形、凸起、直径 0.5 ~ 1.0mm、灰白色 S 型菌落。

3. 抗原结构与分类 ①菌毛蛋白抗原：存在于有毒菌株。②脂多糖抗原：有致热作用，易发生变异。③外膜蛋白抗原：包括 PⅠ、

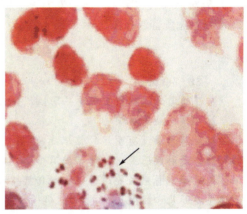

图 7-5 淋病奈瑟菌

PⅡ、PⅢ。PⅠ是主要的外膜蛋白，是淋病奈瑟菌分型的基础。

4. 抵抗力 对热、冷、干燥和消毒剂极度敏感。在干燥的环境中仅能存活 1 ~ 2 小时，湿热 55℃ 5 分钟或 100℃立即死亡；在不完全干燥的情况下，附着在衣裤或被褥上可生存 18 ~ 24 小时；1% 硝酸银、1% 苯酚可迅速杀死该菌。对大观霉素（淋必治）和头孢曲松钠（菌必治）敏感。

案例 7-3

某女，14 岁，单亲。月经初潮结束后 3 天，出现尿频、尿痛、排尿困难、外阴部烧灼感、分泌物明显增多等症状。体检发现外阴、阴道外口及尿道口充血、红肿，有脓性分泌物。取分泌物涂片，革兰染色镜检，在中性粒细胞内发现大量革兰阴性、蚕豆形、成双排列的球菌。母亲否认有性病史，但在母亲的阴道分泌物中培养出革兰阴性双球菌，进一步询问得知，母亲有婚外性行为，家中用浴盆洗浴，并有混洗衣物的习惯。

思考题：

1. 该病原菌是什么菌？

2. 女孩感染了哪种疾病？

3. 女孩是怎么被感染的？该病还可通过哪些途径传播？

4. 如何对患者进行健康教育？

（二）致病性与免疫性

1. 致病物质

（1）菌毛：有菌毛的菌株可黏附到人类尿道黏膜上，不易被尿液冲洗掉；抗吞噬作用明显，即使被吞噬，仍能寄生在巨噬细胞内。

（2）外膜蛋白：PⅠ可导致中性粒细胞膜的损伤，PⅡ起到黏附作用，PⅢ可阻抑杀菌抗体的活性。

（3）内毒素：与补体、抗体共同作用，在局部形成炎症反应。

（4）IgA1 蛋白酶：能破坏黏膜表面存在的特异性 IgA，使细菌能黏附在黏膜表面。

2. 所致疾病　人类是淋病奈瑟菌唯一的宿主。主要通过性接触和间接接触被污染的物品如毛巾、浴盆、衣物等方式感染；新生儿可经产道感染，致淋病性结膜炎，因眼内有大量脓性分泌物，故称脓漏眼。淋病潜伏期 3～5 天，主要表现为泌尿生殖道的化脓性感染（即淋病），出现尿频、尿急、尿痛、尿道或宫颈口流脓等症状；部分女性患者可无症状或症状轻微，易被忽视。

人类对淋病奈瑟菌无天然免疫力，患病后可产生特异性的抗体，但免疫力不持久，再感染和慢性患者普遍存在。

案例 7-3 分析

1. 在阴道分泌物内发现革兰阴性、蚕豆形、成双排列的球菌，可确诊为淋病奈瑟菌。

2. 女孩感染了淋病。

3. 虽然母亲没有明显的临床症状，但其阴道分泌物中培养出淋病奈瑟菌，并有婚外性行为，是淋病感染者，该家庭有盆浴、混洗衣物的习惯，使女孩间接接触污染物造成淋球菌感染。淋病主要通过性接触传播（其母亲即通过此途径感染），淋病母亲可通过产道感染胎儿和新生儿。

4. 防止不正当的两性关系；注意个人卫生，养成良好的生活习惯，衣物要分洗，单独存放和消毒；进行早期规范治疗。

（三）实验室检查

取阴道或尿道脓性分泌物，涂片染色镜检，在中性粒细胞内或细胞外发现革兰阴性球菌，有诊断意义。将标本接种于巧克力血平板做分离培养，根据菌落特点、涂片及生化反应可确诊。标本注意保温、保湿，立即送检接种。

（四）防治原则

考点：淋病的传播途径及防治原则

加强性病防治的卫生宣教；禁止卖淫嫖娼和防止不正当的两性关系是预防淋病的重要环节。对患者应尽早治疗，可选择大观霉素和头孢曲松钠。但由于耐药菌株的增加，治疗时应根据药敏试验选择敏感药物治疗。患者及与患者有性接触的人应同时治疗。新生儿用 1%硝酸银滴眼以预防淋球菌性结膜炎。

🖥 小结

病原性球菌主要包括革兰阳性的葡萄球菌、链球菌和肺炎链球菌及革兰阴性的脑膜炎奈瑟菌和淋病奈瑟菌。

葡萄球菌分金黄色、表皮和腐生葡萄球菌三种，金黄色葡萄球菌致病力最强。主要致病物质有凝固酶和外毒素，凝固酶是鉴定致病性的重要指标。所致疾病有侵袭性和中毒性两种，其化脓性感染的特点为脓汁黏稠、病灶局限。带菌率高，易引起医院内交叉感染，对常用抗生素易产生耐药性。

链球菌所致疾病中90%由A群链球菌引起。主要致病物质有菌体成分、毒素及侵袭性酶类。所致疾病有化脓性感染、猩红热、超敏反应性疾病，其化脓性感染的特点为病灶与周围界限不清，有扩散趋势，脓汁稀薄。抗O试验可作为风湿热的辅助诊断。治疗首选青霉素。

肺炎链球菌以荚膜致病，主要引起大叶性肺炎。

脑膜炎奈瑟菌是流脑的病原菌，经呼吸道传播，冬春季流行，流行期间可用磺胺类药物预防。易感儿童可接种流脑疫苗进行特异性预防。治疗首选青霉素。淋病奈瑟菌是淋病的病原菌。主要通过性接触和间接接触传播。主要表现为泌尿生殖道的化脓性炎症。新生儿可经产道感染，引起新生儿淋球菌性结膜炎，1%硝酸银溶液滴眼可预防。

目 标 检 测

【A₁型题】

1. 对青霉素易产生耐药性的细菌是
   A. 金黄色葡萄球菌　　　　B. 甲型溶血性链球菌
   C. 脑膜炎奈瑟菌　　　　　D. 淋病奈瑟菌
   E. 肺炎链球菌

2. 葡萄球菌生物学性状不包括
   A. 革兰染色阳性
   B. 有透明质酸组成的荚膜
   C. 无鞭毛
   D. 可产生脂溶性色素
   E. 不形成芽胞

3. 致病性葡萄球菌的主要鉴定依据不包括
   A. 金黄色色素　　　　　　B. 血平板上β溶血
   C. 凝固酶阳性　　　　　　D. 耐热核酸酶阳性
   E. 发酵菊糖

4. 使金黄色葡萄球菌感染局限化的是
   A. 凝固酶　　　　　　　　B. 杀白细胞素
   C. 溶血素　　　　　　　　D. 透明质酸酶
   E. 溶菌酶

5. 金黄色葡萄球菌的致病因素不包括
   A. 溶血素　　　　　　　　B. 血浆凝固酶
   C. 肠毒素　　　　　　　　D. 菌毛
   E. 表皮剥脱毒素

6. 甲型溶血性链球菌主要引起
   A. 大叶性肺炎
   B. 猩红热
   C. 化脓性扁桃体炎
   D. 亚急性细菌性心内膜炎
   E. 流行性脑脊髓膜炎

7. 治疗链球菌感染的首选药物是
   A. 青霉素　　　　　　　　B. 红霉素
   C. 黄连素　　　　　　　　D. 磺胺类药
   E. 利福平

8. 引起大叶性肺炎的病原体是
   A. 嗜肺军团菌　　　　　　B. 乙型溶血性链球菌
   C. 肺炎支原体　　　　　　D. 肺炎衣原体
   E. 肺炎链球菌

9. 链球菌中主要的致病菌是
   A. C群链球菌　　　　　　B. A群链球菌
   C. D群链球菌　　　　　　D. B群链球菌
   E. E群链球菌

10. 乙型溶血性链球菌引起的疾病不包括
    A. 猩红热　　　　　　　　B. 风湿热
    C. 中耳炎　　　　　　　　D. 肾小球肾炎
    E. 亚急性细菌性心内膜炎

11. 抗O试验检测的是

A. M 蛋白　　　　　　B. 溶血素 O

C. 溶血素 S　　　　　D. 抗溶血素 O

E. 抗溶血素 S

12. 肺炎球菌的主要致病物质是

A. 脂多糖　　　　　　B. SPA

C. 荚膜　　　　　　　D. M 蛋白

E. 杀白细胞素

13. 脑膜炎奈瑟菌的主要致病物质是

A. 荚膜　　　　　　　B. 菌毛

C. 内毒素　　　　　　D. 自溶酶

E. 红疹毒素

14. 关于淋病奈瑟菌，下述错误的是

A. G⁻ 肾形双球菌　　 B. 人是本菌唯一宿主

C. 通过性接触传播　　D. 新生儿可经产道感染

E. 女性感染者比男性严重

【A₂ 型题】

15. 某患者头痛剧烈，喷射性呕吐，皮肤出血性瘀斑，查脑膜刺激征（＋）。培养病原菌应选用

A. 罗氏培养基　　　　B. 沙保弱培养基

C. 巧克力培养基　　　D. 吕氏培养基

E. 柯氏培养基

16. 某男，38 岁，尿急、尿频、尿痛 2 天。有婚外性行为。尿道分泌物涂片、染色，在中性粒细胞内发现革兰阴性的双球菌。该病原菌可能是

A. 葡萄球菌　　　　　B. 乙型溶血性链球菌

C. 肺炎链球菌　　　　D. 淋病奈瑟菌

E. 脑膜炎奈瑟菌

17. 女，10 岁，咽痛，发热伴膝关节红肿、疼痛 3 天。咽拭经血平板培养，菌落周围出现透明溶血环，抗 O 试验效价大于 400。病原菌可能是

A. 金黄色葡萄球菌　　B. 乙型溶血性链球菌

C. 肺炎链球菌　　　　D. 甲型溶血性链球菌

E. 丙型链球菌

【A₃ 型题】

（18 ～ 19 题共用题干）

某男，46 岁，糖尿病多年。一周前肩背部出现红肿、胀痛，有硬结形成。3 天前，负重物时压迫患部，晚间红肿面积扩大，疼痛加重。2 天前，患者出现高热、乏力、食欲减退等全身症状，患部红肿，有明显隆起，有多个黄色脓头。

18. 临床诊断是

A. 疖　　　　　　　　B. 痈

C. 脓肿　　　　　　　D. 丹毒

E. 蜂窝组织炎

19. 病原菌是

A. 金黄色葡萄球菌　　B. 乙型溶血性链球菌

C. 肺炎链球菌　　　　D. 甲型溶血性链球菌

E. 表皮葡萄球菌

（20 ～ 21 题共用题干）

患儿，女，7 岁，眼睑水肿 3 天，尿色发红，呈洗肉水样，无发热、头痛、腹痛、腹泻等症状。发病前 3 周有呼吸道感染史。尿蛋白 +、尿隐血 +++。诊断急性肾小球肾炎。

20. 与该疾病有关的病原菌是

A. 葡萄球菌　　　　　B. 乙型溶血性链球菌

C. 甲型溶血性链球菌　D. 丙型链球菌

E. 肺炎链球菌

21. 有助于该疾病诊断的试验是

A. 肥达反应　　　　　B. 外 - 斐反应

C. 抗 O 试验　　　　 D. 血浆凝固酶试验

E. OT 试验

【A₄ 型题】

（22 ～ 24 题共用题干）

某校多名学生在食堂进餐后 2 小时左右出现恶心、呕吐症状。初步诊断为集体食物中毒。

22. 为进一步确定病原菌，最好采集的标本是

A. 学生用过的食具　　B. 血液

C. 粪便　　　　　　　D. 脑脊液

E. 呕吐物

23. 标本培养物涂片镜检为革兰阳性球菌，不规则排列，此菌可能是

A. 葡萄球菌　　　　　B. 链球菌

C. 肺炎链球菌　　　　D. 脑膜炎奈瑟菌

E. 淋病奈瑟菌

24. 标本培养物凝固酶试验阳性，能分解甘露醇，产生透明溶血环，此菌是

A. 金黄色葡萄球菌　　B. 表皮葡萄球菌

C. 腐生葡萄球菌　　　D. 乙型溶血性链球菌

E. 甲型溶血性链球菌

（关静岩）

第八章　肠道杆菌

学习目标

1. 掌握埃希菌属、志贺菌属、沙门菌属的生物学性状、致病性、免疫性、标本采送、防治原则。
2. 熟悉肠道杆菌的实验室检查常用方法。
3. 了解其他肠道杆菌的生物学性状、致病性、标本采送、防治原则。

肠道杆菌（enterobacteriaceae）是一大群寄居在人和动物肠道中，生物学性状相似的革兰阴性杆菌，随人和动物粪便排出而广泛分布于土壤、水和腐物中。多为肠道的正常菌群，但当机体免疫力降低或细菌侵入肠外其他部位时，可引起感染；少数为致病菌，如伤寒沙门菌、志贺菌、致病性大肠埃希菌等。肠杆菌科细菌种类繁多，与医学有关的主要有埃希菌属、志贺菌属、沙门菌属、变形杆菌属、克雷伯菌属等。

肠道杆菌共同特性：肠道杆菌均为中等大小的革兰阴性无芽胞杆菌，多数有鞭毛和菌毛。营养要求不高，在普通培养基上生长良好。生化反应非常活泼，发酵型分解葡萄糖，氧化酶试验阴性、触酶多阳性，多能还原硝酸盐为亚硝酸盐；在含乳糖的 SS 培养基上，肠道致病菌不分解乳糖，形成无色菌落，非致病菌分解乳糖产酸，形成有色菌落，可用于肠道杆菌鉴别。抗原构造复杂，有菌体（O）抗原、鞭毛（H）抗原、表面抗原。抵抗力不强，对热及一般化学消毒剂敏感。该科细菌易发生变异，如鞭毛变异、菌落变异、生化反应变异、耐药性变异等。

吃隔夜菜为什么会发生亚硝酸盐中毒？

在种植过程中，由于使用氮肥，各种蔬菜中都会含有一定量的硝酸盐。硝酸盐在硝酸盐还原菌的作用下会产生亚硝酸盐（工业盐），亚硝酸盐可使亚铁血红蛋白氧化成高铁血红蛋白，失去运氧的功能，使组织缺氧，人食入 $0.3 \sim 0.5g$ 的亚硝酸盐即会出现发绀而中毒。吃剩下的菜，由于被口腔中细菌及食具污染菌污染，室温放置12小时（过夜），菜中细菌会大量增生（$> 10^4$），其中叶类菜中亚硝酸盐含量会超过 300mg/kg，食用后可引起亚硝酸盐中毒。链球菌属、葡萄球菌属及肠道杆菌属多为硝酸盐还原菌，要小心噢！

链　接

第一节　埃希菌属

埃希菌属（Escherichia）包括 5 个种，其中大肠埃希菌（E.coli）在临床标本中最常见。大肠埃希菌俗称大肠杆菌，是人类肠道中的正常菌群，婴儿出生后几小时该菌即进入肠道，并伴随终生。大肠埃希菌在正常情况下对机体是有益的，其产生的维生素 B 和维生素 K 为机体提供营养；大肠菌素可抑制痢疾杆菌等致病菌生长。但在机体免疫力下降或细菌侵入肠道外组织器官时，可引起肠道外感染，成为条件致病菌。某些血清型大肠埃希菌具有致病性，可导致肠道感染。在环境卫生学和食品卫生学中，常被用作粪便污染的卫生学检测指标。

案例 8-1

某女，19岁，爱清洁，每日用湿巾擦拭下体。近一年来，反复出现尿频、尿急、尿痛等症状，口服抗生素治疗，症状缓解。4天前，被雨淋过后，出现发热、腰痛，排尿时有烧灼感，口服抗生素治疗无效，并出现寒战、高热、头痛、恶心呕吐等全身症状，腰部疼痛逐渐加重。入院查：体温39.5℃，肾区压痛和叩击痛明显，血压110/70mmHg；血常规白细胞增高；尿中白细胞 > 100 个 /HP，红细胞 0 ~ 2 个 /HP，尿蛋白 -；中段尿培养菌落计数大于 10^5 个 /ml。

思考题：

1. 临床诊断什么病？
2. 该病最常见的病原菌是什么？主要通过何种途径感染？
3. 尿培养应在什么时间进行阳性率高？
4. 应如何对患者进行健康教育？

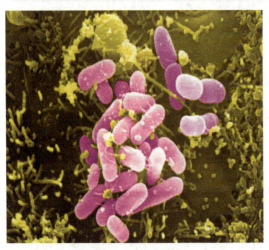

图 8-1　大肠埃希菌

一、生物学性状

菌体呈杆状，长 1 ~ 3μm，宽 0.4 ~ 0.7μm。无芽胞，多数菌株有周鞭毛，有菌毛和荚膜。革兰染色阴性（图 8-1）。

兼性厌氧，营养要求不高，在普通琼脂平板上培养 18 ~ 24 小时，形成直径 2 ~ 3mm、圆形凸起、灰白色的 S 型菌落，有粪臭味。在液体培养基中呈均匀混浊生长。在肠道选择培养基 SS 或 EMB 上因分解乳糖形成有色菌落。抵抗力较强，60℃ 15 分钟仍可存活。在肥沃的土壤表层可存活数月。

生化反应活泼，能发酵葡萄糖、乳糖、麦芽糖、甘露醇产酸产气，不产生硫化氢，动力阳性，IMViC++--。

有 O、H、K 三种抗原，是分型的依据。

O 抗原是细胞壁脂多糖最外层的特异性多糖，目前已知有 171 种。

H 抗原位于鞭毛上，加热和用乙醇处理，可使 H 抗原变性或丧失。有 56 种。

K 抗原位于 O 抗原外层，为多糖。与细菌的侵袭力有关。有 100 种。

大肠埃希菌血清型的表示方式是按 O ∶ K ∶ H 排列，如 O6 ∶ K15 ∶ H16 即为肠产毒素大肠埃希菌的一个血清型。

二、致 病 性

（一）致病物质

1. 黏附素　又称定植因子。能使细菌紧密黏附在泌尿道和肠道的细胞上，避免因排尿时尿液的冲洗和肠道的蠕动作用而被排除。

2.外毒素　主要有志贺毒素Ⅰ和Ⅱ；耐热肠毒素 a 和 b；不耐热肠毒素Ⅰ和Ⅱ；溶血毒素 A。

3.K 抗原　具有抗吞噬作用。

（二）所致疾病

1.肠道外感染　多数大肠埃希菌在肠道内不致病，当移居至肠道外的组织或器官则可引起肠道外感染。肠道外感染以泌尿道感染和化脓性感染最常见，如尿道炎、膀胱炎、肾盂肾炎，腹膜炎、胆囊炎、婴儿和老年人败血症及新生儿脑膜炎等。

引起泌尿道感染的大肠埃希菌大多来源于结肠，污染尿道后，上行至膀胱、肾脏和前列腺，引起上行性感染。女性尿道短而宽，不能完全有效防止细菌上行，故女性尿道感染比男性多。年轻女性首次尿路感染，90% 以上是由本菌引起。尿道结石、前列腺增生、先天畸形、插管和膀胱镜检查均是造成尿路感染的危险因素。尿路感染的临床症状主要有尿频、尿急、尿痛、血尿和脓尿；累及肾盂时可出现寒战、高热、腰痛等症状。

案例 8-1 分析（1）

因患者不正确清洗方法，造成大肠埃希菌污染尿道，细菌上行感染，引起尿道炎和膀胱炎，出现尿急、尿频和尿痛等症状。但患者并没正规治疗，故症状反复出现。在免疫力低下（被雨淋）时，病情进一步加重，细菌上行感染肾盂，引起肾盂肾炎，出现寒战、高热、腰痛等症状。患者的血常规、血培养、尿常规及尿细菌培养均支持肾盂肾炎的诊断。

2.肠道感染　某些血清型可引起人类胃肠炎。主要有 5 种类型，称致病性大肠埃希菌（表8-1）。

表 8-1　致病性大肠埃希菌

菌株	作用部位	疾病与症状	致病机制	常见 O 血清型
ETEC	小肠	旅行者腹泻；婴幼儿腹泻；水样便、恶心、呕吐、腹痛、低热	质粒介导 LT 和 ST 肠毒素，大量分泌液体和电解质	6、8、15、25、27、78、148、159
EIEC	大肠	痢疾样腹泻；水样便、继以少量血便、腹痛、发热	质粒介导侵袭和破坏结肠黏膜上皮细胞	28、29、112、124、136、143、144、152、164、167
EPEC	小肠	婴儿腹泻；水样便、恶心、呕吐、发热	质粒介导黏附和破坏上皮细胞绒毛结构导致吸收受损和腹泻	2、55、86、111、114、119、125、126、127、128、142、158
EHEC	大肠	出血性腹泻；水样便、继以大量出血、剧烈腹痛、低热或无、可并发溶血性尿毒综合征和血小板减少性紫癜	溶源性噬菌体编码 Stx-Ⅰ或 Stx-Ⅱ，中断蛋白质合成	157、26、111
EAEC	小肠	婴儿腹泻；持续性水便、呕吐、脱水、低热	质粒介导集聚性黏附上皮细胞，阻止液体吸收	42、44、3、86

（1）肠产毒素性大肠埃希菌（ETEC）：能产生两种肠毒素，即耐热肠毒素（ST）和不耐热肠毒素（LT），LT 是主要毒素。

（2）肠致病性大肠埃希菌（EPEC）：不产生肠毒素，多有黏附因子，能黏附在肠道黏膜细胞上。主要引起婴幼儿腹泻。

（3）肠侵袭性大肠埃希菌（EIEC）：不产生肠毒素，具有侵袭力，能侵入肠黏膜上皮细胞生长繁殖，形成炎症和溃疡。

（4）肠出血性大肠埃希菌（EHEC）：能产生类志贺菌毒素，可致出血性肠炎，少数病例可并发溶血性尿毒症。此类大肠埃希菌的感染主要由于食入消毒不完全的牛奶和肉类，可发生于任何年龄。

（5）肠集聚性大肠埃希菌（EAEC）：能产生损伤肠细胞的类志贺菌样的外毒素，引起小儿顽固性腹泻和旅游者的腹泻。

"青出于蓝"的 O104：H4

2011 年 5 月发生在德国的肠出血性大肠埃希菌感染爆发流行，历时月余，欧洲和北美共有逾 4400 人遭感染，852 人发展为溶血性尿毒症，50 多人死亡。这是自 1982 年 EHEC 首次被发现以来引起的十余次爆发流行中，死亡人数最多的一次。为什么会导致如此严重的后果呢？EHEC 的主要致病菌株为 O157：H7，之前世界各国发生的 EHEC 感染流行皆由该菌株引起。而本次的病原菌株为 O104：H4，它是常见的肠出血性大肠埃希菌的一个非常远的远亲。中德科学家联合对其进行了全基因组测序，结果显示它大约 80% 的基因来自血清型为 O104 型的大肠埃希菌，其余 20% 的基因来自另外一种大肠埃希菌。这一新组合体兼具侵袭、产毒、抗药等多种"凶性"，难以治疗，死亡率偏高。真是"青出于蓝而胜于蓝"啊！

链接

（三）卫生学意义

大肠埃希菌不断随粪便排出，可污染周围环境、水源、食品等。样品中检出此菌愈多，表示被粪便污染愈严重，间接提示有肠道致病菌污染的可能。因此，卫生细菌学以"大肠菌群数"作为饮水、食品等被粪便污染的指标之一。大肠菌群指数是指每 1000ml 样品中大肠菌群数。大肠菌群是指在 37℃ 24 小时内发酵乳糖产酸产气，需氧和兼性厌氧的肠道杆菌，包括埃希菌属、枸橼酸杆菌属、克雷伯菌属、肠杆菌属等。我国卫生标准规定，大肠菌群数在每升饮水中不得超过 3 个；每 100ml 瓶装汽水、果汁中不得超过 5 个。

（四）实验室检查

肠道外感染采取中段尿、血液、脓汁、脑脊液等；胃肠炎则取粪便。除血液标本，均需做涂片染色检查。经分离培养后，根据菌落特点及生化反应进行鉴定。尿路感染尚需计数菌落数，每毫升尿中细菌数 $\geq 10^5$ 才有诊断意义。肠道内感染还需通过 ELISA、核酸杂交、聚合酶链反应（PCR）等方法检测不同类型大肠埃希菌的肠毒素、致病物质和血清型等。

案例 8-1 分析（2）

因抗生素影响尿细菌培养阳性率，故应停用抗生素 5 天后做尿细菌培养。健康指导要点：本病是由大肠埃希菌寄居部位改变，细菌侵入尿道，上行引起的内源性感染，平日应正确清洗下体，防止尿道感染；一旦出现尿路感染应选择敏感抗生素彻底治愈；急性期应卧床休息；多饮水，增加尿量，冲洗尿路，加速细菌排除；勤排尿，还可以降低髓质渗透压，提高机体巨噬细胞功能。病愈后，注意锻炼身体以提高自身免疫力。

（五）防治原则

加强饮食卫生和水源管理，以减少引起胃肠炎的大肠埃希菌的侵入机会。尿道插管和膀胱镜检查应严格无菌操作，以防尿路感染的发生。尿路感染者应多饮水，增加尿量，冲洗尿路，加速细菌排出；勤排尿，还可以降低髓质渗透压，提高机体巨噬细胞功能。治疗应在药敏试验指导下选择用药。

考点：大肠埃希菌的致病性和防治原则

第二节　志贺菌属

志贺菌属（*Shigella*）是人类细菌性痢疾的病原菌，通称痢疾杆菌。细菌性痢疾是一种常见的消化道传播性疾病，主要流行于发展中国家，全世界年病例数超过 2 亿，其中住院病例达 500 万，每年约有 65 万人死于痢疾。

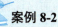 **案例 8-2**

患儿，女，7 岁，中午在校外小餐馆用餐后，回家又食用了冰箱内存放了多天的西瓜。当晚出现发热，体温 39℃，伴咽痛，无寒战，无吐泻。按上呼吸道感染抗生素治疗，热不退。夜间开始腹泻，黄稀水样便，便中含少量黏液，无脓血，一晚 4 次，按肠道感染治疗无好转。体温升至 40～41℃，腹泻不止。次日，患儿精神委靡，并出现抽搐 2 次，患儿意识模糊不清，脉细速，血压：60/40mmHg。急诊入院，临床诊断中毒性痢疾。

思考题：

1. 诊断依据是什么？
2. 该病由哪种病原菌引起？
3. 护士应如何对患儿及家长进行健康教育？

一、生物学性状

菌体呈杆状，长 2～3μm，宽 0.5～0.7μm。无芽胞，无鞭毛，无荚膜，有菌毛。革兰染色阴性。

营养要求不高，在普通琼脂平板上经 24 小时培养，形成直径 2mm、半透明的 S 型菌落。宋内志贺菌常形成较大、扁平的 R 型菌落。在 SS 或 EMB 培养基上因不分解乳糖，形成无色菌落。宋内志贺菌培养超过 48 小时，可迟缓分解乳糖，形成有色菌落。

分解葡萄糖产酸不产气，除宋内志贺菌外，均不分解乳糖；不产生硫化氢；动力阴性。

志贺菌属细菌有 O 和 K 两种抗原。O 抗原是分群的依据，籍以将志贺菌属分 4 群：A 群（痢疾志贺菌）、B 群（福氏志贺菌）、C 群（鲍氏志贺菌）、D 群（宋内志贺菌）（表 8-2）。我国流行的主要是福氏志贺菌和宋内志贺菌。

表 8-2　志贺菌的抗原分类

菌种	群	型	亚型
痢疾志贺菌	A	1～10	8a, 8b, 8c
福氏志贺菌	B	1～6，x, y 变种	1a, 1b, 2a, 2b, 3a, 3b, 3c, 4a, 4b
鲍氏志贺菌	C	1～18	
宋内志贺菌	D	1	

志贺菌的抵抗力比其他肠道杆菌弱，加热 60℃ 10 分钟可被杀死。对酸和一般消毒剂敏感，在粪便中，由于其他肠道杆菌产酸或噬菌体的作用常使本菌在数小时内死亡，故粪便标本应迅速送检。但在污染物品及瓜果、蔬菜上，志贺菌可存活 10～20 天。在适宜的温度下，可在水和食品中繁殖，引起水源型和食物型的暴发流行。易出现耐药性。

二、致病性与免疫性

（一）致病物质

致病物质包括菌毛、内毒素和外毒素。

1. 菌毛　对小肠黏膜有较强的黏附能力。

2. 内毒素　志贺菌属所有菌株皆有强烈的内毒素。内毒素作用于肠黏膜，使其通透性增高，进一步促进对内毒素的吸收，引起发热、微循环障碍、中毒性休克及 DIC 等一系列症状。内毒素可破坏肠黏膜，形成炎症和溃疡，出现典型的黏液脓血便。作用于肠壁自主神经系统使肠功能紊乱、肠蠕动失调和痉挛。尤以直肠括约肌痉挛最明显，因而出现腹痛、里急后重等症状。

3. 外毒素　A 群志贺菌Ⅰ型和Ⅱ型能产生外毒素。该毒素同时具有细胞毒素、神经毒素、肠毒素 3 种毒性，可引起细胞坏死、神经麻痹、水样腹泻。

（二）所致疾病

所致疾病为细菌性痢疾。主要通过粪 - 口途径传播。传染源为患者和带菌者。潜伏期 1～3 天。常见的感染剂量为 10^3 个，比沙门菌和霍乱弧菌的感染剂量低 2～5 个数量级。A 群志贺菌感染者病情较重，D 群志贺菌多引起轻型感染，B 群志贺菌感染易转为慢性，病程迁延。我国以 B 群和 D 群引起的感染常见。细菌性痢疾分为急性、慢性和中毒性三种类型。

1. 急性细菌性痢疾　起病急，常有发热、腹痛、腹泻，腹泻次数由十多次增至数十次，并由水样腹泻转变为黏液脓血便，伴里急后重、下腹部疼痛等症状。50% 以上的病例在 2～5 天内发热和腹泻可自发消退，预后良好。痢疾志贺菌引起的菌痢严重，死亡率高达 20%。

案例 8-2 分析（1）

依据：

1. 有不洁饮食史。

2. 急性起病，数小时进行性加重。

3. 除肠道症状外，有明显的发热、精神和神经症状（精神委靡、抽搐、意识障碍）及末梢循环不良，血压低等症状。

病原菌：痢疾杆菌。

2. 急性中毒性痢疾　多见于小儿，各型志贺菌都可引起。常无明显的消化道症状而以全身中毒症状为主。主要表现为高热、休克、中毒性脑病，可迅速发生循环及呼吸衰竭，死亡率高。

3. 慢性细菌性痢疾　是指急性菌痢治疗不彻底，反复发作，病程超过 2 个月者。症状不典型易误诊而延误治疗。急性菌痢有 10%～20% 可转为慢性。

志贺菌感染局限于肠黏膜，一般不入血。感染恢复后，多可产生循环抗体，但此种抗体无保护作用。抗感染免疫主要是消化道黏膜表面的分泌型 IgA，但不牢固。

三、实验室检查

（一）标本采集

应在使用抗生素之前采集新鲜粪便的脓血黏液部分，避免与尿液混合。标本应立即送检或将标本保存在30%甘油缓冲液盐水或专门运送培养基内。中毒性痢疾患者可取肛拭。

（二）分离培养与鉴定

将标本接种于肠道选择培养基上，37℃培养18～24小时，挑取无色透明可疑菌落做生化反应和血清学试验，可以确定菌群和菌型。

（三）快速诊断法

现临床还可通过免疫荧光菌球法、协同凝集试验、乳胶凝集试验、分子生物学方法对菌痢进行快速诊断。

案例8-2分析（2）

健康教育：

1. 饭前便后要洗手。
2. 不吃不干净的食物及在冰箱内储存过久的食物。
3. 患儿的食具用物须煮沸消毒。
4. 患儿应在家隔离至粪便培养两次阴性才能上学。

四、防治原则

加强水、食物、牛奶等的卫生管理；防蝇、灭蝇；对患者要早诊断、早隔离、早治疗，症状消失，粪便培养两次阴性可解除隔离。治疗可选用磺胺药、诺氟沙星（氟哌酸）、黄连素等。但此菌易出现多重耐药菌株。可用活菌苗预防。

考点：中毒性痢疾

第三节　沙门菌属

沙门菌属（*Salmonella*）包括一大群寄居在人和动物肠道中，生物学性状相关的革兰阴性杆菌。其型别繁多，现已发现2463个血清型。但仅少数对人类致病，如伤寒沙门菌、甲型副伤寒沙门菌、肖氏沙门菌和希氏沙门菌；对动物致病的沙门菌，如鼠伤寒沙门菌、猪霍乱沙门菌、肠炎沙门菌，偶可致人食物中毒或败血症。

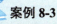

案例8-3

某男，27岁，海员。航海时出现发热（体温39.5～41℃）、全身不适、乏力、头痛、腹泻、腹胀等症状。用四环素、罗红霉素等抗生素治疗，病情未见好转。8天后，船靠岸入院诊治。

体检：患者表情淡漠，呆滞迟缓，相对缓脉，肝肋下2cm，脾肋下1cm，躯干背侧隐约可见多颗米粒大小、压之退色的淡红色皮疹。血液检查：白细胞数低于正常，中性粒细胞占0.7，淋巴细胞占0.3；粪便检查：镜下见少许白细胞及脓细胞，便培养无致病菌生长。

思考题：

1. 可疑诊断是什么？

2. 为进一步确诊，还应做哪些检查？

3. 如何选择抗生素治疗？

4. 病程2～3周时护理工作的重点是什么？

一、生物学性状

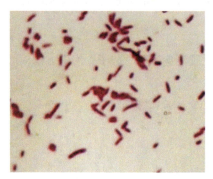

图 8-2　伤寒沙门菌

（一）形态与染色

革兰染色阴性杆菌，长 $2\sim4.0\mu m$，宽 $0.6\sim1.0\mu m$。无芽胞，有菌毛，多有周鞭毛，一般无荚膜（图 8-2）。

（二）培养特性

兼性厌氧，营养要求不高，在普通培养基上可生长，在 SS 培养基上形成中等大小、无色半透明的 S 型菌落。

（三）生化反应

发酵葡萄糖、麦芽糖、甘露醇产酸产气（伤寒沙门菌不产气），不发酵乳糖和蔗糖。有些菌株产生硫化氢，动力阳性，不分解尿素，不产生靛基质，VP 阴性，甲基红试验阳性。

（四）抗原构造

沙门菌属主要有 O 抗原和 H 抗原，少数菌（如伤寒沙门菌、希氏沙门菌）有表面抗原，一般认为其与毒力有关，故称 Vi 抗原。

1. O 抗原　是细菌细胞壁脂多糖中特异性多糖部分，100℃不被破坏，O 抗原至少有 58 种，以阿拉伯数字顺序排列，现已排列至 67（其中有 9 种被删除）。每个沙门菌的血清型含一种或多种 O 抗原。将含有相同 O 抗原组分的沙门菌归为一个群，据此可将沙门菌属分成 A～Z、O51～O63、O65～O67 共 42 个群。引起人类疾病的沙门菌大多在 A～E 群。

2. H 抗原　位于细菌鞭毛，不耐热，60℃即被破坏。H 抗原分第 Ⅰ 相和第 Ⅱ 相两种。第 Ⅰ 相特异性高，又称特异相，以 a、b、c……表示。第 Ⅱ 相特异性低，可为多种沙门菌共有，故亦称非特异相，以 1、2、3……表示。每群沙门菌根据 H 抗原的不同，可进一步将群内沙门菌分成不同菌型。

3. Vi 抗原　是沙门菌的表面抗原，可阻止 O 抗原与其相应抗体的凝集反应。新分离的伤寒沙门菌和希氏沙门菌有此抗原。不稳定，经 60℃加热、石炭酸处理或传代培养后消失。常见的沙门菌的抗原组成见表 8-3。

表 8-3　常见沙门菌的抗原组分

群	菌名	O 抗原	H 抗原	
			第 Ⅰ 相	第 Ⅱ 相
A 群	甲型副伤寒沙门菌	1, 2, 12	a	——
B 群	肖氏沙门菌	1, 4, 5, 12	b	1, 2
	鼠伤寒沙门菌	1, 4, 5, 12	i	——

续表

群	菌名	O 抗原	H 抗原	
			第 I 相	第 II 相
C1 群	希氏沙门菌	6, 7, Vi	c	1, 5
	猪霍乱沙门菌	6, 7	c	1, 5
D 群	伤寒沙门菌	9, 12, Vi	d	——
	肠炎沙门菌	1, 9, 12	d, m	——
E1 群	鸭沙门菌	3, 10	e, h	1, 6

（五）抵抗力

对理化因素抵抗力较差，湿热 65℃ 15～30 分钟即被杀死。对一般消毒剂敏感，但对某些化学物质如胆盐、煌绿等的耐受性较其他肠道杆菌强。本菌在水中能存活 2～3 周，粪便中可存活 1～2 个月，在冰水中能存活更长时间。

二、致病性与免疫性

（一）致病物质

沙门菌有较强的内毒素，并有一定的侵袭力，个别菌尚能产生肠毒素。

1. 菌毛　对小肠黏膜有较强的黏附能力，并穿入其内繁殖。

2. Vi 抗原　具有荚膜功能，可防御巨噬细胞的吞噬和杀伤，并可阻挡抗体、补体等破坏菌体的作用。

3. 内毒素　沙门菌死亡后，释放出内毒素，可引起宿主体温升高，白细胞下降，大剂量时导致中毒症状和休克。

4. 肠毒素　性质类似 ETEC 产生的肠毒素。

（二）所致疾病

人类沙门菌感染有 4 种类型：

1. 肠热症　包括伤寒沙门菌引起的伤寒和由甲型副伤寒沙门菌、肖氏沙门菌、希氏沙门菌引起的副伤寒。伤寒和副伤寒的致病机制和临床症状基本相似，只是副伤寒的病情较轻，病程较短。病原菌经口侵入小肠下部，穿过小肠黏膜，进入黏膜下层被巨噬细胞吞噬后，部分细菌通过淋巴液到达肠系膜淋巴结大量增殖后，经胸导管进入血流，引起第一次菌血症。细菌随血流进入肝、脾、肾、胆囊等器官。患者出现发热、不适、全身疼痛。病原菌在上述器官中增殖后，再次进入血流造成第二次菌血症。此时患者高热（39～40℃），可持续 7～10 天，同时出现相对缓脉，肝脾大，全身中毒症状明显，皮肤出现玫瑰疹，外周血白细胞正常或下降。胆囊中的细菌通过胆汁进入肠道，一部分随粪便排出体外，另一部分再次侵入肠壁淋巴组织，使已致敏的组织发生超敏反应，导致局部坏死和溃疡，严重的出现肠出血或肠穿孔并发症。肾中细菌可随尿液排出体外。以上病变在疾病的第 2～3 周出现。若无并发症，自第 3～4 周病情开始好转。未经治疗的典型伤寒患者死亡率约为 20%。

案例 8-3 分析（1）

根据持续高热、肝脾大、相对缓脉、玫瑰疹及白细胞数减少这些典型的临床表现，我们不难做出肠热症的诊断。

> 　　在疾病2～3周时,因病原菌侵入肠壁淋巴组织,引发超敏反应,导致局部坏死、溃疡,易发生肠出血或肠穿孔等并发症。故此时护士应叮嘱患者禁食刺激性较强和粗纤维食物,加强营养,但少食多餐,注意预防便秘,以防肠穿孔和肠出血的发生。

　　2. 胃肠炎（食物中毒）　是最常见的沙门菌感染,约占70%。由于摄入含大量（>10^8）鼠伤寒沙门菌、猪霍乱沙门菌、肠炎沙门菌的食物引起。常见的食物主要有畜、禽肉类、蛋类,奶及奶制品。潜伏期为6～24小时。起病急,主要表现为发热、恶心、呕吐、腹痛、水样腹泻,偶有黏液或脓性腹泻。常为集体性食物中毒。多见于老人、婴儿和体弱者。2～3天可自愈。

　　3. 败血症　多见于儿童及免疫力低下的成人。病菌以猪霍乱沙门菌、希氏沙门菌、鼠伤寒沙门菌、肠炎沙门菌常见。临床有发热、寒战、厌食和贫血,肠道症状少见。

　　4. 无症状带菌　指在症状消失后1年或更长时间内仍可在其粪便或尿液中检出相应沙门菌。有1%～5%的肠热症患者可转变为无症状带菌者。带菌者是危险的传染源。

> ### 伤寒 Mary
> 　　Mary本名叫玛丽·梅伦,是纽约和长岛的厨师,她曾经被许多家庭和组织雇佣,使多人感染伤寒。经检查发现Mary胆囊中含有大量伤寒沙门菌,病原菌从胆囊不断进入肠道,经粪便排出,使她成为携带者,而成为危险的传染源。因此公共健康组织提出了摘除其胆囊的治疗方案,但遭到拒绝。为了防止她再度成为传染源,当地卫生部门将她隔离,3年后解除。她隐姓埋名,依然为宾馆、饭店做厨师,又引发了多起伤寒病的流行。她再次被隔离,23年后去世。
>
> 链接

　　肠热症病后可获牢固免疫力。以细胞免疫为主。特异性体液免疫也有助于杀菌作用。

三、实验室检查

（一）标本采集

　　肠热症第1周取静脉血,第1～3周取骨髓,第2周起取粪便和尿液;食物中毒取吐泻物和可疑食物;败血症取血液进行微生物学检查。

（二）分离培养和鉴定

　　血液和骨髓标本先增菌再用SS或EMB分离培养;粪便和尿液直接接种于选择培养基,37℃培养18～24小时,挑取无色菌落做生化反应,并用沙门菌多价和单价血清做玻片凝集试验予以确诊。

（三）血清学试验

　　肥达反应是用已知伤寒O、H抗原和副伤寒沙门菌H抗原与患者血清做定量凝集试验,测定患者血清中有无相应抗体及其含量的血清学试验,以辅助诊断肠热症。正常人群因沙门菌隐性感染或预防接种,血清中可有一定量的相应抗体,故当TO > 80,TH > 160,PA > 80,PB > 80有诊断价值。有时单次效价增高不能定论,可在病程中逐周复查。效价逐次递增或恢复期效价比初次≥4倍者有诊断意义。此外,O抗体和H抗体在体内的消长情况不同,若O抗体、H抗体效价均超出正常值,则肠热症的可能性大。反之肠热症的可能性小。如O抗体高H抗体低,可能是早期感染;如O抗体不高而H抗体高,可能是预防接种或非特异性回忆反应。

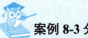

案例 8-3 分析（2）

为进一步确诊可再做粪便细菌培养，以分离出病原菌——伤寒沙门菌；采取血液做肥达反应，如效价高于正常，可辅助诊断肠热症。该菌对氯霉素、环丙沙星（环丙氟哌酸）敏感，故可先选择这两种药物治疗，再根据药敏试验调整。

四、防治原则

及时发现、隔离、治疗患者及带菌者。加强食品、饮水卫生及粪便管理。对易感人群注射疫苗。目前有效治疗药物是环丙沙星。

考点：伤寒所致疾病及标本采集

第四节　其他菌属

一、变形杆菌属

变形杆菌属（*Proteus*）是一群运动活泼、产生 H_2S、尿素酶阳性的革兰阴性杆菌。广泛分布于土壤、水、垃圾和人及动物肠道中。变形杆菌属中普通变形杆菌在临床分离标本中最为常见。

菌体多形，有周身鞭毛，运动活泼。在普通琼脂平板或血琼脂平板上培养，呈扩散生长，形成厚薄交替、同心圆型的层层纹状薄膜，布满整个培养基表面，称迁徙生长现象。能迅速分解尿素，是该菌的一个重要特征。

普通变形杆菌 OX_{19}、OX_2、OX_K 菌株的菌体抗原，与斑疹伤寒立克次体和恙虫病立克次体有共同的耐热多糖抗原，故可用其代替立克次体抗原与患者血清做凝集试验，称外 - 斐反应，以辅助诊断有关的立克次体病。

变形杆菌为条件致病菌，是医院感染的常见病原菌之一。肾结石和膀胱结石的形成可能与变形杆菌感染有关。某些菌株可引起慢性中耳炎、脑膜炎、腹膜炎、败血症和食物中毒等。

二、克雷伯菌属

克雷伯菌属（*Klebsiella*）中常见的是肺炎克雷伯菌，俗称肺炎杆菌。肺炎克雷伯菌有三个亚种，分别是肺炎克雷伯菌肺炎亚种、肺炎克雷伯菌臭鼻亚种和肺炎克雷伯菌鼻硬结亚种。

菌体球杆状，革兰染色阴性。菌体外有明显荚膜，多数有菌毛。肺炎克雷伯菌肺炎亚种存在于人的肠道、呼吸道及水和谷物中。当机体免疫力降低或长期使用大量抗生素导致菌群失调时引起感染，常见有肺炎、支气管炎、泌尿道和创伤感染。有时引起严重的脑膜炎、腹膜炎、败血症等。该菌是医院感染的主要病原菌之一，仅次于大肠埃希菌。合理使用抗生素，防止菌群失调是防治的必要条件。严格无菌操作，防止医源性感染。克雷伯菌感染的患者，应在药敏试验的基础上，联合使用多种药物治疗，可取得良好效果。

小结

肠道杆菌为革兰阴性无芽胞杆菌，多有鞭毛和菌毛。发酵分解葡萄糖，氧化酶阴性，触酶阳性，能还原硝酸盐为亚硝酸盐。抗原构造复杂，是分类、分型的依据。对热及一般

小结

化学消毒剂敏感。

　　大肠埃希菌是肠道中重要的正常菌群，常被用作粪便污染的卫生学检测指标。在机体免疫力降低或细菌寄居部位改变时，可成为条件致病菌，引起肠道外感染。一些血清型大肠埃希菌具有致病性，可以引起人类腹泻。

　　志贺菌分四群，我国以福氏志贺菌为主。致病物质主要有内毒素、外毒素和菌毛。主要引起细菌性痢疾。

　　与人类疾病密切相关的沙门菌有伤寒沙门菌、甲型副伤寒沙门菌、肖氏沙门菌、希氏沙门菌、猪霍乱沙门菌、鼠伤寒沙门菌、肠炎沙门菌。可引起肠热症、食物中毒、败血症及无症状带菌。肥达反应可辅助诊断肠热症。肠热症病后可获持久免疫力。

　　变形杆菌为条件致病菌，是仅次于大肠埃希菌的泌尿道感染的病原菌。某些菌株与立克次体有共同抗原，可辅助诊断立克次体病。

　　肺炎克雷伯菌肺炎亚种在机体免疫力降低或长期使用大量抗生素导致菌群失调时引起感染，是目前除大肠埃希菌外的医院感染最重要的条件致病菌。

目 标 检 测

【A₁ 型题】

1. 关于肠道杆菌的叙述，不正确的是
   A. 皆不形成芽胞
   B. 皆为 G⁻ 杆菌
   C. 生化反应活泼
   D. 肠道致病菌一般可分解乳糖
   E. 抵抗力不强

2. 我国城市饮水卫生标准规定：每升饮水中大肠菌群数不超过
   A. 3 个　　　　　　　B. 5 个
   C. 10 个　　　　　　 D. 30 个
   E. 0 个

3. 在我国引起细菌性痢疾的病原菌主要是
   A. 痢疾志贺菌　　　　B. 鲍氏志贺菌
   C. 福氏志贺菌　　　　D. 宋内志贺菌
   E. 大肠埃希菌

4. 伤寒沙门菌主要引起
   A. 猩红热　　　　　　B. 肠热症
   C. 风湿热　　　　　　D. 流感
   E. 产褥热

5. 与立克次体有共同抗原的肠道杆菌是
   A. 大肠埃希菌　　　　B. 伤寒沙门菌
   C. 痢疾志贺菌　　　　D. 变形杆菌

   E. 肺炎克雷伯菌

6. 无动力的细菌是
   A. 志贺菌　　　　　　B. 伤寒沙门菌
   C. 大肠埃希菌　　　　D. 变形杆菌
   E. 肠炎杆菌

7. 继发性腹膜炎最常见的病原菌是
   A. 链球菌　　　　　　B. 大肠埃希菌
   C. 变形杆菌　　　　　D. 厌氧类杆菌
   E. 金黄色葡萄球菌

【A₂ 型题】

8. 某女，20 岁，一周前出现尿频、尿急、尿痛症状，今日出现高热、寒战、腰痛。入院诊断急性肾盂肾炎。病原菌侵入途径是
   A. 上行感染　　　　　B. 血行感染
   C. 淋巴管感染　　　　D. 接触感染
   E. 垂直感染

9. 某男，26 岁，在工地食堂进餐后，出现剧烈腹痛、严重腹泻和血便，同时进餐的工友也有多人出现相同的症状。临床诊断为出血性结肠炎，常见的病原菌是
   A. 肠致病性大肠埃希菌
   B. 肠侵袭性大肠埃希菌
   C. 肠出血性大肠埃希菌

D. 肠产毒性大肠埃希菌

E. 肠集聚性大肠埃希菌

【A₃型题】

（10～13题共用题干）

某男，34岁，在抗洪抢险中突发高热，经一般抗炎治疗6天高热不退就诊。查体：患者表情淡漠，体温39.5℃，相对缓脉，约90次/分钟。皮肤散在玫瑰疹，脾肋下1cm。实验室检查：白细胞低于正常值。

10. 病原菌可能是

    A. 伤寒沙门菌　　　　　　B. 葡萄球菌

    C. 脑膜炎奈瑟菌　　　　　D. 乙型溶血性链球菌

    E. 痢疾志贺菌

11. 此时采取何种标本进行细菌培养阳性率最高

    A. 粪便　　　　　　　　　B. 尿液

    C. 血液　　　　　　　　　D. 呕吐物

    E. 胆汁

12. 可辅助诊断此病的血清学试验是

    A. 抗O试验　　　　　　　B. 凝固酶试验

    C. 肥达反应　　　　　　　D. 外-斐反应

    E. OT试验

13. 病程2～3周，护理工作应特别注意的问题是

    A. 加强营养，嘱患者多吃

    B. 防止胃溃疡发生

    C. 预防肠穿孔

    D. 预防疾病复发

    E. 防止便秘，嘱患者多食含粗纤维食物

（14、15题共用题干）

某男，26岁，突然发热，体温39℃。腹痛，腹泻十余次，便稀，但很快转为黏液脓血便，伴里急后重。便常规：红细胞5个/HP，白细胞10个/HP。

14. 最可能的诊断是

    A. 急性细菌性痢疾　　　　B. 中毒性痢疾

C. 急性胃肠炎　　　　　　D. 阿米巴痢疾

E. 肠热症

15. 如要确诊，还需做何种检查

    A. 血培养　　　　　　　　B. 便培养

    C. 肥达反应　　　　　　　D. 大便涂片镜检

    E. 血常规

【A₄型题】

（16～19题共用题干）

患者，男，23岁。食欲不振、乏力、腹胀、发热5天入院。查体：体温39.5℃，相对缓脉，肝脾略大，腹部见少许玫瑰疹。便中查到少量脓细胞。血常规白细胞无变化。血和便培养均未发现致病菌。肥达试验结果：TO 1:80，TH 1:80，PA 1:40，PB 1:40。

16. 初步诊断是

    A. 肠热症　　　　　　　　B. 急性胃肠炎

    C. 细菌性痢疾　　　　　　D. 假膜性肠炎

    E. 急性肝炎

17. 入院第10天，再次取血做肥达试验，结果是TO 320，TH 80，PA 160，PB 40，病原菌有可能是

    A. 伤寒沙门菌　　　　　　B. 甲型副伤寒沙门菌

    C. 希氏沙门菌　　　　　　D. 肖氏沙门菌

    E. 肠炎沙门菌

18. 为进一步确定病原菌，应做什么检查

    A. 再做肥达反应　　　　　B. 血细菌培养

    C. 骨髓液细菌培养　　　　D. 肝脾B超

    E. 粪便涂片镜检

19. 细菌培养物可与沙门菌O₂抗血清发生凝集，该疾病的确切诊断是

    A. 伤寒　　　　　　　　　B. 甲型副伤寒

    C. 乙型副伤寒　　　　　　D. 丙型副伤寒

    E. 斑疹伤寒

（关静岩）

第九章　厌氧性细菌

学习目标

1. 掌握破伤风梭菌的生物学性状、致病性及防治原则。
2. 熟悉产气荚膜梭菌、肉毒梭菌的生物学性状、致病性及防治原则。
3. 了解无芽胞厌氧菌的致病性及防治原则。

厌氧性细菌（anaerobic bacteria）是一群在有氧条件下不能生长，必须在无氧环境中才能生长的专性厌氧菌。根据能否形成芽胞，可将厌氧菌分为厌氧芽胞梭菌属和无芽胞厌氧菌。有芽胞的厌氧菌能以芽胞的形式存在于体外，而绝大多数无芽胞厌氧菌为人体内的正常菌群，容易引起人体的内源性感染，目前临床上无芽胞厌氧菌感染已越来越引起人们的重视。

第一节　厌氧芽胞梭菌属

厌氧芽胞梭菌属（*Clostriduim*），为革兰染色阳性粗大杆菌，能形成圆形或卵圆形芽胞，直径多大于菌体，位于菌体中央、顶端或次极端，使菌体膨大呈梭状。多数为腐物寄生菌，少数为致病菌，如破伤风梭菌、产气荚膜梭菌及肉毒梭菌等。

案例 9-1

建筑工人，男，26 岁，被工地一沾有泥土的锈铁钉刺伤脚掌，伤口窄而深，自己进行一般消毒处理。七天后出现表情肌痉挛、张口困难和牙关紧闭等症状。

思考题：

1. 初步诊断为何病？
2. 该病紧急预防的措施有哪些？

一、破伤风梭菌

破伤风梭菌（*C. tetani*）是破伤风的病原菌，大量存在于人和动物肠道内，经粪便污染土壤，人类通过伤口感染引起破伤风，死亡率高，为外源性感染。

（一）生物学性状

菌体细长，宽 $0.5 \sim 1.7 \mu m$，长 $2 \sim 18 \mu m$。有周鞭毛、无荚膜。芽胞圆形，直径大于菌体宽度，位于菌体一端，细菌呈鼓槌状，是本菌的典型特征（图 9-1）。革兰染色阳性。专性厌氧。在血平板上，37℃培养 48 小时后，见薄膜状爬行菌落，有 β 溶血环。大多生化反应阴性，不发酵糖类。

芽胞抵抗力强，煮沸 30 分钟或干热 150℃不被破坏，在土壤中可存活数十年。

（二）致病性与免疫性

1. 致病条件 破伤风是由破伤风梭菌从伤口侵入机体生长繁殖产生毒素引起的，因此必须具备两个条件：①有破伤风梭菌（芽胞或繁殖体）侵入伤口，如伤口有粪便、泥土或异物污染。②伤口局部形成厌氧环境，如伤口窄而深（如刺伤）、局部组织缺血或伴有需氧菌或兼性厌氧菌混合感染，从而适合破伤风梭菌生长繁殖。

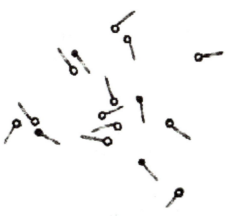

图 9-1 破伤风梭菌

2. 致病物质和致病机制 致病物质主要为破伤风痉挛毒素（外毒素）。该毒素毒性极强，对人的致死量小于 1μg。其化学性质为蛋白质，不耐热，可被肠道中存在的蛋白酶所分解。侵入伤口的破伤风梭菌仅在局部繁殖，不侵入血流，其产生的痉挛毒素被局部神经细胞吸收或经淋巴、血流到中枢神经系统。毒素对脊髓前角细胞和脑干神经细胞有高度的亲和力。毒素能与神经节苷脂结合，封闭脊髓的抑制性突触，阻止神经细胞抑制性介质的释放，干扰了抑制性神经元的协调作用，使运动神经元持续兴奋，导致骨骼肌出现强烈痉挛。肌肉活动的兴奋与抑制失调，使屈肌、伸肌同时发生强烈收缩，出现破伤风症状，如咀嚼肌痉挛所造成的张口困难、苦笑面容、牙关紧闭，以及由持续性背部肌肉痉挛引起的角弓反张等（图 9-2）。

考点：破伤风外毒素的致病机制

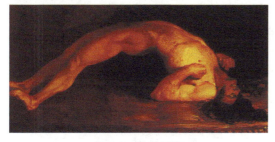

图 9-2 角弓反张

3. 免疫性 机体对破伤风的免疫主要依靠体液中抗毒素的中和毒素作用，病后免疫力不强。因此，获得有效免疫的途径是人工自动和被动免疫。机体产生的或人工注射的抗毒素只能结合游离的破伤风痉挛毒素，阻断其与神经细胞受体结合，但对已与神经细胞结合的毒素则无中和作用，所以对疑是破伤风的患者要及时注射抗毒素。

（三）实验室检查

从感染伤口分离培养破伤风梭菌阳性率很低，根据病史和典型的临床症状可做出诊断，故一般不进行微生物学检查。

（四）防治原则

1. 特异性预防 对婴幼儿使用的"百-白-破"三联疫苗（百日咳疫苗、白喉类毒素和破伤风类毒素）进行免疫，可同时获得对这三种常见病的免疫力，其免疫程序为婴儿出生后第 3 个月、4 个月、5 个月连续免疫 3 次，2 岁和 7 岁时各加强一次，以建立免疫基础。对军人和易受创伤者可以采用加强接种。

2. 正确处理伤口 迅速对伤口进行清创扩创，使用 3% 的过氧化氢溶液彻底冲洗伤口，杀菌及防止伤口形成厌氧环境。

3. 紧急预防 对可疑者应立即注射破伤风抗毒素（tetanus antitoxin，TAT），注射前做皮肤试验，过敏者可采用脱敏注射法。目前我国已经生产出不需要做皮肤过敏试验的破伤风人免疫球蛋白，但价格比较昂贵。

4. 特异性治疗　包括使用抗毒素和抗生素两方面。对已发病者必须早期、足量使用破伤风抗毒素，一旦毒素与细胞受体结合，抗毒素就不能中和其毒性作用。对破伤风抗毒素过敏者可采用脱敏注射法或使用人破伤风免疫球蛋白。抗菌治疗可选用四环素、红霉素等抗生素。

案例 9-1 分析

　　1. 可能是被带有破伤风芽胞梭菌的锈铁钉刺伤，同时结合伤口的局部厌氧环境和典型的破伤风临床症状，可以考虑诊断为破伤风。

　　2. 首先正确清创、杀菌和防止伤口局部厌氧环境的产生，更重要的是及时接种破伤风抗毒素进行特异性预防。

二、产气荚膜梭菌

　　产气荚膜梭菌（*C. perfringens*）主要引起人类气性坏疽和食物中毒。产气荚膜梭菌在自然界广泛分布，主要存在于土壤、动物和人的肠道。土壤中产气荚膜梭菌芽胞主要来源于动物的粪便。

（一）生物学性状

　　产气荚膜梭菌为革兰阳性粗大杆菌，宽 0.6 ～ 2.4μm，长 3 ～ 19.0μm。芽胞呈椭圆形，位于菌体中央或次极端（图 9-3）。无鞭毛，在机体内可形成明显的荚膜。非严格厌氧，生长迅速，代谢活跃，可分解多种糖类，产酸产气。在牛奶培养基中分解乳糖产酸，使酪蛋白凝固，同时产生大量气体，可将凝固的酪蛋白冲成蜂窝状，甚至冲掉试管口棉塞，称"汹涌发酵"，是本菌的特点之一。

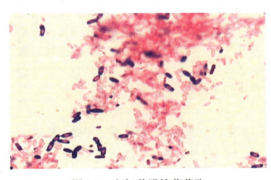

图 9-3　产气荚膜梭菌芽胞

　　根据产气荚膜梭菌产生毒素的种类不同，可将该细菌分为 A、B、C、D、E 五个血清型。对人致病的主要为 A 型。

（二）致病性

　　1. 致病物质　产气荚膜梭菌产生多种侵袭性酶类和外毒素。主要的致病物质有：①卵磷脂酶，毒性最强，分解细胞膜上的磷脂，导致多种细胞膜受损，导致血管内皮细胞损伤、组织坏死和溶血，血管通透性增强，渗出水肿，局部坏死和出血等。②胶原酶，分解肌肉及皮下组织的胶原蛋白，使局部组织崩解。③透明质酸酶，分解细胞间质中的透明质酸，使局部组织疏松，利于细菌的扩散。④β 毒素，能引起组织坏死。⑤ DNA 酶，使细胞的 DNA 被分解，降低坏死组织黏稠度，有利于细菌扩散。⑥肠毒素，作用于回肠和空肠黏膜细胞引起食物中毒，机制同霍乱弧菌肠毒素。

　　2. 所致疾病

　　（1）气性坏疽：为产气荚膜梭菌侵入伤口引起的严重急性感染，好发于下肢，死亡率高达 40% 以上。其致病条件与破伤风梭菌相似。

　　气性坏疽潜伏期短，一般仅为 8 ～ 48 小时，病菌在局部繁殖快，产生多种毒素和侵袭性酶类，溶解组织，同时分解发酵肌肉组织中的糖类，产生大量气体，造成气肿，血管通透性增加引起局部水肿，从而挤压软组织和血管，影响血液供应，造成组织坏死。典型病例表现为组织胀痛剧烈、水气夹杂、触摸有捻发感、大块组织坏死伴有恶臭。严重者引起毒血症、败血症甚至死亡。

（2）食物中毒：产气荚膜梭菌污染食物（主要是肉类食品）产生肠毒素，该肠毒素不耐热，但能耐受消化道蛋白酶的作用，其作用类似于霍乱肠毒素。食入被污染食品后，可出现腹痛、腹胀、水样腹泻，一般 1～2 天后自愈。

（三）实验室检查

气性坏疽病情发展急剧，死亡率高，应尽早明确诊断。

1.直接涂片镜检　对早期诊断意义重大。取伤口坏死组织或分泌物涂片革兰染色镜检，如见革兰阳性大杆菌有荚膜，白细胞甚少且形态不典型，并伴有其他杂菌等三个特点即可做出初步诊断。

2.分离培养　取坏死组织制成悬液，接种血平板等培养基，厌氧培养并进行分离鉴定。

3.动物试验　取细菌培养液 0.5～1ml 给小鼠静脉注射，10 分钟后将其处死，置 37℃恒温箱培养 5～8 小时，如动物躯体膨胀，解剖观察器官有大量气体，恶臭，肝脏成泡沫状。涂片染色如观察到大量形成荚膜的革兰阳性梭菌可明确诊断。

（四）防治原则

早期发现，快速诊断，及时治疗。

及时清创、扩创，用过氧化氢溶液冲洗伤口，消除厌氧环境。尽早手术和清除坏死组织，必要时截肢以防止病变扩散，使用大剂量青霉素等抗生素。有条件者尽早使用气性坏疽多价抗毒素血清和高压氧舱法治疗气性坏疽。

三、肉毒梭菌

肉毒梭菌（*C. botulinum*）主要存在于土壤和动物粪便中，污染肉类罐头和发酵豆制品等能产生肉毒毒素，食用后引起食物中毒。

（一）生物学性状

革兰阳性大杆菌，宽 0.9μm，长 4～6μm，无荚膜，有鞭毛，芽胞椭圆形，直径大于菌体宽度，位于次极端，使菌体呈网球拍样（图9-4）。

芽胞抵抗力强。但肉毒毒素不耐热，煮沸 1分钟即被破坏。

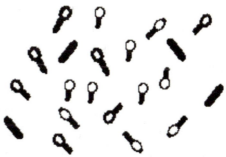

图9-4　肉毒梭菌

（二）致病性

1.致病物质　肉毒梭菌产生的肉毒毒素是已知毒性最强的毒性物质，比氰化钾的毒性强 1 万倍，纯结晶的肉毒毒素能杀死 2 亿只小白鼠。该毒素为嗜神经毒素，人食入后经肠道吸收进入血液扩散至全身，作用于脑神经核和外周神经肌肉接头处及自主神经末梢，阻碍乙酰胆碱释放，影响神经冲动传递，导致肌肉松弛性麻痹。

2.所致疾病　主要引起食物中毒。食品在制作过程中被肉毒梭菌芽胞污染，在厌氧的条件下生长繁殖产生肉毒毒素。食用被污染的食物并且在食用前又未经加热烹调会引起肉毒中毒。容易引起食物中毒的食品有发酵豆制品（臭豆腐、豆瓣酱、豆豉）、罐头、火腿、香肠等。肉毒中毒的特点是很少引起消化道症状，主要为神经末梢麻痹，如眼睑下垂、斜视、吞咽困难等症状，严重者可因呼吸肌及心肌麻痹而死亡。

（三）实验室检查

主要检测肉毒毒素。将可疑食物或呕吐物制成悬液，分两组小鼠，第一组腹腔直接注射悬液，第二组腹腔注射与抗毒素混合的悬液，如果第一组小鼠发病而第二组没有发病，毒素检测为阳性。

（四）防治原则

加强食品安全的管理和监测是预防肉毒中毒的重点，食品的加热消毒是预防肉毒中毒关键。尽早注射多价肉毒抗毒素是治疗肉毒中毒的特效手段。维护患者呼吸和循环功能是护理的重点。

第二节　无芽胞厌氧菌

无芽胞厌氧菌是人体正常菌群的主要组成部分，在人类肠道中厌氧菌是非厌氧菌的1000倍以上，当其在寄居部位改变、宿主免疫力下降和菌群比例失调等条件下可引起内源性感染。在临床厌氧菌感染中，无芽胞厌氧菌的感染率高达90%，感染可涉及全身各个系统，以混合感染多见。

一、种类与分布

无芽胞厌氧菌包括革兰阳性及阴性的杆菌和球菌，其中以革兰阴性杆菌引起的感染最为多见，临床分离的厌氧菌50%以上为类杆菌属，其次为消化链球菌属，占20%～25%（表9-1）。

表 9-1　人体常见无芽胞厌氧菌种类和所致疾病

无芽胞厌氧菌	代表菌属	所致疾病
革兰阴性厌氧杆菌	类杆菌属	女性生殖道感染、盆腔或腹腔感染、口腔和上呼吸道感染、感染性心内膜炎、败血症等
	普雷沃菌属	口腔、上呼吸道感染、女性生殖道感染等
	卟啉单胞菌属	牙周炎、牙髓炎等口腔感染和泌尿生殖道感染等
	梭杆菌属	口腔感染、胸腔感染、泌尿道感染等
革兰阳性厌氧杆菌	丙酸杆菌属	皮肤感染、与痤疮和酒糟鼻有关
	真杆菌属	主要与其他细菌合并引起混合感染
	双歧杆菌属	除双歧杆菌与龋齿发生有关外，致病作用不明确
革兰阴性厌氧球菌	韦荣菌属	主要与其他细菌一起引起内源性混合感染
革兰阳性厌氧球菌	消化链球菌属	泌尿生殖道感染和菌血症等

二、致　病　性

（一）致病物质

致病物质主要有：①通过荚膜、菌毛等细菌表面结构侵入组织细胞。②产生毒素和各种侵袭性酶类损伤破坏组织细胞。③改变局部微环境，有利于细菌在局部组织扩散生长。

（二）致病条件

无芽胞厌氧菌是人体重要的正常菌群，但在其寄居部位改变、机体免疫力下降、菌群失调或局部组织缺血坏死形成厌氧微环境等条件下，容易引起内源性感染。

案例 9-2

患者，女，38 岁。因下腹部疼痛、发热 15 天就诊入院，检查：体温 39℃，下腹部有明显压痛，妇科检查可触及波动的盆腔肿块。白细胞 $13 \times 19^9/L$，脓肿穿刺液黏稠、褐色、有恶臭味，涂片染色镜检有长短不一的革兰阴性杆菌，普通培养未见细菌生长，厌氧培养有细菌生长。

思考题：

1. 初步考虑是由哪一类细菌引起的脓肿？
2. 该类细菌感染的特点是什么？

（三）感染特征

（1）内源性感染，条件致病。呈慢性过程。

（2）多数为化脓性感染，局部脓肿或组织坏死，可引起菌血症和败血症。

（3）分泌物或脓液黏稠、有颜色、恶臭。

（4）分泌物直接涂片镜检可见细菌，普通培养无菌生长。

（5）使用氨基糖苷类抗生素（如链霉素、卡那霉素、庆大霉素）治疗无效。

（四）所致疾病

1. 腹部感染 因胃肠道手术、损伤、穿孔及其他异常引起的腹膜炎、腹腔脓肿等主要与消化道厌氧菌有关。腹腔感染中，脆弱类杆菌占 60% 以上。

2. 女性生殖道和盆腔感染 手术或其他并发症引起的盆腔脓肿，输卵管、卵巢脓肿，子宫内膜炎等。以消化链球菌属引起多见。

3. 口腔与牙齿感染 主要包括 3 大类：①齿槽脓肿和下颌骨髓炎。②樊尚咽峡炎。③牙周病。主要由消化链球菌、产黑色素类杆菌等引起。

4. 呼吸道感染 如扁桃体周围蜂窝织炎、吸入性肺炎、坏死性肺炎、肺脓肿和脓胸等。厌氧菌的肺部感染发生率仅次于肺炎链球菌，呼吸道感染中分离最多的厌氧菌为普雷沃菌属、消化链球菌及脆弱类杆菌等。

5. 败血症和菌血症 多数为脆弱类杆菌，其次为消化链球菌。原发病灶主要来自胃肠道、泌尿生殖道，病死率高达 50%。

6. 中枢神经系统感染 中耳炎、乳突炎、鼻窦炎等头面部局部厌氧菌感染，可经直接扩散和转移而引起脑脓肿。以革兰阴性厌氧杆菌引起多见。

三、实验室检查

（一）标本采集

注意避免正常菌群的污染，从感染中心或组织深部采集标本，如抽血、感染组织切除、深部脓液和胸腹腔、膀胱、心包液等穿刺等。由于厌氧菌对氧敏感，标本采集后应尽量避免接触空气，立即接种或迅速送检。

（二）直接涂片镜检

液体标本直接涂片染色镜检，观察细菌的形态特征、染色性及细菌数量，初步判断。

（三）分离培养与鉴定

确诊无芽胞厌氧菌感染方法是分离培养。标本接种培养基，37℃厌氧培养 2～3 天，如无菌生长，继续培养至1周。有菌落生长时，挑取菌落做耐氧试验，只能在厌氧环境中生长的才是专性厌氧菌。获得纯培养后，进行菌种鉴定和药物敏感试验。

案例 9-2 分析

1. 穿刺脓液涂片染色显微镜下见革兰阴性杆菌，普通培养无菌生长，厌氧培养有菌生长，加上脓肿部位和脓液特点。应考虑为无芽胞厌氧菌感染。

2. 感染特点为：内源性感染，多为化脓性感染和慢性过程，脓液黏稠、有颜色、恶臭，脓液涂片可见细菌，普通培养无菌生长，使用普通抗生素疗效不佳。

四、防 治 原 则

（一）预防

（1）严格无菌操作，避免正常菌群寄居部位的改变。对伤口及时进行清创处理，促进血液循环，消除局部厌氧环境。

（2）增强机体免疫力。对各种原因造成免疫功能低下的患者，要加强护理，避免交叉感染。

考点：无 （3）正确使用抗生素，避免菌群失调引发的厌氧菌感染。

芽胞厌氧 ## （二）治疗

菌感染的

致病条件 绝大多数无芽胞厌氧菌对甲硝唑、氯霉素类和克林霉素等抗生素敏感。对临床标本分

和特点 离出的厌氧菌做药物敏感试验，指导用药，提高疗效，避免菌群失调。

小 结

厌氧菌包括厌氧芽胞梭菌和无芽胞厌氧菌。厌氧芽胞梭菌对人类致病的主要有破伤风梭菌、产气荚膜梭菌和肉毒梭菌。破伤风梭菌感染厌氧伤口，产生破伤风痉挛毒素引起破伤风。产气荚膜梭菌能产生多种侵袭性酶类和毒素，引起气性坏疽和食物中毒。肉毒梭菌能产生毒性极强的肉毒毒素，引起食物中毒。无芽胞厌氧菌是人体正常菌群，当其在寄居部位改变、宿主免疫力下降或菌群失调等条件下，可引起内源性感染。多数为化脓性感染，可为局部或全身感染。临床上由厌氧菌引起的内源性感染中无芽胞厌氧菌占90%，因此，无芽胞厌氧菌感染在临床上已越来越受到重视。

目 标 检 测

【A₁型题】

1. 厌氧芽胞梭菌对外界因素抵抗力强主要是因为具有
   A. 荚膜
   B. 菌毛
   C. 鞭毛
   D. 芽胞
   E. 外毒素

2. 属于破伤风特异性治疗的是
   A. 处理伤口
   B. 破伤风抗毒素

C. 破伤风类毒素
D. 抗生素
E. 破伤风菌苗

3. 破伤风梭菌引起的全身感染类型主要是
   A. 败血症
   B. 毒血症
   C. 菌血症
   D. 脓毒血症
   E. 内毒素血症

4. 破伤风抗毒素治疗破伤风的机制是
   A. 抑制外毒素的产生

B. 中和游离的外毒素

C. 在补体参与下溶解破伤风梭菌

D. 中和与神经细胞结合的外毒素

E. 抑制破伤风梭菌的生长

5. 产气荚膜梭菌可分为多个血清型，对人致病的主要为

A. E 型
B. D 型

C. C 型
D. B 型

E. A 型

6. 气性坏疽的主要病原菌是

A. 破伤风梭菌
B. 产气荚膜梭菌

C. 肉毒梭菌
D. 脆弱类杆菌

E. 双歧杆菌

7. 肉毒毒素主要作用于

A. 肠黏膜细胞
B. 胃黏膜细胞

C. 中枢神经细胞
D. 末梢神经细胞

E. 平滑肌细胞

8. 属于条件致病菌的是

A. 破伤风梭菌
B. 肉毒梭菌

C. 产气荚膜梭菌
D. 伤寒沙门菌

E. 无芽胞厌氧菌

【A₂ 题型】

9. 男孩，5 岁，足底外伤，伤口深且有泥土等异物，送医院就诊，以下哪一项不是正确的处理措施

A. 及时清创扩创处理

B. 使用 3% 过氧化氢溶液冲洗伤口

C. 及时接种破伤风类毒素

D. 及时接种破伤风抗毒素

E. 使用动物来源的破伤风抗毒素应做皮肤过敏试验

10. 患者，女，46 岁，食用无标识真空包装的豆腐干 10 小时后，因头痛、乏力、眼皮下垂、吞咽困难、肢体无力、呼吸困难送医院就诊，后病情恶化医治无效死亡。最有可能的诊断是

A. 破伤风

B. 气性坏疽

C. 产气荚膜梭菌引起的食物中毒

D. 肉毒梭菌引起的食物中毒

E. 无芽胞厌氧菌引起感染

【A₃ 题型】

（11～13 题共用题干）

患者，女，56 岁，牙龈剧烈疼痛、水肿，表面发亮，数天后牙齿颊侧、出现卵圆形的肿胀。压迫局部牙龈可有脓液溢出，脓液呈淡红色、黏稠伴恶臭。轻度发热，血白细胞计数升高。脓液涂片染色可见细菌，但常规培养无细菌生长。

11. 应首先考虑

A. 厌氧菌感染
B. 病毒感染

C. 需氧菌感染
D. 支原体感染

E. 全身感染

12. 采集脓液进行细菌培养错误的是

A. 最好穿刺采集脓液标本

B. 脓液标本采集后立即接种培养基

C. 常规培养的同时要做厌氧培养

D. 如培养出细菌应做细菌药物敏感试验

E. 37℃厌氧培养 24 小时无菌生长即可报告细菌培养阴性

13. 治疗原则中错误的是

A. 选择一般抗生素进行治疗

B. 防止感染扩散，切开脓肿引流

C. 用 3% 过氧化氢溶液冲洗脓腔

D. 根据药敏试验选择用药

E. 牙周脓肿部位局部用药

（于　虹）

第十章 分枝杆菌属

学习目标

1. 掌握结核分枝杆菌生物学性状、致病性和防治原则。
2. 熟悉麻风分枝杆菌生物学性状、致病性和防治原则。

分枝杆菌属（*Mycobacterium*）是一类细长略弯曲的杆菌，因有分枝生长的趋势而得名。由于该类细菌细胞壁含有大量脂质和分枝菌酸，故不易着色，但加温或延长染色时间着色后能抵抗盐酸乙醇的脱色，故又称抗酸杆菌。对人致病的主要有结核分枝杆菌和麻风分枝杆菌。

第一节 结核分枝杆菌

结核分枝杆菌（俗称结核杆菌）是引起结核病的病原菌。结核病被列为我国重大传染病之一，是严重危害人民群众健康的呼吸道传染病。我国是结核病流行严重的国家之一，世界卫生组织 2004 年将我国列在需要特别引起警示的国家和地区的首位。

> **结核病现状**
>
> 自 20 世纪 90 年代以来结核病在全球"死灰复燃"，发病率以每年 1.1% 的速度增长，结核病再次成为威胁人类健康的主要传染病。据世界卫生组织估计，全球每年新发结核病患者 880 万例，其中传染性结核病患者 390 万例，每年因结核病死亡的患者约 200 万人。我国是全球 22 个结核病流行严重的国家之一，同时也是全球 27 个耐多药结核病流行严重的国家之一。目前我国结核病年发病人数约为 130 万，占全球发病人数的 14.3%，仅次于印度位居全球第 2 位。我国结核病发生具有患病人数多、新发患者多、死亡人数多、农村患者多和耐药患者多等几大特征。
>
> 链接

一、生物学性状

（一）形态与染色

结核分枝杆菌菌体细长、略弯曲，长 1～4μm，宽 0.4μm，分枝状生长，常聚集成团。普通染色不易着色，采用齐-内（Ziehl-Neelsen）染色法，结核分枝杆菌染成红色，为抗酸阳性菌（图 10-1）。而其他细菌染成蓝色，为抗酸阴性菌。

（二）培养特性

专性需氧，最适温度 37℃，营养要求高，

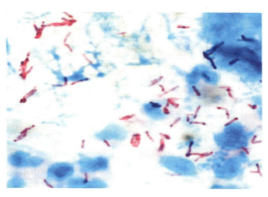

图 10-1 结核分枝杆菌

常用罗氏培养基进行培养。该细菌生长缓慢，分裂一代需 18 小时，培养 2～6 周才能形成肉眼可见的菌落。菌落干燥，呈乳白色或米黄色，表面粗糙呈颗粒状或菜花状。

（三）生化反应

结核分枝杆菌不发酵糖类。耐热触酶试验能区分结核分枝杆菌和非结核分枝杆菌，结核分枝杆菌大多数为阴性，非结核分枝杆菌则为阳性。

（四）抵抗力

因结核分枝杆菌细胞壁含有大量脂质，对化学消毒剂、酸、碱和干燥的抵抗力较强。在干燥的痰中可存活 6～8 个月，黏附在尘埃上能保持传染性达 8～10 天。对湿热和紫外线敏感。对链霉素、异烟肼、利福平等药物敏感。

（五）变异性

结核分枝杆菌可发生形态、菌落、耐药性和毒力等变异。1908 年，两位法国科学家 Calmette 和 Guérin 利用结核分枝杆菌的毒力变异将有毒的牛型结核分枝杆菌经 13 年 230 次传代，获得了稳定遗传的减毒菌株，即为预防结核病的菌苗——卡介苗（BCG）。由于结核分枝杆菌容易发生耐药性变异，近年来世界各地结核分枝杆菌的多耐药菌株逐渐增多。

二、致病性与免疫性

结核分枝杆菌不产生侵袭性酶，也不产生内、外毒素。其致病性可能与其在组织细胞内大量繁殖引起的炎症、代谢产物的毒性作用及菌体成分对机体产生的免疫损伤等因素有关。

（一）致病物质

1.脂质　含量与毒力有关，含量越高毒力越强。脂质的主要成分①索状因子：可损伤细胞线粒体膜和抑制粒细胞移动，引起慢性肉芽肿。②磷脂：促使单核细胞增生，形成结核结节和干酪样坏死。③蜡质 D：可刺激机体产生Ⅳ型超敏反应。④硫酸脑苷脂：能抑制巨噬细胞中的吞噬体溶酶体融合，使该菌能在巨噬细胞内长期存活。

2.蛋白质　结核菌素是其中主要成分，其本身无毒，但与蜡质 D 结合能引起机体出现Ⅳ型超敏反应。

3.多糖　主要与类脂结合，使中性粒细胞增多，引起局部病灶细胞浸润，增强炎症反应。

4.分枝杆菌生长素　能促进结核分枝杆菌的生长。

案例 10-1

　患者，女，17 岁，咳嗽、痰中时有血丝、食欲不振、消瘦并感疲乏无力、午后低热、盗汗一月有余。X 线胸部检查：肺尖有块状阴影，边缘模糊不清。痰标本抗酸染色，检出抗酸杆菌。

思考题：

1.最有可能的初步诊断是什么？为什么？

2.如何对该病进行特异性预防？

（二）所致疾病

结核分枝杆菌可通过呼吸道、消化道或皮肤损伤等多种途径侵入易感机体，引起多种组织器官的结核病，其中以通过呼吸道引起肺结核最为常见。肺结核起病缓慢，病程长，有低热，盗汗，乏力，食欲不振，体重下降，咳嗽，咯血等表现。当炎症累及胸膜时，患者自觉胸部刺痛，并随呼吸加重。重症肺结核可出现渐进性呼吸困难，发绀等症状。

1.肺部感染　分为原发感染和原发后感染两种。

（1）原发感染：多见于儿童。本菌初次经呼吸道侵入肺泡，由于机体缺乏特异性免疫，细菌可经淋巴管扩散到肺门淋巴结，引起淋巴管炎和肺门淋巴结肿大，称原发综合征。原发感染多可自愈，但细菌易潜伏，成为结核复发和内源性感染的来源。免疫力低下者，细菌易扩散，引起全身粟粒性结核或结核性脑膜炎。

（2）原发后感染：多见于成人或较大儿童。由于机体免疫力下降，残存在原发病灶中的结核分枝杆菌再度大量繁殖而发病；也可因外源性结核分枝杆菌侵入而引起。由于特异性免疫的建立，病灶局限，不易全身播散，但易发生干酪样坏死和空洞形成。

2.肺外感染　肺外器官结核病除淋巴结结核是由淋巴道播散所致、消化道结核可由咽下含菌的食物或痰液、直接感染和皮肤结核可通过损伤皮肤感染外，其他各器官的结核病多为原发性肺结核病血源播散所形成的潜伏病灶进一步发展的结果。常见有结核性脑膜炎、肾结核、骨结核、肠结核、结核性腹膜炎等。

（三）免疫性

抗结核免疫主要以细胞免疫为主，结核分枝杆菌刺激机体产生的抗体对机体没有保护作用。结核的免疫属于传染性免疫（又称有菌免疫），即只有当结核分枝杆菌在机体内存在时才有免疫力，当体内结核分枝杆菌消失时，抗结核免疫也随之消失。

机体对结核分枝杆菌产生保护性细胞免疫的同时，也产生了Ⅳ型超敏反应，两者同时存在。

（四）结核菌素试验

结核菌素试验是测定机体对结核分枝杆菌是否具有免疫力和Ⅳ型超敏反应的一种皮肤试验。

1.结核菌素有两种　一种是将结核杆菌培养液浓缩后的粗制品，称为旧结核菌素（即OT），现已被淘汰；另一种为结核菌素纯蛋白衍化物（即PPD）。目前我国使用都是PPD。

2.方法　受试者前臂掌侧皮内注射含5个单位PPD溶液0.1ml，48～72小时后观察结果。皮试处红肿硬结直径大于5mm者为阳性，大于15mm为强阳性，小于5mm为阴性。

3.意义

（1）阳性：表明机体已感染过结核分枝杆菌或卡介苗接种成功，机体对结核分枝杆菌有免疫力。

（2）强阳性：表明可能有活动性结核，应做进一步检查。

（3）阴性反应：表明未感染过结核分枝杆菌，未接种卡介苗（或接种卡介苗未成功），机体对结核分枝杆菌无免疫力。但在以下情况也可能为阴性①感染初期，因结核分枝杆菌感染后需4周以上才能出现超敏反应。②老年人。③严重结核病患者。④细胞免疫功能低下，如伴有麻疹、获得性免疫缺陷综合征、肿瘤或使用免疫抑制剂等。

考点：结核菌素试验操作、结果判断和意义

4.应用　①选择卡介苗接种对象。②卡介苗接种后免疫效果的测定。③用于结核分枝杆菌感染的流行病学调查。④协助结核病的诊断及治疗判断。⑤机体细胞免疫功能的测定。

三、实验室检查

结核病确诊需要依靠细菌学检查，而结核分枝杆菌的药物敏感试验结果对提高治疗效果和减少耐药菌株的产生具有极为重要的意义。

（一）标本采集

根据感染部位采集标本，可取痰、支气管灌洗液、尿、粪、脑脊液和胸腔积液等。

（二）直接涂片镜检

标本直接涂片或厚膜涂片，抗酸染色。若找到抗酸阳性杆菌即可初步诊断。

（三）浓缩集菌涂片镜检

痰标本含菌须 ≥ 10 000 个 /ml 时才能直接涂片检出。因此对标本进行离心沉淀集菌后涂片染色检查，可提高检出率。

（四）分离培养

标本接种于固体培养基，于37℃培养，每周观察1次。一般需要2～4周长成肉眼可见的菌落，可进一步做菌种鉴定和药物敏感试验。

（五）动物试验

将集菌后的标本注射于豚鼠腹股沟皮下，3～4周若局部淋巴结肿大，结核菌素试验阳性，即可进行解剖。观察肺、肝、淋巴结等器官有无结核病变，并做涂片抗酸染色镜检和分离培养等检查。

（六）快速诊断

目前 PCR 扩增技术已用于结核分枝杆菌鉴定，敏感性高，1～2 天出结果，但容易出现假阳性。

案例 10-1 分析

1. 最有可能诊断为肺结核。因为患者局部和全身症状与肺结核的典型临床症状非常相似，胸部 X 线透视有早期肺结核的表现，最重要的依据是痰标本中检出抗酸阳性杆菌。

2. 结核病的特异性预防是在易感人群中接种卡介苗，接种对象为婴幼儿和结核菌素试验阴性者。

四、护理和防治原则

（一）护理原则

1. 饮食护理　由于结核病是消耗性疾病，因此要提供高蛋白、高维生素食物，保证营养均衡。

2. 日常护理　建立合理的生活制度，保证充足的睡眠，指导患者咳嗽、咳痰。

3. 心理护理和健康指导　消除患者的恐惧心理，强调坚持全程规范用药是治疗结核病的关键。

4. 预防感染传播和观察药物不良反应

（二）预防

结核病最有效的特异性预防是在易感人群中接种卡介苗，接种的主要对象是婴幼儿及结核菌素试验阴性者。

（三）治疗

治疗原则是早发现、早治疗、联合用药和彻底治疗。药物敏感试验对指导用药意义重大。利福平、异烟肼、乙胺丁醇、链霉素为第一线药物，其他抗结核药列为第二线，新药主要有利福霉素类和喹诺酮类。

考点：结核病患者的护理

第二节　麻风分枝杆菌

麻风分枝杆菌（*M.leprae*）是麻风病的病原菌，其形态、染色类似于结核分枝杆菌，是典型的细胞内寄生菌。体外人工培养至今仍未成功。对干燥、低温抵抗力强，对紫外线及湿热敏感。麻风是一种慢性传染病，特点是潜伏期长（2～5年），发病缓慢，病程长，预后差。患者是唯一传染源。患者鼻腔分泌物、皮疹渗出液、乳汁、精液及阴道分泌物中均含菌。经破损皮肤黏膜、呼吸道及密切接触传播。病原菌主要侵犯皮肤黏膜、周围神经，很少侵犯内脏。皮肤形成结节、红斑，面部结节融合可呈"狮面容"，周围神经变粗变硬，出现感觉、运动功能障碍。临床有瘤型、结核样型、未定类和界限类四种类型。

麻风免疫以细胞免疫为主。人对麻风分枝杆菌的抵抗力较强，感染后是否发病，取决于机体细胞免疫状态。

目前对麻风尚无特异性预防措施，早发现、早隔离、早治疗是麻风病的主要防治措施，常用药物有砜类、利福平等。

国际麻风病防治日

1954年，为了消除人们对麻风的误解，改善麻风患者的生活待遇，法国慈善家佛勒豪在法国巴黎发起倡议，世界卫生组织决定每年1月最后一个星期天为国际麻风节。1996年我国这一天称为"世界防治麻风病日"。

每年150多个国家和地区在这一天都要举行相应的纪念和宣传活动，目的是普及麻风病的防治知识，消除对麻风患者的恐惧和歧视，号召社会和家庭都应当关爱麻风病患者，让他们在社会的关怀下得到合理的医治，并早日走出疾病的阴影，回归到正常的社会生活中。

链接

小结

分枝杆菌属（又称抗酸杆菌）中对人致病的主要有结核分枝杆菌和麻风分枝杆菌。结核分枝杆菌菌体细长略弯曲，抗酸染色呈红色，生长缓慢。可经多种途径侵入机体，在多种组织细胞内大量繁殖引起结核病。接种卡介苗可有效预防结核病。结核菌素试验可检测机体对结核分枝杆菌是否有Ⅳ型超敏反应及反应强度，从而为临床诊断和预防接种提供依据。

麻风分枝杆菌是麻风病原菌。通过皮肤黏膜、呼吸道及密切接触传播。麻风病是一种潜伏期长、发病慢、病程长和预后差的慢性传染病，患者是唯一传染源，无特异性预防措施。

目标检测

【A₁型题】

1. 结核病的最主要传播途径为
   A. 呼吸道　　　　B. 消化道
   C. 皮肤　　　　　D. 泌尿道
   E. 胎盘

2. 下列哪种对象应接种卡介苗

A. 长期低热、咳嗽，疑为肺结核的儿童
B. 结核菌素试验阴性的麻疹儿童
C. 结核菌素试验阳性的儿童
D. 结核菌素试验阴性的健康儿童
E. 对结核分枝杆菌有免疫力的儿童

3. 关于结核分枝杆菌错误的是

A. 抗酸染色后呈红色

B. 专性需氧

C. 细胞壁含大量蛋白质

D. 容易发生耐药性变异

E. 对干燥、酸和碱抵抗力较强

4. 在人工培养基上生长最慢的细菌是

A. 破伤风梭菌 B. 大肠埃希菌

C. 伤寒沙门菌 D. 结核分枝杆菌

E. 白喉棒状杆菌

5. 皮内注入结核菌素后经多长时间观察结果

A. 12～24 小时 B. 24～48 小时

C. 48～72 小时 D. 3～4 小时

E. 4～5 小时

6. 关于麻风分枝杆菌错误的是

A. 抗酸阳性菌

B. 患者是唯一传染源

C. 细胞内寄生菌

D. 微生物学检查主要采用分离培养

E. 经损伤的皮肤黏膜、呼吸道及密切接触传播

7. 结核病的主要传染源为

A. 健康带菌者

B. 血沉增快者

C. 结核菌素试验为强阳性者

D. 痰涂片结核分枝杆菌阳性患者

E. 胸部 X 线片有钙化灶者

8. 易感人群预防结核病最有效的措施是

A. 加强体育锻炼

B. 保持足够的睡眠和休息时间

C. 注意营养搭配和饮食调理

D. 接种卡介苗

E. 做结核菌素试验

【A₂ 型题】

9. 患者，男，50岁，咳嗽，痰中带血。痰标本抗酸染色检出抗酸菌，结核菌素试验强阳性。最可能的病原菌是

A. 大肠埃希菌 B. 结核分枝杆菌

C. 铜绿假单胞菌 D. 军团菌

E. 脆弱类杆菌

【A₃ 型题】

（10～12题共用题干）

患者，女，58岁，近两个月乏力、午后低热、食欲减退、体重减轻和夜间盗汗，伴胸痛，咳痰，咳嗽，PPD 试验强阳性，痰检出抗酸杆菌。

10. 分诊护士应首先判断该患者最有可能为

A. 大叶性肺炎 B. 上呼吸道感染

C. 肺脓肿 D. 肺结核

E. 白喉

11. 分诊护士最佳做法是

A. 立即内科急诊

B. 回家继续观察

C. 立即送感染性疾病科

D. 优先神经内科就诊

E. 优先外科就诊

12. 在对患者的护理和健康指导上错误的是

A. 补充蛋白质和维生素，保证营养均衡

B. 做好心理安慰，使患者解除恐惧心理

C. 保证患者充分的睡眠和休息时间

D. 指导患者有效的咳嗽、咳痰

E. 告知患者病情好转时立即停止用药

（于 虹）

第十一章 其他病原菌

学习目标

1. 掌握炭疽芽胞杆菌、白喉棒状杆菌、幽门螺杆菌、霍乱弧菌的主要生物学性状、致病性、实验室检查与防治原则。

2. 熟悉流感嗜血杆菌、百日咳鲍特菌、嗜肺军团菌的主要生物学性状、致病性、实验室检查与防治原则。

3. 了解布鲁杆菌、鼠疫耶尔森菌、副溶血性弧菌和弯曲菌的主要生物学性状和致病性。

第一节 其他革兰阳性菌

一、炭疽芽胞杆菌

（一）生物学性状

炭疽芽胞杆菌（*B.anthracis*）属于芽胞杆菌属，为炭疽的病原菌，俗称炭疽杆菌。炭疽杆菌是致病菌中最大的革兰阳性粗大杆菌，长为 5～10μm，宽为 1～3μm，两端平截，无鞭毛；新的标本涂片时，常单个或呈短链，经培养后形成较长的链，如竹节样排列（图 11-1）；本菌在病畜体内或未剖开的尸体中不形成芽胞，但在氧气充足，温度适宜（25～30℃）条件下，菌体中央处能形成芽胞，呈椭圆形。有毒株在机体内或含血清的培养基中可形成荚膜。

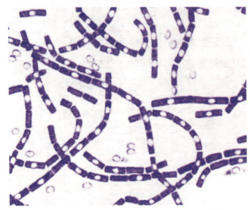
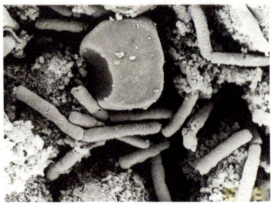

图 11-1 炭疽芽胞杆菌

培养时需氧，营养要求不高，在普通培养基上培养 24 小时，可形成灰白色 M 型菌落，边缘不整齐，如同卷发状。本菌繁殖体抵抗力不强，但芽胞抵抗力极强，经煮沸 10 分钟或干热 140℃经 3 小时才能被杀死，芽胞在动物皮毛和土壤中可生存数年至二十余年，牧场一旦被污染，传染性可持续数十年。现场消毒常用 20% 的漂白粉、0.1% 升汞或 0.5% 过氧乙酸等，对青霉素、先锋霉素、红霉素、卡那霉素等敏感。

（二）致病性与免疫性

炭疽芽胞杆菌的致病物质主要有荚膜和毒素。荚膜具有抗吞噬作用，促进细菌繁殖扩散。炭疽毒素可损伤微血管的内皮细胞，使血管通透性增加，改变血液正常循环，引起水肿、DIC 和休克而导致死亡。

炭疽芽胞杆菌引起牛、羊、马等草食动物的炭疽病，可经多种途径传播，引起人类相应的炭疽病。

1.皮肤炭疽　最多见，约占炭疽病的 95% 以上，常发生于屠宰、制革或毛刷工人及饲养员。病菌经皮肤伤口侵入而感染，1 天左右局部形成小疖，继而周围出现水疱、脓疱、坏死，并形成特有的黑色焦痂，故名炭疽（图 11-2）。患者常伴有高热、寒战等全身症状，如不及时治疗可发展为败血症而死亡。

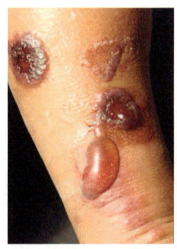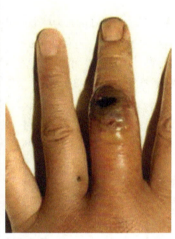

图 11-2　皮肤炭疽

2.肺炭疽　因吸入含有大量病菌芽胞而感染，多发生于皮毛工作者。病初似感冒，进而出现严重的支气管肺炎，可在 2 ～ 3 天内死于中毒性休克，死亡率高。

3.肠炭疽　由食入未煮熟的病畜肉制品所致，以全身中毒症状为主，伴有呕吐、便血、腹胀、腹痛及肠麻痹等，可发展为毒血症，2 ～ 3 天内死亡。炭疽病后可获得持久免疫力，再次感染者少见。

古老的炭疽病

炭疽病很古老，公元 80 年就有记载，其名称来源于古希腊文，意思是煤炭，因典型性皮肤炭疽的黑痂而得名。我国古代曾称之为"疔"，古埃及称其为"第六种瘟疫"。由于最易染上炭疽病的人群是屠宰工人、制革工人、剪羊毛工人等，人们也曾把它称作"剪毛工病"。

炭疽病在历史上曾造成巨大灾难。公元 80 年，古罗马炭疽病流行，死亡近 5 万人。在 19 世纪，中欧有 6 万人因患炭疽丧生，数十万牲畜死亡。仅俄国诺夫戈罗德的一个地区，1867 至 1870 年间就有近 6 万头牲畜和 500 多人死亡。炭疽芽胞杆菌是人类历史上第一个被证实引起疾病的细菌。

在两次世界大战中，炭疽芽胞杆菌曾被德国、日本等作为生物武器在战争中应用，导致至今一些地区的炭疽芽胞杆菌污染仍没有被完全清除。美国"9·11"事件后，恐怖分子曾把炭疽芽胞杆菌作为"生物武器"放在信封里寄到美国，导致美国至少 22 人遭受炭疽杆菌感染，5 人死亡。

链接

（三）实验室检查

采病灶渗出液、粪便、痰液、脓液、血液等。直接涂片革兰染色镜检，若发现革兰阳性竹节状排列的粗大杆菌，结合临床特征可做出初步诊断。将标本接种于血平板或碳酸氢钠琼脂平板，培养后观察菌落典型的特点，挑取可疑菌落，做噬菌体裂解试验、串珠试验进行鉴定。也可用免疫荧光染色、荚膜肿胀试验做快速诊断。

（四）防治原则

考点：炭疽芽胞杆菌的特点及其致病性

预防炭疽病重点是加强牲畜管理，病畜应严格隔离，或处死焚毁或深埋于2米以下。对易感人群用炭疽减毒活疫苗进行特异性预防，免疫力可维持1年。治疗首选青霉素，四环素、红霉素等也有较好的疗效。

二、白喉棒状杆菌

（一）生物学性状

白喉棒状杆菌（*C.diphtheriae*）为棒状杆菌属的主要致病菌，俗称白喉杆菌。该菌细长弯曲，一端或两端膨大呈棒状，直径为 0.3～0.8μm，呈栅栏或 V、L、X 等字母形（图 11-3）。无鞭毛、无荚膜、无芽胞。革兰染色呈阳性，用美蓝或奈瑟染色，菌体内可见着较深的异染颗粒，有鉴定意义（图 11-3）。

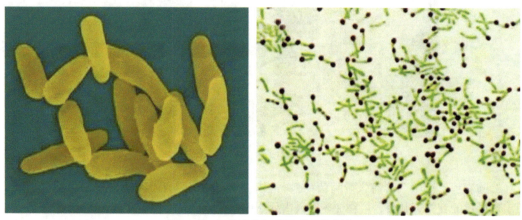

图 11-3 白喉棒状杆菌及其异染颗粒

本菌需氧或兼性厌氧，普通培养基上可生长，但菌体形态不典型；在吕氏血清培养基上生长迅速，12～18 小时即形成灰白色、光滑、突起小菌落；在亚碲酸钾血琼脂平板上能还原碲盐为金属碲，使菌落呈黑色，有鉴别意义。

该菌对干燥、寒冷和日光抵抗力较强，但对湿热敏感，煮沸 1 分钟或 60℃ 10 分钟可被杀死，对一般消毒剂敏感，1% 石炭酸 1 分钟或 3% 来苏 10 分钟可将其杀死，对青霉素、红霉素及广谱抗生素敏感。

（二）致病性与免疫性

白喉棒状杆菌致病物质主要为白喉外毒素。白喉棒状杆菌主要经飞沫传播，从呼吸道侵入机体，引起白喉，儿童易感染。感染后白喉棒状杆菌在鼻咽喉部生长繁殖并释放外毒素，使局部黏膜上皮细胞产生炎性渗出与坏死，渗出的纤维素、坏死组织与白细胞凝固在一起，形成灰白色膜状物，称假膜（图 11-4）。假膜与黏膜下组织紧密粘连，但咽、喉、气管部位的假膜易脱落，引起呼吸道阻塞，是早期死亡的主要原因。外毒素还可入血，并与心肌、肝、肾、肾上腺和外周神经结合，引起细胞变性、坏死、内脏出血和神经麻痹等。临床表现为声嘶、软腭麻痹、吞咽困难、膈肌麻痹、肾上腺功能障碍及心肌炎等症状，心肌炎是晚期死亡主要原因。

白喉病后，机体可获得牢固免疫力。调查人群对白喉的免疫力，可用白喉毒素做皮内试验，此试验称为锡克试验。

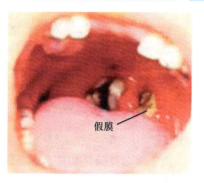

假膜

图 11-4 白喉棒状杆菌引起假膜

（三）实验室检查

用无菌棉拭子擦拭病变部位假膜及炎症部位获得标本，将棉拭子直接涂片，用美蓝或奈瑟染色法染色后镜检，若找到形态典型，有异染颗粒的细菌，可初步诊断。

将标本接种于吕氏血清斜面或亚碲酸钾血平板上，培养 18 ～ 24 小时，观察生长现象，结合生化反应、毒力试验可做出鉴定。

（四）防治原则

注射百白破疫苗与白喉类毒素是预防白喉的重要措施。目前多采用百白破疫苗，我国扩大国家免疫规划疫苗免疫程序规定，儿童出生 3、4、5 个月各接种 1 次百白破疫苗，3 ～ 4 岁和 6 ～ 8 岁各加强注射 1 次。

考点：白喉棒状杆菌的致病性

对密切接触白喉患者的儿童，应立即注射足量白喉抗毒素，同时使用青霉素、红霉素等抗生素抑制白喉棒状杆菌的生长。

第二节　其他革兰阴性菌

一、流感嗜血杆菌

流感嗜血杆菌（H. influenzae）是嗜血杆菌属最常见的致病菌，简称流感杆菌。

（一）生物学性状

流感嗜血杆菌为革兰阴性小杆菌，长为 0.5 ～ 2.0μm，宽为 0.2 ～ 0.3μm，有毒株有荚膜，多数菌株有菌毛。需氧或兼性厌氧，初次分离培养需 5% ～ 10% CO_2，生长时需 X 和 V 因子。在巧克力琼脂平板上培养 18 ～ 24 小时后，出现无色透明的露珠状小菌落，48 小时后则形成灰白色、光滑、边缘整齐的较大菌落。将流感嗜血杆菌点种在有金黄色葡萄球菌生长的血平板上，因金黄色葡萄球菌能产生 V 因子，故靠近金黄色葡萄球菌的流感嗜血杆菌菌落较大，远离金黄色葡

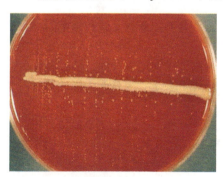

图 11-5 流感嗜血杆菌"卫星现象"

萄球菌的流感嗜血杆菌菌落较小，这一特征称"卫星现象"（图 11-5）。

该菌抵抗力弱，对热、干燥和一般消毒剂敏感，55℃作用 30 分钟即被杀灭，在干痰中生存时间不超过 48 小时。

根据荚膜抗原该菌分 A、B、C、D、E、F 六种菌株，B 型毒力最强。

流感嗜血杆菌名字的由来

该菌于 1892 年由费佛博士在流行性感冒的瘟疫中首次发现，曾被误认为是流行性感冒的病原菌，直至 1933 年，当发现流行性感冒的病毒性病原后，才消除了这种误会，但流感嗜血杆菌这一错名仍沿用至今。

（二）致病性与免疫性

流感嗜血杆菌是细菌性肺炎较为常见的病原菌，仅次于肺炎链球菌。大部分流感嗜血杆菌为条件致病菌，寄生于鼻咽腔部位，当免疫力下降时引起疾病。该菌具有荚膜、菌毛、侵袭性酶和内毒素等致病物质，引起原发和继发感染。原发感染（外源性）多为有荚膜菌株所致，引起急性化脓性感染，主要为化脓性脑膜炎，也可引起鼻咽炎、心包炎、化脓性关节炎等，严重的引起菌血症，以小儿多见。继发感染（内源性）常发生于流感、麻疹、百日咳、结核病等疾病，由寄生于呼吸道的无荚膜菌株感染所致，多见于免疫力低下的成人或老年人。临床表现有慢性支气管炎、中耳炎、鼻窦炎等。

流感嗜血杆菌为胞外菌，抗菌免疫以体液免疫为主。

（三）实验室检查

采集痰液、鼻咽分泌物、脓汁、脑脊液及血液等标本直接涂片，进行革兰染色，发现可疑细菌时做荚膜肿胀实验，可达到快速诊断目的。将标本接种于巧克力琼脂培养基上培养，根据菌落特点、"卫星现象"、生化反应等进行鉴定。

考点：流感嗜血杆菌的致病性

（四）防治原则

接种荚膜多糖疫苗，对儿童有较好的免疫作用，1 年内的保护率可达 90% 以上。治疗可选用氨苄西林等。

二、百日咳鲍特菌

百日咳鲍特菌（*B.pertussis*）属于鲍特菌属，是引起人类百日咳的病原菌。

（一）生物学性状

本菌为卵圆形短小杆菌，革兰阴性，无鞭毛，无芽胞，其毒力株有荚膜和菌毛。长为 0.5 ～ 1.5μm，宽为 0.2 ～ 0.5μm。

专性需氧菌，营养要求高，需加血液或淀粉。初次分离该菌常用含甘油、马铃薯和血液的鲍金培养基，35 ～ 37℃培养 4 ～ 5 天可形成细小、光滑、突起、有珠光光泽的菌落，周围有不明显的溶血环。不发酵糖类。

抵抗力较弱，对热、干燥及化学消毒剂敏感，56℃ 30 分钟或日光照射 1 小时被杀死，对多黏菌素、氯霉素、红霉素、氨苄西林等敏感，对青霉素不敏感。

（二）致病性与免疫性

致病物质有荚膜、菌毛及多种毒素。其中百日咳外毒素是主要致病物质，可损伤呼吸道纤毛上皮细胞，导致阵发性痉挛咳嗽。

人是百日咳鲍特菌的唯一自然宿主，传染源为早期患者和带菌者，儿童易感染。经飞沫传播，潜伏期 1 ～ 2 周，黏附于气管和支气管上皮细胞表面，增殖并释放毒素，刺激呼吸道上皮细胞引起咳嗽。由于局部表皮细胞坏死、中性粒细胞和淋巴细胞浸润，导致外周支气管炎和间质性肺炎。病程较长，可分三期①卡他期：类似普通感冒，维持 1 ～ 2 周，传染性很强；②痉咳期：出现阵发性支气管痉挛咳嗽，并伴有吸气吼声、呕吐、呼吸困难、发绀现象。持续 1 ～ 2 周，并可出现肺炎、中耳炎、出血及中枢神经系统症状；③恢复期：4 ～ 6 周后进入恢复期，但完全恢复需数周到数月。因病程较长，故名百日咳。

病后可获持久免疫力，主要是局部黏膜免疫。

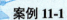
案例 11-1

患儿 3 个月，两周前开始轻微咳嗽、打喷嚏和流鼻涕，随后出现痉挛性咳嗽，夜里更加频繁，咳嗽时嘴唇和指甲出现蓝色，伴有呕吐与发热。查血常规：白细胞总数及淋巴细胞明显增高。

问题与思考：

1. 该患儿可能患有什么疾病？
2. 该如何护理？

（三）实验室检查

在卡他期，用咳碟法或鼻咽拭子采集标本，接种于鲍金培养基上进行分离培养，根据细菌生长现象、生化反应、血清学试验等可对该菌做出鉴定。

（四）防治原则

采用百白破三联疫苗进行人工主动免疫，预防百日咳效果良好。治疗首选红霉素、氨苄西林等。

案例 11-1 分析

百日咳病初类似感冒，随后出现阵发性咳嗽，晚上重、白天轻，因缺氧，导致面色发绀。常见于小儿，若照顾不周到，可能因窒息死亡。

在护理时，患儿住室应保证空气新鲜，给患儿穿暖和，到户外轻微活动，可以减少阵咳的发作。因患儿常有呕吐，呕吐后要补给少量食物，宜少量多餐，选择有营养较黏稠的食物。

考点： 百日咳鲍特菌的致病性

三、嗜肺军团菌

嗜肺军团菌（*L. pneumophila*）为军团菌科军团菌属主要致病菌，该菌属包括 39 个种和 61 个血清型。

（一）生物学性状

嗜肺军团菌革兰染色阴性，不易着色，多用镀银染色和 Giemsa 染色，可将其染成黑褐色和红色。该菌为多形态性短小球杆菌，有微荚膜、鞭毛和菌毛。营养要求高，生长时需 L-半胱氨酸、甲硫氨酸和铁离子，需氧菌，多数菌株在 2.5% ～ 5% CO_2 环境中生长良好，但生长缓慢。在活性炭 - 酵母浸出液琼脂（BCYE）培养基中，培养 3 ～ 5 天可形成 1 ～ 2mm 圆形、突起、半透明的光滑菌落，可呈无色、彩虹色或蓝色。

该菌抵抗力较强，在自来水中可存活 1 年，对干燥、紫外线和一般化学消毒剂敏感，如 0.03% 戊二醛、2% 甲酸和 70% 乙醇均可杀死该菌。

（二）致病性与免疫性

该菌广泛分布于自然界水源中，在人工管道，如空调冷却水、淋浴头、呼吸机等产生的气溶胶颗粒中均有此菌，故能以气溶胶方式传播。

该菌致病物质有微荚膜、菌毛、毒素和多种酶。细菌由飞沫或气溶胶传播引起军团菌病，多流行于夏秋季。临床表现有流感样型、肺炎型和肺外感染型3种类型。流感样型症状较轻，临床表现为肌肉疼痛、发热、寒战、头痛等，持续3～5天，预后良好；肺炎型多见于夏季，以免疫力低下的中年人和老年人多见，起病急，出现头痛、肌肉痛及全身不适，继而出现高热、寒战、干咳、胸痛等症状，以肺部感染为主，伴多器官损害，全身症状明显，最终导致呼吸衰竭。肺外感染为继发性感染，重症患者发生菌血症时可引起脑、肾、肠、肝、脾等多器官的肺外感染，临床表现多样。后两型若不及时治疗，死亡率为15%～20%。

嗜肺军团菌是细胞内寄生菌，细胞免疫在抗感染中起主要作用。

> ### 军团菌的发现
> 　　1976年在美国费城的一次退伍军人会议期间，爆发了一种不明原因的严重肺炎，当时称为军团病。与会149人中，34人死亡。后从死亡者肺组织中，分离到一种新的革兰阴性杆菌，命名为嗜肺军团菌。1984年，正式将军团菌列为军团菌科军团菌属。

（三）实验室检查

　　取下呼吸道分泌物、血液或肺活检组织，用荧光抗体染色镜检，可做快速诊断。肺活检组织用镀银法染色。分离培养用含L-半胱氨酸、甲硫氨酸和铁离子的BCYE培养基，依据菌落形态、生化反应等可做出鉴定。

考点：嗜肺军团菌的致病性

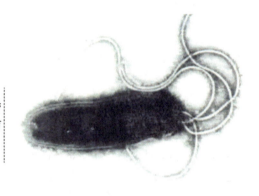

图11-6　幽门螺杆菌

（四）防治原则

　　目前尚无嗜肺军团菌的特异性预防疫苗。预防应加强水源监测和人工管道的消毒处理。治疗可用红霉素、庆大霉素和利福平。

四、幽门螺杆菌

（一）生物学性状

　　幽门螺杆菌（*H. pylori*）为革兰阴性菌，首先由巴里·马歇尔（Barry J.Marshall）和罗宾沃伦（J.Robin Warren）两人发现，此两人因此获得2005年的诺贝尔生理学或医学奖。该菌细长弯曲，呈弧形、螺旋形、S形或海鸥状。多鞭毛（图11-6），运动活泼，在胃黏膜黏液层，常呈鱼群样排列。微需氧，营养要求高，在含血液或血清的培养基上才能生长。菌落特征为圆形、光滑、半透明、针尖状。生化反应不活泼，氧化酶阳性，尿素酶试验呈阳性。

> ### 幽门螺杆菌——唯一能在胃部生存的细菌
> 　　过去，科学家们一直认为胃内高酸环境不适合细菌生长，不可能长期存在细菌。直至1979年，一个澳大利亚病理学家沃伦，在病理切片中发现胃黏膜有一些螺旋状的微生物。1981年，年轻医生马歇尔跟沃伦医生合作，在所有的十二指肠溃疡、大部分胃溃疡患者，以及一半的胃癌病理标本中发现这种细菌，仍得不到大家公认，于是马歇尔想将这种细菌培养出来，但一直没成功。

有一天他把培养标本放到了一个角落，一周后才想起，结果一看，发现细菌培养成功了。可是这个结果仍然得不到大家的公认，因为这个细菌到底能不能治病、动物接种怎么做也不知道。为了证实它的致病性，马歇尔把自己培养的幽门螺杆菌口服下去，很快他就得了非常严重的急性胃炎，这样就证实了它的致病性，由此大家都公认有幽门螺杆菌的存在。由于幽门螺杆菌的发现，沃伦和马歇尔获得了 2005 年的诺贝尔医学奖。

链　接

（二）致病性与免疫性

幽门螺杆菌是人类目前唯一已知的胃部细菌，与胃炎、胃溃疡、十二指肠溃疡，胃腺癌和胃黏膜相关 B 细胞淋巴瘤的发生密切相关，90% 以上的十二指肠溃疡和 80% 的胃溃疡，都是感染该菌所致。幽门螺杆菌在人群中的感染非常普遍，我国的感染率在 50% ～ 60%。传染源主要是人，传播途径主要是粪 - 口。幽门螺杆菌的致病物质和致病机制目前尚不清楚。

（三）实验室检查

纤维胃镜采集胃、十二指肠黏膜活体组织标本直接涂片进行革兰染色和镜检，镜下查到弯曲，呈弧形、螺旋状、S 形或海鸥状的细菌即可初步诊断。因幽门螺杆菌是人胃内唯一能产生大量尿素酶的细菌，故测定尿素酶活性可对该菌做出快速诊断。另外，免疫学检测、抗体检测、PCR 检测、尿素呼气试验均可检测出病原。

考点：幽门螺杆菌的生物学性状与致病性

（四）防治原则

由于幽门螺杆菌致病机制一直不清楚，故暂时无理想的治疗方法。目前主要采用枸橼酸铋或抑酸剂为基础，结合抗生素的联合治疗方法。

五、布鲁杆菌属

布鲁杆菌属是人畜共患病布鲁菌病的病原菌。布鲁杆菌属有 6 个生物种、19 个生物型。因最早由美国医师 David Bruce 首先分离出，故得名。该属使人致病的有羊布鲁杆菌、牛布鲁杆菌、猪布鲁杆菌，在我国羊布鲁菌病最为常见，其次为牛布鲁菌病。

案例 11-2

患者，58 岁，不慎扭伤腰，后腰痛逐渐加重，1 个月后开始发热，体温高达 39℃以上，无明显畏寒和寒战，多汗明显，塞来昔布使体温降至正常数小时后又长高，头孢类和氨基糖苷类抗生素治疗无效。静脉推注地塞米松后体温在 36.5 ～ 37.3℃之间波动，腰痛略有减轻。血常规、肝功能无异常，抗核抗体、抗双链 DNA 抗体和抗可提取核抗原抗体谱均为阴性，类风湿因子 23.6μg/ml。平素体质较差，2 个月前被小猫咬伤过。

问题与思考：

1. 该患者可能患有什么疾病？
2. 该疾病可通过什么途径传播？

（一）生物学性状

布鲁杆菌为革兰染色阴性短小杆菌，有微荚膜，无鞭毛，无芽胞。革兰染色不易着色，Giemsa 染色呈紫色。专性需氧，初次分离需要 5% ～ 10%CO_2，营养要求高，在血平板或肝浸液培养基上 37℃培养 48 小时后出现无色、透明、光滑的小菌落。能分解尿素和产生

H_2S，根据产生 H_2S 的多少和含碱性染料培养基中的生长情况，可鉴别三种布鲁杆菌。

布鲁杆菌主要有 A 和 M 两种抗原，这两种抗原在不同种布鲁杆菌中含量不同。牛布鲁杆菌 A：M=1：20；羊布鲁杆菌 A：M=20：1；而猪布鲁杆菌 A：M=2：1。用 A 与 M 因子血清进行凝集试验可鉴别三种布鲁杆菌。

该菌抵抗力较强，在水中可生存 4 个月，在土壤、皮毛、病畜的器官和分泌物、肉和乳制品中可存活数周至数月。但日光直射下或 60℃加热 20 分钟可死亡，在 3% 来苏溶液中数分钟死亡，对常用的广谱抗生素较敏感。

（二）致病性与免疫性

布鲁杆菌致病物质主要有内毒素、透明质酸酶、荚膜等，家畜、家禽和野生动物是布鲁杆菌的宿主。病畜的肌肉、内脏、乳汁、尿液和粪便中均含有病菌，并且病畜常会流产或死胎，这种畜胎、羊水、胎盘及产后阴道分泌物中均含有大量的病菌，这些病菌可经破损皮肤、眼结膜、消化道及呼吸道等侵入机体，布鲁杆菌侵入机体后，发生不完全吞噬，随巨噬细胞进入淋巴结形成感染灶，并引起菌血症和毒血症，导致患者发热。免疫功能低下者，病菌可进入肝、脾、骨髓、肾等实质器官继续繁殖，体温下降，但随后病菌将再次进入血液引起第二次菌血症，致使体温再次升高。如此出现反复发热，临床上称为波浪热，为布鲁菌病典型症状。因布鲁杆菌为胞内寄生菌，抗菌药物难以发挥作用，故本病较难根治，易转为慢性，反复发作，布鲁杆菌可侵犯几乎所有器官组织。

布鲁杆菌以细胞免疫为主，病后产生一定免疫力。

（三）实验室检查

急性期取血，慢性期取骨髓。将标本接种于双相肝浸液培养基中培养，根据菌落形态、生化反应、染料抑菌试验、血清学反应可做出鉴定。

案例 11-2 分析

布鲁菌病属自然疫源性疾病，主要为接触病畜引起传播，羊在国内为主要传染源，其次为牛和猪。20 世纪 90 年代以来，我国布鲁菌病流行的特征发生了变化，感染人群除职业人群外，老年、青少年、儿童的发病有增多趋势，且除典型的羊、牛、猪接触史外，宠物也可以成为布鲁菌病的传染源。对于不能用常见疾病解释的腰痛、发热等症状，应考虑布鲁菌病的可能。

（四）防治原则

控制传染源、切断传染途径和提高人群免疫力是三项主要预防措施。对畜群进行免疫接种，同时对密切接触病畜的人群可接种冻干减毒活疫苗，有效期约 1 年。急性期患者用抗生素治疗，为了防止耐药和复发，一般常需联用药，如四环素联合链霉素，利福平联合多西环素等，而且疗程必须较长，如果疗程过短，则任何药物的复发率均很高。慢性期患者除继续用抗生素治疗外，可用特异性菌苗进行脱敏治疗。

考点：布鲁杆菌的致病特点

六、鼠疫耶尔森菌

鼠疫耶尔森菌（*Y. pestis*）俗称鼠疫杆菌，为耶尔森菌属，是甲类传染病鼠疫的病原菌。在人类历史上曾发生过三次世界性大流行，病死率高。

（一）生物学性状

该菌为卵圆形粗短杆菌，有荚膜，无鞭毛，革兰染色呈阴性。兼性厌氧，最适生长温度 27 ～ 30℃，普通培养基中能生长，但较缓慢；在血琼脂平板上培养 48 小时，可形成无色透明、中央厚周围薄、边缘不整齐的小圆菌落；肉汤培养基中形成菌膜，稍加摇动后呈"钟乳石"状下沉，此特征有一定鉴别意义；在慢性病灶、陈旧培养物内或 3% 高盐培养基上可形成球形、杆形、哑铃形、弯曲丝形、酵母形等多形态。该菌所有菌株都能发酵葡萄糖，多数菌株能发酵甘露糖和还原硝酸盐，少数可发酵乳糖和蔗糖，触酶阳性。

该菌对理化因素有较强的抵抗力，在 -30℃ 仍能存活，在畜粪和土壤中生存 1 年左右，在痰中约能生存 36 天。但对一般消毒剂、杀菌剂抵抗力不强，湿热 70 ～ 80℃ 10 分钟或 100℃ 1 分钟死亡，1% 石炭酸或 5% 来苏 20 分钟可杀灭痰中的病菌，对链霉素、四环素及氯霉素敏感。

（二）致病性与免疫性

鼠疫耶尔森菌致病力强，少数几个细菌即可致病。致病物质有荚膜抗原、V/W 抗原、鼠毒素和内毒素等。鼠疫是自然疫源性疾病，鼠疫耶尔森菌主要寄生在啮齿类动物，传播媒介以鼠蚤为主。一般鼠疫在鼠间发病和流行，大批鼠死后，鼠蚤失去宿主转向人群，叮咬人后引起感染，人感染鼠疫后，还可经人蚤或呼吸道等途径传播引起鼠疫。鼠疫常见的类型有三种：

1. 腺鼠疫　最常见，多发生于流行初期。以急性淋巴结炎为特点，全身出现中毒症状。
2. 肺鼠疫　吸入空气中鼠疫耶尔森菌而感染，或由腺鼠疫、败血症鼠疫继发引起。患者高热、寒战、咳嗽、胸痛、咯血，2 ～ 3 天内死于休克或心力衰竭等，死者皮肤常呈紫黑色，故称"黑死病"。

恐怖的瘟疫

黑死病是历史上最为神秘的疾病。从 1348 年到 1352 年，它把欧洲变成了死亡陷阱，断送了欧洲 1/3 的人口，总计约 2500 万人！在今后 300 年间，黑死病不断造访欧洲和亚洲的城镇：1467 年，俄罗斯死亡 127 000 人，1348 年德国编年史学家吕贝克记载死亡了 90 000 人，最高一天的死亡数字高达 1500 人！在维也纳，每天都有 500 ～ 700 人因此丧命，根据俄罗斯摩棱斯克的记载，1386 年只有 5 人幸存！黑死病彻底改变了整个欧洲乃至世界的历史！

意大利文学巨著《十日谈》就是以这场可怕的黑死病为背景，引言里就谈到了佛罗伦萨严重的疫情，描写了患者怎样突然跌倒在大街上死去，或者冷冷清清的在自己的家中咽气，直到死者的尸体发出了腐烂的臭味，邻居们才知道隔壁发生的事情。旅行者们见到的是荒芜的田园无人耕耘，洞开的酒窖无人问津，无主的奶牛在大街上闲逛，当地的居民却无影无踪。

链接

---

3. 败血症型鼠疫　可原发，也可因腺鼠疫和肺鼠疫继发引起，病情凶险，发病初期，体温高达 39 ～ 40℃，若抢救不及时，可在数小时至 2 ～ 3 天休克而死，病死率高。

机体免疫以细胞免疫为主，患者病愈后可获得持久免疫力。

（三）实验室检查

标本的采集和检查必须严格执行无菌操作，保障实验室生物安全，标本应送往有严格保护措施的专用实验室内进行检查，禁止在一般实验室进行操作。

（四）防治原则

灭鼠灭蚤是预防鼠疫的关键措施，及时发现、隔离疑似患者，并进行疫情报告。严格执行检验检疫制度，防止鼠疫从境外传入。应用鼠疫耶尔森菌无毒活疫苗进行预防接种，

考点：鼠疫杆菌的致病性

接种 10 ~ 15 天后产生免疫力，可维持 8 ~ 10 个月，为保证免疫效果，可做多次接种。治疗患者应早期足量用药，抗生素可选用链霉素、氯霉素、四环素、磺胺类等。

第三节　弧　菌　属

弧菌属（Vibrio）是一群菌体短小、弯曲成弧状的革兰阴性菌，分散排列，偶尔相互连接呈 S 状或螺旋状。大多菌体有单鞭毛，运动活泼，有菌毛，无芽胞和荚膜。广泛分布于自然界，尤其以水中多见。大多数不致病，对人致病的主要有霍乱弧菌和副溶血性弧菌。

一、霍乱弧菌

霍乱弧菌（V. cholerae）是霍乱的病原体，分为两个生物型，即古典生物型和埃尔托（El-Tor）生物型。人类历史上已发生 7 次世界性霍乱大流行，前 6 次均由霍乱弧菌古典生物型引起，第 7 次大流行由霍乱弧菌埃尔托生物型引起。新近的流行株 O139 在沿孟加拉湾的印度和孟加拉国的一些城市出现，并很快传遍亚洲。

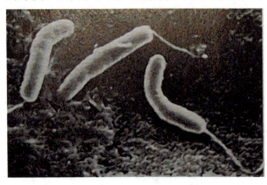

图 11-7　霍乱弧菌

（一）生物学性状

革兰阴性菌，新分离的细菌形态典型，长 1 ~ 3μm，宽 0.3 ~ 0.6μm，弯曲呈弧形或逗点状，人工培养后易呈杆状，不易与其他肠道杆菌区别。部分荚膜，有菌毛与单鞭毛，运动活泼。取患者的米泔水样粪便标本镜检，可见鱼群状的穿梭样运动（图 11-7）。

营养要求不高，耐碱不耐酸，在 pH 8.8 ~ 9.0 的碱性蛋白胨水或平板中生长良好，可形成圆形、透明、无色的 S 型菌落，该培养基可为霍乱弧菌的选择培养基。能发酵蔗糖和甘露糖，吲哚试验与霍乱红试验阳性。

霍乱弧菌有 O 抗原和 H 抗原，其中 O 抗原特异性强，根据 O 抗原不同将霍乱弧菌分为 155 个血清群，其中 O1 群和 O139 群引起霍乱。霍乱弧菌的古典生物型和埃尔托生物型均属 O1 群。

抵抗力较弱，对热、干燥、日光和一般消毒剂均敏感，但耐碱。55℃湿热中仅存活 15 分钟，在正常胃酸中仅存活 4 分钟，水中加 0.5ppm 氯 15 分钟死亡。对链霉素、四环素、氯霉素等敏感。

案例 11-3

患者，男，45 岁，10 月 3 日出现腹泻，初为黄色水样便，后为清水样便，量极多，伴脐周胀痛，无发热，随后喷射性呕吐，呕吐量多，4 小时内腹泻呕吐各 7 ~ 8 次，出现声音嘶哑、腓肠肌疼痛、指腹螺纹干瘪等严重脱水症状，测血压为零。

问题与思考：

1. 该患者可能患有什么疾病？病原体是什么？

2. 如何防治该疾病？

（二）致病性与免疫性

致病物质包括鞭毛、菌毛和霍乱肠毒素。其中霍乱肠毒素是主要致病物质，O1 群和 O139 群霍乱弧菌能产生此毒素，是目前已知的致泻毒素中毒性最强的毒素，由一个 A 亚单位和 5 个相同的 B 亚单位构成。A 亚单位为毒性活性部分，B 亚单位是结合部分，能特异地识别小肠黏膜上皮细胞膜受体，并与之结合，使 A 亚单位穿过细胞膜，激活细胞内的腺苷酸环化酶（AC），使 ATP 转化为 cAMP，cAMP 浓度升高，导致肠黏膜分泌功能亢进，产生严重的腹泻和呕吐。

霍乱弧菌引起烈性肠道传染病霍乱。在自然情况下，人类是霍乱弧菌唯一易感者。传染源是患者与带菌者，通过污染的水源或食物经口感染，居住拥挤，卫生条件差，特别是公用水源是造成暴发流行的重要因素。典型病例一般在感染病菌 2 ～ 3 天后出现剧烈腹泻和呕吐，多无腹痛，米泔水样排泄物，严重时每小时失水量可高达 1L。由于大量水和电解质丢失而导致脱水、代谢性酸中毒、肾衰竭等，如不及时治疗，12 ～ 24 小时内死亡，死亡率高达 60%。病愈后一些患者可短期带菌，主要存在于胆囊中，一般不超过 3 ～ 4 周。

病后可获得牢固免疫力，很少出现再次感染。但 O1 群与 O139 群之间无交叉免疫。

（三）实验室检查

采集患者米泔水样吐泻物或肛门拭子，严密包装，专人尽快送检。

标本进行悬滴法检查观察细菌呈穿梭样运动有助于诊断。涂片进行革兰染色镜检，如有典型"鱼群样"排列的革兰阴性弧菌，可初步诊断。

将粪便或呕吐物接种碱性蛋白胨水增菌后再用 TCBS 选择培养基分离培养，对可疑菌落进行生化反应和血清学鉴定。

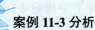

案例 11-3 分析

剧烈腹泻和呕吐，水样便，严重脱水，是霍乱的典型症状。

霍乱为消化道感染疾病，起病急，病情危重，生活中应做到"勤洗手、喝开水、吃熟食"，养成良好的卫生习惯。医务工作者应做到"早发现、早报告、早隔离、早预防、早治疗"。

（四）防治原则

加强检疫，及时检出患者，尽早隔离治疗，对患者及带菌者的粪便及呕吐物进行消毒处理；改善社区环境，加强水源管理。特异性预防可用 O1 群霍乱弧菌死菌苗肌内注射，新型口服 rBS/WC 疫苗也可用于预防霍乱。治疗原则是及时补充液体和电解质，同时合理使用抗生素。

考点：霍乱弧菌的生物学性状、致病性及防治原则

二、副溶血性弧菌

副溶血性弧菌(*V. parahaemolyticus*)是一种嗜盐性细菌,存在于海水、海底沉积物及鱼类、贝壳等海产品中，主要引起食物中毒。是我国大陆沿海地区食物中毒中最常见的病原菌。

本菌为革兰阴性菌，呈稍弯弧形、杆状、丝状等多形态，有单鞭毛，运动活泼。在无盐培养中生长很差，甚至不能生长，在含有 3% ～ 4%NaCl、pH 7.5 ～ 8.5 的培养基中生长良好。本菌不耐热，56℃ 5 分钟、90℃ 1 分钟即被杀灭；不耐酸，1% 乙酸 5 分钟或食醋 1 ～ 3 分钟死亡。

本菌污染的海产品或盐腌制品，如海蜇、海鱼、海虾、贝类、蛋品、肉类和蔬菜等，若烹饪不当，可引起食物中毒，也叫嗜盐菌食物中毒。主要症状有腹痛、水样便、呕吐和发热。一般恢复较快。病后免疫力不强，可重复感染。治疗可用庆大霉素、诺氟沙星等抗菌药物。

如何预防副溶血性弧菌

　　我国华东地区沿岸的海水的副溶血性弧菌检出率为47.5%～66.5%，海产鱼虾的平均带菌率为45.6%～48.7%，夏季可高达90%以上。除了海产品以外，畜禽肉、咸菜、咸蛋、淡水鱼等都发现有副溶血性弧菌的存在。

　　预防措施包括：动物性食品应煮熟煮透再吃；隔餐的剩菜食前应充分加热；防止生熟食物操作时交叉污染；海产品宜用饱和盐水浸渍保藏（并可加醋调味杀菌），食前用冷开水反复冲洗。

第四节　弯曲菌属

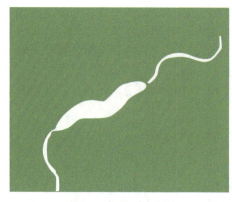

图 11-8　空肠弯曲菌

　　弯曲菌属（Campylobacter）属于螺菌科，广泛分布于动物界，主要引起人类的胃肠炎和败血症。对人致病的有空肠弯曲菌、大肠弯曲菌、胎儿弯曲菌、上突弯曲菌等13种，以空肠弯曲菌最为常见。

（一）生物学性状

　　弯曲菌属为细长、螺旋形、S形或海鸥展翅状的革兰阴性弯曲杆菌，大小为（0.2～0.5）μm×（1.5～2.0）μm，一端或两端有一根鞭毛，运动活泼（图11-8）。

　　微需氧，初次分离需5%O_2、10%CO_2、85%N_2。空肠弯曲菌、大肠弯曲菌在43℃生长，25℃不生长；胎儿弯曲菌在25℃生长，43℃不生长；各种弯曲菌在37℃均能生长，生长温度的差异可用于菌种的鉴别。营养要求高，在普通培养基上不能生长，需加血液、血清。空肠弯曲菌初次分离时，可形成两种菌落，一种为扁平湿润、灰白色半透明、边缘不整齐、常沿接种线扩散生长的菌落，另一种为圆形突起、半透明、针尖状、有光泽的单个细小菌落。生化反应不活泼，不分解糖类，V-P和甲基红试验阴性，氧化酶为阳性和马尿酸盐水解试验阳性。

　　抵抗力较弱，56℃5分钟可被杀死，干燥环境中仅存活3小时，培养物置冰箱中细菌很快死亡，但置室温可存活2～24周，对一般消毒剂敏感。

（二）致病性与免疫性

　　空肠弯曲菌是多种动物如牛、羊、犬及禽类的正常菌群，一般寄生在生殖道和肠道，故可通过分娩或排泄物污染食物和水。人普遍易感，尤其是儿童，可通过接触、母婴或苍蝇媒介传染，潜伏期为3～5天。主要致病物质为内毒素，另有细胞毒素和不耐热肠毒素，可引起急性肠炎、腹泻的暴发流行或食物中毒。主要临床症状为腹痛、腹泻、发热，偶有呕吐脱水，病程5～8天。严重时会引起败血症，导致其他器官感染，如脑膜炎、关节炎等。孕妇感染可导致流产或早产。

　　空肠弯曲菌感染后，机体可产生特异性抗体，增强巨噬细胞的吞噬作用。

（三）实验室检查

　　采取粪便等标本涂片染色镜检，根据空肠弯曲菌典型形态可初步鉴定，再进行分离培养，挑取可疑菌落进行生化反应、血清学试验等鉴定该菌。

（四）防治原则

预防主要措施是注意饮食、饮水卫生，加强人、畜、禽的粪便管理。治疗可用红霉素、四环素等。

考点：空肠弯曲菌的致病性

小结

细菌名称	主要生物学特征	所致疾病
炭疽芽胞杆菌	G^+ 粗大杆菌，无鞭毛，有荚膜和芽胞，培养时需氧，营养要求不高	皮肤炭疽、肺炭疽、肠炭疽
白喉棒状杆菌	G^+ 棒状，无荚膜，无鞭毛，吕氏血清培养基生长良好	白喉（白喉外毒素）
流感嗜血杆菌	G^- 小杆菌，无鞭毛，有菌毛和荚膜，需氧和血液	脑膜炎、败血症、化脓性关节炎和心包炎等急性化脓性感染
百日咳鲍特菌	G^- 小球杆菌，无鞭毛，有荚膜和菌毛。需氧，营养要求高	百日咳（百日咳内毒素）
嗜肺军团菌	G^- 球杆菌，有鞭毛、菌毛和荚膜，需氧，营养要求高	流感样型感染，肺炎型感染，重症型肺外感染
幽门螺杆菌	G^- 螺旋形，有鞭毛，运动活泼，微需氧，营养要求高	与胃炎、胃溃疡、十二指肠溃疡、胃癌和胃黏膜淋巴瘤发生有关
布鲁杆菌	G^- 球杆菌，有荚膜，需氧，营养要求高	布鲁菌病，引起病畜流产，出现波浪热
鼠疫耶尔森菌	G^- 短球杆菌，有荚膜，血培养基中生长良好，液体培养基中形成菌膜	腺鼠疫、肺鼠疫、败血症型鼠疫
霍乱弧菌	G^- 弧形，单鞭毛，有菌毛，运动活泼，嗜碱性	霍乱，死亡率高
副溶血性弧菌	G^- 弧形，单鞭毛，嗜盐	食物中毒
空肠弯曲菌	G^- 弧形、螺旋形或 S 形，单或双鞭毛，运动活泼，微需氧，营养要求高	腹痛、腹泻、血便、发热

目 标 检 测

【A₁ 型题】

1. 关于炭疽芽胞杆菌，下列哪项是错误的
    A. 革兰阴性粗大杆菌，可形成芽胞
    B. 有荚膜，其与该菌致病力有关
    C. 是人畜共患病病原体
    D. 炭疽毒素由保护性抗原、致死因子和水肿因子三种成分构成
    E. 临床可致皮肤炭疽、肺炭疽和肠炭疽

2. 在抗菌免疫中，下列不以细胞免疫为主的细菌是
    A. 结核杆菌　　　　　　B. 军团菌

C. 布鲁杆菌　　　　　　D. 伤寒杆菌
E. 白喉棒状杆菌

3. 关于鼠疫耶尔森菌下列哪项是错误的
    A. 鼠是重要传染源传播媒介
    B. 陈旧培养物中菌体可呈多态性
    C. 可通过鼠蚤传染给人
    D. 临床类型有肺鼠疫、腺鼠疫和败血症鼠疫
    E. 鼠疫有"黑死病"之称

4. 下列哪种病原体不是人畜共患病病原体
    A. 鼠疫耶尔森菌　　　　B. 布鲁杆菌

C.炭疽芽胞杆菌　　　　D.莫氏立克次体

E.百日咳杆菌

5.下列细菌中侵袭力最强的是

A.破伤风梭菌　　　　B.白喉棒状杆菌

C.布鲁杆菌　　　　D.军团菌

E.流感杆菌

6.布鲁杆菌感染时，细菌可反复入血形成

A.菌血症　　　　B.败血症

C.毒血症　　　　D.脓毒血症

E.内毒素血症

7.布鲁杆菌的致病物质是

A.芽胞　　　　B.荚膜

C.鞭毛　　　　D.血浆凝固酶

E.链激酶

8.食入未经消毒的羊奶，最有可能患的病是

A.波浪热　　　　B.结核病

C.伤寒　　　　D.破伤风

E.肉毒中毒

9.分离布鲁杆菌阳性率最高的患者标本是

A.血液　　　　B.粪便

C.尿液　　　　D.痰

E.骨髓

10.培养布鲁杆菌应接种于

A.血平板　　　　B.巧克力平板

C.罗氏培养基　　　　D.肝浸液培养基

E.吕氏培养基

11.菌体呈卵圆形，两端浓染的细菌是

A.炭疽芽胞杆菌　　　　B.白喉棒状杆菌

C.结核杆菌　　　　D.鼠疫耶尔森菌

E.伤寒沙门菌

12.鼠疫耶尔森菌的传播媒介是

A.鼠蚤　　　　B.鼠虱

C.恙螨　　　　D.蚊

E.蜱

13.下列细菌中属需氧芽胞杆菌的是

A.破伤风梭菌　　　　B.肉毒梭菌

C.产气荚膜梭菌　　　　D.炭疽芽胞杆菌

E.白喉棒状杆菌

14.青霉素串珠试验阳性的细菌是

A.破伤风梭菌　　　　B.肉毒梭菌

C.产气荚膜杆菌　　　　D.炭疽芽胞杆菌

E.白喉棒状杆菌

15.白喉棒状杆菌的特点是

A.革兰染色阴性

B.在普通培养基上生长迅速

C.有异染颗粒

D.内毒素致病

E.对磺胺敏感

16.百日咳杆菌属于

A.假单胞菌属　　　　B.奈瑟菌属

C.鲍特菌属　　　　D.分枝杆菌属

E.棒状杆菌属

17.霍乱弧菌的生长特征是

A.专性厌氧

B.最适合生长温度是25℃

C.能在高pH环境中生长

D.营养要求高

E.生长环境pH范围广，但最好是在弱酸性环境中

18.霍乱弧菌是

A.弧菌属中唯一的致病菌

B.具有周身鞭毛，运动非常活泼

C.G⁻菌，内毒素为主要致病因素

D.在自然情况下，人是唯一的易感者

E.以上都不对

19.霍乱弧菌致病的原因是

A.细菌通过菌毛黏附于肠壁，造成炎症

B.细菌侵入血流引起败血症

C.肠毒素作用于小肠黏膜，引起肠液过度分泌

D.内毒素使肠壁痉挛

E.以上都是

20.自患者分离培养霍乱弧菌，是将患者"米泔水"样大便或呕吐物接种于

A.血琼脂平板

B.SS琼脂平板

C.碱性蛋白胨水培养基

D.血清肉肠培养基

E.巧克力琼脂平板

21.不能引起食物中毒的细菌是

A.猪霍乱弧菌　　　　B.变形杆菌

C.葡萄球菌　　　　D.霍乱弧菌

E.副溶血性弧菌

（王　萍）

第十二章　其他原核细胞型微生物

学 习 目 标

1. 掌握常见病原性放线菌、支原体、立克次体、衣原体和螺旋体的主要生物学性状和致病性。

2. 熟悉常见病原性放线菌、支原体、立克次体、衣原体和螺旋体的防治原则。

3. 了解常见病原性放线菌、支原体、立克次体、衣原体和螺旋体的实验室检查方法。

第一节　放　线　菌

放线菌（Actinomyces）是一类呈菌丝状生长，以孢子繁殖的单细胞原核细胞型微生物，介于细菌与丝状真菌之间，是抗生素的主要产生菌（图12-1）。多数不致病，对人致病的放线菌主要有放线菌属与诺卡菌属。

一、放线菌属

放线菌属（Actinomyces）形成菌丝体，但不形成孢子，对人致病的主要为衣氏放线菌（*A. israelii*）。

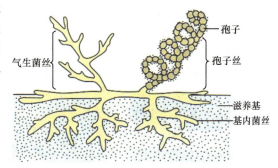

图 12-1　放线菌的形态结构

（一）生物学性状

衣氏放线菌为革兰阳性丝状杆菌，非抗酸性。在病灶组织中，菌丝常交织形成密集的菌团，肉眼可见为黄色颗粒，称为硫黄样颗粒。将颗粒制成压片镜检，可见颗粒呈菊花状。苏木紫伊红染色时，中间菌丝呈紫色，四周菌体末端膨大部分呈红色（图12-2）。

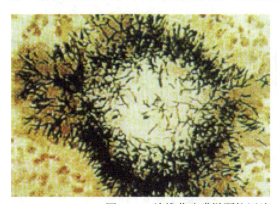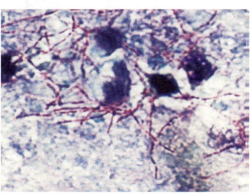

图 12-2　放线菌硫磺样颗粒压片（左）及苏木紫伊红染色（右）

衣氏放线菌难培养，厌氧或微需氧，5%CO_2可促进其生长。菌落刚形成时为纺锤状，之后逐渐转成灰白色、突起而不规则的较大菌落。发酵木糖和甘露醇，不分解淀粉。

（二）致病性与免疫性

衣氏放线菌多存在于人口腔、上呼吸道、胃肠道和泌尿生殖道中，为条件致病菌。当机体免疫力降低，拔牙或口腔黏膜受损时引起内源性感染，多形成慢性肉芽肿，伴有多发性瘘管，脓汁中可查到硫黄样颗粒为其特征，称放线菌病，表现为面、颈、肺或腹部组织的慢性化脓性炎症。放线菌也是引起龋齿和牙周炎的重要因素。衣氏放线菌免疫原性不强，虽能刺激机体产生抗体，但这些抗体无保护作用，诊断上也很少应用。

（三）实验室检查与防治原则

最简单的检查方法是在脓、痰中寻找硫黄样颗粒，并做相关检测。目前尚无特异的预防方法。注意口腔卫生是预防的主要方法。患者脓肿和瘘管须进行外科清创处理，同时采用抗生素治疗，首选青霉素，亦可用红霉素和林可霉素等。

二、诺卡菌属

（一）生物学性状

诺卡菌属（Nocardia）是一类菌丝不产孢子的革兰阳性原核生物，部分有弱抗酸性。专性需氧，营养要求不高，在沙氏培养基上生长良好。培养1周左右可见黄色或白色的菌落，表面有皱褶，颗粒状。在液体培养基中呈菌膜状。

（二）致病性与免疫性

多数为土壤中的腐生菌，其中星形诺卡菌和巴西诺卡菌可引起人类疾病。在我国最常见的是星形诺卡菌，引起肺部感染类似肺结核的症状，肺部病灶可转移至皮下组织，形成脓肿和多发性瘘管，也可扩散至其他器官，引起脑膜炎与腹膜炎。巴西诺卡菌则经皮肤创伤侵入皮下引起慢性化脓性肉芽肿，表现为肿胀、脓肿及多发性瘘管，好发于腿部，称为足分枝菌病，从瘘管中可流出许多黄红色或黑色小颗粒，即诺卡菌的菌落。

> **放线菌与人类的关系**
>
> 据估计，全世界共发现4000多种抗生素，其中2/3由放线菌产生，如著名的链霉素、土霉素，抗真菌的制霉菌素，抗结核的卡那霉素，抗肿瘤的丝裂霉素、博来霉素，能有效防治水稻纹枯病的井冈霉素等；有的放线菌还能产生维生素、酶制剂；此外，还可用于甾体转化、石油脱蜡、烃类发酵、污水处理等方面。因此，放线菌与人类关系密切，在医药工业上有着重要意义。
>
> 链接

（三）实验室检查与防治原则

考点： 放线菌的生物学性状及致病性

检查时采集脓液、痰或脑脊液等标本，查找黄红色或黑色颗粒，再根据革兰染色、抗酸染色和生化试验结果进行鉴定。

诺卡菌的感染无特异预防方法。感染部位可进行彻底手术清创。使用抗生素或磺胺类药物治疗，一般治疗时间不少于6周。

第二节　支　原　体

支原体（Mycoplasma）是一群无细胞壁，可在人工培养基上生长的最小原核生物，因能形成有分枝的长丝而称为支原体。

案例 12-1
　　患儿，女，8 岁，4 天前出现发热，体温最高达 39.5℃，咳嗽呈阵发性刺激性干咳，院外予口服"阿莫西林、头孢克肟、肺力咳" 2 天，静点"头孢呋辛、炎琥宁" 1 天治疗，效果不明显，咳嗽加重后入院。入院查体：体温 39℃，精神尚好，热性病容，口周无发绀，呼吸急促，咽充血，双侧扁桃体肿大充血，右肺上呼吸音减低。胸部 X 线：大片密度增高影；血清冷凝集试验呈阳性。
　　问题和思考：
　　1. 该患者最可能的疾病是什么？
　　2. 引起本疾病的病原体是什么？

一、概　　述

　　支原体大小为 0.3～0.5μm，能通过细菌滤器。革兰染色呈阴性，但不易着色，Giemsa 染色呈淡紫色。营养要求较一般细菌高，需 10%～20% 人或动物血清，主要以二分裂形式增殖，增殖速度较细菌慢，培养 2～7 天可形成"油煎蛋状"菌落（图 12-3）。

　　对热抵抗力小，一般 55℃ 5～15 分钟即死亡，对重金属盐、石炭酸、来苏等较细菌敏感，对表面活性物质、脂溶剂极为敏感。对青霉素不敏感，对干扰蛋白质合成和阻碍 DNA 复制的抗生素敏感，如多西环素、左旋氧氟沙星、司帕沙星等。

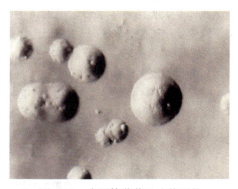

图 12-3　支原体菌落呈油煎蛋状

　　支原体种类多，分布广泛，引起人类感染性疾病的主要有肺炎支原体、生殖器支原体、穿透支原体、人型支原体和溶脲脲原体，其中溶脲脲原体属于脲原体属，其余均属于支原体属。

二、主要致病性支原体

（一）肺炎支原体

　　肺炎支原体（*M. pneumoniae*）是人类支原体肺炎的病原体，支原体肺炎的病理改变以间质性肺炎为主，有时并发支气管肺炎，称为原发性非典型肺炎。多发生在儿童和青、中年。秋冬季较多见。本病占非细菌性肺炎 1/3 以上。

　　肺炎支原体的致病物质主要有黏附因子、荚膜和毒性代谢产物。传染源为患者或携带者，主要经飞沫传播，潜伏期 2～3 周。多数患者症状较轻，表现为咽痛、头痛、不规则发热、恶心、呕吐、刺激性咳嗽等症状，5～10 天消失，肺部 X 线改变持续 4～6 周才消失。少数患者会伴发多系统、多器官损害，如斑丘疹、水疱疹、肝功能损害、血液系统损害引起的溶血性贫血和脑膜脑炎等。

　　肺炎支原体感染以体液免疫为主，产生的抗体 IgG 有调理作用。呼吸道黏膜分泌的 SIgA 有一定免疫保护作用，但不牢固，仍可再感染。肺炎支原体可引起 Ⅱ、Ⅲ 型超敏反应，引起细胞损伤。

采取患者咽拭子或痰液标本进行分离培养，观察菌落形态，并进行溶血试验（豚鼠红细胞β溶血）和生化反应进行鉴定。还可进行血清学抗体检测法、抗原检测法和 PCR 技术进行鉴定。

支原体疫苗仍在试验中，尚无特异性预防方法。寒冷季节注意防寒保暖，开窗通风，加强锻炼。治疗可选用红霉素、四环素和氯霉素等。

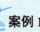

案例 12-1 分析

患者全身症状明显（阵发性刺激性干咳、高热），肺部体征较少（右肺上呼吸音降低），胸部 X 线表现是肺炎支原体肺炎的特征，血清冷凝集试验是支原体感染的特异性检查。

（二）溶脲脲原体

溶脲脲原体（*M. urealyticum*）又名解脲脲原体，因能产生尿素酶分解尿素而得名。溶脲脲原体是人类泌尿生殖道常见的寄生菌，在特定条件下可致病，主要通过性接触引起人类泌尿生殖道感染，如非淋菌性尿道炎、男性前列腺炎或附睾炎、女性阴道炎或宫颈炎等，并可导致不孕、流产、早产和死胎等，也能引起新生儿呼吸道和中枢神经系统感染。现已被列为性传播疾病的病原体。

考点：支原体的生物学性状及致病性

致病机制尚不清楚，目前认为可能与侵袭性酶和毒性产物有关。

实验室检测最好的方法是分离培养和检测病原抗原或核酸。

目前，尚无特异性预防方法。加强宣传教育，注意性卫生，切断传染源是主要的预防措施。多西环素、红霉素、氯霉素和庆大霉素等治疗效果良好。

第三节　立克次体

立克次体（*rickettsia*）是一类严格细胞内寄生的原核细胞型微生物。1909 年，由美国病理学家立克次（Howard Taylor Ricketts）首次发现，故名立克次体。

一、概　　述

（一）生物学性状

立克次体大小介于细菌和病毒之间，多球杆状或杆状，光学显微镜下可见。革兰染色阴性，但不易着色，Giemsa 染色呈紫色或蓝色。专性细胞内寄生，常用鸡胚、动物和组织细胞来培养。以二分裂方式繁殖，但速度较细菌慢。

立克次体对热、低温和干燥抵抗力差，故在细胞外不稳定，但存在于虱粪内时，可保持活性达数月。对抗生素敏感，而磺胺可刺激其生长。

外 - 斐反应

斑疹伤寒立克次体和恙虫病立克次体与变形杆菌属的某些 X 菌株的菌体抗原（O 抗原）有共同抗原，故可用这些菌株的 O 抗原代替立克次体抗原进行交叉凝集反应，称外 - 斐反应，可以检测患者血清中相应抗体，辅助诊断立克次体病。

链接

（二）致病性与免疫性

立克次体多数为人畜共患病原体，以节肢动物为传播媒介或储存宿主，再通过带菌节肢动物，如人虱、鼠蚤、蜱的叮咬或粪便污染伤口侵入机体，个别还可通过呼吸道和消化道进入，引起立克次体病。主要表现为发热、皮疹、实质器官损伤和中毒症状等，抗感染免疫以细胞免疫为主，病后免疫力较牢固。常见致病性立克次体有普氏立克次体、莫氏立克次体和恙虫病立克次体。

二、主要致病性立克次体

（一）普氏立克次体

普氏立克次体（R. prowazekii）是流行性斑疹伤寒的病原体，流行性斑疹伤寒在世界各地均可发生。

患者是唯一的传染源，人虱是主要传播媒介，传播方式为虱 - 人 - 虱，故流行性斑疹伤寒又称为虱传斑疹伤寒。本病原在虱肠壁细胞中繁殖，破坏肠管上皮细胞，并随粪便排出体外，感染 1 周后死亡，不经卵传代。当虱叮咬人时，由于人搔痒时虱粪入侵伤口而感染，亦可通过呼吸道或眼结膜感染。人感染后潜伏期为 1 ～ 3 周，起病急，主要表现为高热、剧烈头痛和皮疹等。严重者伴有中枢神经系统和心血管系统等损害。

接种全细胞灭活的鼠肺疫苗或鸡胚疫苗等，具有一定的免疫作用，免疫力可持续 1 年。治疗患者可使用氯霉素和四环素类抗生素。

（二）莫氏立克次体

莫氏立克次体（R. mooseri，又称斑疹伤寒立克次体）是地方性斑疹伤寒的病原体。啮齿类动物是莫氏立克次体的主要储存宿主，主要传播媒介是鼠蚤和鼠虱，故地方性斑疹伤寒又称鼠型斑疹伤寒。鼠蚤叮咬人时，粪便中的立克次体通过抓伤的皮肤伤口感染人体，干燥的粪便亦可通过口、鼻和眼结膜侵入人体而致病。此时患者如果有人虱寄生，则可以人虱为媒介，在人群中传播流行。

地方性斑疹伤寒临床症状与流行性斑疹伤寒相似，但病情较轻，很少累及中枢神经系统和心血管系统，病愈后能获得牢固的免疫力。

（三）恙虫病立克次体

恙虫病立克次体（R. tsutsugamushi）又称东方立克次体，是恙虫病的病原体。恙虫病是一种自然疫源性传染病，在我国东南、西南地区的沿海岛屿发病率较高。

恙螨是恙虫立克次体的寄生宿主、储存宿主和传播媒介。恙虫病主要在啮齿动物之间流行，啮齿动物内能长期保存病原且多无症状，而成为主要传染源。

恙虫病立克次体在恙螨体内可经卵传代。人若被恙螨叮咬后，出现高热、剧烈头痛和耳聋等症状，叮咬处溃疡，周围红润，上覆盖黑色焦痂，是恙虫病的特征之一。此外还可因立克次体入血，引起全身淋巴结肿大及内脏器官的损害。病后可获得牢固的免疫力。

预防以灭鼠为主，改善环境卫生。尚无理想的预防接种疫苗，治疗可用氯霉素和四环素。

考点：立克次体的生物学性状及致病性

第四节　衣　原　体

衣原体（Chlamydia）是一类严格细胞内寄生，具有独特发育周期的原核生物，能通过细菌滤器。过去认为是大型病毒，现为独立微生物群。衣原体广泛寄生于人类、哺乳动物和禽类，对人致病的衣原体主要有：沙眼衣原体、肺炎衣原体、鹦鹉热衣原体等。

一、概　　述

（一）生物学性状

衣原体严格细胞内寄生，具独特的发育周期，并形成两种形态结构①原体：小而致密，圆形或卵圆形，Giemsa 和 Macchiavello 染色分别为紫色和红色。为成熟衣原体，有核质及细胞壁，无繁殖力，有感染性，通过吞饮作用进入胞内。②始体：原体进入宿主细胞后，形成大而疏松的始体，Giemsa 和 Macchiavello 染色均呈蓝色。始体无核质及细胞壁，无感染性，以二分裂方式繁殖，产生大量原体，成熟的子代原体从宿主细胞中释放出来后，再感染其他细胞，开始新的发育周期。整个周期需 48 ～ 72 小时。

衣原体耐冷不耐热，56 ～ 60℃仅存活 5 ～ 10 分钟，在 -70℃可存活数年，冻干保存达 30 年，0.1% 甲醛、0.5% 石炭酸 30 分钟可杀死，75% 乙醇 0.5 分钟可杀死。对四环素、红霉素、多西环素和利福平等均很敏感。

（二）致病性与免疫性

衣原体表面脂多糖和蛋白促进其进入易感细胞，并阻止吞噬体和溶酶体的融合，从而使衣原体在吞噬体内繁殖并产生内毒素样物质破坏细胞，有的衣原体还可介导炎症反应和瘢痕形成。

衣原体感染后机体产生细胞免疫和体液免疫，以细胞免疫为主，但保护力不强，因此衣原体感染常表现为持续性感染、反复感染或隐性感染。

二、主要致病性衣原体

（一）沙眼衣原体

沙眼衣原体（*C. trachomatis*）包括沙眼生物亚种、性病淋巴肉芽肿亚种和鼠亚种三个亚种。主要引起以下疾病。

1.沙眼　由沙眼生物亚种引起。主要通过眼 - 眼或眼 - 手 - 眼直接接触传播，亦可通过玩具、卫生洁具等间接传播。沙眼衣原体侵袭眼结膜上皮细胞，引起局部炎症。早期表现为流泪，有黏液或脓性分泌物，结膜充血，滤泡增生。后期出现结膜纤维组织增生，瘢痕挛缩，眼睑内翻、倒睫及角膜血管翳，影响视力至致盲。目前沙眼是世界上致盲的首要因素。

沙眼衣原体的发现

自 1907 年以来，许多科学家多次尝试寻找沙眼病原体，但均未成功。20 世纪 50 年代中期，汤飞凡教授在 35℃环境中对沙眼病毒进行培养，并用链霉素杀死其他细菌，用立克次体技术，沙眼病毒在鸡胚中经过三代培养，终于成为沙眼病毒的"纯品"。为确认病原体，汤飞凡将自己培养出来的沙眼衣原体滴在自己的眼睛里，很快，他的眼睛红肿得像核桃那样大。此后经过 40 多天的观察检验，确认他患上了典型的沙眼病。

汤飞凡成为世界上第一个分离培养出沙眼衣原体的人，他的成功结束了持续半个多世纪的沙眼病原学的争论，在全世界引起了巨大的反响。由此，增加了一个介于细菌和病毒之间的"衣原体"目。同时促进了对沙眼的传染、免疫、诊断、预防和治疗诸方面乃至衣原体学的研究。这一研究成果推动了世界范围的沙眼研究工作，他所发表的沙眼衣原体分离培养方法纷纷被世界各国所仿效。汤飞凡的沙眼衣原体的分离培养成功，被作为 1958 年世界医学界十大事件之一而载入世界科技史册。

链接

2.包涵体结膜炎　由沙眼生物亚种引起。感染新生儿可引起急性化脓性结膜炎（包涵体脓漏眼），可自愈；感染成年人引起滤泡性结膜炎（游泳池眼结膜炎），经数周或数月痊愈。在成人还可引起生殖道感染。

3.泌尿生殖道感染　由除 A 和 C 血清型以外的沙眼生物亚种引起。经性接触传播。常引起男性非淋菌性尿道炎，女性尿道炎、宫颈炎、输卵管炎和盆腔炎等。

4.性病淋巴肉芽肿　由性病淋巴肉芽肿亚种引起，通过性接触传播。男性患者以腹股沟淋巴结感染多见，引起化脓性淋巴炎和慢性淋巴肉芽肿，常形成瘘管，经久不愈。女性患者常侵犯会阴、肛门和直肠，可形成肠 - 皮肤瘘管，也可引起会阴 - 肛门 - 直肠狭窄或梗阻。

根据感染部位不同采集不同标本，快速送检，通过包涵体和病原形态检查、分离培养、血清学试验和 PCR 检查，可鉴定沙眼衣原体。

沙眼衣原体感染尚无特异性预防方法。预防措施主要为注意个人卫生，不使用公共卫生洁具，避免直接或间接接触传染源。经性接触的衣原体感染，其预防措施与其他性病相同。

治疗可选用磺胺类、大环内酯类和喹诺酮类抗生素，效果良好。

（二）肺炎衣原体

肺炎衣原体（*C. pneumoniae*）形态特别，呈梨形，仅寄生于人体。是呼吸道疾病的重要病原体，主要引起青少年急性呼吸道感染，常见咽炎、鼻窦炎、支气管炎和肺炎等。起病缓慢，临床表现为咽痛、声音嘶哑、发热、咳嗽和气促等症状。也可引起心包炎、心肌炎、心内膜炎、甲状腺炎和吉兰 - 巴雷综合征等。近年研究结果表明，肺炎衣原体与冠状动脉粥样硬化病有关。

肺炎衣原体感染后免疫性相对稳定，以细胞免疫为主。

有肺炎支原体流行时，尽量减少集体活动。患者可选用大环内酯类抗生素和喹诺酮类抗生素治疗。

（三）鹦鹉热衣原体

鹦鹉热衣原体随鸟类粪便和上呼吸道的分泌物排出，通过呼吸道和破损皮肤黏膜侵入人体，引起人畜共患病——鹦鹉热，临床表现为寒战、发热、咳嗽和胸痛，可并发心肌炎。一般人与人之间不传播。感染后以细胞免疫为主。

预防以加强对鸟、禽类管理和相关从业人员个人防护为主。治疗可使用四环素类、大环内酯类和喹诺酮类抗生素。

考点：衣原体的生物学性状及致病性

第五节　螺　旋　体

螺旋体（Spirochete）是一类细长、柔软、弯曲呈螺旋状、运动活泼的原核细胞型微生物。基本结构与细菌相似，有核质和细胞壁，以二分裂方式繁殖，对抗生素敏感。广泛存在于自然界和动物体内，种类繁多，对人致病的主要有下列三个属（图 12-4）。

1.疏螺旋体属（*Borrelia*）　有 3～10 个稀疏不规则的螺旋，如回归热螺旋体、伯氏螺旋体等。

2.密螺旋体属（*Treponema*）　有 8～14 个细密规则螺旋，两端尖，如梅毒螺旋体、品他螺旋体等。

3.钩端螺旋体属（*Leptospira*）　螺旋数更多，螺旋更细密规则，一端或两端弯曲成钩状，如问号钩端螺旋体等。

一、钩端螺旋体

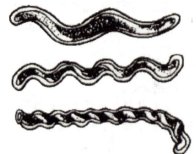

图12-4　各种螺旋体形态

钩端螺旋体简称钩体，致病性钩体主要是问号钩端螺旋体（*L. interrogans*），引起人或动物的钩端螺旋体病（钩体病）。

（一）生物学性状

菌体长 6 ～ 12μm，宽 0.1 ～ 0.2μm，有细密规则的螺旋，一端或两端弯曲而使菌体呈问号状或C、S形，故名钩端螺旋体。革兰染色阴性，但不易着色。常用Fontana镀银染色法染成棕褐色。在暗视野显微镜下观察到钩端螺旋体运动活泼。

钩端螺旋体是唯一可以进行人工培养的致病性螺旋体，营养要求较高，需氧，常用含10%兔血清的柯索夫（Korthof）培养基培养，生长缓慢，5 ～ 7天出现透明、扁平、不规则菌落。在液体培养基中培养1周左右呈半透明云雾状生长。

在中性潮湿的泥土或水中可存活数月。但对热和干燥敏感，60℃ 1分钟即死亡，0.2%来苏水或1%石炭酸可杀死钩端螺旋体。对青霉素、庆大霉素等敏感。

（二）致病性和免疫性

钩端螺旋体的主要致病物质有①内毒素样物质：可引起机体发热、炎症和坏死；②溶血素：能破坏红细胞膜，引起贫血、出血、肝大、黄疸和血尿等；③细胞毒性因子：可导致肌肉痉挛和呼吸困难。

钩体病是一种自然疫源性疾病，人畜共患，猪、牛和鼠类为主要储存宿主和传染源。动物感染后多不发病，钩端螺旋体可随尿液排出，污染水源和土壤，人类与之接触时，钩端螺旋体能主动穿过完整的皮肤、黏膜侵入人体，在局部迅速繁殖，并经淋巴系统或直接进入血循环引起钩体血症。症状表现为发热、头痛、腓肠肌剧痛、眼结膜充血、浅表淋巴结肿大等。重者可出现肝、肺、肾功能损害。临床分为流感伤寒型、黄疸出血型、肺出血型、脑膜脑炎型、肾衰竭型和胃肠炎型等。钩端螺旋体也能通过胎盘引起胎儿感染。

感染后对同型钩端螺旋体产生持久免疫力，以体液免疫为主。

（三）实验室检查

1. 病原学检查　发病1周内取血液，2周后取尿液，有脑膜刺激征取脑脊液，可直接镜检或分离培养鉴定。

2. 血清学诊断　采集患者病程早、晚期双份血清。有脑膜刺激征者可采取脑脊液。采用显微镜凝集试验、间接凝集试验等方法检测血清中抗体效价，双份血清标本效价增长4倍以上有诊断意义。

（四）防治原则

防鼠灭鼠，加强病畜管理，保护水源及增强机体免疫力是预防钩体病主要措施。人工主动免疫可用多价钩体死疫苗接种。治疗首选青霉素，过敏者可改用庆大霉素、多西环素等其他抗生素。

二、梅毒螺旋体

梅毒螺旋体（*T. pallidum*）又称苍白密螺旋体，是引起人类梅毒的病原体。梅毒是一种危害性较严重的性传播疾病。

案例 12-2

患者，女性，30 岁。2 个月前右前臂出现无自觉症状的丘疹，逐渐蔓延至全身，面部、躯干、腹股沟、臀部、口腔黏膜和四肢广泛出现红斑、角化性丘疹和坏死溃疡性结节，掌跖部位亦有色素沉着、溃疡性丘疹和结节。血清学检查：快速血浆反应素环状卡片试验滴度 1：8192，微量血细胞凝集试验阳性。人类免疫缺陷病毒（HIV）抗体阴性。背部皮损组织病理检查：表皮棘层增厚，真皮浅深层血管周围和附属器周围有混合浆细胞的肉芽肿性炎性浸润，血管壁纤维蛋白沉积，管壁和管腔内可见淋巴细胞、中性粒细胞浸润。

问题和思考：

该患者最可能的疾病是什么？属于几期？

（一）生物学性状

菌体长 5～10μm，宽 0.1～0.2μm，有 8～14 个致密而规则的螺旋，两端尖直，运动活泼。Fontana 镀银染色法染成棕褐色。

抵抗力极弱，离体后干燥 1～2 小时或 50℃加热 5 分钟即死亡。在血液中 4℃放置 3 天即可死亡，故血库储存 3 天以上的血液无传染梅毒的危险。对各种化学消毒剂和青霉素、四环素、红霉素、庆大霉素敏感。

（二）致病性和免疫性

梅毒螺旋体不产生内、外毒素，有很强的侵袭力，但致病因素及机制不明。有认为对机体的损害是由于一种长期慢性的刺激作用。螺旋体的蛋白质成分可使机体致敏，晚期常引起变态反应性病变，如梅毒瘤。

人是唯一的传染源，主要通过性接触传染引起获得性梅毒，也可通过胎盘传染给胎儿，引起先天性梅毒。

获得性梅毒又称后天性梅毒，几乎可侵犯全身，造成多器官的损害。可分为三期，有潜伏、反复再发的特点。

1. Ⅰ期梅毒　感染后 3 周左右局部出现无痛硬下疳，多见于外生殖器，也可见于直肠、肛门和口腔。溃疡渗出物中含大量梅毒螺旋体，传染性极强。4～8 周后，硬下疳常自然愈合。及时治疗，可彻底治愈。

2. Ⅱ期梅毒　多发生于硬下疳后 2～8 周。全身皮肤黏膜出现梅毒疹，周身淋巴结肿大，有时亦累及骨、关节、眼及其他器官。在梅毒疹和淋巴结中，有大量梅毒螺旋体，一般 3 周至 3 个月后体征可消退，但可复发。Ⅰ、Ⅱ期梅毒称为早期梅毒，传染性强，但破坏性较小。

3. Ⅲ期梅毒　又称晚期梅毒。发生于感染后 2～15 年，病程长，如不治疗，可长达 10～30 年，甚至终生。在此期可累及任何组织器官，包括皮肤、黏膜、骨、关节及各内脏，并可侵犯神经系统和心血管，导致动脉瘤、脊髓结核或全身麻痹等，易与其他疾病混淆，诊断困难。此期病灶中梅毒螺旋体少，传染性小、病程长，但破坏性大，可危及生命。抗梅治疗虽有效，但对已破坏的组织器官则无法修复。

先天性梅毒指通过胎盘进入胎儿血液，引起胎儿的全身性感染，导致早产、流产或死胎。出生后可有皮肤病变、锯齿形牙、间质性角膜炎、先天性耳聋等症状，称梅毒儿。

感染后机体可产生细胞免疫和体液免疫，以前者为主。

（三）实验室检查

取Ⅰ、Ⅱ期梅毒病变处渗出液或组织，用暗视野显微镜或荧光显微镜检查螺旋体。也可用快速血浆反应素试验、不加热血清反应素试验、荧光梅毒螺旋抗体吸收试验和梅毒螺旋体血凝试验等进行血清学诊断。

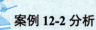

案例 12-2 分析

　　恶性梅毒是Ⅱ期梅毒的变异表现。通常有前驱症状，如发热、头痛、肌肉痛及迅速进展的丘疹脓疱性皮损，这种皮损可进展为边缘清楚的带有蛎壳状结痂的坏死性溃疡。恶性梅毒的典型组织病理学特点为表真皮内的浆细胞与淋巴细胞、组织细胞和中性粒细胞的混合浸润，出现肉芽肿性炎症。

考点：螺旋体的生物学性状及致病性

（四）防治原则

　　加强性卫生教育，严格社会管理。梅毒确诊后，应及早彻底治疗。治疗首选青霉素，治疗结束后，应定期复查。治疗 3 个月至 1 年后血清学转阴者为治愈。

三、其他螺旋体

其他螺旋体及致病性见表 12-1。

表 12-1　其他螺旋体及致病性

名称	所致疾病	传播媒介
伯氏螺旋体	莱姆病，早期表现为发热、头痛、肌痛；晚期表现为慢性关节炎、慢性神经系统或皮肤异常	硬蜱
回归热螺旋体	回归热，表现为周期性反复高热	虱（流行性回归热）蜱（地方性回归热）
樊尚疏螺旋体	条件致病菌，引起樊尚咽峡炎、牙龈炎、口颊坏疽和溃疡性口腔炎等	

小 结

名称		致病性
放线菌	放线菌属	条件致病菌，主要引起龋齿和牙周炎
	诺卡菌属	肺部感染、慢性化脓性肉芽肿
支原体	肺炎支原体	非细菌性肺炎
	溶脲脲原体	泌尿生殖道感染
立克次体	普氏立克次体	流行性斑疹伤寒（传播媒介为人虱）
	莫氏立克次体	地方性斑疹伤寒（传播媒介为鼠蚤和鼠虱）
	恙虫病立克次体	恙虫病（传播媒介为恙螨）
衣原体	沙眼衣原体	沙眼、包涵体结膜炎、泌尿生殖道感染、性病淋巴肉芽肿
	肺炎衣原体	急性呼吸道感染
	鹦鹉热衣原体	鹦鹉热，表现为寒战、发热、咳嗽和胸痛等
螺旋体	钩端螺旋体	钩体病，表现为发热、头痛、腓肠肌剧痛、眼结膜充血、浅表淋巴结肿大等。重者可出现肝、肺、肾功能损害
	梅毒螺旋体	获得性和先天性梅毒

目 标 检 测

【A₁型题】

1. 放线菌引起的化脓性感染，其脓液特征是
   A. 黏稠，呈金黄色 　　B. 稀薄，呈血水样
   C. 稀薄，呈蓝绿色 　　D. 稀薄，呈暗黑色
   E. 可见到硫磺样颗粒

2. 衣氏放线菌感染最常见部位是
   A. 肠道 　　　　　　B. 中枢神经系统
   C. 骨和关节 　　　　D. 面颈部软组织
   E. 肺部

3. 诺卡菌属致病特征错误的是
   A. 属于人体正常菌群
   B. 对人致病的是星形诺卡菌和巴西诺卡菌
   C. 感染常累及肺与创口
   D. 以化脓性感染及组织坏死为特征
   E. 脓液中有硫磺样颗粒

4. 星形诺卡菌引起人的主要疾病是
   A. 肺炎 　　　　　　B. 脑膜炎
   C. 脑脓肿 　　　　　D. 败血症
   E. 腹膜炎

5. 能在无生命培养基上生长繁殖的最小的原核细胞型微生物是
   A. 细菌 　　　　　　B. 衣原体
   C. 支原体 　　　　　D. 立克次体
   E. 病毒

6. 关于支原体，下列说法错误的是
   A. 有独特生活周期 　　B. 能通过细菌滤器
   C. 无细胞壁 　　　　　D. 呈多形性
   E. 细胞膜中胆固醇含量高

7. 关于肺炎支原体，下述错误的是
   A. 是原发性非典型性肺炎的病原体
   B. 主要经呼吸道传播
   C. 侵入人体后靠顶端吸附于细胞表面
   D. 病理变化以间质性肺炎为主
   E. 首选青霉素治疗

8. 立克次体与细菌的主要区别是
   A. 有细胞壁和核糖体

B. 含有 DNA 和 RNA 两种核酸
C. 以二分裂方式繁殖
D. 严格的细胞内寄生
E. 对抗生素敏感

9. 地方性斑疹伤寒的传播媒介是
   A. 鼠蚤 　　　　　　B. 鼠虱
   C. 蜱 　　　　　　　D. 伊蚊
   E. 恙螨

10. 普氏立克次体主要的传播途径是
    A. 呼吸道 　　　　　B. 消化道
    C. 性接触 　　　　　D. 虱叮咬入血
    E. 蚤叮咬入血

11. 与立克次体有共同抗原的细菌是
    A. 志贺菌 　　　　　B. 大肠杆菌
    C. 金黄色葡萄球菌 　D. 变形杆菌
    E. 伤寒沙门菌

12. 有关衣原体发育周期的描述不正确的是
    A. 原体具有感染性
    B. 始体无感染性
    C. 始体较大，有致密的核质
    D. 始体以二分裂方式繁殖形成子代原体
    E. 发育周期需要 48～72 小时

13. 人畜共患的螺旋体病是
    A. 雅司病 　　　　　B. 梅毒
    C. 回归热 　　　　　D. 钩端螺旋体病
    E. 樊尚咽喉炎

14. 下列观察螺旋体最好的方法是
    A. 革兰染色法 　　　B. 抗酸染色法
    C. Giemsa 染色法 　D. 暗视野显微镜法
    E. 悬滴法

15. 关于梅毒，下列说法错误的是
    A. 病原体是螺旋体
    B. 病后可获得终身免疫
    C. 可通过性接触或母婴传播
    D. 晚期梅毒传染性小，破坏性大
    E. 人是唯一传染源

（王 萍）

第十三章 真 菌

学 习 目 标

1. 掌握皮肤浅部感染真菌、深部感染真菌常见种类和所致疾病。
2. 熟悉真菌的形态结构。
3. 了解真菌的防治原则。

真菌（fungus）是一类有典型细胞核和完整细胞器的真核细胞型微生物。真菌广泛分布于自然界，种类繁多，其中大多对人有益。如食用覃类，有的真菌用于生产抗生素和酿酒等。导致人和动植物疾病的为少数。近年来真菌发病率有明显上升趋势，特别是属于人体正常菌群的真菌，因滥用抗生素引起菌群失调和应用激素、抗癌药物导致免疫功能低下等，是真菌机会性感染的主要原因。

第一节 概 述

一、生物学性状

（一）形态与结构

真菌与细菌在大小、结构和化学组成方面有很大的差异。真菌比细菌大几至几十倍，结构比细菌复杂，细胞壁不含肽聚糖，主要由多糖（75%）与蛋白质（25%）组成。多糖主要是几丁质的微原纤维。因真菌缺乏肽聚糖，故真菌不受青霉素或头孢菌素的作用。真菌的细胞膜与细菌的区别在于真菌含固醇而细菌则无。

真菌可分单细胞和多细胞两类。单细胞真菌呈圆形或卵圆形，如酵母菌或类酵母菌，这类真菌以出芽方式繁殖，芽生孢子成熟后脱落成独立个体。对人致病的主要有新生隐球菌和白假丝酵母菌（白念珠菌）。多细胞真菌由菌丝（hypha）和孢子（spore）组成，菌丝伸长分支交织成团，称丝状菌，又称霉菌。

1. 菌丝 真菌的孢子以出芽方式繁殖。在环境适宜情况下由孢子长出芽管，逐渐延长呈丝状，称为菌丝。菌丝又可长出许多分支，交织成团，称为菌丝体。有的菌丝伸入培养基中吸取养料，称营养菌丝。有的菌丝向上生长，称气生菌丝。其中产生孢子的称生殖菌丝。菌丝按结构可分为有隔菌丝和无隔菌丝，大多数致病真菌为有隔菌丝。菌丝可有多种形态，如球拍状、结节状、鹿角状、破梳状、螺旋状和关节状等。不同种类的真菌可有不同形态的菌丝，故菌丝形态有助于鉴别真菌的种类（图13-1）。

2. 孢子 是真菌的繁殖结构，孢子可分有性孢子和无性孢子两种。有性孢子由同一菌体或不同菌体上的两个细胞融合经减数分裂形成。无性孢子是菌丝上的细胞直接分化或出芽生成。病原性真菌大多形成无性孢子。无性孢子根据形态可分为①叶状孢子，又包括芽生孢子、厚膜孢子、关节孢子；②分生孢子；③孢子囊孢子（图13-2）。

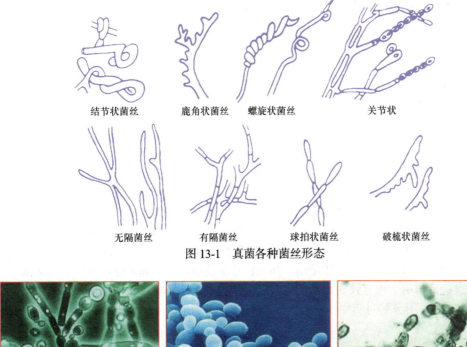

| 结节状菌丝 | 鹿角状菌丝 | 螺旋状菌丝 | 关节状 |

| 无隔菌丝 | 有隔菌丝 | 球拍状菌丝 | 破梳状菌丝 |

图 13-1　真菌各种菌丝形态

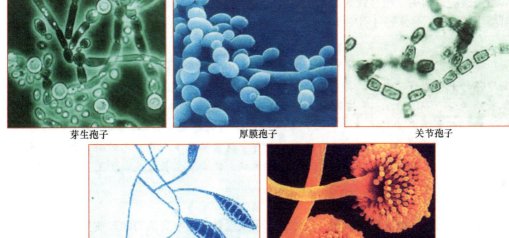

| 芽生孢子 | 厚膜孢子 | 关节孢子 |

| 分生孢子 | 孢子囊孢子 |

图 13-2　真菌的各种孢子形态

（二）培养特性

真菌的营养要求不高，培养时常用沙保弱培养基。培养真菌最适宜的酸碱度是 pH 4.0～6.0，并需要较高的湿度和氧。浅部感染真菌的最适温度为 22～28℃。但某些深部感染真菌一般在37℃中生长最好。真菌主要由菌丝和孢子繁殖，可通过出芽、形成菌丝、产生孢子及菌丝断裂等多种繁殖方式进行无性繁殖；亦可通过 2 个细胞的融合产生新个体后，经过质配、核配和减数分裂进行有性繁殖。无性繁殖是真菌的主要繁殖方式。真菌的菌落有两类：

1.酵母型菌落　是单细胞真菌的菌落形式，形态与一般细菌菌落相似，大多比细菌菌落大。酵母型菌落表面光滑、湿润，柔软而致密，如隐球菌菌落。有部分单细胞真菌在出芽繁殖后，芽管延长不与母细胞脱离，形成假菌丝。假菌丝由菌落向下生长，伸入培养基中，这种菌落称为类酵母型菌落，如白假丝酵母菌。

2.丝状菌落　是多细胞真菌的菌落形式，由许多疏松的菌丝体构成。菌落成棉絮状、绒毛状或粉末状，菌落正背两面呈现不同的颜色。丝状菌落的形态、结构和颜色常作为鉴定真菌的参考。

（三）抵抗力

真菌不耐热，60℃经1小时菌丝和孢子均可被杀死。对干燥、阳光、紫外线及一般消毒剂有较强的抵抗力。灰黄霉素、制霉菌素B、两性霉素B、克霉唑、酮康唑、伊曲康唑等对多种真菌有抑制作用。但对常用的抗生素均不敏感。

二、致病性与免疫性

（一）致病性

1. 致病性真菌感染　主要是一些外源性真菌感染，如皮肤癣菌。这些真菌具有嗜角质性，并能产生角蛋白酶水解角蛋白，在皮肤局部大量繁殖后通过机械刺激和代谢产物的作用，引起组织病变和局部炎症。深部真菌如新生隐球菌、组织胞浆菌等感染后不易被杀死，能在巨噬细胞中生存、繁殖、引起慢性肉芽肿或组织溃疡坏死。

2. 机会致病性真菌感染　主要是由一些内源性真菌引起的，如假丝酵母菌、曲霉菌、毛霉菌。这些真菌属于机会致病性真菌，常发生于肿瘤、糖尿病、长期应用广谱抗生素、放射治疗或在应用导管等过程中继发感染。

警惕肺结核并发真菌感染

　　哈尔滨市某区结核病防治所在诊治的671例肺结核患者调查中发现，这些患者并发肺部真菌感染有206例。其中白假丝酵母菌104例，曲霉菌62例，毛霉菌40例，合并感染率为30.70%；单纯肺结核患者465例，感染率为69.30%。在206例肺结核并发肺部真菌感染的患者中，使用抗生素1个月的感染率为零，7～12个月的为31.6%，1年以上的为48.5%。调查者说，一部分真菌寄生于人体并不致病，但因不当使用抗生素或免疫抑制剂就会引起正常菌群失调，使真菌生长过度。使用抗生素时间越长，感染率就越高。

链　接

---

3. 真菌引起的超敏反应性疾病　是致敏者吸入或食入某些真菌的菌丝或孢子时，引起各种类型的超敏反应，如过敏性鼻炎、支气管哮喘、荨麻疹等。

4. 真菌引起中毒症　粮食受潮霉变，摄入真菌或其产生的毒素后可引起急、慢性中毒称为真菌中毒症，如镰刀菌、黄曲霉菌等，可引起肝、肾等损害。

5. 真菌毒素与肿瘤　近年来不断发现有些真菌毒素和肿瘤有关，如黄曲霉毒素与肝癌有关。

（二）免疫性

1. 天然免疫　主要的方式是皮肤黏膜屏障。一旦破损、受创伤或放置导管，真菌即可入侵。皮脂腺分泌的饱和及不饱和脂肪酸均有杀真菌作用。儿童头皮脂肪酸分泌量比成人少，故易患头癣。成人因手、足出汗较多，且掌跖部缺乏皮脂腺故易患手足癣。

2. 获得性免疫　真菌的免疫主要是细胞免疫。但特异性抗体可阻止真菌转为菌丝相以提高吞噬率，并抑制真菌吸附于体表，如白假丝酵母菌。真菌感染的恢复同样靠细胞免疫。真菌抗原刺激后，特异性淋巴细胞增殖，释放IFN-γ和IL-2等激活巨噬细胞、NK细胞和CTL等，参与对真菌的杀伤。细胞免疫功能低下或缺陷者易患真菌感染。播散性真菌感染患者常伴有T淋巴细胞功能的抑制，如获得性免疫缺陷综合征（AIDS）、淋巴瘤和使用免疫抑制剂等。真菌感染可引发Ⅳ型超敏反应，临床上常见的癣菌疹就是真菌感染所引起的一种超敏反应。

三、实验室检查

真菌的实验室检查包括标本采集、直接镜检、分离培养和免疫学检查等。

（一）标本采集

浅部感染真菌可取病变部位的皮屑、毛发、指（趾）甲屑等标本。深部感染真菌检查可根据病情取痰、血液、脑脊液等标本。采集合适标本是决定能否检查到病原性真菌关键。

（二）直接镜检

将皮屑、指（趾）甲屑、毛发等标本置玻片上，加 10%KOH 并加盖玻片在火焰上微加温处理，先用低倍镜检查，若见菌丝或孢子后，再用高倍镜证实，即可初步诊断患有真菌癣症。

隐球菌感染取脑脊液离心沉淀，用墨汁做负染色后镜检，见有出芽的菌体外围有宽厚的荚膜，即可做出诊断。必要时加做培养与动物试验。

白假丝酵母菌感染可取脓、痰标本，革兰染色后镜检。皮肤、指（趾）甲先用 10%KOH 溶液消化后镜检。镜检时必须同时看到有出芽的酵母型菌与假菌丝才能说明白假丝酵母菌在组织中定居。因为只有带假菌丝的念珠菌在黏膜上才有黏附力和易侵入宿主细胞的能力。直接检查阳性有意义，阴性不能排除感染。但阴道、痰等标本分离出假丝酵母菌、曲霉菌等条件致病菌需多次阳性才有意义。

（三）分离培养

取皮肤、毛发、甲屑标本经 70% 乙醇溶液浸泡 2～3 分钟杀死杂菌，无菌操作接种于含放线菌酮和氯霉素的沙保培养基上。阴道、口腔黏膜材料可用棉拭子直接在血平板上分离。若为血液需先增菌，脑脊液则取沉淀物接种于血平板上，根据菌落特征，镜下观察菌丝、孢子进行鉴定。

血清学诊断有高度特异性与敏感性。应用 ELISA 试验与胶乳凝集试验测定患者脑脊液或血清中的荚膜多糖抗原，若抗原效价持续升高，表示体内有新生隐球菌在繁殖，预后不良。反之，抗原效价下降，预后良好。

四、防治原则

皮肤癣菌的传播主要靠孢子。遇潮湿和温暖环境能发芽繁殖。预防主要注意清洁卫生，保持鞋袜干燥，防止真菌孳生，或以含甲醛溶液（福尔马林）棉球置鞋内杀后再穿，避免直接或间接与患者接触。体表皮肤破损或糜烂更易感染。局部治疗可用 5% 硫磺软膏、咪康唑霜、克霉唑软膏或 0.5% 碘伏。预防深部真菌感染主要是除去诱因，增强机体免疫力。真菌表面抗原性弱，无有效的预防疫苗。主要是口服抗真菌药物，如两性霉素 B、制霉菌素、咪康唑、酮康唑、伊曲康唑等进行治疗。

第二节 常见病原性真菌

一、皮肤浅部感染真菌

案例 13-1

患者，男，45 岁。双脚脚趾间痒、疼痛、有水疱、流黄水 1 个月余。查体：双脚第 3，4，5 趾间有水疱、糜烂、渗出液、呈白色，周围皮肤红肿，伴有异味。

思考题:

1.该患者初步诊断是什么?

2.如何进一步诊断?

3.怎样治疗?

引起皮肤浅部感染的真菌主要是一些皮肤癣菌。皮肤癣菌有嗜角质蛋白的特性,其侵犯部位只限于角化的表皮、毛发和指(趾)甲,引起皮肤癣。皮肤癣,特别是手足癣是人类最多见的真菌病,也可引起头癣、体癣、股癣等。皮肤癣菌分毛癣菌、表皮癣菌和小孢子癣菌3个属(表13-1)。

表 13-1　皮肤癣菌的孢子、菌丝形态和侵犯部位

	大分生孢子	小分生孢子	菌丝体	侵害部位		
				皮肤	指(趾)甲	毛发
毛癣菌				+	+	+
表皮癣菌				+	+	-
小孢子癣菌				+	+	+

案例 13-1 分析

　　根据患者的临床表现、体征及其实验室检查结果,疑为脚癣继发细菌感染。为确定诊断应进一步做菌丝,孢子检查,细菌培养检查药敏试验。根据药敏结果选择有效药物治疗。

二、机会致病性真菌

(一)新生隐球菌

　　新生隐球菌广泛分布于自然界,主要传染源是鸽子,在鸽粪中大量存在,鸽自身有抗此菌的能力。人因吸入鸽粪污染的空气而感染引起隐球菌病。

　　初发病灶多为肺部,大多肺部感染不明显,可自愈,有的可引起支气管肺炎。从肺可播撒至全身其他部位,最易侵犯的是中枢神经系统,引起亚急性和慢性脑膜炎。此外还可引起皮肤黏膜损伤。

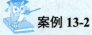

案例 13-2

　　李某，爱好养鸽，近来出现发热、咳嗽、胸痛等症状，疑为真菌感染。取其痰液经墨汁染色后，见到圆形或椭圆形的透亮菌体，并可见细胞外有一宽厚的荚膜。

　　思考题：

　　1. 引起本病可能的真菌是什么？

　　2. 该患者初步诊断为什么病？

　　脑及脑膜的隐球菌病，常发生于体质极度衰弱，免疫力低下的患者。一旦开始有临床表现若不治疗，死亡率很高，早期诊断极为重要。近年来抗生素、激素和免疫抑制剂的广泛使用，也是新生隐球菌病例增多的原因。

案例 13-2 分析

　　新生隐球菌的实验室检查，可取血、痰、脑脊液等标本做墨汁染色镜检，查出有宽厚荚膜的圆形或椭圆形的透亮菌体，可做出鉴定。

　　干燥的鸽粪中存在大量新生隐球菌经呼吸道吸入感染，引起急、慢性隐球菌病。初发病灶多为肺部，可累及全身器官。

（二）白假丝酵母菌

　　白假丝酵母菌俗称白念珠菌，为条件致病菌。存在于人体体表及与外界相通的腔道中，当正常菌群失调或抵抗力降低时引起疾病。健康人带菌率为 0.99%～7.08%，而住院患者带菌率为 4.29%～23.03%。可侵犯人体许多部位，如皮肤、黏膜、肺、肠、肾和脑。侵入的主要原因是抵抗力减弱。近年来由于抗生素、激素和免疫抑制剂的大量使用，内分泌功能失调，白假丝酵母菌感染日益增多，血培养阳性仅次于大肠杆菌和金黄色葡萄球菌。①皮肤黏膜感染：白假丝酵母菌感染好发于皮肤皱褶处（腋窝、腹股沟等皮肤潮湿部位）。黏膜感染则可见有鹅口疮、口角糜烂、外阴炎与阴道炎等，最常见的是新生儿鹅口疮，多见于体质虚弱的初生婴儿，在口腔正常菌群建立后就很少见到。②内脏感染：有肺炎、支气管炎、食管炎、肠炎、膀胱炎和肾盂肾炎等。③中枢神经感染：有脑膜炎、脑膜脑炎、脑脓肿等，预后不良。对白假丝酵母菌过敏的人，在皮肤上可以发生变应性念珠菌疹，有的患者还表现有哮喘等症状。

> **真菌的医院内感染**
> 　　某医院对该院 2001 年 1 月至 2005 年 12 月出院患者中的医院感染病例进行回顾性调查及统计学处理。结果：真菌感染发病呈上升趋势，感染部位主要为泌尿道和下呼吸道；真菌感染以白假丝酵母菌为主；高危因素主要为患者年龄大、住院时间过长、基础疾病重、抗生素不合理使用、侵入性操作等。结论：医院感染中真菌感染发病呈上升趋势。重视、制定有效的预防与控制措施是减少真菌性医院感染的关键。
>
> 链接

（三）曲霉菌

　　广泛分布于自然界，生长迅速，在沙保培养基上形成丝状的菌落。开始为白色，随着分生孢子的产生而呈各种颜色。引起人类致病最多见的为烟曲霉，主要由呼吸道侵入，引起支气管哮喘或肺部感染。在扩大的支气管和鼻窦中形成曲霉栓子或在肺中形成曲霉球，大量曲霉繁殖成丛，与纤维素，黏膜以及炎症细胞碎片等凝聚而成。此时X线显示肺内有空洞，其致密阴影在空洞内可随体位改变而移位。可与结核球和肺癌鉴别。严重病例可播散至心、脑、肾等器官。有的曲霉能产生毒素，如黄曲霉毒素与恶性肿瘤有关，尤其是原发肝癌的发生关系密切。

（四）毛霉菌

广泛分布于自然界，该菌一般为面包、水果和土壤中的腐生菌。在沙保培养基上生长迅速，形成丝状菌落，开始为白色，后转变为灰黑色。特征是一般只有无隔菌丝、分枝成直角，产生孢子囊孢子。免疫力低下、医源性输液和污染的绷带等均可导致感染，大多数发展迅速，可累及脑、肺和胃肠道等多个器官。最易侵犯血管，形成栓塞，有较高死亡率。

小 结

真菌与细菌在大小、结构和化学组成方面有很大的差异。真菌结构比细菌复杂。细胞壁不含肽聚糖，故真菌不受青霉素或头孢菌素的作用。真菌可分单细胞和多细胞两类，单细胞真菌呈圆形或卵圆形，对人致病的主要有新生隐球菌和白假丝酵母菌，这类真菌以出芽方式繁殖。多细胞真菌由菌丝和孢子组成，皮肤癣菌为多细胞真菌。病原性真菌包括皮肤癣菌、机会致病性真菌。近年来，由于抗生素、皮质类固醇激素、免疫抑制剂及抗肿瘤药物的广泛应用，深部真菌病发病率日益增加。

目 标 检 测

【A₁型题】

1. 真菌的细胞壁不包括
   - A. 糖苷类
   - B. 蛋白质
   - C. 糖蛋白
   - D. 肽聚糖
   - E. 几丁质微原纤维

2. 可能诱发肝癌的真菌是
   - A. 黄曲霉菌
   - B. 新生隐球菌
   - C. 着色真菌
   - D. 小孢子癣菌
   - E. 申克孢子菌

3. 关于白假丝酵母菌，下述哪项是错误的
   - A. 属于单细胞条件致病性真菌
   - B. 在玉米粉培养基上可长出厚膜孢子
   - C. 在沙氏培养基上形成酵母样菌落
   - D. 不引起皮肤黏膜感染
   - E. 属于深部真菌

4. 鹅口疮是由下列哪一种微生物引起的
   - A. 皮肤癣菌
   - B. 白假丝酵母菌
   - C. 新生隐球菌
   - D. 毛霉菌
   - E. 曲霉菌

5. 不是易引起白假丝酵母菌感染的主要原因
   - A. 与白假丝酵母菌患者接触
   - B. 菌群失调
   - C. 长期使用激素或免疫抑制剂
   - D. 内分泌功能失调
   - E. 机体免疫功能降低

6. 真菌孢子的主要作用是
   - A. 抵抗不良环境的影响
   - B. 抗吞噬
   - C. 进行繁殖
   - D. 引起炎症反应
   - E. 引起变态反应

7. 真菌感染率明显上升与下列哪种因素无关
   - A. 抗生素使用不当
   - B. 抗癌药物使用增多
   - C. 机体免疫力下降
   - D. 激素使用增多
   - E. 真菌发生耐药变异

（吾尔尼莎·玉松）

第十四章 病毒概述

学习目标

1. 掌握病毒的结构与组成、增殖方式、包涵体、干扰现象。
2. 熟悉理化因素对病毒的影响、传播方式与途径、分离培养。
3. 了解病毒感染的检查方法与防治原则。
4. 理解病毒感染类型及致病机制、抗病毒免疫。

病毒（*Virus*）是一类体积微小、结构简单、只含单一核酸、必须在活细胞内寄生并以复制方式增殖的非细胞型微生物。病毒在自然界分布广泛，能使人类和动植物患病，如禽流感、乙型肝炎等。病毒性传染病传染性强、传播迅速、传染途径多、流行广泛、死亡率高，且缺乏特效治疗药物。

病毒的发现

1886年在荷兰工作的德国农艺化学家迈尔（Mayer）首先发现并命名了烟草花叶病，认为是细菌引起的。1892年俄国植物学家伊万诺夫斯基（Ivanovski）重复并肯定了迈尔的试验，发现致病因子能通过细菌过滤器，认为是细菌产生的毒素引起的。1898年荷兰细菌学家贝杰林克（Beijerinck）发现致病因子在琼脂凝胶中能扩散，把这种有别于细菌的有机体称为 contagium vivum fluidum（可溶的活菌），取名为病毒，拉丁名叫 *Virus*，但认为病毒是以液态形式存在的。同年德国细菌学家莱夫勒（Loeffler）和弗罗施（Frosch）证明了口蹄疫也是由病毒引起的。1935年美国生化学家和病毒学家斯坦利（Stanley）第一次获得了病毒的结晶，证明了病毒是颗粒状的，主要成分是蛋白质和核酸。1939年德国科学家考施（G.A.Kansche）第一次在电子显微镜下观察到烟草花叶病毒的形状。自此，病毒学取得了长足进展。

链接

第一节 病毒的基本性状

一、病毒的大小与形态

成熟的完整的具有感染性的病毒颗粒称为病毒体。病毒的大小通常是指病毒体的大小，病毒个体微小，可以通过细菌滤器，绝大多数病毒需要用电子显微镜放大后才能看到，通常以纳米（nm）作为其大小的测量单位（图14-1）。不同种类的病毒大小差异悬殊，大型为200～300nm，如痘病毒；小型为18nm～30nm，如口蹄疫病毒。

病毒的形态多种多样（图14-2）。感染动物和人的病毒多呈球形或近似球形，植物病毒多呈杆状或丝状，痘病毒呈砖形，狂犬病毒呈弹状，噬菌体呈蝌蚪形。病毒的形态比较固定，但是有些病毒的形态则是多形性的，如黏病毒。

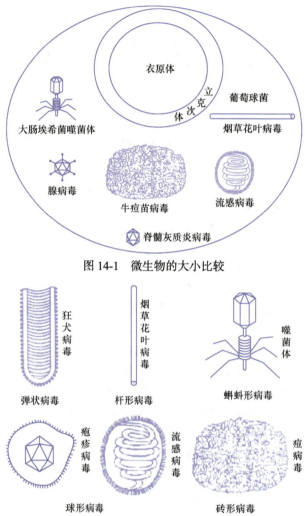

图 14-1　微生物的大小比较

图 14-2　各种病毒的形态

二、病毒的结构与化学组成

病毒无细胞结构，结构简单（图 14-3）。核心和衣壳是病毒的基本结构，两者构成核衣壳；包膜和刺突是病毒的辅助结构。有包膜的病毒称为包膜病毒，无包膜的病毒称为裸露病毒，它们都是具有传染性的病毒体。病毒主要由一种核酸（DNA 或 RNA）和蛋白质组成，有的还有少量的脂类和糖类。

（一）核心

病毒的核心（core）位于病毒的中心，只有一种核酸，构成病毒的基因组，携带有病毒的全部遗传信息，决定病毒的形态结构、增殖、遗传和变异等，也决定病毒的感染性。

（二）衣壳

病毒的衣壳（capsid）是包围在核心外面的一层蛋白质结构，由一定数量的壳粒聚合而成。每一个壳粒可由一个或几个多肽分子组成。在电子显微镜下观察病毒的壳粒呈对称排列，对称形式主要有（图 14-4）①螺旋对称型：壳粒沿着螺旋形的病毒核酸链对称排列，如狂犬病毒。②二十面体对称型：病毒核酸聚集成团，壳粒包绕核酸构成 20 个等边三角形，如脊髓灰质炎病毒。③复合对称型：如噬菌体的头部是二十面体对称，尾部是螺旋对称。

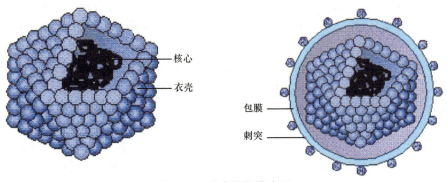

核心
衣壳
包膜
刺突

图 14-3 病毒结构模式图

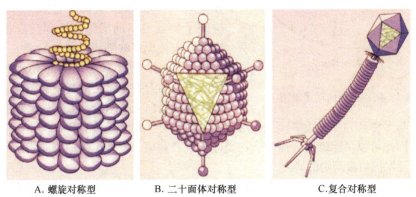

A. 螺旋对称型   B. 二十面体对称型   C. 复合对称型

图 14-4 病毒结构对称模式图

衣壳的主要功能有：①保护病毒的核酸，衣壳包绕着核酸，免受环境中核酸酶和其他理化因素的破坏。②参与病毒的感染过程，可与宿主细胞膜上受体特异性结合，介导病毒穿入细胞。③具有抗原性，可诱导机体产生免疫应答，不仅有免疫防御作用，而且还可引起病理损伤。

（三）包膜

病毒的包膜（envelope）是包绕在某些病毒核衣壳外面的双层膜，是核衣壳在宿主细胞内成熟后穿过细胞膜或者核膜时以出芽方式释放获得的，含有宿主细胞的膜成分，包括脂类、多糖和蛋白质，但包膜蛋白多为病毒基因组编码。包膜的主要功能有：①维护病毒体结构的完整性，能加固病毒。②因为包膜有的成分来自宿主细胞，成分同源，有利与宿主细胞膜亲和及融合，与病毒入侵细胞及感染性有关。③表现病毒种、型抗原的特异性，包膜含有的糖蛋白和脂蛋白，具有抗原性。

（四）刺突

包膜表面有钉状突起，称为包膜子粒或刺突（spike），化学成分是糖蛋白。刺突赋予病毒一些特殊功能，如流感病毒有血凝素（HA）和神经氨酸酶（NA）两种刺突，这些物质与致病性、免疫性有关，而且还可用于病毒的鉴定和分类。

考点：病毒的结构与化学组成

三、病毒的增殖

由于病毒没有细胞结构，缺乏独立进行代谢的酶系统，决定了病毒必须寄生在活的宿主细胞内，以自身核酸为模板，由宿主细胞提供合成子代病毒核酸和蛋白质的原料、能量、必要的酶和细胞器等，病毒才能增殖。病毒增殖的方式是复制（replication），一般可分为

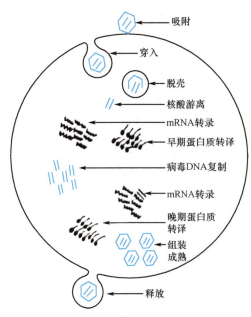

吸附

穿入

脱壳

核酸游离

mRNA转录

早期蛋白质转译

病毒DNA复制

mRNA转录

晚期蛋白质
转译

组装
成熟

释放

图 14-5　病毒复制周期示意图

吸附（adsorption）、穿入（penetration）、脱壳（uncoating）、生物合成（biosynthesis）、装配（assembly）和释放（release）6 个阶段，此过程可周期进行，称复制周期（图 14-5）。病毒复制周期的长短随病毒种类而异。

（一）病毒的复制周期

1. 吸附　指病毒附着于宿主细胞的表面，是决定感染成功与否的关键环节。首先是病毒与宿主细胞接触后进行静电结合，这种结合是非特异性的，是可逆的；然后是病毒表面的配体与宿主细胞表面的受体结合，这种结合是特异性的，不可逆的。配体与受体的特异性结合决定了病毒的不同嗜组织性和感染宿主的范围，如人类免疫缺陷病毒包膜糖蛋白 gp120 的受体是人辅助性 T 淋巴细胞的 CD4 分子，脊髓灰质炎病毒衣壳蛋白能与灵长类动物神经细胞表面脂蛋白受体结合，流感病毒包膜上的刺突血凝素可与多种动物呼吸道黏膜上皮细胞的唾液酸分子结合。没有受体的不能吸附病毒发生感染，因此可以消除细胞表面的病毒受体，或者利用与受体类似的物质阻断病毒与受体的结合，开发抗病毒药物的研究。

2. 穿入　指病毒通过胞饮、融合、直接进入等不同方式穿过细胞膜进入细胞内。穿入方式随病毒的特征不同而异，裸露病毒一般是宿主细胞的细胞膜内陷，将病毒包裹其中形成囊泡结构，让病毒进入细胞质中，称为胞饮；包膜病毒大多数是病毒的包膜与宿主细胞的细胞膜融合，让病毒进入细胞质中，称为融合；少数裸露病毒在吸附过程中衣壳蛋白的多肽构象发生改变，病毒核酸直接穿过细胞膜到细胞质中，大部分衣壳蛋白仍然留在宿主细胞的细胞膜外，称为直接进入。

3. 脱壳　指病毒的核酸从衣壳内释放出来、进入宿主细胞的细胞质中，失去病毒的完整性。包膜病毒脱壳包括脱包膜和脱衣壳，裸露病毒只需脱衣壳。不同的病毒脱壳方式不一样，多数病毒可以被宿主细胞的溶酶体酶降解而去除，少数病毒还需要病毒编码产生的脱壳酶来共同完成。脱壳是病毒能否完成复制的关键，病毒核酸不能暴露就无法发挥指令作用。

4. 生物合成　指病毒借助宿主细胞提供的原料、能量和场所合成病毒的核酸和蛋白质。在生物合成阶段用电子显微镜在细胞内不能找到病毒颗粒，用血清学方法也检测不到病毒抗原，称为隐蔽期。

5. 装配　指新合成的子代病毒核酸和病毒结构蛋白在宿主细胞内组合成病毒体。DNA 病毒除痘病毒外均在细胞核内装配；RNA 病毒与痘病毒则在细胞质内装配。无包膜病毒先形成空心衣壳，病毒核酸从衣壳裂隙间进入衣壳内形成核衣壳，即装配为成熟的病毒体。有包膜病毒在核衣壳外再加一层包膜，才能成为完整的病毒体，包膜是病毒穿过宿主细胞的细胞膜或者核膜时以出芽方式释放获得的。

6. 释放　指病毒从宿主细胞内转移到细胞外。裸露病毒以破胞方式释放，即病毒装配完成后导致宿主细胞破裂，将病毒全部释放到周围环境中。包膜病毒以出芽方式释放，即病毒装配完成后移向宿主细胞的细胞膜，以出芽方式逐次释放，并获得包膜，宿主细胞一般不死亡，仍然可以照常分裂繁殖。

（二）病毒的异常增殖

病毒在宿主细胞内大量增殖的同时会抑制宿主细胞的正常代谢，导致宿主细胞的损伤或死亡，当宿主细胞无法提供病毒增殖所需条件时，病毒便不能完成正常的增殖过程。病毒核酸复制与蛋白质合成速度不同步，子代核酸与蛋白质衣壳不能正常装配，病毒感染非易感细胞，病毒进入宿主细胞的基因组不完整或发生了改变，都会发生异常增殖。

1. 缺陷病毒　是指病毒本身基因组不完整或发生变化，不能在宿主细胞内完成增殖过程，复制出完整的有感染性的子代病毒。缺陷病毒（defective virus）与其他病毒共同感染宿主细胞时，若其他病毒能为缺陷病毒弥补不足，提供所需条件，缺陷病毒可完成正常增殖而产生完整的子代病毒，这种有辅助作用的病毒称为辅助病毒。例如，丁型肝炎病毒是缺陷病毒，必需依赖于乙型肝炎病毒才能完成复制。

2. 顿挫感染　是指病毒进入宿主细胞后，缺乏病毒复制所需的酶、能量和原料等条件，病毒不能合成自身成分，或者合成病毒核酸和蛋白质后不能装配和释放。不能为病毒提供条件的细胞称为非容纳细胞，能支持病毒完成增殖的细胞称为容纳细胞。例如，人腺病毒可在人胚肾细胞（容纳细胞）中正常复制，在猴肾细胞（非容纳细胞）中不能复制增殖，发生顿挫感染（abortive infection）。

（三）病毒的干扰现象

两种病毒感染同一宿主细胞时，可发生一种病毒抑制另一种病毒增殖的现象，称为干扰现象（interference）。病毒的干扰现象可以阻止病毒感染，也可终止或中断发病，使机体康复。在预防接种时应注意避免同时使用有干扰作用的病毒疫苗，以免降低免疫效果。

四、环境因素对病毒的影响

病毒受理化因素作用后失去感染性称为病毒灭活。一般而言，灭活的病毒仍可保留抗原性、红细胞吸附、血凝集和细胞融合等特性。灭活病毒的机制是破坏病毒的包膜，使蛋白质变性，损伤核酸。

（一）物理因素的影响

1. 温度　大多数病毒耐冷不耐热，包膜病毒比裸露病毒更不耐热。$50 \sim 60$℃ 30分钟即被灭活，在低温特别是干冰温度（-70℃）或液氮温度（-196℃）条件下，病毒感染性可保持数月至数年。病毒标本的保存应尽快低温冷冻，但反复冻融也可使病毒失活。

2. pH　大多数病毒在 pH $5.0 \sim 9.0$ 范围内稳定，强酸、强碱条件下可被灭活，但是也因病毒种类而异，有些肠道病毒在 pH 2.2 环境中可保持感染性24小时，因此工作中可利用酸性、碱性消毒剂处理病毒污染的物品。

3. 射线　X射线、γ射线或紫外线以不同机制均可使病毒灭活。但有些病毒，如脊髓灰质炎病毒经紫外线灭活后，在可见光照射下可切除双聚体而发生复合，称为光复活，故不宜使用紫外线来制备灭活疫苗。

（二）化学因素的影响

1. 脂溶剂　乙醚、氯仿、去氧胆酸盐、阴离子去污剂等能破坏包膜病毒的包膜，病毒失去吸附宿主细胞的能力而灭活，但对裸露病毒，如肠道病毒几乎无作用。乙醚对病毒的破坏作用最大，因此用耐乙醚试验鉴别病毒有无包膜。

2. 化学消毒剂　病毒对消毒剂的抵抗力一般比细菌强，病毒对酚类、氧化剂、醇类等敏感。甲醛能破坏病毒的感染性而对免疫原性影响不大，因此甲醛常用于制备灭活疫苗。

现有的抗生素对病素无抑制作用，但可以抑制病毒标本中的细菌，利于病毒的分离。中草药如板蓝根、大青叶、大黄、贯众和七叶一枝花等对病毒的增殖有一定的抑制作用。

第二节　病毒的感染与免疫

病毒通过一定的方式侵入机体并在易感细胞内复制增殖,与机体发生相互作用的过程称为病毒感染。机体发生感染后可有不同的临床类型,感染的结果可表现为免疫保护作用,也可出现免疫病理损伤。

一、病毒感染的传播方式

病毒在人群中传播方式分为水平传播和垂直传播两类。水平传播指病毒在人群中不同个体间的传播。垂直传播指通过胎盘或产道,病毒直接由亲代传播给子代的方式。人类病毒的感染途径见表14-1。

表14-1　人类病毒的感染途径

感染途径	传播方法及媒介	病毒种类
呼吸道感染	空气、飞沫、痰或皮屑	流感病毒、麻疹病毒、风疹病毒、腮腺炎病毒、水痘病毒
消化道感染	污染的水或食物	肠道病毒、脊髓灰质炎病毒、轮状病毒、甲型及戊型肝炎病毒
医源性感染	输血、注射或手术	人类免疫缺陷病毒、乙型及丙型肝炎病毒、巨细胞病毒
破损皮肤感染	昆虫叮吸或动物咬伤	流行性乙型脑炎病毒、出血热病毒、狂犬病毒
接触感染	面盆、毛巾或性行为	人类疱疹病毒、人类免疫缺陷病毒
垂直感染	胎盘、产道或母乳	风疹病毒、巨细胞病毒、乙型肝炎病毒、人类免疫缺陷病毒

考点:病毒感染的传播方式

病毒侵入机体后,在体内的扩散方式主要有①局部播散:病毒在入侵部位增殖后仅感染邻近的组织,没有远距离扩散能力,引起局部或全身症状,如轮状病毒在肠道黏膜内增殖引起腹泻。②血液播散:病毒在入侵部位增殖后进入血液传播至全身,存在病毒血症期,如脊髓灰质炎病毒经口侵入肠道,在咽和肠淋巴组织中增殖后进入血液,形成第一次病毒血症。③神经播散:病毒可通过感染部位的神经末梢侵入到中枢神经系统,如狂犬病毒。

二、病毒感染的类型

病毒侵入机体后,因病毒种类,毒力和机体免疫力的不同,可表现出不同的感染类型。

(一)隐性感染

病毒侵入机体后不出现临床症状的称为隐性感染,又称为亚临床感染。由于病毒的毒力弱或机体的防御能力较强,结果使病毒不能大量增殖,不造成组织细胞的严重损伤;或者因为病毒不能最后侵犯到靶细胞,所以不呈现或极少呈现临床症状。隐性感染虽然不出现临床症状,但是仍可获得特异性免疫力,同时也可向外排出病毒,成为重要的传染源,故在流行病学上具有重要意义。

(二)显性感染

病毒侵入机体后出现临床症状的称为显性感染。病毒在宿主细胞内大量增殖引起细胞破坏,死亡达到一定数量而产生组织损伤,或者代谢产物积累到一定程度时机体就出现症状,即显性感染。显性感染根据潜伏期长短,发病缓急,病程的长短可分为急性感染和持续性感染。

1.急性感染　病毒侵入机体后,一般潜伏期短,发病急,病程仅数日或数周,病情较重。除死亡病例外,宿主一般能够在症状出现一段时间内,动员非特异和特异性免疫因素将病毒清除,恢复后机体内不存在病毒,可以获得特异性免疫,因此又称为消灭型感染,如流行性感冒、水痘、乙型脑炎等。

2.持续性感染　病毒侵入机体后，可出现也可不出现症状，可持续存在于体内甚至终身，成为重要传染源。病毒在体内持续存在的原因有病毒本身的因素，如抗原性较弱、整合感染倾向；同时也与机体有关，如免疫耐受、免疫应答低下、抗体功能异常、IFN 产生少等。持续感染根据疾病的过程分为慢性感染、潜伏感染和慢发病毒感染。

（1）慢性感染：病毒侵入机体后未完全清除，可持续存在于血液或组织中并不断排出体外，病程长达数月至数年。病毒在整个持续过程中可被检出，一般在机体免疫功能低下时发病，可出现轻微或无临床症状，如乙型肝炎病毒、巨细胞病毒、人类免疫缺陷病毒等引起的感染。

（2）潜伏感染：病毒侵入机体后存在于一定组织细胞内，不增殖产生感染性病毒，不出现临床症状，在某些条件下病毒被激活发生增殖而引起临床症状，称为急性发作。病毒仅在临床出现间歇性急性发作时才被检出，如单纯疱疹病毒感染后在三叉神经节中潜伏，此时机体既无临床症状也无病毒排出，当机体受到环境因素的影响，潜伏的病毒增殖，沿感觉神经到达皮肤引起口唇疱疹。

（3）慢发感染：又称迟发感染或慢发病毒感染，病毒侵入机体后有很长时间的潜伏期，达数月、数年甚至数十年之久，机体无症状也分离不出病毒，一旦出现症状，疾病呈亚急性进行性加重，直至死亡。例如，麻疹病毒引起的亚急性硬化性全脑炎。

三、病毒的致病机制

病毒通过直接破坏宿主细胞和引起机体产生免疫病理损伤而致病。

（一）病毒感染对宿主细胞的致病作用

病毒在宿主细胞内增殖时，一方面需要宿主细胞提供合成原料、能量、代谢酶和细胞器等，影响细胞的生命活力；另一方面作用于细胞的遗传物质引起细胞转化和细胞凋亡。

1.溶细胞型感染　病毒在宿主细胞内增殖成熟后短时间大量释放子代病毒，造成宿主细胞破坏而死亡，称为病毒的杀细胞效应。多见于杀伤性强的裸露病毒，如脊髓灰质炎病毒、腺病毒等。

2.稳定状态感染　病毒在宿主细胞内增殖成熟后以出芽方式逐个释放子代病毒，细胞不会溶解和死亡，称为病毒的稳定状态感染。多见于包膜病毒，如麻疹病毒、副流感病毒等。稳定状态感染的病毒在增殖过程中引起宿主细胞的抗原改变，细胞融合等，宿主细胞经病毒长期增殖释放多次后，最终仍要死亡。

3.包涵体形成　病毒感染宿主细胞后，在宿主细胞内可形成光学显微镜下可见的斑块状结构，称为包涵体，由病毒颗粒或未装配的病毒成分组成，也可以是病毒增殖留下的细胞反应痕迹，可作为病毒感染的辅助诊断依据。

4.细胞凋亡　病毒感染宿主细胞后，在病毒蛋白诱导下，激发信号传导到细胞核内，启动细胞凋亡基因，导致细胞膜鼓泡，细胞核浓缩，染色体 DNA 降解，出现凋亡小体。例如，腺病毒、人类免疫缺陷病毒可诱发细胞凋亡。

5.整合感染　病毒感染宿主细胞后，病毒的核酸结合到宿主细胞染色体 DNA 中称为整合。有两种整合方式，一种是全基因组整合，如反转录病毒合成的 DNA 全部整合到宿主细胞的 DNA 中；另一种是失常式整合，DNA 病毒基因组部分片段随机整合到宿主细胞 DNA 中。

6.细胞转化　少数病毒感染宿主细胞后可促进细胞 DNA 合成，加速细胞增殖，使细胞失去接触抑制而大量增生，称为细胞转化。

（二）病毒感染对机体的致病作用

病毒感染宿主后可以引起免疫病理损伤，诱发免疫病理反应的抗原除病毒本身外，还有因病毒感染宿主细胞膜上抗原改变而产生的自身抗原。有些病毒可直接侵犯免疫细胞，破坏免疫功能。

1. 体液免疫损伤　许多病毒如乙肝病毒、流感病毒等感染宿主细胞后能诱发出现新抗原，这种抗原与抗体结合后能激活补体，导致细胞溶解破坏；或者发挥由巨噬细胞、NK 细胞等抗体依赖性细胞介导的细胞毒作用，即通过 II 型超敏反应导致免疫病理损伤。另外病毒抗原与抗体结合形成的中等大小复合物，沉积在毛细血管基膜上，引起 III 型超敏反应造成局部组织的损伤。

2. 细胞免疫损伤　细胞毒性 T 淋巴细胞可识别病毒感染后出现新抗原的靶细胞，引起 IV 型超敏反应造成组织细胞损伤。

3. 损伤免疫细胞　人类免疫缺陷病毒能杀伤 CD4$^+$ 辅助性 T 淋巴细胞，使 CD4$^+$T 淋巴细胞减少，导致获得性免疫缺陷综合征。另外许多病毒如疱疹病毒、风疹病毒可以抑制免疫细胞的活化。

四、抗病毒免疫

病毒感染机体首先要突破非特异性免疫，然后要逃脱特异性免疫。

（一）非特异性免疫

屏障结构、IFN 和自然杀伤细胞等实现机体抗病毒的非特异性免疫。

1. 屏障结构　人体的外部屏障包括皮肤、黏膜等，内部屏障有血脑屏障和胎盘屏障。

2. IFN　由病毒或诱生剂刺激宿主细胞产生的一类具有高度活性、多功能的糖蛋白。主要由白细胞、成纤维细胞和 T 淋巴细胞等产生；包括 α、β、γ 三种，分为 I、II 两种类型；发挥抗病毒、抗肿瘤和免疫调节等功能（表 14-2）；具有种属特异性、广谱性和间接性等特性。种属特异性指只有源于人类的 IFN 才对人体有作用，其他种类 IFN 在人体内无效。广谱性指 IFN 对所有的病毒均有一定的抑制作用。间接性指 IFN 不是直接杀灭病毒，而是通过抑制病毒蛋白的合成灭活病毒（图 14-6）。除病毒感染能产生 IFN 外，诱生 IFN 产生的物质有人工合成的双链 RNA 如聚肌胞、胞内寄生微生物如衣原体和结核杆菌等、促有丝分裂原如植物血凝素 PHA 和刀豆蛋白 ConA 等。

表 14-2　IFN 的主要区别比较

类型		诱导剂	来源	作用
I 型	α	各种病毒	白细胞	主要用于抗病毒
	β	诱生剂	成纤维细胞	
II 型	γ	各种抗原	T 淋巴细胞	主要用于抗肿瘤和免疫调节
		PHA、ConA		

考点：IFN 的种类及作用

3. NK 细胞　自然杀伤细胞即 NK 细胞能识别多种被病毒感染的细胞，对靶细胞的杀伤过程不受 MHC 限制，也可不依赖抗体，能被多种细胞因子激活，因此其抗病毒作用具有时间早、范围广和作用强的特点。

（二）特异性免疫

如果病毒的感染不能被非特异性免疫所抑制，则伴随病毒的持续增殖，机体的特异性免疫随之发挥作用。

1. 体液免疫的保护作用　受病毒感染或接种疫苗后，机体能产生中和抗体、血凝抑制抗体、补体结合抗体等特异性抗体。在抗病毒免疫中起主要作用的是中和抗体 IgG、IgM、SIgA，能与病毒表面的抗原结合，阻止病毒吸附和穿入易感细胞，保护细胞免受病毒感染，并可有效地防止病毒通过血流播散。还可以通过调理吞噬、抗体依赖性细胞介导的细胞毒作用、激活补体等途径裂解和破坏病毒感染细胞。

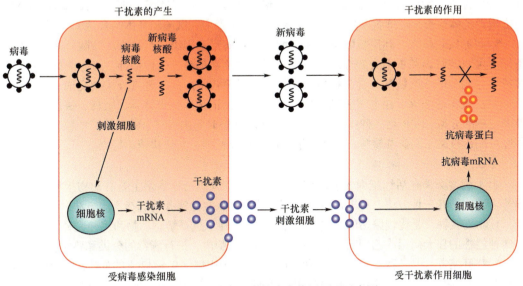

图 14-6 IFN 的产生及抗病毒作用原理示意图

2. 细胞免疫的保护作用　病毒进入宿主细胞内主要依靠细胞免疫发挥作用，通过 CD8$^+$T 细胞直接杀伤和 CD4$^+$T 细胞释放细胞因子阻止病毒感染。

第三节　病毒感染的检查和防治

一、病毒感染的检查

在临床上病毒感染十分常见，病毒感染的检查不仅可用于临床确定诊断、指导治疗，而且也用于流行病学调查，为预防病毒性疾病提供科学依据。

（一）标本的采集与送检

病毒感染临床标本的采集处理及运送环节直接影响病毒感染的检查结果，应引起高度重视。

1. 标本采集　要根据感染特点、病程等采集合适标本。呼吸道感染一般采集鼻咽洗漱液或痰液，消化道感染多采集粪便，皮肤感染可采取病灶组织，脑内感染可采脑脊液，病毒血症期可采血送检。做病毒分离或抗原检查的标本应在发病初期或急性期采集，因此时病毒在体内大量增殖，检出率高。做血清学诊断的标本应在急性期和恢复期各采一份，一般恢复期血清抗体效价比急性期高出 4 倍或以上才有意义。

2. 标本处理　标本采集必须严格无菌操作。对于本身带有杂菌或可能被细菌污染的标本应加入高浓度青霉素、链霉素、庆大霉素等处理。

3. 标本送检与保存　大多数病毒对甘油有抵抗力，送检的组织、粪便等标本可置于含抗生素的 50% 甘油缓冲液中，冷藏速送。暂时不能检查或分离培养时需将标本置 -70℃ 低温冰箱内保存。

（二）病毒感染的检查方法

1. 形态学检查　既可以用光学显微镜直接观察大型病毒如痘病毒的单个病毒体；或者检

查被病毒感染组织中的包涵体，根据包涵体的特点，做出辅助诊断。也可以用电子显微镜从疱疹液、粪便或血液等标本中直接检查疱疹病毒、乙型肝炎病毒、轮状病毒等；或者在病毒标本悬液中加入特异性抗体，使病毒颗粒凝聚成团，再用电镜观察，提高病毒的检出率。

2. 血清学检查　利用荧光、酶、同位素等标记技术对病毒抗原或抗体进行早期诊断，具有特异性强、敏感度高、结果判断快速等诸多优点。主要有病毒抗原标志物检查、IgM型抗病毒抗体检查、红细胞凝集、凝集抑制试验、病毒中和试验和补体结合试验等。

3. 病毒核酸检查　利用核酸杂交和扩增技术对病毒基因组进行检查。核酸具有在一定条件下可双链解离和重组合的性质，因此用标记同位素单链核酸做探针，可检测标本中同源或部分同源的病毒核酸，称为核酸杂交技术，目前较常用的有斑点分子杂交法、原位分子杂交法及印迹法等，比电子显微镜技术、免疫酶标记技术等更特异、敏感、快速，而且能够定量和分型。PCR 是一种体外基因扩增技术，在短时间内可使目的基因扩增数百万倍，因此可测出极微量的病毒核酸，具有灵敏度高、特异性强、简便快速等特点。

（三）病毒的分离培养

由于病毒必须在活细胞内才能增殖，所以实验室分离培养病毒主要有动物接种、鸡胚培养、细胞培养三种方法，可根据所分离病毒的种类及实验室条件选择不同方法。

1. 动物接种　是比较原始的方法，需要根据病毒特点选择敏感动物和接种途径。例如，将嗜神经性的狂犬病毒或乙型脑炎病毒接种于小白鼠脑内，进行病毒的分类和鉴定。

2. 鸡胚培养　是一种比较经济简便的方法，一般采用孵化 9～12 天的鸡胚，需要根据病毒特点选择鸡胚的不同部位接种。卵黄囊用于嗜神经病毒及衣原体的培养，绒毛尿囊用于痘病毒和单纯疱疹病毒的培养，尿囊腔用于腮腺炎病毒的培养，羊膜腔用于流感病毒的初次分离培养。

3. 细胞培养　是最常用的方法，用于病毒分离培养的细胞主要有原代细胞、二倍体细胞和传代细胞系。原代细胞是由新鲜组织制备的单层细胞，如猴肾细胞；二倍体细胞是原代细胞经过多次传代后仍然保持二倍体性质的细胞，称为细胞株，如人胚肺成纤维传代株W1-28，用于病毒的分离和疫苗的制备；传代细胞系是在体外能持续传代的单细胞，由突变的二倍体细胞或肿瘤细胞建立的细胞系，如 HeLa（人宫颈癌）细胞系、Hep-2（人喉上皮癌）细胞系等，是最常用的培养病毒的细胞。

大多数病毒在敏感细胞内增殖后会引起细胞圆缩、溶解、脱落、融合、形成包涵体，甚至死亡等现象，称细胞病变效应。含血凝素的病毒感染增殖后可使血凝素出现在宿主细胞膜上，使之能与红细胞结合，称为红细胞吸附现象；血凝素也可以从宿主细胞内释放出来，细胞培养上清液和红细胞作用后出现红细胞凝集现象。将适宜浓度的病毒接种于敏感的单层细胞，并加入融化的琼脂固定，由于病毒增殖使局部单层细胞脱落，形成肉眼可见的空斑，染色后能清晰显示。

二、病毒感染的防治原则

病毒性疾病目前没有特效治疗药物，人工免疫是预防病毒性感染的最有效的手段，IFN、某些中草药和化学药物在治疗病毒性疾病时有一定的效果。

（一）病毒感染的预防

通过非特异性预防和特异性预防来预防病毒性疾病，非特异性预防包括控制感染源、切断感染途径和保护易感人群，特异性预防包括人工自动免疫和人工被动免疫。

1. 人工自动免疫　接种病毒疫苗进行长期预防，常见的疫苗有脊髓灰质炎疫苗、麻疹 - 风疹 - 腮腺炎联合疫苗、甲型肝炎疫苗等减毒活疫苗和乙型脑炎疫苗、狂犬病疫苗等灭活疫苗，此外还有流行性感冒疫苗等亚单位疫苗、乙型肝炎疫苗等基因工程疫苗。

2. 人工被动免疫　注射免疫血清、胎盘球蛋白，以及与细胞免疫有关的转移因子进行紧急预防。

（二）病毒感染的治疗

由于病毒是只能在宿主细胞内复制的非细胞型微生物，故要求抗病毒药物既能穿入细胞、选择性地抑制病毒增殖又不损伤宿主细胞，迄今尚无十分理想药物。

1. 化学药物　①核苷类药物：用于眼疱疹治疗的碘苷（IDU，商品名为疱疹净），用于生殖器疱疹和新生儿疱疹治疗的阿昔洛韦，拉米夫啶（3TC）已成功地用于抑制 HIV 和乙肝病毒的复制。②蛋白酶抑制剂：赛科纳瓦可抑制 HIV 复制周期中晚期蛋白酶活性，影响病毒结构蛋白的合成。英迪纳瓦与瑞托纳瓦是新一代病毒蛋白酶抑制剂，用于 HIV 感染的治疗。③其他抗病毒药物：金刚烷胺用于流感的治疗。

2. IFN 及诱生剂　具有广谱抗病毒作用。

3. 中草药　实验研究证实，板蓝根、大青叶等中草药能抑制多种病毒增殖；苍术、艾叶在组织培养中可抑制腺病毒、鼻病毒及流感病毒；贯众、胆南星可抑制疱疹病毒。

小结

病毒属于非细胞型微生物，形态多种多样，对人有致病性的病毒多为球状或近似球状，以纳米为测量单位。病毒的基本结构是核心和衣壳，有的病毒还有包膜和刺突；化学组成主要是核酸和蛋白质，还有糖类和脂类。病毒以复制方式在宿主细胞内增殖，分为吸附、穿入、脱壳、生物合成、组装和释放 6 个阶段，常出现顿挫感染、缺陷病毒和干扰现象。绝大多数病毒耐冷不耐热，耐受甘油，包膜病毒对乙醚敏感，抗生素和磺胺类药物对病毒无抑制作用，受环境影响可发生多种变异。病毒可经过多种途径进入机体水平传播或垂直传播，引起不同类型的感染，出现病理损伤或产生抗病毒免疫。病毒标本应早期采集并立即送检，通过各种方法检查，指导临床确诊和治疗，人工免疫是预防病毒性感染的最有效的手段，IFN、某些中草药和化学药物在治疗病毒性疾病时有一定的效果。

目标检测

【A₁型题】

1. 测量病毒大小的常用单位是
   A. cm　　　　B. mm
   C. μm　　　　D. nm
   E. pm

2. 病毒的增殖方式是
   A. 复制　　　　B. 裂殖
   C. 二分裂　　　D. 芽生
   E. 分泌

3. 最易破坏病毒包膜的因素是
   A. IFN　　　　B. 乙醚
   C. 青霉素　　　D. 乙醇
   E. 紫外线

4. 哪项不是病毒感染对宿主细胞的直接作用

   A. 杀细胞感染　　　B. 细胞融合
   C. 整合感染　　　　D. 形成包涵体
   E. 继发感染

5. 病毒性标本的采取与送检，下列哪项错误
   A. 可以取不同部位的标本
   B. 标本采取后立即送检
   C. 污染标本要加阿糖腺苷处理
   D. 可置于 50% 甘油盐水中送检
   E. 血清学检查应取急性期和恢复期双份血清

6. 对病毒的描述不正确的是
   A. 体积微小　　　B. 结构简单
   C. 含单一核酸　　D. 对抗生素敏感
   E. 在活细胞内寄生

（张新明）

第十五章 呼吸道病毒

学习目标

1. 掌握流行性感冒病毒、麻疹病毒的生物学性状、致病性、免疫性和防治原则。
2. 熟悉呼吸道病毒的种类。
3. 了解腮腺炎病毒、风疹病毒、冠状病毒的主要生物学性状与致病性。

呼吸道病毒是一类由呼吸道入侵，在呼吸道黏膜上皮细胞中增殖，引起呼吸道局部感染或呼吸道以外组织器官病变的病毒。据统计，大约90%以上的急性呼吸道感染由病毒引起。多数呼吸道病毒具有潜伏期短、传播快、传染性强、发病急、病后免疫力不持久，可反复感染并且易继发细菌性感染等特点，常可造成大流行，甚至暴发流行。常见的呼吸道病毒有流行性感冒病毒、麻疹病毒、腮腺炎病毒、风疹病毒、冠状病毒等。

第一节 流行性感冒病毒

流行性感冒病毒（influenza virus）简称流感病毒，分为甲、乙、丙三型，是流行性感冒的病原体。其中甲型流感病毒最易发生变异，常引起大流行，甚至世界性大流行，如1918～1919年的流感大流行，当时全球约有一半人被感染，死亡人数超过了2000万，比第一次世界大战死亡的总人数还多。乙型流感病毒常引起地区性流行，丙型流感病毒仅引起散发流行，主要侵犯婴幼儿。

案例 15-1

某地近期有流感流行。患儿，女，7岁，突然起病，出现鼻塞、流涕、咽痛、咳嗽、畏寒、发热、头痛、乏力、呕吐、腹痛、腹泻等症状，今病情加重，以高热、剧咳、胸闷来院就诊。查体：体温39.5℃，咽后壁红肿，眼结膜充血，肺部湿啰音。实验室检查：白细胞 $12×10^9$/L。

思考题：

1. 该患儿最可能患了什么病？
2. 该病为何易流行？
3. 该病如何防治？

一、生物学性状

（一）形态与结构

流感病毒呈球形或丝状，球形病毒颗粒直径80～120nm，丝状有时可达4000 nm左右，新分离株丝状多于球形。病毒由内到外分为三层。内层是病毒的核心，由病毒核酸、核蛋白（nucleoprotein，NP）及 RNA 多聚酶组成。病毒核酸为分节段的单股负链 RNA，与核蛋白组成核糖核蛋白（RNP），其外附着有 RNA 多聚酶。甲型和乙型流感病毒 RNA 有 8 个节段，丙型流感病毒有 7 个节段。核蛋白抗原性稳定，很少发生变异。中层为基质蛋白（matrix protein，MP），具有保护病毒核心及维持病毒形态的作用，与核蛋白一样抗原性稳定，共同组成流感病毒的甲、乙、丙型特异性抗原。外层是脂质双层，其上镶嵌有两种刺突：一种为血凝素（hemagglutinin，HA），呈柱状；

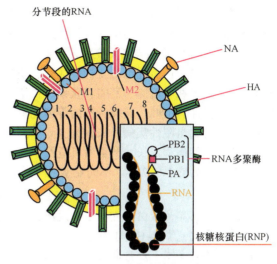

图 15-1　流感病毒结构示意图

另一种为神经氨酸酶（neuraminidase，NA），呈蘑菇状。HA 与 NA 即流感病毒的表面抗原，其抗原性极不稳定，易发生变异，是划分流感病毒亚型的重要依据（图 15-1）。

（二）分型与变异

根据 NP 和 MP 抗原性的不同，可将流感病毒分为甲、乙、丙三型。甲型流感病毒又可根据 HA 和 NA 抗原性的不同，分为若干亚型。乙型流感病毒虽有变异，但尚未划分亚型；丙型流感病毒尚未发现亚型。

由于核酸分节段的特点使病毒在复制过程中易发生基因重组，导致病毒变异。流感病毒的 HA、NA 极易发生变异，其中 HA 变异频率更高。两者变异可同时出现，也可单独发生，病毒的变异幅度与流行密切相关。流感病毒的变异有两种形式①抗原性漂移（antigenic drift）：由于基因点突变，使编码 HA、NA 氨基酸序列的基因发生变异，变异率小于 1%，变异幅度小，属量变，每 2～5 年出现一次，常引起局部中、小流行；②抗原性转换（antigenic shift）：由于基因点突变累积，导致编码 HA 氨基酸序列的基因变异率大于 20%～25%，变异幅度大，属质变，常导致新亚型的出现。由于人群对新亚型无免疫力，因此，往往引起较大规模的流行，甚至是世界性大流行（表 15-1）。

考点：流感病毒分型；流感病毒常见变异形式与流行的关系

表 15-1　甲型流感病毒变异情况与流行年代

病毒亚型	原甲型	亚甲型	亚洲甲型	中国香港甲型	亚甲型或中国香港甲型	新甲型
抗原结构	H0N1	H1N1	H2N2	H3N2	H1N1 或 H3N2	H5N1 或 H1N1
流行年代	1918～1919	1946～1957	1957～1968	1968～1977	1977～	1997～

（三）抵抗力

流感病毒抵抗力较弱，不耐热，56℃ 30 分钟即可灭活，室温下感染性很快丧失，在 0～4℃ 能存活数周，－70℃ 以下或冷冻真空干燥可长期保存；对干燥、日光、紫外线、脂溶剂、氧化剂、酸等敏感。

二、致病性与免疫性

流感病毒是引起流感的病原体。流感为冬春季节好发的呼吸道传染病，传染源主要是患者，其次是隐性感染者，感染的动物也可成为重要的传染源。发病初期 2～3 天内患者鼻咽分泌物中病毒最多，传染性最强。病毒主要由飞沫经呼吸道传播，也可经握手、共用毛巾等密切接触而感染，传染性极强。人群普遍易感，潜伏期一般为 1～4 天，感染后症状轻重不等，约 50% 感染者无症状，严重者可致肺炎。病毒侵入易感者呼吸道上皮细胞内增殖，病毒增殖后可引起细胞变性、坏死、脱落及黏膜充血、水肿等病理改变。患者常突然起病，出现鼻塞、流涕、咽痛、咳嗽、畏寒、发热、头痛、乏力、全身肌肉及关节酸痛等症状，有时伴有呕吐、腹痛、腹泻等消化道症状。病毒一般不进入血液，仅在呼吸道局部增殖。流感属自限性疾病，病程为 3～5 天，但少数患者如年老体弱者、婴幼儿等易继发细菌感染，使病程延长，严重者可危及生命。流感病毒感染或疫苗接种后，对同型病毒有免疫力，可维持 1～2 年。不同亚型之间无交叉免疫。

禽流感病毒与禽流感

近年来世界许多国家发生了禽流感大流行，并从多种禽类和候鸟中分离到高致病性的甲型禽流感病毒 H5N1 亚型。目前，许多学者认为禽类可能是流感病毒的基因储存库，与导致流感大流行的新型病毒株的出现有密切关系。引起禽流感的流感病毒型别常见的有 H5N1、H5N2、H7N1、H7N3 等。根据致病性强弱分为高致病性、低致病性和非致病性三种，H5N1 型属于高致病性禽流感病毒。通常，禽流感病毒与人流感病毒存在受体特异性差异，禽流感病毒不易感染给人。人类禽流感的传染源主要为患者或携带禽流感病毒的家禽，病毒可以随病禽的呼吸道、眼鼻分泌物及粪便排出，禽类通过消化道和呼吸道途径感染发病。被病禽粪便、分泌物污染的任何物体，如饲料、禽舍、笼具、饲养管理工具、饮水、空气、运输车辆、人、昆虫等，都可能传播病毒。虽然任何年龄对禽流感病毒均易感，但 12 岁以下儿童发病率较高，病情较重。

链接

三、实验室检查

在流感流行期间，根据典型临床症状即可做出初步诊断，但确诊或流行监测必须结合实验室检查。实验室检查主要包括病毒的分离鉴定、血清学诊断和病毒核酸检测。可取发病 3 天内患者的鼻咽分泌物或咽漱液，经抗生素处理后进行鸡胚接种或细胞培养分离病毒。或者取患者急性期（5 天内）和恢复期（病后 2～4 周）双份血清做血凝抑制试验，测定其血凝抑制抗体效价，若恢复期血清抗体效价比急性期增高 4 倍及以上，具有诊断价值。用荧光素标记的流感病毒免疫血清进行免疫荧光染色检查抗原可快速诊断。也可用 PCR、核酸杂交或序列分析等方法检测病毒核酸和进行分型鉴定。

感冒、流感与上感

很多人，甚至是某些医务人员对"感冒"的概念不清楚，存在许多误解。

感冒是由多种病毒引起的一种呼吸道传染病，其中 30%～50% 由鼻病毒引起，其次为冠状病毒、副流感病毒、呼吸道合胞病毒等。多发生于初冬，但可发生于任何季节，具有散在性。起病较急，初为咽干、咽痒或灼热感，后有喷嚏、鼻塞、流清鼻涕、咽痛，有时流泪、味觉迟钝、呼吸不畅、声嘶、少量咳嗽等。可有低热、不适、轻度畏寒、头痛。鼻黏膜充血、水肿、有分泌物，咽部轻度充血。

流感由流感病毒引起，好发于冬春季，易流行。起病急，全身症状较重，有寒战、高热、全身酸痛、头痛、鼻塞、流涕、咽痛、结膜充血等。

上感泛指上呼吸道感染，是鼻腔、咽腔或咽喉部急性炎症的统称。病原体可以是细菌，也可以是病毒，主要指细菌感染引起的鼻炎、咽喉炎等。

病毒性感冒和流感对抗生素不敏感，只有继发（合并）细菌感染或细菌性上感才可用抗生素治疗。因此，临床上应正确诊断，合理治疗，避免滥用抗生素。

四、防治原则

流感病毒传染性强，传播迅速，易引起暴发流行，故严密检测流感病毒的变异，切实做好预防工作十分重要。一般预防是加强锻炼增强体质，保持室内卫生。流行期间应注意避免直接接触患者，避免人群聚集，必要时戴口罩，注意室内空气流通，公共场所可用乳酸或食醋熏蒸进行空气消毒。接种疫苗是预防流感最有效的方法，在流行高峰前 1～2 个月接种流感疫苗可获得免疫力，但疫苗必须与当前流行株抗原型别相同才能奏效。目前应用较多的是三价灭活疫苗或流感病毒亚单位疫苗。

流感尚无特效疗法，临床多以对症治疗和预防继发性细菌感染为主。盐酸金刚烷胺及其衍生物可用于流感的预防，在发病24～48小时内使用，可减轻全身中毒症状。奥司他韦（达菲）对早期患者有一定疗效。此外，IFN 及中药板蓝根、大青叶等有一定疗效。

案例 15-1 分析

患儿居住地有流感流行，又有典型流感及肺部感染症状，可考虑为流感并发小儿肺炎。由于流感病毒核酸分节段的特点使病毒在复制过程中易发生基因重组，导致病毒变异，出现新亚型。而人群针对流感病毒原有的特异性免疫力对新亚型无效，因此，易引起流感流行。

该病的防治可采取以下措施：加强流感病毒变异株的检测，以便进行有针对性的疫苗接种，避免人群聚集，保持室内通风，切断流感病毒的传播途径。早期发现患者，用 IFN、金刚烷胺、奥司他韦等药物治疗，并发肺炎者，及时应用抗生素。

第二节　麻疹病毒

麻疹病毒（measles virus），是麻疹的病原体。麻疹是一种传染性很强的急性呼吸道传染病，冬春季好发，常见于儿童，易感年龄为 6 个月到 5 岁，无免疫力者接触后发病率几乎为 100%，常因并发症的发生导致死亡。在疫苗使用前，全世界每年大约有 1.3 亿儿童患病，700 万～800 万儿童死亡。自普遍使用麻疹疫苗以来，发病率已大幅度下降。世界卫生组织已将麻疹列为计划消灭的传染病之一。

案例 15-2

患儿，男，5 岁，因发热、畏光、咳嗽、流涕入院。查体：体温 39.5℃，患儿面部、颈部出现红色斑丘疹，口腔颊部可见中心灰白色、外绕红晕的黏膜斑。血清学检查：麻疹病毒 IgM 抗体（＋）。

思考题：

1. 该患儿可能患了什么病？
2. 该病最常见的并发症是什么？
3. 该病如何预防？

一、生物学性状

麻疹病毒呈球形，直径 150nm，核心为不分节段的单股负链 RNA，核衣壳呈螺旋对称，有包膜。包膜上有血凝素（H）和融合因子（F）两种刺突。麻疹病毒抗原性较稳定，只有一个血清型，但近年来的研究证明，麻疹病毒抗原也有小的变异。病毒可在多种传代细胞中增殖，由于融合因子的作用可引起细胞融合形成多核巨细胞，细胞内可见嗜酸性包涵体。麻疹病毒对理化因素的抵抗力较弱，加热 56℃ 30 分钟和一般消毒剂都能使其灭活，对日光、紫外线及脂溶剂都较敏感。

二、致病性与免疫性

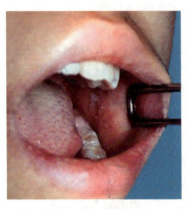

图 15-2　Koplik 斑

人是麻疹病毒唯一的自然宿主。传染源是急性期患者，患者在出疹前 6 天至出疹后 3 天均具有传染性。麻疹传染性强，冬春季节发病率高，主要通过飞沫传播，也可通过污染的用具、玩具或密切接触传播，潜伏期 10～14 天。麻疹病毒经呼吸道进入后，先侵入呼吸道上皮细胞内增殖，然后进入血流，形成第一次病毒血症，出现发热、畏光、流泪、眼结膜充血、流涕、咳嗽等症状，多数患儿此时口颊黏膜出现中心灰白色、外绕红晕的黏膜斑即 Koplik 斑，又称为柯氏斑（图 15-2），是麻疹早期的典型特征，具有早期诊断意义。随后病毒侵入全身淋巴组织和单核 - 吞噬细胞系统，在细胞内增殖达一定数量后再次侵入血流，形成第二次病毒血症，全身皮肤出现红色斑丘疹，先颈部，然后躯干，最后四肢，出疹期病情严重。若并发细菌感染，可引起支气管炎、肺炎、中耳炎等。麻疹一般可自愈，但抵抗力低下的患者，若护理不当，死亡率亦可高至 25% 以上。最常见的并发症为肺炎，占麻疹死亡率的 60%。最严重的并发症为脑炎，发病率为 0.5%～1.0%，其中死亡率为 5%～30%。另外，1% 的麻疹患者在其恢复数年（平均 5～7 年）后，可出现亚急性硬化性全脑炎（subacute sclerosing panencephalitis，SSPE）。SSPE 患者大脑功能渐进性衰退，表现为反应迟钝、精神异常、运动障碍、最终出现昏迷死亡，病程 6～9 个月。

考点：麻疹病毒所致疾病、临床表现及并发症

麻疹自然感染后免疫力牢固，一般为终生免疫。血清中的抗 H 抗体和抗 F 抗体在预防再感染中有重要作用。细胞免疫是清除细胞内病毒，使麻疹痊愈的主要因素。因此，细胞免疫缺陷的人感染麻疹病毒则极其严重。

三、实验室检查

典型麻疹病例无需实验室检查，根据临床症状即可诊断。病毒分离可采取患者发病早期呼吸道分泌物接种于原代人胚肾或猴肾细胞，观察多核巨细胞及包涵体；亦可取呼吸道、尿沉渣，用免疫荧光法检查病毒抗原；血清学检查可取患者急性期和恢复期双份血清进行血凝抑制试验，当抗体滴度增高 4 倍以上有诊断意义。此外，还可用核酸分子杂交或 PCR 技术检测细胞内的病毒核酸。

四、防治原则

预防麻疹的主要措施有隔离患者及进行人工主动免疫。采取呼吸道隔离，隔离至出疹后 5 天，有并发症者延至出疹后 10 天。对易感人群进行人工主动免疫，提高机体免疫力。

目前我国主要使用麻疹病毒减毒活疫苗进行预防接种，国外还使用麻疹 - 腮腺炎 - 风疹三联疫苗（measles-mumps-rubella vaccine，MMR）进行免疫接种，大大降低了麻疹的发病率。我国计划免疫程序是对 8 月龄婴儿普遍实行初次计划免疫接种，7 岁复种一次，免疫力可维持 10 ～ 15 年。对未注射过疫苗又与麻疹患儿接触过的易感儿童，可紧急肌内注射丙种球蛋白或胎盘球蛋白进行人工被动免疫，能有效阻止发病或减轻症状。

考点：麻疹的特异性预防

> 🦉 **案例 15-2 分析**
>
> 　　患儿表现为发热、畏光、咳嗽、流涕，口腔颊部有 Koplik 斑，面部、颈部出现红色斑丘疹等麻疹症状，并且血清学检查麻疹病毒 IgM 抗体（＋），可基本推断该患儿患有麻疹。麻疹最常见的并发症为肺炎，占麻疹死亡率的 60%。
>
> 　　该病的预防措施有：①对易感人群进行人工主动免疫接种麻疹减毒活疫苗；②注意隔离患儿，以防麻疹传播；③可给患儿肌内注射丙种球蛋白或胎盘球蛋白进行紧急预防。

第三节　腮腺炎病毒

　　腮腺炎病毒（mumps virus）是流行性腮腺炎（俗称"痄腮"）的病原体，呈世界性分布。

一、生物学性状

　　腮腺炎病毒呈球形，直径 100 ～ 200nm，核酸为不分节段的单股负链 RNA，衣壳呈螺旋对称，有包膜，包膜上有血凝素（HA）、神经氨酸酶（NA）等刺突，成分是糖蛋白。只有一个血清型。该病毒抵抗力较弱，对乙醚、氯仿等脂溶剂敏感，紫外线照射及加热 56℃ 30 分钟均可使病毒灭活。

二、致病性与免疫性

　　人是腮腺炎病毒的唯一宿主。传染源是患者和隐性感染者，病毒主要通过飞沫或人与人直接接触传播，传染性强，易感者为学龄前儿童和青少年。全年均可发病，以冬春季为主。潜伏期 2 ～ 3 周。病毒侵入呼吸道上皮细胞和局部淋巴结内增殖后，进入血流，然后经血流入侵腮腺和其他器官，如胰腺、睾丸、卵巢、肾脏和中枢神经系统等，引起流行性腮腺炎。临床表现主要为一侧或双侧腮腺肿大、疼痛，伴有发热、乏力、肌肉疼痛等。若无合并感染，病程经 1 ～ 2 周后自愈。青春期感染者，男性易并发睾丸炎（约 20%），甚至可导致不育，女性可并发卵巢炎（约 5%），也有少数（约 0.1%）患者可并发无菌性脑膜炎。此外，腮腺炎病毒感染也是导致儿童期获得性耳聋的常见原因。

　　感染后机体可获得牢固而持久的免疫力，甚至亚临床感染也能获得终生免疫。婴儿可从母体获得被动免疫，故 6 个月以内婴儿很少患腮腺炎。

考点：腮腺炎病毒所致疾病、临床表现及常见并发症

三、实验室检查

　　典型病例无需实验室检查即可做出诊断。必要时，可取患者唾液、尿液或脑脊液进行病毒分离。腮腺炎病毒易在鸡胚羊膜腔、鸡胚细胞或猴肾细胞内增殖，形成多核巨细胞。血清学诊断包括检测病毒特异性的 IgM 或 IgG。

四、防治原则

预防腮腺炎应及时隔离患者，防止传播。疫苗接种是主要的预防措施，给易感人群接种腮腺炎病毒减毒活疫苗可产生长期的免疫保护作用。目前我国常采用腮腺炎病毒 - 麻疹病毒 - 风疹病毒三联疫苗，取得了较好效果。目前尚无有效药物治疗，可试用中药普济消毒饮和连翘败毒散进行治疗。流行期间易感人群可服用板蓝根和金银花进行预防。

第四节　风疹病毒

风疹病毒（rubella virus）是风疹的病原体，风疹又称德国麻疹。除了引起儿童和成人普通风疹外，还可通过垂直传播引起先天性风疹综合征，危害严重。

案例 15-3

患者，女，28 岁，妊娠 6 周。因发热，咽痛，咳嗽，流涕，头痛及关节肌肉痛，白带增多就诊。查体：耳后、颈后和腹股沟淋巴结肿大；全身皮肤出现弥漫性麻疹样红色斑丘疹。实验室检查：血清风疹病毒 IgM 抗体增高。

思考题：

1. 该孕妇可能感染什么病毒？
2. 该病最大的危害是什么？
3. 该病如何预防？

风疹病毒呈球形，直径约 60nm，核心为单股正链 RNA，衣壳为二十面体立体对称，有包膜，包膜上有刺突，具有血凝性和溶血活性。风疹病毒可在多种细胞内增殖，1962 年首次分离成功，该病毒只有一个血清型，人是唯一的自然宿主。风疹病毒对热、脂溶剂和紫外线敏感。

人群对风疹病毒普遍易感，儿童为主要易感者。病毒经呼吸道传播，在局部淋巴结中增殖后，侵入血流播散全身，引起风疹。潜伏期为 10 ~ 21 天，表现为发热，麻疹样皮疹，但较轻，伴耳后及枕下淋巴结肿大。成人感染症状较严重，除出疹外，还有关节炎和关节疼痛，血小板减少，疹后脑炎等，但大多预后良好。

孕妇在妊娠 20 周内感染风疹病毒对胎儿危害最大，胎龄越小、危害越严重。病毒可通过胎盘导致胎儿发生先天性风疹综合征，引起胎儿畸形、流产或死胎，畸形主要表现为先天性心脏病、白内障和耳聋三大主症及智力低下等。感染后可获得持久免疫力，孕妇血清抗体有保护胎儿免受风疹病毒感染的作用。

考点：风疹病毒所致疾病及防治措施

为保证优生优育，风疹病毒抗体阴性的育龄妇女和学龄女童应接种风疹减毒活疫苗。风疹减毒活疫苗常与麻疹疫苗、腮腺炎疫苗组合成三联疫苗使用。风疹病毒抗体阴性的孕妇，如接触风疹患者应立即大剂量注射丙种球蛋白以被动免疫。目前，风疹病毒感染尚无特效药物治疗。

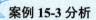

案例 15-3 分析

　　该孕妇出现发热，咽痛，咳嗽，流涕，头痛及关节肌肉痛等风疹病毒感染的典型临床症状，并且出现耳后、颈后和腹股沟淋巴结肿大，全身皮肤弥漫性麻疹样红色斑丘疹。血清学检查显示风疹病毒 IgM 抗体增高。因此，推断该孕妇可能感染风疹病毒。

　　妊娠 3 个月内孕妇患风疹可引起流产、早产及先天性风疹综合征，使胎儿出现各种畸形，如先天性心脏病、白内障、耳聋等。

　　对风疹病毒抗体阴性的育龄妇女应积极在怀孕前接种风疹减毒活疫苗。已接触患者，应于接触后 5 天内肌内注射丙种球蛋白。对于确诊有风疹病毒感染的早期孕妇，原则上应终止妊娠。

第五节　冠状病毒

　　冠状病毒（coronavirus）可引起人和动物的呼吸道、消化道、肝脏和神经系统疾病。2002 ～ 2003 年全球暴发流行的 SARS 的病原体是一种新的冠状病毒，被称为 SARS 冠状病毒（SARS-CoV）。

　　冠状病毒呈不规则形，大小为 60 ～ 200nm，核酸为单股正链 RNA，核衣壳呈螺旋对称形，有包膜，包膜上有间隔较宽的突起，使整个病毒外形似日冕或皇冠形，故命名为冠状病毒。

　　冠状病毒对理化因素的抵抗力较弱。75% 的乙醇、紫外线、乙醚等脂溶剂，以及加热56℃ 30 分钟都可灭活病毒。SARS 冠状病毒在体外自然存活时间约为 3 小时，在患者粪便和尿液里能存活 1 ～ 2 天。

　　冠状病毒可感染各年龄段人群，婴幼儿为主，感染多发生于冬春季节，传播方式常有两种：侵犯呼吸道的冠状病毒通过呼吸道传播；侵犯消化道的冠状病毒经口传播，且排毒时间较长。潜伏期为 3 ～ 5 天，典型的呼吸道感染呈普通感冒症状，很少波及下呼吸道，一般引起轻型感染，但可使原有呼吸道感染急性加重，甚至引起肺炎。消化道感染以水样腹泻为主。

　　2003 年造成多个国家和地区流行的 SARS 冠状病毒主要引起 SARS。SARS 的传染源主要是患者，以近距离飞沫传播为主，也可通过手接触呼吸道分泌物经口、鼻、眼传播，另有研究发现存在粪 - 口传播的可能。SARS 起病急，传播快。临床表现以发热为首发症状，体温一般 > 38℃，可有咳嗽，多为干咳、少痰，偶有血丝，患者还有畏寒、头痛、肌肉酸痛、乏力及呼吸道感染症状。免疫细胞数量减少，肺部有弥漫性炎症，严重者出现呼吸加速、气促或明显呼吸窘迫，部分病例迅速发展为呼吸衰竭，并可伴有其他器官衰竭。免疫力低下者感染病情严重，可导致死亡。40 岁以上或有潜在疾病者（如冠心病、慢性肺病、糖尿病及哮喘等）死亡率更高。

SARS 流行概况

　　SARS 的首发病例于 2002 年 11 月在我国广东佛山出现，并迅速形成流行态势。在短短几个月时间内，蔓延至世界 29 个国家和地区。一时之间，造成了大恐慌，SARS 被称为 "21 世纪的黑死病"。SARS 具有显著的家庭和职业聚集特征，主要流行于人口密集度集中的大城市。医务人员、患者家人、与患者有社会关系的人为高危人群。

SARS 的主要传播模式有：①医护人员通过诊疗、护理患者被感染。特别是气管插管、口腔检查时容易感染；②家庭成员通过探视、护理患者或共同生活被感染；③因与患者住同一病房被传染；④个别也有未明确直接接触患者而发病。2002 年 11 月至 2003 年 8 月，29 个国家报告临床诊断病例 8422 例，死亡 916 例。报告病例的平均死亡率为 9.3%。

链接

病后血清中可有抗体产生，但免疫力不强，再感染仍可发生。

可取急性期患者痰液细胞培养或鸡胚接种进行病毒分离，但 SARS 冠状病毒的分离必须在生物安全防护三级实验室进行。也可取患者血清检测抗体，或用核酸杂交和 PCR 法检测病毒核酸。

SARS 已列为乙类传染病，SARS 的预防应严格控制传染源，隔离患者和疑似患者，切断传播途径，注意空气流通及消毒，养成良好的个人卫生习惯，增强体质，避免过度劳累。流行期间，可用含氯消毒剂对公共场所、可能受到污染的物品进行喷雾或擦拭消毒。用于 SARS 特异性预防的疫苗已进入试用阶段。

考点：SARS 的病原体及传播途径

目前尚无抗 SARS 冠状病毒的特效药，以综合性支持治疗为主，对症治疗为辅。

小 结

呼吸道病毒是经呼吸道感染的病毒，包括流感病毒、麻疹病毒、腮腺炎病毒、风疹病毒、冠状病毒等。据统计，90%～95% 急性呼吸道感染由病毒引起。

流感病毒是一种有包膜的 RNA 病毒，包膜表面的 HA 和 NA 刺突与病毒的分型有关。流感病毒的 HA、NA 极易发生变异，其中 HA 变异频率更高。两者变异可同时出现，也可单独发生，病毒的变异幅度与流行密切相关。流感病毒的变异有两种形式：①抗原性漂移是由于基因点突变，使编码 HA、NA 氨基酸序列的基因发生变异，变异率小于 1%，变异幅度小，属量变，每 2～5 年出现一次，常引起局部中、小流行；②抗原性转换是由于基因点突变累积，导致编码 HA 氨基酸序列的基因变异率大于 20%～25%，变异幅度大，属质变，常导致新亚型的出现。由于人群对新亚型无免疫力，因此，往往引起较大规模的流行，甚至是世界性大流行。流感传染性强、发病率高，预防主要是流行期间尽量避免人群聚集，必要时戴口罩，保持室内通风，不随地吐痰，饮食分餐制，服用板蓝根等中药或肌内注射丙种球蛋白等。

麻疹病毒感染引起麻疹，麻疹是儿童常见的急性呼吸道传染病之一，传染性强。临床表现为发热、畏光、流泪、眼结膜充血、流涕、咳嗽、皮肤出现红色斑丘疹等。典型病例早期口颊黏膜可出现中心灰白色、外绕红晕的 Koplik 斑。麻疹一般可自愈，但若合并细菌感染可引起支气管炎、肺炎、中耳炎等。麻疹最常见的并发症为肺炎。百万分之一的患者在其恢复数年（平均 5～7 年）后，可出现亚急性硬化性全脑炎。

腮腺炎病毒是流行性腮腺炎的病原体。风疹病毒除引起儿童和成人普通风疹外，还可通过垂直传播引起先天性风疹综合征，危害严重。SARS 冠状病毒引起严重急性呼吸综合征，即 SARS。

目 标 检 测

【A₁ 型题】

1. 流感病毒的生物学特性，下列说法不正确的是

A. 双股 DNA 病毒

B. 根据核蛋白和基质蛋白抗原性不同分型

C. 抗原变异是最突出的特点

D. 结构分三层

E. 病后免疫力弱

2. 流感病毒分亚型的依据是

  A. 核酸类型　　　　　　B. 蛋白类型

  C. HA 和 NA　　　　　　D. 核蛋白抗原

  E. M 蛋白

3. 流感病毒引起流感大流行的主要原因是

  A. 病毒毒力强

  B. 病毒免疫原性弱

  C. 病毒 HA 和 NA 易发生变异

  D. 人对病毒免疫力低下

  E. 病毒不侵入血流

4. 易导致胎儿畸形、流产、死胎的病毒是

  A. 风疹病毒　　　　　　B. 腮腺炎病毒

  C. 流感病毒　　　　　　D. 冠状病毒

  E. 麻疹病毒

5. 2003 年春季在我国发生一种传染性非典型肺炎，世界卫生组织将其命名为严重急性呼吸综合征，初步认定的病原体是

  A. 病毒　　　　　　　　B. 细菌

  C. 军团菌　　　　　　　D. 衣原体

  E. 新型冠状病毒

【A₂型题】

6. 患者，女性，12 岁，左侧腮腺肿痛 2 天，伴有发热，食欲减退，乏力不适。患者最有可能患的疾病是

  A. 风疹　　　　　　　　B. 麻疹

  C. 荨麻疹　　　　　　　D. 流行性腮腺炎

  E. 流脑

7. 患者，男，30 岁。2 周前到过 SARS 流行的地区，今因发热、咳嗽、胸闷、气促来院就诊。就诊前抗菌药物治疗无明显效果。查体：体温 39.5℃，肺部啰音或有肺实变体征。肺部不同程度的斑片状或絮状阴影。初诊为

  A. 大叶性肺炎　　　　　B. SARS

  C. 小叶性肺炎　　　　　D. 流行性感冒

  E. 肺结核

【A₃型题】

（8～10 题共用题干）

  患儿，男，5 岁，因发热、畏光、红疹来就诊，疹子从耳后、前部、颈部扩散到身体的其他部分，为红色斑丘疹。查体发现小孩口腔上腭可见中心灰白周围伴有红晕的 Koplik 斑。颊部疹子刮取物镜检发现包涵体，咽喉拭子常规细菌培养阴性。

8. 该小孩所患疾病最可能是

  A. 猩红热　　　　　　　B. 伤寒

  C. 感冒　　　　　　　　D. 麻疹

  E. SARS

9. 预防该病流行的主要措施是

  A. 对患者及时治疗　　　B. 接种减毒活疫苗

  C. 注射丙种球蛋白　　　D. 接种灭活疫苗

  E. 防止硬蜱叮咬

10. 出现初始症状后 5～7 年，百万个患者中会有 1 个出现严重的后遗症，这种后遗症是

  A. 附睾炎合并不育

  B. 急性脑脊髓炎

  C. 亚急性硬化性全脑炎

  D. 海绵状脑病

  E. 风湿热

（张　婕）

第十六章 肠道病毒

学 习 目 标

1. 掌握肠道病毒的共同特征。
2. 熟悉脊髓灰质炎病毒的生物学性状、致病性、免疫性及防治原则。
3. 了解柯萨奇病毒、埃可病毒、轮状病毒的致病性。

表 16-1 常见的肠道病毒型别

病毒种类	血清型
脊髓灰质炎病毒	Ⅰ型，Ⅱ型，Ⅲ型
柯萨奇病毒	A组（1～22，24型），B组（1～6型）
埃可病毒	1～9，11～27，29～33型
新肠道病毒	68～71型

肠道病毒（enterovirus）是小 RNA 病毒科的一个属，广泛分布于自然界中。肠道病毒通过消化道感染，可侵犯多种器官引起多种疾病，主要包括脊髓灰质炎病毒Ⅰ～Ⅲ型、柯萨奇病毒、埃可病毒、新肠道病毒 68～71 型及轮状病毒等（表 16-1）。

考点：肠道病毒的共同特征

肠道病毒的共同特征有：①病毒颗粒呈球形，体积小，直径 20～30nm，核心为单股正链 RNA，衣壳为二十面体立体对称，无包膜。②耐乙醚、耐酸、耐胆汁，在 pH3～5 环境下稳定，不易被胃酸和胆汁灭活，在污水和粪便中可存活 4～6 个月，56℃ 30 分钟可灭活，对干燥、紫外线敏感。③在宿主细胞质内增殖，以破胞形式释放，引起细胞病变。④主要经粪-口途径传播，在肠道细胞中增殖，但很少引起肠道疾病。病毒主要经血液循环侵入肠道外器官而引起肠道外疾病，如麻痹、无菌性脑炎、心肌损伤、腹泻等多种临床表现。

第一节 脊髓灰质炎病毒

脊髓灰质炎病毒（poliovirus）是脊髓灰质炎的病原体。脊髓灰质炎是一种侵犯神经系统的急性传染病，以损害脊髓前角的运动神经元、脑神经核等运动神经为主要表现，引起肢体的迟缓性麻痹，多见于儿童，又称"小儿麻痹症"。临床以发热、上呼吸道症状、肢体疼痛，少数病例出现肢体弛缓性瘫痪为特征。我国在明、清两代有类似本病的记载，称为"小儿惊瘫"。自 1962 年使用减毒活疫苗在全世界进行大规模免疫接种以来，脊髓灰质炎发病率大幅度下降。

一、生物学性状

脊髓灰质炎病毒呈球形，颗粒较小，直径 20～30nm，核心为单股正链 RNA，衣壳呈二十面体立体对称，无包膜。按其抗原性不同，可分为 3 个血清型，即Ⅰ型、Ⅱ型和Ⅲ型，各型间很少有交叉免疫。病毒能在灵长类动物细胞内增殖，常用猴肾、人胚肾或人羊膜细胞等进行细胞培养（图 16-1）。

脊髓灰质炎病毒对理化因素的抵抗力较强，耐寒，-70℃可保存活力达 8 年之久，在水、粪便和牛奶中生存数月，在胃肠道能耐胃酸、蛋白酶和胆汁的作用，在 4℃冰箱中可保存数周，室温下可存活数日，但对干燥很敏感，故不宜用冷冻干燥法保存；不耐热，56℃ 30 分钟可使之灭活，煮沸和紫外线照射可迅速将其杀死；能耐受一般浓度的化学消毒剂，但对高锰酸钾、过氧化氢、漂白粉等敏感。

二、致病性与免疫性

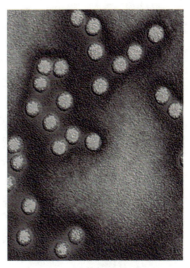

图 16-1　脊髓灰质炎病毒

人类是脊髓灰质炎病毒唯一的宿主。患者、无症状携带者及隐性感染者均可成为传染源，主要通过粪 - 口途径传播，易感者多为 15 岁以下，尤其是 5 岁以下的儿童。脊髓灰质炎主要在夏秋季节流行。

脊髓灰质炎病毒经口进入机体后，先在咽、扁桃体等淋巴组织和肠道集合淋巴结中增殖，然后释放入血，形成第一次病毒血症，扩散至全身易感组织中再次增殖后，导致第二次病毒血症。脊髓灰质炎病毒感染后，机体免疫力的强弱显著影响其结局。90% 以上为隐性感染或轻症感染，不表现或只出现轻微发热、头痛、乏力、咽痛、腹部不适等症状，并迅速恢复；1%～2% 的感染者因病毒侵入中枢神经系统，产生非麻痹型脊髓灰质炎或无菌性脑膜炎；只有 0.1%～0.2% 的患者产生最严重的后果，可发生暂时性的肢体麻痹或永久性驰缓性肢体麻痹，下肢尤甚，恢复极缓慢，大多可留下跛行的后遗症。极少数患者发展为延髓麻痹，导致呼吸循环衰竭而死亡。

脊髓灰质炎病毒感染后机体对同型病毒可产生牢固而持久的免疫力。主要为体液免疫，肠道、呼吸道黏膜局部产生的 SIgA，可与病毒结合而阻止其侵入血流，血清中的中和抗体 IgG、IgA、IgM 可阻止病毒向中枢神经系统扩散。血清 IgG 可通过胎盘由母体传给胎儿，故 6 个月以内的婴儿较少发病。

三、实验室检查

粪便标本加抗生素处理后，接种原代猴肾或人胚肾细胞，置 37℃培养 7～10 天，若出现细胞病变，用中和试验进一步鉴定其型别。取早期及恢复期双份血清做血清学检查，若血清抗体效价增高 4 倍或以上有诊断意义。用核酸杂交、PCR 直接检测病毒核酸进行快速诊断，具有敏感、特异的优点。

四、防治原则

脊髓灰质炎的一般预防措施包括隔离患者、消毒排泄物、加强饮食卫生、保护水源等。用脊髓灰质炎灭活疫苗或减毒活疫苗进行人工主动免疫是预防本病的最佳措施。目前，我国主要采用的是口服脊髓灰质炎减毒活疫苗即三价混合糖丸疫苗进行计划免疫，2 月龄开始，连续 3 次，每次间隔 1 个月，4 岁时加强一次，免疫后可获得抗三个血清型的脊髓灰质炎病毒的免疫力。其免疫过程类似自然感染，既可诱导机体产生血清抗体，又可刺激肠道局部产生 SIgA，故免疫效果良好，可获得牢固而持久的免疫力。对接触过脊髓灰质炎患者的易感者，可用丙种球蛋白或胎盘球蛋白进行紧急预防，能有效阻止发病或减轻症状。目前尚无药物可控制瘫痪的发生和发展，主要是对症处理和支持治疗。治疗原则是减轻恐惧，减少骨骼畸形，预防及处理合并症，康复治疗。

考点：脊髓灰质炎的主要预防措施

世界脊髓灰质炎日

　　脊髓灰质炎俗称小儿麻痹症，每年的 10 月 24 日是"世界脊髓灰质炎日"。警示我们，时刻正视脊髓灰质炎病毒这个"危险杀手"的到来，因为它有可能给儿童，特别是 5 岁以下儿童带来跛行或瘫痪等严重伤害。2012 年 10 月 24 日，世界卫生组织发表媒体通报称，自 1988 年以来，脊髓灰质炎病例数量减少了 99% 以上，从当时估计的 35 万例减至 2012 年的 171 例；同时，脊髓灰质炎病毒流行国家的数量也从超过 125 个减少到只剩下 3 个，即阿富汗、尼日利亚和巴基斯坦。然而，在全球最终实现消灭小儿麻痹症的目标之前，该病症依然有可能继续传播。虽然我国已经于 2000 年，被世界卫生组织证实实现了无脊髓灰质炎目标，但是现在脊髓灰质炎已经卷土重来。专家指出，彻底根除脊髓灰质炎并非易事。只要世界上还有国家存在脊髓灰质炎病毒，已经消除脊髓灰质炎的国家就有输入该病毒的危险。预防脊髓灰质炎没有特效的治疗方法，接种疫苗是主要的预防手段。脊髓灰质炎病毒不被根除，疫苗预防就不能停止。

链　接

第二节　柯萨奇病毒、埃可病毒和新肠道病毒

　　柯萨奇病毒、埃可病毒、新肠道病毒与脊髓灰质炎病毒在生物学性状、致病性与免疫性等方面具有相似性。其致病特点是：病毒在肠道内增殖却很少引起肠道疾病，同一种病毒可以引起不同的临床表现，而不同的病毒也可以导致相同的临床综合征。

一、柯萨奇病毒

　　柯萨奇病毒（coxsackie virus）是 1948 年 Dalldorf 从美国纽约州柯萨奇镇的两名疑似脊髓灰质炎患儿的粪便中分离出来的，故名。根据对乳鼠的致病特点不同将其分为 A、B 两组。A 组病毒有 23 个血清型；B 组病毒有 6 个血清型。

　　柯萨奇病毒主要经粪 - 口途径传播，少数也可通过呼吸道感染。多数为隐性感染，表现为轻微的上呼吸道感染症状或腹泻等症状。病毒可侵犯多种组织器官，如呼吸道、肠道、皮肤、肌肉、心脏、肾上腺和中枢神经系统等。因此，临床表现多样化，较重的有无菌性脑膜炎、类脊髓灰质炎等中枢神经系统疾病。人体感染柯萨奇病毒后，血清中较早出现特异性中和抗体，对同型病毒有持久免疫力。

　　由于柯萨奇病毒所致临床症状多样化的特点，仅根据临床表现不能对病因做出准确诊断。可采集患者咽喉部分泌物或粪便、脑脊液进行细胞培养或接种乳鼠分离病毒，或用血清学实验测双份血清，恢复期比急性期抗体滴度 ≥ 4 倍可辅助诊断。目前，尚无特异的防治方法。

手足口病

　　手足口病是一种儿童传染病，又名发疹性水疱性口腔炎。多发生于 5 岁以下儿童，可引起手、足、口腔等部位的疱疹，少数患儿可引起心肌炎、肺水肿、无菌性脑膜炎等并发症。个别重症患儿如果病情发展快，可导致死亡。该病以手、足和口腔黏膜疱疹或破溃后形成溃疡为主要临床症状。手足口病是由肠道病毒引起的传染病，引发手足口病的肠道病毒有二十多种（型），其中以柯萨奇病毒 A16 型和肠道病毒 71 型（EV71）最为常见。我国目前已将手足口病归属为法定丙类传染病。

链　接

二、埃可病毒

埃可病毒是 20 世纪 50 年代初在脊髓灰质炎流行期间，偶然从健康儿童的粪便中分离出来的，因当时不知它与人类何种疾病相关，故称之为人类肠道致细胞病变孤儿病毒（enteric cytopathogenic human orphan virus，ECHO），简称埃可病毒。

埃可病毒有 31 个血清型，对人及猴的组织细胞均有致病性，对乳鼠无致病力。埃可病毒主要通过接触、呼吸道和消化道传播，亦可存在于健康人的咽喉和肠道内。这对判断埃可病毒引起的感染造成困难，仅从临床症状不能诊断为埃可病毒感染，出现以下情形时应考虑埃可病毒感染：①无菌性脑膜炎在夏季流行时；②有红疹的发热病（尤其是幼儿）夏季流行时；③暴发性婴幼儿腹泻，但不能发现致病性肠道菌时。病毒感染后常出现多种临床综合征，如无菌性脑膜炎、类脊髓灰质炎、出疹性发热病、皮疹等。感染后机体产生特异性中和抗体，对同型病毒感染有持久免疫力。各型间存在部分共同抗原，故有时可出现异型交叉反应。预防尚无疫苗可用。

三、新肠道病毒

1969 年以来，随着肠道病毒型别增多和研究的深入，发现许多新型别的肠道病毒不能再采用柯萨奇病毒和埃可病毒的分类标准。1976 年国际病毒分类委员会决定，所有新发现的肠道病毒统一按发现顺序命名，遂将随后发现的 4 种新肠道病毒，称为肠道病毒 68 ~ 71 型（enterovirus 68 ~ 71，EV68 ~ 71）。EV68 主要引起儿童支气管炎及肺炎；EV69 未发现与人类疾病有关；EV70 是急性出血性结膜炎的主要病原体；EV71 可引起手足口病、脑脊髓膜炎等。EV68、EV70 主要由手、眼科器械、毛巾、昆虫和游泳池水直接或间接接触传播，一般可自愈。EV71 主要经粪 - 口或呼吸道飞沫传播，亦可经接触患者皮肤黏膜疱疹液而感染，通常以发病后一周内传染性最强。新肠道病毒传染性强，发病率高。尚无有效的治疗方法。

第三节　轮状病毒

轮状病毒（rotavirus）是 1973 年由澳大利亚学者 Bishop 等发现，它与 Norwalk 病毒、肠道腺病毒、冠状病毒、杯状病毒和小圆病毒等都是腹泻的病原体。轮状病毒属于呼肠病毒科轮状病毒属，是引起婴幼儿腹泻的重要病原体。全世界因急性胃肠炎而住院的儿童中，有 40% ~ 50% 为轮状病毒所引起。

案例 16-1

早产儿，男，8 个月，突然发热，起病半天即开始水样腹泻和呕吐，大便为蛋花样，无特殊臭味。查体：体温 38℃，轻度脱水。

问题和思考题：

1. 患儿可能患什么病？
2. 该病应如何治疗？

一、生物学性状

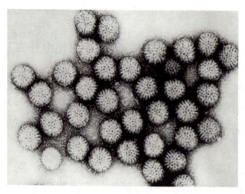

图 16-2　轮状病毒

轮状病毒呈球形，直径 60～80nm，核心为分 11 个节段的双股 RNA，无包膜，具有内、外双层衣壳结构，壳粒从内向外呈放射状排列，犹如车轮状辐条结构，故名（图 16-2）。根据其抗原性的差异可将轮状病毒分成 A～G 7 个组。

轮状病毒对理化因素及外界环境的抵抗力较强，在粪便中可存活数日至数周，耐乙醚和酸碱，在 pH3.5 及 pH10.0 之间都具有感染性，经胰酶作用后，其感染性增强。95% 的乙醇是最有效的病毒灭活剂，56℃ 30 分钟也可灭活病毒。

二、致病性与免疫性

轮状病毒呈世界性分布，其中 A～C 组轮状病毒能引起人类和动物腹泻，D～G 组只引起动物腹泻。A 组轮状病毒感染最为常见，是婴幼儿腹泻的最主要病原，6 个月至 2 岁婴幼儿多见，在发展中国家是导致婴儿死亡的第二位原因。B 组轮状病毒引起成人腹泻，目前，仅见于我国，以 15～45 岁青壮年为主，多为自限性感染，病死率低。C 组轮状病毒感染的发病率低，偶见暴发流行。轮状病毒所致腹泻的发生具有一定的季节性，以秋冬寒冷季节多见。

轮状病毒的传染源是患者和无症状病毒携带者，主要通过粪 - 口途径传播。潜伏期为 24～48 小时，病毒侵入人体后在小肠黏膜绒毛细胞内增殖，病毒非结构蛋白 P4 蛋白是主要致病因子，造成微绒毛萎缩、变短、脱落，吸收功能下降，引起严重水样腹泻和水电解质平衡失调，常伴呕吐、腹痛、发热等。一般病程 35 天，为自限性感染，可完全恢复。腹泻严重者，可因脱水、酸中毒而死亡。

感染轮状病毒后，血清中很快产生 IgM、IgG、IgA 抗体，但起作用的抗体主要是肠道局部 SIgA。由于抗体只对同型病毒具有中和保护作用，加上 6 个月到 2 岁的婴幼儿 SIgA 含量较低，故病愈后还可重复感染。

考点：轮状病毒所致疾病及临床表现

三、实验室检查

轮状病毒具有特殊的形态和结构，用电子显微镜直接观察或免疫电镜检查，特异性诊断率达 90%～95% 以上。也可采用 ELISA 法检测粪便上清液中的轮状病毒抗原或血清中的抗体。另外，采用聚丙烯酰胺凝胶电泳法，根据 A、B、C 三组轮状病毒 11 个基因片段特殊分布图形进行分析判断，在病原诊断和流行病学调查中也有重要意义。

四、防治原则

控制传染源，切断传播途径是预防轮状病毒的主要措施。口服轮状病毒疫苗已在临床试用，服用后的 2 周产生抗体，4 周抗体浓度达到最高峰，可取得有效保护作用，但安全性尚需要进一步观察。目前尚无特异性治疗手段，以对症治疗为主。应及时补液，维持机体电解质平衡，防止严重脱水和酸中毒发生，以减少婴幼儿的死亡率。

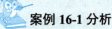

案例 16-1 分析

患儿，急性起病，出现发热、水样腹泻、蛋花样便、呕吐等，为轮状病毒感染的典型特征。查体：轻度脱水。发病季节在秋末冬初。患儿疑为轮状病毒感染。

治疗原则是：适当使用药物治疗，积极预防和治疗水电解质紊乱。

小 结

肠道病毒广泛分布于自然界中，是无包膜小球形 RNA 病毒，主要包括脊髓灰质炎病毒、柯萨奇病毒、埃可病毒、新肠道病毒及轮状病毒等。该类病毒主要经粪-口途径传播，在肠道细胞内增殖，但很少引起肠道疾病，病毒主要经血液循环侵入肠道外器官而引起肠道外疾病，如麻痹、无菌性脑炎、心肌炎、腹泻等。

脊髓灰质炎病毒是脊髓灰质炎的病原体。脊髓灰质炎大多为隐性感染，只有少数侵入中枢神经系统，在脊髓前角运动神经细胞内增殖，引起细胞变性坏死，出现暂时性肢体麻痹或永久性肢体麻痹，极少数病例可发生延髓麻痹而导致呼吸循环衰竭死亡。隔离患者、消毒排泄物、加强饮食卫生、保护水源是预防脊髓灰质炎的重要措施，但最主要的措施是口服脊髓灰质炎减毒活疫苗糖丸。对接触过脊髓灰质炎患者的易感者，可用丙种球蛋白或胎盘球蛋白进行紧急预防。

柯萨奇病毒、埃可病毒及新肠道病毒的感染途径除消化道外，还可经接触和呼吸道传播，引起类脊髓灰质炎、无菌性脑炎、心肌炎、流行性胸痛、普通感冒等。

轮状病毒是引起婴幼儿腹泻的重要病原体，分为 A～G 7个组，其中 A～C 组轮状病毒能引起人类和动物腹泻，D～G 组只引起动物腹泻。A 组轮状病毒感染最为常见，是婴幼儿腹泻的最主要病原，B 组轮状病毒引起成人腹泻，C 组轮状病毒感染的发病率低，偶见暴发流行。轮状病毒感染可致严重水样腹泻和水、电解质失衡，常伴呕吐、腹痛、发热等。腹泻严重者，可因脱水、酸中毒而死亡。病后免疫力不牢固，可重复感染。控制传染源，切断传播途径是预防轮状病毒的主要措施。口服轮状病毒疫苗已在临床试用。目前尚无特异性治疗手段，以对症治疗为主。应及时补液，维持机体电解质平衡，防止严重脱水和酸中毒发生。

目标检测

【A₁型题】

1. 下列哪项不属于肠道病毒的共同特征
   A. 病毒颗粒呈球形，无包膜
   B. 核酸为单链 RNA
   C. 耐酸，不易被胃酸和胆汁灭活
   D. 主要引起肠道疾病
   E. 可侵犯神经系统

2. 脊髓灰质炎病毒的主要感染方式是
   A. 经媒介昆虫叮咬　　B. 经粪-口传播
   C. 经呼吸道吸入　　　D. 经血液输入
   E. 经皮肤接触

3. 有关脊髓灰质炎病毒的正确说法是
   A. 患者是唯一的传染源
   B. 通过蚊虫叮咬传播
   C. 易被胃酸和胆汁灭活
   D. 脊髓灰质炎病毒主要在夏秋季节流行
   E. 受染者大多出现肢体麻痹症状

4. 脊髓灰质炎病毒主要侵犯
   A. 三叉神经节
   B. 脑神经节

C. 脊髓前角运动神经细胞

D. 神经肌肉接头

E. 海马旁回锥体细胞

5. 引起手足口病的病原体主要是

A. 脊髓灰质炎病毒　　　B. 肠道腺病毒

C. 轮状病毒　　　　　　D. 埃可病毒

E. 柯萨奇病毒

6. 轮状病毒的命名是根据

A. 光学显微镜下可见其轮状包涵体

B. 具有双层衣壳，形似车轮状

C. 病毒体呈现扁平形

D. 反复周期性地引起婴幼儿急性胃肠炎

E. 首先发现该病毒者的人名

【A₂型题】

7. 患儿，男，3岁。5天前患儿出现口腔疱疹，家长未重视。1天前出现手足疱疹，基底部周围有红晕，大小不等，伴发热，体温最高达38.6℃，随之出现呕吐，手足口部的疱疹加重。血清抗体检测 EV71IgM 抗体阳性。最可能感染的病毒是

A. 风疹病毒　　　　　　B. 肠道腺病毒

C. 轮状病毒　　　　　　D. 埃可病毒

E. EV71

8. 患儿，男，1岁。发热，起病半日即开始多次吐泻，大便为蛋花样，无特殊臭味。查体：体温 38.3℃，轻度脱水。最可能感染的病原体是

A. 脊髓灰质炎病毒　　　B. 肠道腺病毒

C. 轮状病毒　　　　　　D. 埃可病毒

E. 柯萨奇病毒

【A₃型题】

（9、10题共用题干）

患者，男，3岁，为新近非洲移民。患儿5个月前发热和腹泻，后自然消失，几周后发现他右腿行走不便。查体：右下肢细短，软弱无力不能行走，右腿深部腱反射消失，但无感觉障碍。实验室检查：肌电图（EMG）呈慢性部分神经切除改变。

9. 该小孩所患疾病最可能是

A. 手足口病　　　　　　B. 脊髓灰质炎

C. 秋季腹泻　　　　　　D. 麻疹

E. 疟疾

10. 预防该病流行的主要措施是

A. 对患者及时治疗

B. 口服脊髓灰质炎疫苗糖丸

C. 注射丙种球蛋白

D. 防止饮水污染

E. 防止蚊虫叮咬

（张　婕）

第十七章　肝炎病毒

学习目标

1. 掌握肝炎病毒的生物学特性、传播途径和致病性。
2. 熟悉肝炎病毒的微生物学检查方法、致病机制。
3. 了解肝炎病毒的防治原则。
4. 理解乙型肝炎的检测指标及临床意义。

肝炎病毒指主要侵害肝脏引起病毒性肝炎的一组病原体。主要有 5 种：甲型肝炎病毒、乙型肝炎病毒、丙型肝炎病毒、丁型肝炎病毒和戊型肝炎病毒。病毒性肝炎是一种世界性传染病，具有传染性强、传播途径复杂、流行广泛、发病率较高等特点，临床表现相似，以疲乏、食欲减退、厌油、肝功能异常为主，部分病例出现黄疸，少数病例可发展为肝硬化或肝细胞癌。

第一节　甲型肝炎病毒

甲型肝炎病毒（hepatitis A virus，HAV）是甲型肝炎的病原体。1973 年 Feinstone 采用免疫电镜技术在肝炎急性期患者粪便中发现，1979 年 Provost 首次在体外培养成功，1993 年第八届国际病毒性肝病会议将其归为嗜肝 RNA 病毒。

一、生物学性状

（一）形态与结构

病毒呈球形，直径约为 27nm，无包膜，衣壳呈二十面体对称，核心是单股正链 RNA 和病毒基因组蛋白（VPg）（图 17-1）。

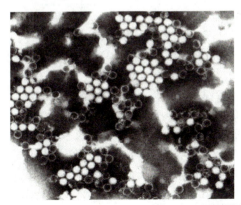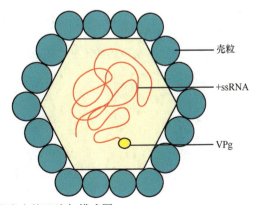

壳粒

+ssRNA

VPg

图 17-1　甲型肝炎病毒电镜照片与模式图

（二）培养特性

HAV 的自然宿主主要是人类，猕猴、黑猩猩、恒河猴等灵长类动物也对其易感，接种后可发生肝炎，在其肝细胞内和粪便中能检出 HAV，恢复期血清中能检出 HAV 的相应抗体。HAV 可在非洲绿猴肾细胞或肝细胞、人胚肾细胞、传代恒河猴肾细胞、人胚肺二倍体细胞等多种细胞中增殖，生长缓慢，不引起细胞病变。

（三）抵抗力

对温度的抵抗力较强，60℃加热 1 小时不被灭活，−20℃可存活数年。能够耐受乙醚、酸（pH3）、非离子去垢剂等。对常用消毒剂有抵抗力，但是氯、甲醛、过氧乙酸能破坏其感染性。可被高压蒸汽、干热、紫外线灭活。

二、致病性与免疫性

（一）传染源与传播途径

甲型肝炎的传染源为患者和隐性感染者，患者潜伏末期及急性期的血液和粪便均有传染性。主要通过粪 - 口途径传播，HAV 随患者粪便排出体外，通过污染水源、食物、海产品（如毛蚶等）、食具等传播而造成散发性流行或大流行。1988 年上海发生因食用 HAV 污染的毛蚶而暴发甲型肝炎流行，患者多达 30 余万，危害严重。甲型肝炎的潜伏期为 15 ～ 50 天，起病急，出现发热、肝脾大、黄疸并伴有血清转氨酶升高。发病后 2 ～ 3 周，随着特异性抗体的产生，粪便中不再排出病毒。

（二）致病机制

HAV 主要侵犯儿童和青年。病毒经口侵入人体，首先在口咽部或唾液腺中早期增殖，然后在肠黏膜与局部淋巴结中大量增殖，并侵入血流形成病毒血症，最终侵犯靶器官肝脏。由于病毒在细胞培养时不造成明显的细胞损害，故其致病机制除病毒的直接作用外，机体的免疫应答在引起肝组织损害中起一定作用，产生的特异抗体与 HAV 结合形成免疫复合物，或 CTL 细胞对感染病毒的肝细胞的攻击作用引起肝损害；此外巨噬细胞、NK 细胞的杀伤作用也可导致肝损害。甲型肝炎多为急性肝炎，可造成暴发或散发流行，潜伏期短，发病较急，一般不转为慢性，预后多较好。

（三）免疫性

甲型肝炎的显性或隐性感染均可使机体产生特异性抗体 IgM 和 IgG，前者在急性期和恢复早期出现；后者在恢复后期出现，并可维持多年，对病毒的再感染有免疫力。

上海甲肝疫情回顾

1988 年 1 ～ 3 月，上海市发生了一次世界历史上罕见的甲型肝炎暴发流行事件。市民中突然出现发生不明原因的发热、呕吐、厌食、乏力和黄疸等症状的病例，1 月 19 日开始，发病人数与日俱增；流行期间 1 月 30 日至 2 月 14 日，每天发病人数均超过 10 000 例。至 3 月份，疫情基本得到控制，4 月以后发病率逐日下降。本次甲型肝炎暴发流行的特点（图 17-2）是：①来势凶猛，发病急；②患者症状明显，大多数患者血清 ALT 在 1000 单位以上，90% 以上的患者出现黄疸；③发病主要集中在市区，人

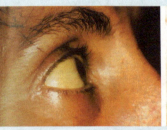
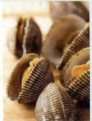

图 17-2　黄疸症状与毛蚶

群分布以青壮年为主，20～39岁的占83.5%；④80%以上的患者有食用毛蚶史。在卫生防疫部门的跟踪检疫下，确定是由毛蚶携带的甲型肝炎病毒所致。由于上海人在吃毛蚶时，先将毛蚶清洗，然后再在沸水中做短暂的浸泡，毛蚶开口后即食用，而且越生越鲜，这种食用的方法很不卫生，所以使病毒轻而易举地进入消化道，再加之当时上海城区的居住环境较为拥挤，使病毒的传播更为快速。

链接

三、实验室检查

检查甲型肝炎的方法有①抗体检测：采用ELISA法，检测血清中的HAV-IgM是早期诊断最实用的方法；检测血清中的HAV-IgG主要用于了解既往感染史、疫苗免疫效果评价或流行病学调查。②抗原检测：采用放射免疫分析RIA检测培养细胞或粪便中HAV抗原。③病毒检测：潜伏期末期和急性期早期，取粪便用免疫电镜检测HAV颗粒。④核酸检测：采用核酸杂交法或者PCR法检测HAV的RNA进行诊断。

四、防治原则

考点：甲型肝炎的传染源、传播途径及防治原则

HAV主要通过粪便污染饮食和水源经粪-口途径传播，因此加强卫生宣教和饮食卫生管理，管好粪便，保护水源，是预防甲型肝炎的主要环节。人工被动免疫可注射丙种球蛋白，人工主动免疫可接种疫苗，疫苗包括减毒活疫苗（H2株或L1株）和灭活疫苗。甲型肝炎为自限性疾病，经治疗可痊愈，不会转慢性亦不留后遗症。

第二节　乙型肝炎病毒

乙型肝炎病毒（hepatitis B virus，HBV）是乙型肝炎的病原体。1963年Blumberq在两名多次接受输血治疗的患者血清中发现一种异常的抗体，它能与一名澳大利亚土著人的血清发生沉淀反应，命名为澳大利亚抗原，简称澳抗，直到1967年才明确这种抗原与乙型肝炎有关。1970年Dane在电子显微镜下观察到HBV的形态，1986年国际病毒分类委员会将其列入嗜肝DNA病毒。

一、生物学性状

（一）形态与结构

电子显微镜观察乙型肝炎患者的血清，可见三种形态的病毒颗粒①大球形颗粒：也称Dane颗粒，直径约为42nm，是完成的病毒体，有传染性，含有病毒的全部抗原。具有双层衣壳，外衣壳由脂质双层和蛋白质组成，相当于一般病毒的包膜；内衣壳由蛋白质组成，相当于一般病毒的衣壳，呈二十面体对称。核心含有DNA和DNA聚合酶。②小形球颗粒：直径约为22nm，是感染者血清中最常见的颗粒，由病毒装配过剩的外衣壳构成。③管形颗粒：直径为22nm，长度为50～700nm，实际上是一串聚合起来的小球形颗粒。小形球颗粒和管形颗粒不具有传染性，含有表面抗原（图17-3）。

（二）抗原组成

HBV的抗原主要有三种（图17-4）。

1.表面抗原（HBsAg）　存在于外衣壳上，病毒的三种颗粒都具有，成分是糖脂蛋白。HBsAg大量存在于感染者的血液中，测定HBsAg是诊断HBV感染的主要指标。HBsAg可刺

激机体产生抗体（抗 -HBs、HBsAb），是保护性抗体，能够中和 HBV，有防御感染的作用，HBsAg 也是制备疫苗的主要成分。

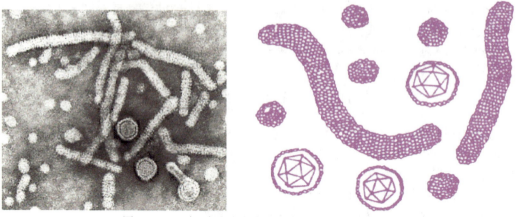

图 17-3　乙型肝炎病毒电镜照片与三种颗粒的模式图

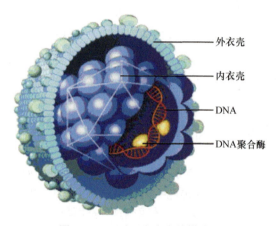

图 17-4　乙型肝炎病毒体模式图

外衣壳

内衣壳

DNA

DNA聚合酶

2. 核心抗原（HBcAg）　存在于内衣壳上，Dane 颗粒具有，成分是蛋白质。HBcAg 由于被 HBsAg 所覆盖，故不易在血清中检出，只存在于被感染的肝细胞内。HBcAg 能够刺激机体产生抗体（抗 -HBc、HBcAb），但不具有中和作用，对病毒感染没有保护作用。抗 HBc-IgM 阳性提示病毒在肝内处于增殖状态，多见于乙型肝炎急性期、慢性肝炎急性发作期；抗 HBc-IgG 低效价是过去感染的标志，高效价提示 HBV 有活动性复制。

3. e 抗原（HBeAg）　HBcAg 在酶或去垢剂作用下降解释放产生，是可溶性蛋白质，存在于 Dane 颗粒内衣壳上或游离于血清中，其消长与病毒体及 DNA 多聚酶的消长基本一致，故可作为 HBV 复制及具有强感染性的一个指标。HBeAg 可刺激机体产生抗体（抗 -HBe、HBeAb），能与受染肝细胞表面的 HBeAg 结合，通过补体介导破坏受染的肝细胞，故对 HBV 感染有一定的保护作用，因此是预后良好的征兆。HBV 还有前 S 抗原（PreS1 和 PreS2）：存在于外衣壳上，有吸附肝细胞受体的表位，抗原性比 HBsAg 更强，刺激机体产生抗 PreS1 和抗 PreS2，可以阻断 HBV 与肝细胞的结合而起抗病毒作用，提示病情好转，是恢复的标志。

二、致病性与免疫性

（一）传染源

HBV 主要的传染源为患者及无症状的 HBV 携带者。在潜伏期、急性期及慢性活动期，患者的血清都有传染性。无症状的 HBV 携带者血液中长期有 HBV，但不出现症状，是更危险的传染源。

（二）传播途径

HBV 的传播途径主要有①血液传播：为重要的传播途径，HBV 在患者及病毒携带者的血液中大量存在，少量污染的血液进入机体即可引起感染。②医源性传播：注射、手术、采血、拔牙、医院内污染的器械均可传播乙型肝炎。③母婴传播：病毒感染的母亲在孕期可通过胎盘传给胎儿；分娩经过产道时，新生儿通过微小的伤口感染；哺乳也是 HBV 的传播途径。④接触传播：日常生活中共用剃刀或牙刷等可引起感染；病毒可通过唾液、阴道分泌物、精液等传播；性行为也可以传播。

（三）致病机制

乙型肝炎的临床表现呈现多样性，出现无症状携带病毒者、急性肝炎、慢性肝炎、重症肝炎等。致病机制除对肝细胞有直接损伤作用外，主要通过免疫病理损伤起重要作用，机制可概括为①自身免疫应答引起的病理损伤：HBV 感染肝细胞后，导致肝细胞表面自身抗原改变，暴露出特异性脂蛋白抗原（LSP），诱导机体对肝细胞发生自身免疫应答，产生抗体，通过Ⅳ型和Ⅱ型超敏反应导致肝细胞损伤。②免疫复合物引起的病理损伤：血流中游离的 HBV 可与相应抗体形成免疫复合物，可沉积于肝内毛细血管，引起血管栓塞，还可诱导产生肿瘤坏死因子（TNF），导致急性重型肝炎，临床表现为重型肝炎。此外，还可沉积于肝外组织，如肾小球基膜、关节滑膜等处，通过Ⅲ型超敏反应引起肾小球肾炎、多发性关节炎等肝外病变。③细胞免疫介导的病理损伤：被 HBV 感染的肝细胞膜可表达 HBV 抗原，这些抗原除诱导机体产生抗体外，还使机体产生效应 T 淋巴细胞，特异性 Tc 细胞可杀伤这些表面带有 HBV 抗原的肝细胞，杀伤作用有双重性，在清除了病毒的同时又杀伤了肝细胞。肝细胞的损伤程度与病毒感染的数量及机体免疫应答的强弱程度密切相关。当受染肝细胞较少、机体免疫应答处于正常范围时，特异性 Tc 细胞可杀伤受染细胞，释放至细胞外的病毒可被抗体中和，临床表现为隐性感染或急性肝炎；当受染的肝细胞数量多、机体免疫应答超过正常范围时，可引起大量肝细胞迅速坏死，临床表现为重型肝炎；当机体免疫功能低下，不能清除受染肝细胞及病毒时，病毒不断从肝细胞释放，再感染新的肝细胞，临床表现为慢性肝炎，慢性肝炎可促进纤维细胞增生导致肝硬化；如果机体对 HBsAg 免疫应答低下，产生耐受则出现无症状 HBsAg 携带状态（图 17-5）。

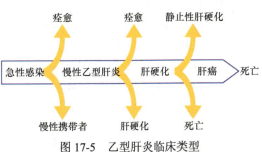

图 17-5 乙型肝炎临床类型

（四）HBV 与原发性肝癌

HBV 与原发性肝癌的发生有明显的相关性，依据主要有：①流行病学资料显示，HBV 携带率高的地区原发性肝癌的发病率也高；HBV 携带者患肝癌的发病率明显高于正常人群。②组织检查发现，原发性肝癌患者的肝细胞内有乙肝病毒 DNA 的整合。③动物实验也可证实，肝炎病毒可诱发土拨鼠发生原发性肝癌。

（五）免疫性

免疫防御主要依靠中和抗体和 Tc 细胞。体液免疫产生的一系列抗体中有保护作用的主要是抗 HBs、抗 PreS1 和抗 PreS2，抗 HBs 能中和体液中的 HBV，是清除胞外 HBV 的主要因素，抗 PreS1 和抗 PreS2 能阻断 HBV 与肝细胞的结合，抗 HBs 与肝细胞表面 HBsAg 结合可通过补体破坏感染细胞。细胞免疫主要依靠 Tc 细胞，可直接杀伤感染细胞，还通过分泌 TNF 等灭活靶细胞内的 HBV。

三、实验室检查

（一）HBV 抗原抗体系统的检测

目前乙型肝炎的实验室诊断主要依靠检测 HBV 的抗原抗体系统，临床上主要通过

ELISA 或 RIA 等方法检查血清中的 HBsAg、抗 -HBs、抗 -HBc、HBeAg、抗 -HBe（俗称"两对半"）（表 17-1）。

表 17-1   HBV 抗原抗体系统检测结果的临床分析

HBsAg	HBeAg	抗 -HBs	抗 -HBe	抗 -HBc	结果分析
+	−	−	−	−	无症状携带者
+	+	−	−	−	急性乙型肝炎，或无症状携带者
+	+	−	−	+	急性或慢性乙型肝炎（传染性强，"大三阳"）
+	−	−	+	+	急性感染趋向恢复或慢性肝炎缓解中（"小三阳"）
−	−	+	+	+	既往感染恢复期
−	−	+	+	−	既往感染恢复期
−	−	−	−	+	既往感染或"窗口期"
−	−	+	−	−	既往感染或接种过疫苗

根据检测结果，进行乙型肝炎的临床诊断、判断传染性和预后、观察疫苗接种效果、筛选献血员和流行病学调查等。

1. HBsAg   是 HBV 感染的特异性标志。HBsAg 阳性见于急性乙型肝炎的潜伏期或急性期，无症状 HBV 携带者，HBV 所致的慢性肝病如慢性乙型肝炎、肝硬化和原发性肝癌。HBsAg 检测是筛选献血员的必测指标，阳性者不能作为献血员。

2. 抗 -HBs   是一种保护性抗体，表示曾经感染过 HBV 或者接种过乙型肝炎疫苗，已经获得了对 HBV 的免疫力。

3. 抗 -HBcIgM   常出现于感染早期，阳性表示病毒在体内复制，急性乙型肝炎患者抗 -HBcIgM 呈强阳性。抗 -HBcIgM 出现晚，一般慢性乙型肝炎患者抗 -HBcIgM 持续阳性。

考 点：乙型肝炎的抗原抗体检测系统及结果的临床意义

4. HBeAg   阳性表示病毒在复制，血液具有强传染性。急性乙型肝炎患者呈短暂阳性，若持续阳性表示可转为慢性肝炎，慢性乙型肝炎患者转为阴性者，表示病毒在体内停止复制。

5. 抗 -HBe   阳性多见于急性乙型肝炎的恢复期，表示机体已获得一定的免疫力，血液传染性降低，但出现变异株者除外。

（二）HBV-DNA 检测

应用核酸斑点杂交法、PCR 技术检测血清中 HBV 的 DNA，可作为疾病诊断及药物疗效的考核指标，这些方法敏感、特异性强。

（三）DNA 多聚酶检测

DNA 多聚酶与 HBV 的 DNA 有平行关系，可判断体内是否有病毒复制，但现在已经被检测 HBV-DNA 所取代。

案例

某女，30 岁，胆囊手术，术前检查肝功能正常，乙肝两对半：HBsAg（＋）、HBeAg（-）、抗 -HBs（-）、抗 -HBe（-）、抗 -HBc（-）。

问题与思考：

1. 从 HBV 抗原抗体检测结果分析，患者处于什么状态？

2. 术后对患者进行伤口护理时，宜采取什么措施以预防传播？

案例分析

患者是乙型肝炎无症状携带者，对患者伤口护理，要防止血液及医疗器械的传播。

四、防治原则

（一）一般预防

对患者进行隔离治疗，普查出病毒携带者，对其排泄物、用具及食具应彻底消毒；认真筛选献血员；严格医疗器械的消毒。

（二）人工自动免疫

接种乙型肝炎疫苗是最有效的方法。新生儿在出生时、1 个月、6 个月各注射一次疫苗，预防效果好，已经成为我国实施的计划免疫项目。还用于高危人群如血液透析者、传染病医院的医务人员等。第一代疫苗是 HBsAg 血源疫苗，由血液中提纯的 HBsAg 经甲醛灭活制成，第二代疫苗是基因工程疫苗，第三代为 HBsAg 多肽疫苗或 HBV-DNA 核酸疫苗。

（三）人工被动免疫

使用含高效价抗 -HBs 的人血清免疫球蛋白进行乙型肝炎的紧急预防。

目前，治疗乙型肝炎仍无特效药物和方法。广谱抗病毒药物和具有调节免疫功能的药物同时使用，可达到较好的治疗效果。拉米夫定、病毒唑、IFN 及清热解毒、活血化淤的中草药具有一定的疗效。

考点：乙型肝炎的传染源、传播途径及防治原则

第三节　丙型肝炎病毒

丙型肝炎病毒（hepatitis C Virus，HCV）是引起丙型肝炎的病原体。过去曾称为肠道外感染的非甲非乙型肝炎病毒，1989 年东京国际病毒性肝病研讨会正式命名为丙型肝炎病毒，1991 年被归属于黄病毒科。

一、生物学性状

HCV 呈球形，直径 30 ～ 60nm，有包膜，有短的刺突（图 17-6）。HCV 不能在体外培养，黑猩猩对 HCV 易感，可在体内连续传代，是目前唯一理想的模型动物。HCV 对氯仿、甲醛、乙醚等有机溶剂敏感，紫外线、100℃加热 5 分钟、20% 次氯酸和甲醛均可使 HCV 失活。

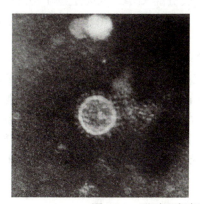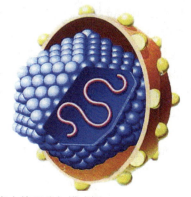

图 17-6　丙型肝炎病毒电镜照片与模式图

二、致病性与免疫性

丙型肝炎的传染源主要是急、慢性患者或无症状病毒携带者，以及 HCV 阳性血制品。急性患者在发病前2周到发病后10周血液都有传染性，慢性患者的传染性可持续 1～6.5 年。HCV 主要通过血液或血制品感染，也可通过注射、性行为和母婴传播，是引起输血后慢性肝炎及肝硬化的主要原因之一。丙型肝炎的高危人群包括受血者、静脉药物依赖者、同性恋者、血液透析患者及经常接触血液的医护人员。

丙型肝炎症状大多较轻，多无黄疸；有些患者可不出现明显临床症状，发病时已成慢性过程，重型肝炎少见；多数患者演变为慢性丙型肝炎，约 20% 可逐渐发展为肝硬化，甚至发生肝癌。致病机制既有病毒对肝细胞的直接损害作用，又有免疫病理损伤和细胞凋亡导致的肝细胞破坏。

丙型肝炎患者康复后，虽可获得一定免疫力，但动物实验显示受染黑猩猩恢复后，对同一毒株 HCV 再次攻击几乎无保护作用，免疫力不强。

三、实验室检查

用 ELISA 检测血清抗体，可快速筛选献血员并可初步诊断患者。用免疫印记法可进一步检测不同表达蛋白的抗体，确诊患者。用套式 RT-PCR 方法可检测患者 HCV 的 RNA，既可定性检测，又可定量检测。

四、防治原则

考点：丙型肝炎的传染源传播途径及防治原则

因 HCV 主要经血液传播，故加强对血液及血制品的检测是预防丙型肝炎的主要措施。我国已将检测抗 HCV 作为筛选献血员的规定项目。因 HCV 的免疫原性不强，且容易变异，研制有效的疫苗有一定的难度。

第四节　其他肝炎病毒

一、丁型肝炎病毒

1977 年，意大利学者 Rizzetto 用免疫荧光法检测乙型肝炎患者的肝组织切片时，发现了一种新抗原，将其称为 δ 因子。现已经正式命名为丁型肝炎病毒（hepatitis D virus，HDV）。

HDV 呈球形，直径 35～37nm。核心是单股负链 RNA，衣壳上有丁型肝炎病毒抗原（HDAg），外膜由 HBsAg 构成。HDV 是一种缺陷病毒，必须在 HBV 或其他嗜肝 DNA 病毒辅助下才能复制。

考点：丁型肝炎病毒的生物学特性

HDV 感染呈世界性分布，在我国西南地区较多见。丁型肝炎的传染源主要是患者，传播途径与 HBV 相似。HDV 感染方式有两种①联合感染 HBV 和 HDV 同时侵入机体。②重叠感染在 HBV 感染的基础上再感染 HDV。HDV 和 HBV 的联合感染和重叠感染均可使感染症状加重，使病情恶化。HBV 携带者感染 HDV 后，常有急性发作，使病情加重，且病死率高。

HDV 感染后机体可产生抗体，但没有保护作用。实验室检查与 HBV 检查方法相同。预防乙肝的措施同样适用于丁肝，接种 HBV 疫苗可预防 HDV 感染，凡能抑制 HBV 增殖的药物，亦能抑制 HDV 的复制。

二、戊型肝炎病毒

戊型肝炎病毒（hepatitis E virus，HEV）曾经称为经消化道传播的非甲非乙型肝炎病毒。1989 年，Reyes 等用基因克隆技术，获得了该病毒基因组 cDNA，并在美国夏威夷国际肝癌会议上正式命名为戊型肝炎病毒。

HEV 呈球形，直径 27～34nm，核心为单股正链 RNA，衣壳二十面体对称，无包膜。HEV 对高盐、氯化物等敏感，在碱性溶液和液氮中稳定。

戊型肝炎的传染源为患者和隐性感染者，尤其是潜伏期末和急性期初传染性最强。HE 主要通过粪 - 口途径传播，经胃肠道进入血液，在肝细胞复制后释放到血液和胆汁中，经粪便排出体外，常因粪便污染水源引起流行，也可经食物传播引起急性重型肝炎，国外曾有经日常生活接触引起难民营戊型肝炎暴发的报道。戊型肝炎是一种自限性疾病，多数患者于发病 6 周即好转痊愈，不发展为慢性肝炎，也不形成慢性带病毒者。孕妇感染后经常发生流产和死胎。HEV 感染后机体可产生保护性中和抗体，但持续时间短。

为与甲型肝炎鉴别，必须进行病原学检查。主要的方法有：①用免疫电镜技术检测患者标本中的 HEV 颗粒。②用 PT-PCR 法检测患者粪便或胆汁标本中的 HEV 的 RNA；③用 ELISA 或 RIA 检测患者血清中的抗 -HEVIgM 或 IgG，抗 -HEVIgM 阳性为 HEV 近期感染，抗 -HEVIgG 阳性，不能排除既往感染。

防治原则与甲型肝炎相似，主要是加强粪便管理，保护水源，注意饮食卫生。

三、庚型肝炎病毒

庚型肝炎病毒（hepatitis G virus，HGV）是 1995 年发现的一种与输血后肝炎相关的病毒。HCV 和 HEV 被鉴定后，仍有一部分肝炎患者的病原体不清，将此类肝炎称之为非甲 - 戊型肝炎。

HGV 基因结构与 HCV 相似，为单股正链 RNA。HGV 主要通过输血、血制品注射等方式传播，也可经母婴传播，常与 HBV 或 HCV 合并感染。HGV 单独感染时，肝细胞损伤较轻，无明显症状；与 HCV 合并感染后，有时 HCV 感染消失，HGV 感染仍持续存在。

HGV 的实验室检查包括检测患者体内抗 -HGV 抗体和病毒 RNA。加强血制品管理是主要的预防方法，IFN 治疗有一定的效果。

四、TT 型肝炎病毒

TT 型肝炎病毒是 1977 年首先从一例日本输血后非甲 - 庚型肝炎患者血清中发现的 DNA 病毒，以患者的名字命名为 TT 型肝炎病毒，现认为该病毒是一种新型的、与输血传播相关的病毒（transfusion transmitted virus，TTV）。

TTV 呈球形，直径 30～50nm，无包膜，核酸为单股负链 DNA。主要通过输血或血制品传播。

小 结

肝炎病毒是一组主要侵嗜肝细胞引起肝炎的病毒。不同肝炎病毒的生物学性状各异，致病性与免疫性、微生物检查方法、防治原则也有区别，病毒比较见表 17-2。HBV 主要有三对抗原抗体系统，通过检测"两对半"可帮助诊断疾病、判断预后、观察疫苗接种效果、筛选献血员和流行病学调查等，具有重要临床意义。

表 17-2　各种肝炎病毒的主要特性

	HAV	HBV	HCV	HDV	HEV
发现或命名时间	1973	1963	1989	1977	1989
疾病	甲型肝炎	乙型肝炎	丙型肝炎	丁型肝炎	戊型肝炎
病毒大小（nm）	27	42	30～60	35～37	27～34
包膜	−	+	+	−	−
细胞培养	+	−	−		
传播途径	粪 - 口	血液、接触、母婴	同乙肝	同乙肝	同甲肝
急性肝炎	+	+	+	+	+
慢性肝炎	−	+	+	+	−
病毒携带者	罕见	多见	多见	多见	罕见
肝硬化	−	+	+		
肝癌	−	+			
特异性预防	疫苗、丙球	疫苗、HBIg	−		

目 标 检 测

【A₁ 型题】

1. 对甲型肝炎的错误叙述是
   A. 病原体是单股正链 RNA 病毒
   B. 病毒能在组织培养中增殖并传代
   C. 在潜伏期末和急性期，患者粪便及血液均有传染性
   D. 早期诊断可测定特异性 IgG
   E. 一般不转为慢性

2. 血液中不易查到的 HBV 抗原是
   A. HBsAg　　　　　　B. HBcAg
   C. HBeAg　　　　　　D. PreS1
   E. PreS2

3. "小三阳"阳性指标是指 ① HBsAg ② 抗 -HBs ③ HBcAg ④ 抗 -HBc ⑤ HBeAg ⑥ 抗 -HBe 中的
   A. ①＋④＋⑥　　　　B. ①＋②＋④
   C. ①＋③＋⑤　　　　D. ②＋④＋⑥

   E. ①＋④＋⑤

4. 目前控制 HCV 传播的主要措施是
   A. 接种疫苗
   B. 注射高效价免疫血清
   C. 对献血者进行抗 HCV 筛查
   D. 注射丙种球蛋白
   E. 注射干扰素

5. 可辅助 HDV 复制的病毒是
   A. HAV　　　　　　　B. HBV
   C. HCV　　　　　　　D. HEV
   E. HGV

6. HEV 与 HAV 的不同点是
   A. 粪 - 口途径传播
   B. 隐性感染多
   C. 一般不转为慢性
   D. 潜伏期末至急性期初粪便排毒最多
   E. 患者多为成人，孕妇感染病死率高

（张新明）

第十八章 虫媒病毒

学习目标

1. 掌握流行性乙型脑炎病毒、登革病毒、森林脑炎病毒的主要生物学性状与致病性。
2. 熟悉流行性乙型脑炎病毒、登革病毒、森林脑炎病毒的防治原则。
3. 了解流行性乙型脑炎病毒、登革病毒、森林脑炎病毒的实验室检查。

虫媒病毒是一大类通过吸血的节肢动物（蚊、蜱和白蛉等）叮咬易感脊椎动物而传播疾病的病毒。虫媒病毒的主要共同特点：①小球形，直径多为 40～70nm，核酸为单股正链 RNA。衣壳呈二十面体对称，外层为镶嵌凝集素刺突的病毒包膜，在细胞质内增殖；②病毒抵抗力较低，对脂溶剂、热、酸和紫外线等理化因素敏感；③宿主范围较广，能在脊椎动物和非脊椎动物体内增殖，其中节肢动物可长期储存和传播病毒；④病毒致病性强，临床表现多样，以发热、脑炎和出血为主；⑤所致疾病是自然疫源性疾病，也是人畜共患病，具有明显的季节性和地方性。在我国流行的虫媒病毒主要有流行性乙型脑炎病毒、登革病毒和森林脑炎病毒，均归类于黄病毒属。

第一节　流行性乙型脑炎病毒

流行性乙型脑炎病毒（epidemic type B encephalitis virus）简称乙脑病毒，是流行性乙型脑炎（乙脑）的病原体。

案例

患儿，男，4 岁，送达医院时，家长述患儿晨起自述头痛，高热不退，嗜睡，于中午开始呕吐，颈部发硬。体温 40℃，面色苍白，神志不清，时有惊厥，两侧瞳孔不等大，光反射迟钝，呼吸深浅不均，节律不齐，听诊肺部有湿性啰音，1 小时后患儿忽然一阵强烈抽搐，立即呼吸骤停，抢救无效死亡。抽取脑脊液呈微浊状，压力增高，白细胞总数增多。中性粒细胞略有增高。肉眼可见脑组织膨隆，血管充血。镜下可见血管扩张充血，其周有大量的淋巴细胞浸润，神经细胞部分出现变性和坏死，并可见部分区域有软化灶形成。

问题与思考：

1. 该患儿感染的是什么疾病？
2. 依据是什么？

一、生物学性状

病毒呈球形，直径 30～40nm，有包膜，包膜表面有血凝素刺突，为单正链 RNA，衣壳为二十面体对称。

该病毒抗原性稳定，只有一种血清型，因此，疫苗预防接种后可得到较好的免疫保护作用。56℃30分钟、100℃2分钟、乙醚、1∶1000去氧胆酸钠及常用消毒剂均可灭活病毒。通过采用-70℃条件保存毒株。

二、致病性与免疫性

（一）传染源和传播媒介

主要传染源是携带病毒的猪、羊、马等家畜家禽，其中幼猪具有高感染率和高滴度的病毒血症，是最重要的传染源和中间宿主。而由于人病毒血症短暂，且血中病毒滴度不高，故患者不是主要的传染源。

主要传播媒介是三带喙库蚊，可带毒越冬并经卵传代，因此也是重要的储存宿主。

（二）致病性

乙脑是亚洲的一种严重传染病，好发于夏秋季，10岁以下儿童为易感者。人体感染后，绝大多数表现为隐性感染或仅出现轻微症状，只有少数病例发生脑炎。病毒侵入人体后，首先在皮下毛细血管内皮细胞和局部淋巴结等处增殖，随后有少数病毒入血，产生第一次病毒血症，患者可出现流感样症状，持续几天后好转。少数患者，病毒随血流播散至肝、脾、淋巴结等处的单核/巨噬细胞中继续增殖，并再次入血，引起第二次病毒血症，患者出现发热、寒冷、头痛和全身不适等症状，数日后可自愈。极少数患者（约0.1%）因机体免疫力低下，病毒可突破血脑屏障，进入脑组织细胞中增殖，损伤脑实质及脑膜，临床表现为高热、剧烈头痛、频繁呕吐、惊厥或昏迷等中枢神经系统症状，死亡率高达10%～30%。部分患者恢复后可有失语、痴呆、瘫痪等严重后遗症。

（三）免疫性

抗感染免疫主要为体液免疫，乙脑病后或隐性感染后可获得牢固免疫力。

三、实验室检查

采集血清或脑脊液为标本，早期快速诊断主要用血凝抑制试验、ELISA或乳胶凝集试验等方法检测标本中的特异性抗体，通常取急性期和恢复期双份血清进行检测，若恢复期血清抗体效价比急性期增高达到4倍或4倍以上，有辅助诊断价值。

> **案例分析**
>
> 患者出现高热、头痛、呕吐、嗜睡、抽搐，神志不清、惊厥、瞳孔不等大等症状，以及根据脑脊液检查及病理检查所见，可确诊为流行性乙型脑炎。

考点：乙脑病毒传染源、传播媒介及致病性

四、防治原则

防蚊、灭蚊和预防接种是预防本病的关键。对易感人群接种乙脑疫苗。在流行季节，对猪等家畜进行疫苗接种，也可降低人群的发病率。乙脑尚无特效治疗方法。

第二节　登革病毒与森林脑炎病毒

一、登革病毒

登革病毒（dengue virus）是引起登革热的病原体，由伊蚊传播。登革热是一种危害较大的人类传染病，广泛流行于热带和亚热带地区。2014 年 6 月广东省爆发严重登革热疫情，45 171 人感染，6 人死亡，为近十年之最。

登革病毒形态结构与乙脑病毒相似，根据抗原性不同可分为 1、2、3 和 4 四种血清型。

人和猴是登革病毒的自然宿主，伊蚊是主要传播媒介。人对登革病毒普遍易感，发病机制尚未完全清楚。病毒通过蚊虫叮咬进入人体后，先在毛细血管内皮细胞和单核细胞内增殖，经血液扩散而致登革热。症状为发热、头痛、乏力、肌肉关节痛、淋巴结肿大、皮疹、休克等。临床上根据症状可将登革热分为普通型和登革出血热/登革休克综合征两种类型，前者病情较轻，后者较重。

抗病毒免疫以体液免疫为主，感染后对同型病毒产生牢固免疫力。

防蚊灭蚊是登革热重要预防措施。目前登革疫苗正在研究中，也无特效治疗方法。

考点：登革病毒传播媒介、致病性及防治方法

二、森林脑炎病毒

森林脑炎病毒（forest encephalitis virus）是森林脑炎的病原体。形态结构与乙型脑炎病毒相似。

本病毒的储存宿主为蝙蝠及哺乳动物（刺猬、松鼠和野兔等），蜱是主要的传播媒介又是长期宿主。病毒可通过蜱叮咬或胃肠道侵入人体。人感染后，经 7～14 天潜伏期突然发病，出现高热、头痛、恶心、呕吐、颈项强直、肢体弛缓性麻痹等症状，严重者可出现发音困难、吞咽困难、呼吸及循环衰竭等延髓麻痹症状，病死率高达 30%。感染后可获持久的免疫力。

注意个人防护，防蜱叮咬。注意饮食卫生，奶或奶制品煮沸后饮用。对准备进入疫源地人员接种灭活疫苗。目前尚无特效治疗方法。

预防登革热健康提醒

1. 到登革热流行区旅游或生活，应穿长袖衣服及长裤，并在外露的皮肤及衣服上涂蚊虫驱避药物；

2. 如果房间没有空调设备，应装置蚊帐或防蚊网；

3. 使用家用杀虫剂杀灭成蚊，并遵照包装指示使用适当的分量；

4. 避免在"花斑蚊"出没频繁时段在树荫、草丛、凉亭等户外阴暗处逗留；

5. 防止积水，清除伊蚊孳生地；

6. 尽量避免用清水养殖植物；

7. 对于花瓶等容器，每星期至少清洗、换水一次，勿让花盆底盘留有积水。把所有用过的罐子及瓶子放进有盖的垃圾桶内。

链接

考点：森林脑炎病毒宿主、传播媒介及致病特点

小 结

我国流行的虫媒病毒主要有流行性乙型脑炎病毒、登革病毒和森林脑炎病毒（表18-1）。

表 18-1　常见虫媒病毒及其致病性

病毒	主要传染源	传播媒介	所致疾病
流行性乙型脑炎病毒	幼猪	三带喙库蚊	流行性乙型脑炎
登革病毒	人、猴	伊蚊	登革热
森林脑炎病毒	蝙蝠及哺乳动物	蜱	森林脑炎

目 标 检 测

【A₁ 型题】

1. 不能经虫媒传播感染的病毒是
   A. 乙脑病毒　　　　　　B. 登革病毒
   C. 森林脑炎病毒　　　　D. 狂犬病病毒
   E. 黄热病病毒

2. 关于以节肢动物为媒介的组合，哪项是错误的
   A. 乙型脑炎病毒，登革病毒
   B. 乙型脑炎病毒，麻疹病毒
   C. 登革病毒，斑疹伤寒立克次体
   D. 登革病毒，恙虫病立克次体
   E. 乙型脑炎病毒，Q 热柯克斯体

3. 流行性乙型脑炎病毒的传染源是
   A. 幼猪　　　　　　　　B. 三带喙库蚊
   C. 虱　　　　　　　　　D. 螨
   E. 蜱

4. 流行性乙型脑炎病毒的传播媒介是
   A. 蚤　　　　　　　　　B. 蜱
   C. 三带喙库蚊　　　　　D. 虱
   E. 螨

5. 流行性乙型脑炎的主要临床表现是
   A. 隐性或轻型感染　　　B. 中枢神经系统症状

C. 出血热　　　　　　　D. 肝炎
   E. 肺炎

6. 预防乙脑的关键是
   A. 防蚊灭蚊
   B. 易感人群普遍接种疫苗
   C. 幼猪接种疫苗
   D. 隔离患者
   E. 使用抗病毒制剂

7. 登革病毒的传播媒介是
   A. 伊蚊　　　　　　　　B. 库蚊
   C. 三带喙库蚊　　　　　D. 蚤
   E. 蜱

8. 森林脑炎病毒的传染源主要是
   A. 蜱　　　　　　　　　B. 患者
   C. 患者　　　　　　　　D. 鼠
   E. 野生动物

9. 森林脑炎病毒除经蜱叮咬传播外，还能通过哪种途径传播
   A. 呼吸道　　　　　　　B. 胃肠道
   C. 性接触　　　　　　　D. 蚊虫叮咬
   E. 日常接触

（王　萍）

第十九章 疱疹病毒

学习目标

1. 掌握疱疹病毒的特征。
2. 熟悉 HSV、VZV、HCMV 和 EBV 的主要生物学性状和致病性。
3. 了解 HSV、VZV、HCMV 和 EBV 微生物检查和防治原则。

疱疹病毒（herpes virus）是一群中等大小、有包膜的 DNA 病毒，分为 α、β、γ 三个亚科。引起人类疾病的疱疹病毒称为人类疱疹病毒（HHV），主要有单纯疱疹病毒、水痘 - 带状疱疹病毒、EB 病毒和巨细胞病毒等（表 19-1）。

表 19-1 人类疱疹病毒的种类及其所致主要疾病

正式名	常用名	所致疾病
HHV-1	单纯疱疹病毒 1 型	唇疱疹、龈口炎、角膜结膜炎、脑炎
HHV-2	单纯疱疹病毒 2 型	生殖器疱疹、新生儿疱疹
HHV-3	水痘 - 带状疱疹病毒	水痘、带状疱疹、脑炎
HHV-4	EB 病毒	传染性单核细胞增多症、Burkitt 淋巴瘤、鼻咽癌
HHV-5	人类巨细胞病毒	先天性巨细胞病毒感染、单核细胞增多症、间质性肺炎、先天性畸形、肝炎
HHV-6	人类疱疹病毒 6 型	幼儿急疹、间质性肺炎、骨髓抑制
HHV-7	人类疱疹病毒 7 型	未明确
HHV-8	人类疱疹病毒 8 型	Kaposi 肉瘤

人类疱疹病毒的共同特征有：①病毒呈球形，直径为 120 ~ 300nm，核心为双链线形 DNA，衣壳为二十面体立体对称型，有包膜，表面有糖蛋白刺突。②多数人类疱疹病毒能在人二倍体细胞核内复制，产生明显的细胞病变，核内出现嗜酸性包涵体，感染细胞与邻近未感染细胞整合，形成多核巨细胞。③具有潜伏感染和反复发作倾向。

第一节 单纯疱疹病毒

一、生物学性状

单纯疱疹病毒（herpes simplex virus，HSV）是引起单纯疱疹的病原体，包括 HSV-1 和 HSV-2 两个血清型。该病毒能在多种细胞中增殖，常用原代兔肾、人胚肾、人胚肺等细胞培养，病毒复制周期短。常用的实验动物有家兔、豚鼠、小鼠等。HSV 在低温下可生存数月，在湿热 50℃或干燥 90℃条件下 30 分钟可灭活。

二、致病性与免疫性

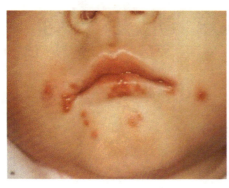

图 19-1　小儿疱疹性口炎

人是 HSV 唯一自然宿主,普遍易感。传染源是患者和健康带毒者,主要通过直接密切接触和性接触传播,也可经飞沫传播。大多为隐性感染,少数为显性感染。感染类型通常分为原发感染、潜伏感染和先天性感染。

(一)原发感染

HSV-1 型的原发感染多见于 6 个月至 2 岁的婴幼儿,90% 为隐性感染,少数表现为口龈炎,常伴有发热、咽喉痛(图 19-1)。还可引起疱疹性角膜结膜炎、皮肤疱疹性湿疹或疱疹性脑炎。HSV-2 型的原发感染主要引起生殖器疱疹。

(二)潜伏与复发感染

原发感染后少数病毒可长期存留于神经细胞内。HSV-1 型主要潜伏于三叉神经节和颈上神经节,HSV-2 型潜伏于骶神经节。当机体受到各种非特异性刺激(如发热、寒冷、日晒、月经、某些病原体感染体)或机体免疫功能降低时,潜伏的病毒可被激活,导致同一部位疱疹复发,但组织损伤轻,感染局限化,病程短。

(三)先天性及新生儿感染

妊娠期妇女感染 HSV 时,HSV 可通过胎盘感染胎儿,导致流产、早产、死胎和先天性畸形,或通过产道引起新生儿疱疹性脑炎和疱疹性角膜结膜炎等。

原发感染后 1 周左右血中可出现中和抗体,3～4 周达高峰,可持续多年。

三、实验室检查

病灶部位取相应标本,接种于兔肾、人胚肾等易感细胞,进行分离培养,并通过观察细胞病变可初步诊断。利用免疫荧光染色和酶染色可检查特异性抗原。亦可用 PCR 方法或核酸杂交方法检测病毒的 DNA。

四、防治原则

目前 HSV 感染尚无特异性预防方法,应避免与患者接触。对患有活动性生殖器疱疹的早期孕妇应及早终止妊娠,对既往有生殖器疱疹史的孕妇,应在妊娠末期做 HSV-2 检测,若呈阳性则采用剖宫产术。

临床上常用阿昔洛韦、阿糖腺苷、磺苷等进行治疗,但不能防止潜伏感染的复发。

考点:单纯疱疹病毒的致病性

第二节　水痘带状疱疹病毒

水痘带状疱疹病毒(varicella-zoster virus,VZV)在儿童初次感染时引起水痘,恢复后病毒潜伏在体内,成年后复发引起带状疱疹,故称为水痘带状疱疹病毒。

一、生物学性状

VZV 的生物学特性与 HSV 基本相似，但只有一个血清型。只能在人或猴成纤维细胞中增殖，并缓慢产生细胞病变，出现嗜酸性包涵体和多核巨细胞。

二、致病性与免疫性

皮肤细胞是病毒的主要靶细胞。传染源主要为患者，水痘患者急性期水疱内容物及上呼吸道分泌物或带状疱疹患者水疱内容物都有病毒，多在冬春季流行，好发年龄为 3～9 岁，经呼吸道或接触传播。

（一）原发感染

儿童初次感染后，约经 2 周的潜伏期，前驱期头疼无力，发热。发热后 1～2 天进入出疹期，全身皮肤出现斑丘疹、水疱疹，可发展成脓疱疹。皮疹呈向心性分布，躯干比面部和四肢多。水痘病情一般较轻，偶可并发病毒性脑炎或肺炎。但在细胞免疫缺陷、白血病或长期使用免疫抑制药的儿童可表现为重症水痘，甚至危及生命。新生儿和成人患水痘病情较重，常并发肺炎，病死率较高。孕妇患水痘后病情表现亦较重，可引起胎儿畸形、流产或死胎。

案例 19-2

　　患者，男，58 岁，7 天前无明显诱因下感左腰腹部出现阵发性刀割样疼痛，进行止痛治疗，无明显缓解，并且疼痛逐渐加剧，轻轻碰触即引起疼痛，严重影响睡眠与食欲。体查：神清，精神差，左第 4～10 肋间轻触痛，痛觉过敏，

　　左下腹部见数个淡红色皮疹，予以神经阻滞治疗法及普瑞巴林胶囊加维生素 C 口服，2 天后疼痛明显减轻，左下腹部皮疹未见增多。

　　问题与思考： 该患者可能患有什么疾病？病原体是什么？

（二）潜伏感染

原发感染后，VZV 潜伏于脊髓后根神经节或脑神经的感觉神经节中。成年以后，当机体细胞免疫功能下降时，病毒可被激活，沿感觉神经轴突到脊神经支配的皮肤细胞内大量增殖，发生疱疹。由于疱疹沿感觉神经支配的皮肤分布，串联成带状，故称带状疱疹。发生于身体的一侧，以躯干中线为界，好发于胸、腹和面部（图 19-2）。

儿童患水痘后，可产生牢固免疫力，终生免除外源性的再感染，但不能有效地清除潜伏于神经节中的病毒，阻止带状疱疹的发生。

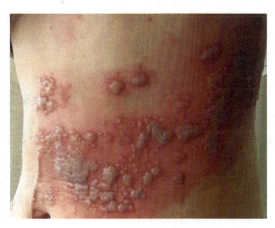

图 19-2　带状疱疹

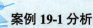
案例 19-1 分析

　　带状疱疹是由水痘带状疱疹病毒感染引起的一种以沿神经分布的群集疱疹和神经痛为特征的病毒性皮肤病，有些患者还会遗留疱疹后神经痛。但是有些患者发病不出现疱疹表现，主要表现为疼痛，如果患者出现沿神经分布的疼痛，应及时到相关科室就医，不要贻误治疗时机，留下后期痛苦。

三、实验室检查与防治原则

考点：水痘带状疱疹病毒的致病特点

　　水痘和带状疱疹只要靠典型的临床表现诊断。必要时可从疱疹基底部取材，进行涂片染色，检查细胞核内嗜酸性包涵体，或用免疫荧光染色法检测 VZV 抗原，进行快速诊断。

　　应用 VZV 减毒活疫苗预防水痘感染和传播有良好效果。水痘和带状疱疹目前尚无特效治疗。临床使用无环鸟苷及大剂量干扰素能限制水痘和带状疱疹的发展及缓解局部症状。

第三节　EB 病 毒

　　EB 病毒（Epstein Barr virus，EBV）由 Epstein 和 Barr 于 1964 年首次成功在非洲儿童淋巴瘤细胞中发现，故名。

一、生物学性状

　　EB 病毒的形态结构与其他疱疹病毒相似。一般用人脐血淋巴细胞或从外周血分离的 B 淋巴细胞培养。EBV 基因组可编码多种抗原，主要有病毒潜伏感染时表达的抗原（EBVN 和 LMP）和病毒增殖性感染时相关的抗原（EA、VCAT 和 MA）。

二、致病性与免疫性

　　EBV 在人群中感染非常普遍，我国 3～5 岁儿童感染率达 90% 以上，多为隐性感染。传染源主要是患者和隐性感染者，主要通过唾液传播，也可经输血传播。EB 病毒在口腔上皮细胞内增殖，然后感染 B 细胞，再进入血液造成全身感染。病毒可长期潜伏。与 EBV 感染有关的疾病主要有三种。

（一）传染性单核细胞增多症

　　传染性单核细胞增多症是一种急性全身淋巴细胞增生性疾病，多于青春期初次感染 EBV 后发病。典型临床表现为发热、咽炎、淋巴结肿大。随病情发展可出现肝脾大、肝功能异常，外周血单核细胞和异型淋巴细胞增多等现象。病程可持续数周，预后较好。

（二）非洲儿童恶性淋巴瘤

　　非洲儿童恶性淋巴瘤又称 Burkitt 淋巴瘤（BL），于中非、新几内亚、南美洲等某些温热带地区呈地方性流行。多见于 6 岁左右儿童，好发于颜面和腭部（图 19-3）。

（三）鼻咽癌

　　鼻咽癌主要发生在东南亚、北非和爱斯基摩地区，我国广东、广西、福建、湖南、江西、浙江及台湾等省为鼻咽癌的高发区。多发生在 40 岁以上的中老年人。鼻咽癌的发生与 EBV 感染密切相关。

三、实验室检查与防治原则

EBV 分离培养较困难，一般多用血清学方法作为辅助诊断。

（一）EBV 抗体的检测

可用 ELISA 法或免疫荧光法进行检测。抗体效价 ≥ 1:5 ～ 1:10 或效价持续上升，对鼻咽癌有辅助诊断意义。

（二）异嗜性抗体的检测

异嗜性抗体的检测主要用于传染性单核细胞增多症的辅助诊断。患者在发病早期，血清中出现 IgM 型抗体，能非特异凝集绵羊红细胞，抗体效价 >1:224 有诊断意义。

预防 EBV 感染的疫苗正在研制中。治疗可选用无环鸟苷和丙氧鸟苷，有一定疗效。

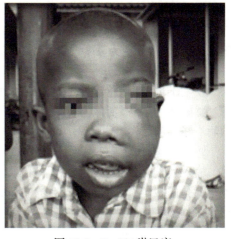

图 19-3 Burkitt 淋巴瘤

考 点 :EB 病毒的致病性

第四节 巨细胞病毒

巨细胞病毒（cytomegalovirus，CMV）是人巨细胞病毒感染的病原体。由于感染的细胞肿大，并具有巨大的核内包涵体而得名。

一、生物学性状

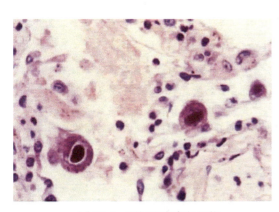

图 19-4 巨细胞病毒包涵体

CMV 具有典型的疱疹病毒结构，对宿主有严格种属特异性。只能在人成纤维细胞中增殖，增殖非常慢，长者达数周才出现病变，表现为细胞显著增大，有折光，胞质内常可见到黄色颗粒，核内出现大型嗜酸性包涵体，形似猫头鹰眼状（图 19-4）。

二、致病性与免疫性

传染源为患者及隐性感染者，可通过密切接触、性接触、输血、器官移植和垂直方式传播。CMV 在人群中感染极为普遍（成人为 60% ～ 90%）。初次感染多在 2 岁以下，常呈隐性感染，仅少数人出现临床症状，多数可长期携带病毒。

（一）先天性感染

CMV 是引起先天性感染的主要病毒之一。病毒可通过胎盘感染胎儿，发生率 0.5% ～ 2.5%。其中 5% ～ 10% 的新生儿出现临床症状，表现为黄疸、肝脾大、血小板减少性紫癜、溶血性贫血等，极少数表现为先天性畸形，如小头、智力低下、神经肌肉运动障碍、耳聋和脉络膜视网膜炎等。

（二）新生儿感染

经产道感染，或出生后由母体经哺乳或唾液及护理人员排出的病毒感染。多数无明显临床症状，少数表现为轻度呼吸困难、肝功能损伤，通常全身症状轻，无神经损伤，预后良好。

（三）免疫功能低下者的感染

发生于长期使用免疫抑制剂治疗、器官移植、AIDS、白血病和淋巴瘤等患者，除引发原发感染外，还可激活体内潜伏的病毒，引起肺炎、视网膜炎、食管炎、结肠炎及脑膜炎等，预后不好。

（四）输血感染

输入大量含有 CMV 的血液，可发生输血后的单核细胞增多症和肝炎等。CMV 导致的单核细胞增多症检测不到嗜异性抗体和 EBV 相关抗体，可以此区别 EBV 所致的单核细胞增多症。预后良好。

三、实验室检查

取患者尿液、唾液、阴道分泌物及血液等标本接种于人成纤维细胞培养 4 ～ 6 周，观察巨大细胞及包涵体。还可利用 PCR 方法及核酸杂交技术检测病原 DNA。或应用 ELISA 法检测患者血清中的特异性 IgM 抗体，可作为 CMV 近期感染的指标。

四、防治原则

考点：巨 细胞病毒 特点

注意环境和饮食卫生，加强锻炼。由于 CMV 减毒活疫苗可潜伏在体内并可被活化，故没广泛使用。孕妇应避免接触 CMV 感染者，婴儿室发现有 CMV 感染患儿应及时隔离，乳汁中巨细胞病毒阳性者，不应哺乳。临床应用丙氧鸟苷、阿糖胞苷、磺苷和 IFN 等治疗 CMV 有一定效果。

小结

人类疱疹病毒主要有单纯疱疹病毒、水痘 - 带状疱疹病毒、EB 病毒和巨细胞病毒。单纯疱疹病毒 -1 型主要引起生殖器以外的皮肤、黏膜和器官感染，单纯疱疹病毒 -2 型主要引起生殖器疱疹。水痘带状疱疹病毒初次感染引起水痘，可长期潜伏，复发引起带状疱疹。EB 病毒通过唾液和血液感染，可引起传染性单核细胞增多症，也与非洲儿童淋巴瘤和鼻咽癌有关。巨细胞病毒使受感染细胞肿胀形成巨核细胞，并形成包涵体，可引起先天性感染、新生儿感染、免疫功能低下者感染和输血感染。

目 标 检 测

【A₁ 型题】

1.水痘带状疱疹病毒侵犯的主要细胞是

  A. 皮肤细胞　　　　　B. 神经细胞

  C. 白细胞　　　　　　D. 巨噬细胞

  E. B 淋巴细胞

2.属于肿瘤细胞的是

A. HPV　　　　　　　　B. HIV

C. HBV　　　　　　　　D. HTLV

E. EBV

3.疱疹病毒不包括

A. HSV　　　　　　　　B. VZV

C. CMV　　　　　　　　D. HBV

E. EBV

4. 称为 Kaposi 肉瘤相关疱疹病毒的是

A. HSV-1　　　　　　B. HSV-2

C. HHV-5　　　　　　D. HHV-7

E. HHV-8

5. 巨细胞病毒常引起

A. 唇疱疹　　　　　　B. 带状疱疹

C. 脑炎　　　　　　　D. 先天性畸形

E. 生殖器疱疹

6. 关于疱疹病毒的特点，下列哪项是错误的

A. 病毒呈球形，核心由 RNA 组成

B. 多数能在人二倍体细胞核内复制

C. 病毒感染宿主细胞可表现为增殖性感染

D. 潜伏感染时，病毒不增殖

E. 病毒基因组的一部分可整合于宿主 DNA 中

7. 与宫颈癌关系密切的病毒是

A. HSV-1　　　　　　B. HSV-2

C. VZV　　　　　　　D. EBV

E. HHV6

8. 口唇疱疹常由哪种病毒引起

A. HSV-1　　　　　　B. HSV-2

C. VZV　　　　　　　D. EBV

E. HHV6

9. 与 Burkitt 淋巴瘤关系密切的病毒是

A. HSV　　　　　　　B. VZV

C. EBV　　　　　　　D. CMV

E. KSHV

10. 水痘带状疱疹病毒的潜伏部位是

A. 三叉神经节　　　　B. 脊髓后根神经节

C. 颈上神经节　　　　D. 腰神经节

E. 骶神经节

【A₂ 型题】

11. 18 岁女性，发热 39℃，咽部灼痛，红肿，未见假膜，颈部有多个淋巴结肿大，肝大达肋下 2cm，脾可触及，无输血史，WBC 为 16 ×10⁹/L，淋巴细胞为 53%，其中 15% 为异型淋巴细胞，最可能的印象诊断是

A. 咽结合膜炎，咽炎

B. 风疹

C. 丙型病毒性肝炎

D. 传染性单核细胞增多症

E. 输血后单核细胞增多症

【A₃ 型题】

（12～14 题共用题干）

某患者，发热 39℃，脾肝大，颈部淋巴结可触及，血液 WBC 增多，异型淋巴细胞可检出。印象诊断是传染性单核细胞增多症。

12. 导致该患者发病的病原体是

A. 腺病毒　　　　　　B. 麻疹病毒

C. 风疹病毒　　　　　D. 巨细胞病毒

E. EBV

13. 该病毒主要侵犯的对象是

A. CD4 细胞　　　　　B. 红细胞

C. T 淋巴细胞　　　　D. B 淋巴细胞

E. NK 细胞

14. 该病毒还可引起

A. 鼻咽癌　　　　　　B. 脑炎

C. 唇疱疹　　　　　　D. 生殖器疱疹

E. 肺炎

（王　萍）

第二十章　反转录病毒

反转录病毒科（retroviridae）是一组含反转录酶的 RNA 病毒。根据其宿主范围、病毒形态、遗传特性等分为 3 个亚科。RNA 肿瘤病毒亚科，其中人体嗜 T 细胞病毒 I 型（HTLV- I ）和 HTLV- II 等与人类肿瘤有关；泡沫病毒亚科，尚未发现与人类疾病有关；慢病毒亚科，其中的 HIV 引起人的 AIDS。

反转录病毒具有以下共同特点：①有包膜，呈球形，直径 80～120mm；②病毒基因组由两个相同的正链 RNA 组成；③病毒含有反转录酶和整合酶；④通过 DNA 中间体独特的复制方式，基因能与宿主细胞染色体整合；⑤细胞受体决定了病毒的组织亲嗜性。

第一节　人类免疫缺陷病毒

人类免疫缺陷病毒（human immunodeficiency virus，HIV）是引起获得性免疫缺陷综合征（acquired immunodeficiency syndrome，AIDS）即艾滋病的病原体。20 多年来，由于缺少有效的疫苗和治疗手段，AIDS 席卷全球，已成为人类的"超级杀手"。

世界艾滋病日的来历

世界卫生组织 1988 年 1 月在伦敦召开了一次"全球预防艾滋病规划"部长级高级会议。会上提出把 1988 年作为全球防艾滋病年，把每年 12 月 1 日作为全世界宣传防治艾滋病日。以后每年 12 月 1 日都被作为"世界艾滋病日"以号召全世界人民行动起来，共同对抗艾滋病。

"世界艾滋病日"的目的是：第一，让人们知道艾滋病在全球范围内是能够加以控制和预防的；第二，让大家都知道预防艾滋病很重要的一条就是每个人要对自己的行为负责；第三，通过艾滋病日宣传，唤起人们对艾滋病病毒感染者的同情和理解，因为他们的身心已饱受疾病的折磨，况且有一些艾滋病病毒感染者可能是被动的、无辜的；最后，希望大家支持各自国家制定的防治艾滋病规划，以唤起全球人民共同行动起来支持防治艾滋病工作。

链接

一、生物学性状

（一）形态结构

呈球形，直径 100～120mm，有包膜，基因组为两条相同的正链 RNA。电镜下可见有致密的圆锥状核心，内含 RNA 及反转录酶、整合酶等（图 20-1）；病毒外层是脂蛋白构成的包膜，其中嵌有 gp120 和 gp41 两种病毒特异性的糖蛋白，前者构成包膜表面刺突，与细胞 CD4 分子及中和抗体结合，后者是介导病毒包膜与宿主细胞膜融合又利于病毒侵入细胞的跨膜蛋白。病毒内层为二十面体立体对称的衣壳，主要由病毒结构蛋白 p24 组成，是确定 HIV 感染的指标（图 20-2）。

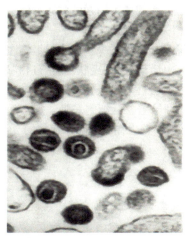

图 20-1　HIV 电镜图

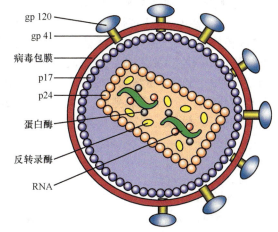

gp 120
gp 41
病毒包膜
p17
p24
蛋白酶
反转录酶
RNA

图 20-2　HIV 结构示意图

（二）培养特性

HIV 感染的宿主范围和细胞范围较窄。仅感染表面有 CD4 分子的细胞，因此实验室常用外周血 T 淋巴细胞经有丝分裂原（如植物血凝素）激活后，与疑为 HIV 感染的淋巴细胞混合，经 2～4 周培养分离病毒。

（三）抵抗力

对理化因素抵抗力较弱。对常用消毒剂敏感，如 0.5% 次氯酸钠、0.1% 含氯石灰、0.3% 过氧化氢、0.5% 来苏、70% 乙醇溶液等作用 5 分钟均可灭活病毒。但对紫外线不敏感，在室温下可存活 7 天。加热 56℃ 30 分钟即被灭活。世界卫生组织规定 HIV 消毒与灭活必须煮沸（100℃）20 分钟，或经高压蒸汽（103kPa、121.3℃）灭菌达 20 分钟。

二、致病性与免疫性

（一）传染源

HIV 无症状携带者及 AIDS 患者是传染源，特别是前者。感染者的血液、精液、阴道分泌液、前列腺炎、唾液、乳汁、脑脊液等均含病毒。

（二）传染途径

主要传播途径有 3 种。

1. 性传播　AIDS 是重要的性传播疾病之一，包括同性及异性间的性接触传播。

2. 血液传播　通过输血或血液制品（凝血因子）、器官或组织移植、HIV 污染的注射器和针头、含 HIV 的精液进行人工受精、共用注射器静脉吸毒等，均可引起 HIV 的感染。

3. 母婴传播　经胎盘、产道和哺乳等方式传播。哺乳传播的危险性高于胎盘传播。

（三）临床表现

本病潜伏期长，一般经过 2～10 年才发病，HIV 感染人体后可分为 4 个时期。

1. 原发感染　HIV 侵入人体后病毒开始大量复制，3～6 周出现单核细胞增多症样表现，患者发热、咽炎、皮疹、淋巴结肿大和黏膜溃疡等。然后体内大多数病毒以前病毒形式整合于宿主细胞染色体上,进入长期的、无症状的潜伏感染。此期血液中可检出 HIV 及 p24 抗原。由于 CD4+/CD8+T 细胞的比例倒置,同时可出现血小板减少。

2. 潜伏感染　此期间无临床症状,此阶段可持续 5～15 年,但 HIV 在体内持续复制,导致 CD4+T 细胞死亡。血清中能检出 HIV 的抗体。当机体受到各种因素的刺激可使潜伏感染的病毒再次大量增殖,才出现临床症状,进入 AIDS 相关综合征期。

3. AIDS 相关综合征　临床出现发热、盗汗、全身倦怠、体重下降、皮疹、慢性腹泻、全身淋巴结肿大,直径在 1cm 以上,无压痛,无粘连,能自由活动。出现毛状白斑等口腔病变。

4. 典型 AIDS　出现严重细胞免疫缺陷,可发生各种机会性感染或并发肿瘤。常见的机会性感染有鸟分枝杆菌、卡氏肺孢菌、弓形虫、白假丝酵母菌、巨细胞病毒、疱疹病毒或并发 Kaposi 肉瘤、恶性淋巴瘤等。5 年死亡率为 90%,死亡多发生在出现临床症状的 2 年内。

案例 20-1

患者,男,30 岁,云南籍,有 3 年同性恋和静脉吸毒史。近半年来疲倦、发热、盗汗、多汗、体重明显减轻。近 1 周来出现不明原因的慢性腹泻、全身淋巴结肿大、出现毛状白斑等口腔病变。自己曾误认为得了结核病,经检查后排除了结核。HIV 抗体阳性（ELISA）。

思考题:

1. 该患者最可能是何病?

2. 应该建议患者进一步做哪些检查?

（四）致病机制

HIV 能选择性地侵犯表达 CD4 分子的细胞,主要是 CD4+T 细胞,其次还有单核 / 巨噬细胞、树突状细胞及神经胶质细胞等。细胞表面 CD4 分子是 HIV 的受体,通过 HIV 包膜蛋白 gp120 与细胞膜上 CD4 分子结合后,促进病毒包膜和细胞膜的融合,使 HIV 进入细胞。HIV 感染的最主要的特点是 CD4+T 辅助细胞的破坏。其机制是 HIV 感染细胞后表达的 gp120 与未感染细胞膜上的 CD4 分子结合,在 gp41 作用下诱导细胞融合,形成多核巨细胞,导致细胞的溶解死亡;CTL（细胞毒 T 细胞）直接杀伤破坏携带 HIV 的 CD4+T 辅助细胞;gp41 与 CD4+T 辅助细胞膜上 MHC Ⅱ类分子有同源性,诱导生产具有交叉反应的自身抗体,致使 T 淋巴细胞损伤。

HIV 感染还可导致其他免疫细胞损害。HIV 感染后导致 B 淋巴细胞功能异常,使患者的抗体应答能力低下;HIV 感染导致神经细胞损害,被感染的神经胶质细胞等释放的神经毒物质或趋化因子对神经元具有毒性,使邻近的神经细胞同时受损害,促进脑组织的炎症反应。

（五）免疫性

HIV 感染可使机体产生特异性免疫,产生抗 gp120 中和抗体等,CTL 和 NK 细胞,在急性期能降低血清中病毒的数量、杀伤 HIV 感染细胞和阻止病毒在细胞间的扩散。但因辅助性 T 淋巴细胞和其他免疫细胞受损,不能清除体内病毒,以及 HIV 易发生抗原性变异可逃避免疫清除作用,这些都与 HIV 引起持续感染有关。

案例 20-1 分析

同性恋者是感染 AIDS 的高危人群,如果出现疲倦、发热、盗汗、多汗、体重明显减轻、不明原因的慢性腹泻、全身淋巴结肿大、出现毛状白斑等口腔病变。这是 AIDS 相关综合征的典型临床症状。又经 ELISA 检测 HIV 抗体阳性，支持 AIDS 的诊断。

进一步检查应检测 HIV 抗原、病毒的分离、PCR 技术及蛋白印迹法确认。

三、实验室检查

考点：HIV 的传染源、传播途径、临床表现

检测 HIV 感染者体液中病毒抗原和抗体的方法，操作方便，易于普及应用，其中抗体检测尤为普通。但 HIV P24 抗原和病毒基因的测定，在 HIV 感染检测中的地位和重要性也日益受到重视。主要有酶联免疫吸附试验（ELISA）和免疫荧光试验（IFA）。如果发现阳性标本应重复一次。为防止假阳性，可做免疫印迹法进一步确证。用 PCR 法检测 HIV 基因，具有快速、高效、敏感和特异等优点，目前该法已被应用于 HIV 感染早期诊断及艾滋病的研究中。

什么是"AIDS 窗口期"？

AIDS 窗口期的定义是从感染 HIV 到体内产生抗体的这段时间。这就是说虽然感染者体内已经有 HIV 的存在，但相对应的抗体尚未产生。所以在窗口期感染者血液中即使测不出抗体，也不能排除感染 AIDS 的可能。因窗口期短则 2～3 周，一般不超过 3 个月，但长者可达 6 个月。此时尽管查不到抗体，但还是可以出现发热、皮疹、淋巴结肿大等症状。所以，如果有感染的高危行为如吸毒、不洁性行为等，又出现了上述症状，即使检测不到抗体，也不要放松警惕。应 3 个月再查一次，如果 2 次均未检出，才可排除感染的可能。

链接

四、防治原则

（一）预防 HIV 感染的综合措施

开展广泛宣传教育，普及预防知识。对血液及血制品进行严格检查，确保输血和血制品的安全性；对器官移植和捐献精液必须做抗体检测；杜绝吸毒，禁止共用注射器、牙刷和剃须刀等；取缔娼妓，提倡安全性行为。迄今尚缺乏理想疫苗。我国研制的疫苗于 2006 年 6 月已经完成 I 期临床试验研究。

（二）药物治疗

1. 核苷类反转录酶抑制剂　有齐多夫定（AZT）、双脱氧胞苷（DDC）等。AZT 干扰病毒 DNA 的合成。DDC 是最有效的 HIV 抑制剂，抑制 HIV 的复制。

2. 非核苷类反转录酶抑制剂　耐维拉平（Nevirapine）干扰病毒 DNA 的合成。

3. 蛋白酶抑制剂　塞科纳瓦（Saquinavir）是 1995 年问世的第一个蛋白酶抑制剂。抑制 HIV 复制周期中晚期蛋白酶活性。英迪纳瓦（Indinavir）、瑞托纳瓦（Ritonavir）是 1996 年上市的新一代蛋白酶抑制剂，用于 HIV 的治疗。

4. 鸡尾酒疗法　一种蛋白酶抑制剂与两种反转录酶抑制剂联合使用，这种联合 3 种药物的三联疗法称鸡尾酒疗法。可避免单独用药出现耐药毒株。能有效地抑制病毒在体内的复制，能减轻 AIDS 症状，延长感染者和患者的生命。

第二节　人类嗜 T 细胞病毒

人类嗜 T 细胞病毒（HTLV），是 20 世纪 80 年代初从人类 T 淋巴细胞白血病细胞中分离到的一种新病毒，可在体外连续传代，并证实与人类 T 淋巴细胞白血病有病因学上的

联系，遂命名为人类嗜 T 细胞病毒。HTLV 分为 HTLV-Ⅰ和 HTLV-Ⅱ两型。

HTLV 呈球形，直径约 100nm，病毒的核心为 RNA 和反转录酶。该病毒有包膜，其表面的刺突为糖蛋白 gp120，能与细胞表面 CD4 分子结合，与病毒的感染、侵入细胞有关。包膜内有病毒的衣壳，含有 P24、P19 和 P15 三种结构蛋白。

HTLV-Ⅰ型可经输液、注射或性接触等传播，也可通过胎盘、产道或哺乳等途径垂直传播，HTLV-Ⅰ型引起成人 T 淋巴细胞白血病，还可引起热带痉挛性下肢轻瘫，也可引起 B 细胞淋巴瘤。

HTLV-Ⅱ的感染与毛细胞白血病、慢性 $CD4^+T$ 细胞淋巴瘤有关。

目前尚无有效的疫苗可供预防，可以采用 IFN-α 和齐多夫定治疗。

小 结

HIV 是 AIDS 的病原体，传染源是 HIV 携带者及 AIDS 患者，其血液、精液、阴道分泌液、唾液、乳汁、脑脊液等均含病毒；通过性接触、血液、母婴传播而侵犯、损伤 $CD4^+T$ 细胞。感染潜伏期长、免疫损伤严重、常合并各种致死性机会感染和肿瘤。感染后产生的免疫不能清除体内病毒。目前尚缺乏理想疫苗。治疗主要是一般支持、免疫支持、抗病毒治疗等。HTLV 有两型，传播途径与 HIV 相似，主要引起 T 细胞白血病等。

目 标 检 测

【A₁ 型题】

1. HIV 感染靶细胞表面的受体主要是

A. CD4 分子 B. CD3 分子

C. CD2 分子 D. CD8 分子

E. CD28 分子

2. HIV 主要侵害的靶细胞是

A. $CD4^+T$ 细胞 B. $CD3^+T$ 细胞

C. $CD8^+T$ 细胞 D. B 淋巴细胞

E. NK 细胞

3. 引起 AIDS 的病原体是

A. HAV B. HBV

C. HIV D. HPV

E. HSV

4. 与 HIV 感染特点不符的是

A. 可垂直传给胎儿 B. 潜伏期长

C. 存在窗口期 D. 生活接触也可传播

E. 性传播

5. 预防 AIDS 的综合性措施有

A. 普及预防知识，杜绝吸毒卖淫

B. 加强血及血制品管理确保安全性

C. 加强对 HIV 的监测和疫苗研制

D. 避免性乱交 E. 以上都是

6. HIV 的传播途径不包括

A. 同性或异性间性行为

B. 药物依赖者共用污染 HIV 的注射器

C. 输血和器官移植

D. 日常生活中的一般接触

E. 输血

【A₂ 型题】

7. 患者，男性，46 岁，主诉发热、盗汗数周，伴有疲乏、食欲下降，慢性腹泻，呈水样，每日 10 次以上。体重减轻，2 个月降低为原体重的 10%。有不明原因的气促，干咳数周。颈、腋和腹股沟淋巴结肿大 3 个月，直径约 1cm 左右，质硬、无压痛、活动度尚可。该病的病原体最可能是

A. HBV B. HIV

C. HSV D. HSV

E. HAV

（乌兰图雅）

第二十一章　其他病毒及朊粒

学 习 目 标

1. 掌握狂犬病毒的主要生物学性状、致病性及防治原则。
2. 了解人乳头状瘤病毒的致病性及朊粒概念。

第一节　狂犬病病毒

狂犬病病毒（rabies virus）是人和动物狂犬病的病原体，该病是人畜共患传染病。狂犬病病毒主要感染野生动物（狼、狐狸、鼬鼠、蝙蝠等）及家养动物（犬、猫等），与人之间构成狂犬病的传播环节。人主要被病兽或带毒动物咬伤后感染。一旦受染，如不及时采取有效防治措施，可导致严重的中枢神经系统急性传染病，病死率高。

> **关注狂犬病**
>
> 　　在卫生部提供的数字中，2006年1月份我国有493人死于甲、乙类传染病，其中死亡人数最多的是肺结核，达到208人，当时排名第二的是狂犬病，死亡人数是104人。到5月份狂犬病死亡人数达到192人，超过死亡160人的肺结核。6月份狂犬病死亡人数是198人，再次领先肺结核（161人）。7月份时因狂犬病死亡的人数就暴涨到237人，连续3个月位居全国法定甲、乙类传染病死亡人数之首。2006年前7个月犬"咬死"的人数竟然高达1198人。

一、生物学性状

狂犬病毒外形呈弹状，大小为75nm×180nm（图21-1），有包膜，内含衣壳呈螺旋对称，核酸是单股负链RNA。狂犬病病毒仅一种血清型，但其毒力可发生变异。

狂犬病病毒的动物感染范围广，在易感动物或人的中枢神经细胞（主要是大脑海马旁回锥体细胞）中增殖时，在胞质内形成嗜酸性包涵体，称内基小体，有诊断价值。

二、致病性与免疫性

狂犬病主要在野生动物及家畜中传播，野生动物带病毒率高于家养动物。人狂犬病主要由被患病动物尤其是病犬咬伤所致，或与病畜密切接触有关。

在动物发病前5天，唾液中即含有病毒，人被咬伤后，病毒进入伤口，先在肌纤维细胞中增殖，沿着传入神经纤维上行至脊髓后

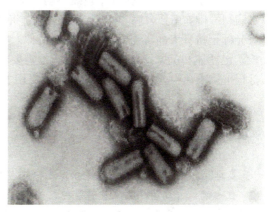

图21-1　狂犬病病毒

角，然后散布到脊髓和脑的各部位增殖，引起广泛的病理损伤。在发病前数日，病毒从脑内和脊髓沿传出神经进入各组织及器官和唾液腺内增殖，不断随唾液排出。潜伏期 1～3 个月，潜伏期的长短取决于咬伤部位与头部距离远近、伤口的大小、深浅、有无衣服阻挡，以及侵入病毒的数量（图 21-2）。

发病早期，患者出现头痛、发热，伤口周围有刺痛或出现蚁爬行的异常感觉。继而出现神经兴奋性增强、躁动不安、脉速、出汗、流涎、多泪、瞳孔放大，吞咽或饮水时咽喉肌肉发生痉挛，听到流水声音时或其他轻微刺激也可引起咽喉肌痉挛发作，故又名"恐水病"。3～5 天后，痉挛减少或停止，患者转入麻痹期，最后因昏迷、呼吸及循环衰竭而死亡。病程 5～7 天，病死率几乎 100%。

患狂犬病后或经免疫接种狂犬疫苗后均可产生细胞免疫和中和抗体。

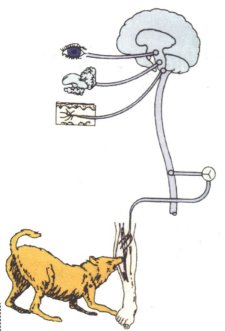

考点： 狂犬病的传染源、传播途径、临床表现

图 21-2　狂犬病病毒发病机制示意图

案例 21-1

患者，女，18 岁，近日出现头痛、乏力、流涎、躁动不安，饮水或闻水声时喉肌痉挛。来医院就诊时医生怀疑他为狂犬病。该女 5 年前有被家中小狗咬伤史，而且没有做过任何处理。

思考题

1. 狂犬病的潜伏期有 5 年吗？
2. 该女子可能患狂犬病吗？

三、实验室检查

人被犬或其他动物咬伤后，应观察动物是否患狂犬病，可将动物捕获，观察 10～14 天，不发病则可排除患狂犬病。若观察期间发病，将其处死，取脑组织做病理切片检查内基小体。用荧光标记抗狂犬病毒血清染色，检查抗原。将标本注射小白鼠脑内，发病后取脑组织同上检测包涵体和抗原，可提高阳性率，但需要较长时间。可采取患者唾液沉渣涂片，荧光素标记抗体染色检查细胞内病毒抗原，还可用 PCR 法检测标本中的病毒 RNA。

案例 21-1 分析

狂犬病的潜伏期短则几天，长者 1 年至数十年，潜伏期的长短取决于咬伤部位与头部距离远近、伤口的大小、深浅，以及侵入伤口病毒的数量等。

狂犬病患者典型的临床表现是神经兴奋性增高，出现躁动不安、饮水或闻水声时喉肌痉挛及有头痛、乏力、流涎，该患者临床诊断首先考虑狂犬病，必要时做进一步检查确诊。

四、防治原则

捕杀野犬，加强家犬管理，注射兽用疫苗。对高危人群，如兽医、动物管理人员和野外工作者等，应接种疫苗。预防家畜及野生动物的狂犬病是防止人狂犬病的重要根本措施，其任务涉及面广，需要全社会的支持。

> ### 狂犬病可在人和人之间传播
> 　　过去认为，狂犬病只能通过动物传染给人类，人与人之间不会传播。但现在已有了一些人传染人的病例。美国一例接受角膜移植的患者 7 周后患狂犬病而死，经追查发现，其角膜的提供者死于狂犬病。我国在 1982 年有一农民因抢救曾被狂犬咬伤的落水儿童，实施口对口人工呼吸，3 个月后患狂犬病死亡。山西太原一位母亲因护理患狂犬病的女儿，7 个月后身染狂犬病。安徽一位 26 岁农民因接触患狂犬病的弟弟，一个月后发病死亡。
>
> 链 接

人被疑似狂犬咬伤时，立即用 20% 肥皂水或清水彻底冲洗伤口至少 15 分钟，再用 75% 乙醇溶液或 2% 碘酒消毒伤口。伤口只要未伤及大血管，尽量不要缝合，也不应包扎。咬伤严重者用高效价抗狂犬病毒免疫球蛋白于伤口周围与底部浸润注射，其余做肌内注射，进行被动免疫。同时立即肌内注射灭活狂犬病毒疫苗 1 支，于第 3 天、7 天、14 天、28 天再行注射，共 5 次，可防止发病。疫苗的接种，原则上越早越好。我国应用自制的地鼠肾细胞或二倍体细胞狂犬病疫苗，取得良好效果。

考点：狂犬病的防治原则

第二节　人乳头瘤病毒

人乳头瘤病毒（human papillomavirus，HPV）能引起人类皮肤和黏膜的多种良性乳头状瘤或疣，某些型别感染还具有潜在的致癌性。

　　HPV 为球形的无包膜的 DNA 病毒。直径 52～55nm，衣壳呈二十面体立体对称，含 72 个壳微粒，无包膜（图 21-3）。HPV 在体外细胞培养尚未完成。它具有宿主和组织特异性，只能感染人的皮肤和黏膜，不能感染动物。

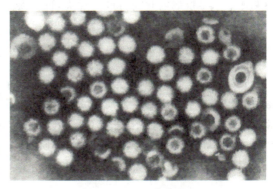

图 21-3　人乳头瘤病毒

　　HPV 主要通过直接接触污染物品如共用毛巾等感染、性传播感染，新生儿可通过产道被感染。病毒对人的皮肤和黏膜上皮细胞有高度亲嗜性，侵入人体后，仅停留于感染部位皮肤和黏膜中，不产生病毒血症，故不经血流播散。

　　不同型别的 HPV 侵犯部位和所致疾病不同（表 21-1）。

表 21-1　HPV 型别和人类疾病的关系

部位	相关疾病		型别
皮肤	疣	1、4	
		寻常疣	1、2、4、727、29、54
		扁平疣	3、10、28、41

续表

部位	相关疾病	型别
	屠夫寻常疣	7、40
	疣状表皮增生异常	5、8、9、12、14、15、19、25、36、46
黏膜	尖锐湿疣	6、11
	喉乳头瘤、口腔乳头瘤	6、11
	宫颈上皮内赘生物密切相关	16、18
	宫颈上皮内赘生物中度相关	31、33、35、45、51、52、56、58

目前尚无特异预防方法，可根据 HPV 传染方式，切断传播途径。对于 HPV 引起的性传播疾病，加强性安全教育，对控制感染，减少生殖器疣和宫颈癌的发生有重要意义。

第三节　朊　　粒

朊粒（prion）又称传染性蛋白粒子朊毒体，或普里昂，无病毒体结构，可通过 5nm 或更小的滤膜，对甲醛、乙醇、蛋白酶、加热（80℃）、电离辐射和紫外线等的抵抗力强，而对酚类、乙醚、丙酮、强去污剂和漂白剂等敏感。朊粒的主要成分是蛋白酶抗性蛋白（PrP），不含核酸但能自我复制，这就是众多生物科学家们的一个未解之谜。

朊粒是引起人和动物发生传染性海绵状脑病（TSE）的病原体，属于一类特殊的传染性蛋白粒子。已知朊粒导致的人和动物的疾病有库鲁病（震颤病）、克 - 雅病（又称传染性痴呆病）、羊瘙痒病、疯牛病或称牛海绵状脑病、传染性雪貂白质脑病和大耳鹿慢性消耗病等。这些疾病的共同特点为潜伏期长、病变部位只发生在中枢神经系统，而不累及其他器官；病理特征是神经元的退行性变、空泡变性、淀粉样斑块形成、星状细胞增生等，形成海绵状脑病或白质脑病；病变处无炎症反应。患者可有痴呆、共济失调、眼球震颤和癫痫等临床表现，不产生朊粒特异性的免疫应答。

目前，对朊粒感染性疾病尚无有效的治疗方法。医院感染仅仅与直接接触脑组织相关，要杜绝用于透析性痴呆患者诊断的定位神经外科设备的交叉使用，以免造成此类疾病的传播。在做器官移植时，不应选择尚未确诊的神经系统疾病患者作为供体。重组人生长因子已经上市，需要时可用于取代人脑垂体制备的生长因子，减少医源性传播。遇有潜在传染性的材料，可用 5% 次氯酸钠溶液处理 1 小时，或 134℃ 1 小时高压灭菌。

小结

狂犬病病毒似子弹头状，主要在野生动物及家养动物与人之间传播。人主要被病兽或带病毒动物咬伤后感染，导致严重的中枢神经系统急性传染病，病死率极高。人被疑似狂犬咬伤后，应立即用 20% 肥皂水或清水彻底洗清伤口至少 15 分钟，再用 75% 乙醇溶液或碘酒消毒伤口。有必要可用高效价抗狂犬病毒免疫球蛋白进行被动免疫，同时立即肌内注射狂犬病毒疫苗。

HPV 主要通过直接或间接接触污染物品或性传播感染人类，新生儿可通过产道受感染。不同型别的 HPV 侵犯部位和所致疾病不同。临床常见的有跖疣、寻常疣、扁平疣和尖锐湿疣等。近年研究资料证明 HPV 与宫颈癌、肛门癌和口腔癌等发生有关。

目 标 检 测

【A₁ 型题】

1. 狂犬病病毒生物学特性中错误的是
   A. 子弹头状
   B. 有包膜
   C. 在感染细胞内可形成内基小体
   D. 核心含单股负链 DNA
   E. 有嗜神经细胞特性

2. 尖锐湿疣主要由
   A. HPV6、11 型引起　　B. HPV7、40 引起
   C. HPV16、18 型引起　D. HPV3、10 型引起
   E. HPV28、41 型引起

3. 一人被可疑病犬咬伤后，采取的措施不包括
   A. 20% 肥皂水冲洗伤口
   B. 75% 的乙醇溶液涂擦
   C. 注射狂犬疫苗
   D. 注射抗狂犬病毒血清
   E. 注射青霉素

【A₂ 型题】

4. 女，52 岁，已婚，长春市人。因发现外阴赘生物 5 天，于 2007 年 4 月 17 日来医院皮肤性病科就诊。妇科检查：左侧小阴唇下方及会阴后联合处可见两疣状组织增生，约 0.2cm 大小，呈菜花样，表面灰白色，醋酸白试验（+）。该患者最可能的是
   A. 淋病　　　　　B. 梅毒
   C. 尖锐湿疣　　　D. 获得性免疫缺陷综合征
   E. 湿疹

（乌兰图雅）

第二篇 人体寄生虫

第二十二章 人体寄生虫概述

学习目标

1. 掌握寄生虫、宿主、生活史、感染阶段及寄生虫对宿主的致病作用。
2. 熟悉寄生虫病流行的环节、因素、特点及防治原则。
3. 了解我国寄生虫病防治成就与现状。

人体寄生虫学（human parasitology）是研究与医学有关的寄生虫的形态结构、生活史、致病机制、实验诊断、流行及防治措施的科学。

第一节 寄生现象、寄生虫、宿主及生活史

一、寄生现象、寄生虫和宿主

在自然界，生物与生物之间存在着密切的关系，按获利与受害程度分为共栖、互利共生和寄生（parasitism）三种关系。医学研究最多的是寄生关系。所谓寄生，即两种生物生活在一起，其中一方得益，另一方受害。得益的一方称为寄生虫（parasite），受害的一方称为宿主（host）。

人体寄生虫按形态特点可将其分为三大类①医学蠕虫：指寄生人体并致病的体软的多细胞无脊椎动物，借身体肌肉的伸缩做蠕形运动，如吸虫、线虫、绦虫和棘头虫等。②医学原虫：指寄生人体并致病的单细胞寄生虫，包括鞭毛虫、纤毛虫、阿米巴原虫和孢子虫等。③医学节肢动物：指传播疾病和致病的节肢动物，代表性种类有蚊、蝇、蜱和螨等。

二、寄生虫生活史

寄生虫完成一代生长发育、繁殖的全过程称为寄生虫生活史（life cycle）。其中，侵入人体后建立感染的阶段称为感染阶段或感染期（infective stage）。有些寄生虫的生活史比较简单，如蛔虫，在整个发育过程中只有一个宿主人；有些寄生虫的生活史则较复杂，如吸虫，需要两个或两个以上宿主。宿主的类别有以下几种。

1. 中间宿主　在生活史中，寄生虫幼虫（larva）或无性生殖阶段寄生的宿主称为中间宿主（intermediate host），如果某寄生虫具有两个或两个以上中间宿主，则按先后顺序称为第一中间宿主、第二中间宿主，余此类推。

2. 终宿主　寄生虫的成虫（adult）或有性阶段寄生的宿主称为终宿主（definitive host）。

3. 转续宿主　有些寄生虫侵入非适宜宿主，虽能生存，但不能继续发育至性成熟，待

有机会进入适宜宿主后方能正常发育，这种含滞育的寄生虫幼虫的不适宜的宿主，称为转续宿主（paratenic host）。

4.保虫宿主　有些寄生虫不仅寄生在人体，还可寄生在家禽、家畜及野生动物体内，并作为传染源经一定的途径传播给人。在流行病学上，这类除人以外的脊椎动物宿主称为保虫宿主（reservoir host）。

寄生虫的宿主

卫氏并殖吸虫的成虫寄生于人体内，也可寄生于犬、猫等动物体内，幼虫期在外环境中先寄生于淡水螺体内，后寄生于溪蟹、蝲蛄体内，其囊蚴进入非正常宿主野猪体内，长期保持童虫状态，不能发育为成虫，若人生吃野猪肉，感染后虫体可发育为成虫。因此，人是终宿主，犬、猫等动物是保虫宿主，淡水螺是第一中间宿主，溪蟹、蝲蛄是第二中间宿主，野猪是转续宿主。

链接

第二节　寄生虫与宿主的相互关系

寄生虫侵入人体后，依寄生虫的毒力、数量和寄生部位及机体免疫力的强弱而有不同的转归。当机体免疫力较强，而寄生虫致病力较弱，机体可杀灭或驱除寄生虫，患者痊愈；反之，则寄生虫在机体内继续发育或大量增殖，导致寄生虫病（parasitosis）；当机体免疫力与寄生虫致病力处于平衡状态时，机体虽有寄生虫感染，却无明显的临床表现，称为带虫者（carrier）。

一、寄生虫对宿主的致病作用

寄生虫对宿主的致病作用表现为：夺取营养、机械性损伤、毒性与免疫损伤。

1.夺取营养　寄生虫生长、发育和繁殖所需的营养物质均来自宿主。例如，蛔虫以宿主肠腔内的食糜为食；钩虫吸附于宿主肠黏膜吸取血液，还可致宿主慢性失血和吸收功能障碍，从而导致宿主营养不良。

2.机械性损伤　寄生虫寄生在腔道内、组织内或细胞内，导致腔道阻塞、内脏器官压迫、组织损伤或细胞破裂。例如，蛔虫可阻塞肠道引起肠梗阻，钻入胆道导致胆道蛔虫病；细粒棘球绦虫巨大的棘球蚴挤压肝脏引起棘球蚴病；猪带绦虫的囊尾蚴寄生在脑组织引起脑猪囊尾蚴病。

3.毒性与免疫损伤　寄生虫的分泌物、代谢物和排泄物，以及虫体和虫卵死亡的崩解物均可对宿主产生毒害或免疫病理作用。例如，溶组织内阿米巴分泌溶组织酶，导致宿主肠壁溃疡和肝脓肿；日本血吸虫的可溶性虫卵抗原导致宿主Ⅳ型超敏反应，引起肝内的虫卵肉芽肿。

二、宿主对寄生虫的免疫作用

宿主对寄生虫免疫作用主要表现为非特异性（先天性）免疫和特异性（获得性）免疫。

1.非特异性免疫　也称先天性免疫，是宿主对某种寄生虫具有先天的不感受性，如人对牛囊尾蚴具有先天的不易感性。此外，尚有宿主的生理屏障、巨噬细胞、炎症反应、补体作用等。

2.特异性免疫　也称获得性免疫，包括细胞免疫与体液免疫。特异性免疫是宿主抗寄生虫感染的主要方面。由于寄生虫抗原较复杂（如体抗原和代谢抗原），宿主对寄生虫的特异性免疫反应相对复杂，可概括为以下两种类型。

（1）消除性免疫：宿主感染某种寄生虫后产生完全的保护性免疫力，不仅能清除体内的寄生虫，而且还能完全抵御再感染。如皮肤利什曼病患者，可借助自身产生的特异性免疫力不治而愈，并可终身免疫。这是寄生虫感染中很少见的一种免疫状态。

（2）非消除性免疫：宿主感染寄生虫后产生部分保护性免疫力，不足以清除体内的寄生虫，但却具有一定的抵御再感染的能力。寄生虫感染的免疫多属此类型。例如，疟疾患者体内低密度的原虫血症与机体特异的保护性免疫力并存，但当这些原虫被彻底清除后，这种保护性免疫力即随之消失，称为带虫免疫。血吸虫感染人体后所产生的免疫力，对血吸虫的童虫的再次侵袭有一定抵御作用，但不能杀灭体内存活的血吸虫成虫，此称伴随免疫。

第三节　寄生虫病的流行与防治原则

一、寄生虫病的流行

（一）流行的基本环节

1. 传染源　寄生虫病传染源包括寄生虫病患者、带虫者与保虫宿主。

2. 传播途径　经水、食物、土壤、媒介生物、空气、胎盘等途径传播。

3. 易感人群　指对某种寄生虫缺乏免疫力或免疫力低的人群。一般来说，非流行区的人群比流行区的人群易感，儿童比成人易感。

你知道吗?

人生食半生食肉类、鱼类，生食半生食未洗净的瓜果、蔬菜，喝污染的生水，或经污染的手指可感染蛔虫、鞭虫、蛲虫、钩虫、旋毛虫、猪带绦虫、细粒棘球绦虫、肝吸虫、卫氏并殖吸虫、姜片吸虫、阿米巴原虫、贾第虫等。

链　接

（二）影响流行的因素

1. 自然因素　包括温度、湿度、雨量等气候因素与地理环境。血吸虫的中间宿主钉螺的孳生必须有一定的温度、湿度、雨量与地理环境。疟原虫在蚊体内的发育及蚊的生存、发育均需有适宜的温度及湿度。

2. 生物因素　中间宿主的存在是某些寄生虫病流行的必要条件。我国丝虫病与疟疾的流行与相应蚊媒的地理分布是一致的。无钉螺孳生的长江以北无血吸虫流行。

3. 社会因素　社会的经济发展、文化、卫生水平、生产方式、生活习惯等直接和间接影响寄生虫病流行。

（三）流行特点

1. 地方性　寄生虫病的流行具有明显的地方性特点。主要是因为气候差异、中间宿主的种类与分布，以及当地居民的生活习俗与生产方式。

2. 季节性　虫媒寄生虫病的传播与昆虫的活动一致；人类的生产活动与饮食方式因季节而异，多数寄生虫感染好发于温暖、潮湿的季节。

3. 自然疫源性　有的寄生虫病可在脊椎动物与人类之间自然地传播，此类病称为人畜共患寄生虫病。实际上这些病原早就在原始森林或荒漠地区的动物之间自然传播着，人进入该地区后，再从动物传播给人。这种不需人参与而自然存在于自然界的人畜共患寄生虫病具有明显的自然疫源性。

二、寄生虫病的防治原则

（一）控制传染源

积极治疗现症患者、普查普治带虫者，适当处理带虫者。

（二）切断传播途径

控制和消灭媒介昆虫与中间宿主，采取综合措施，搞好环境卫生，加强粪便和水源管理。

（三）保护易感人群

改进生产方式和条件，摒弃不良的生活陋习，对于某些寄生虫可采取预防服药。对于经皮肤或接触传播的寄生虫病，应注意患者的隔离和病房内衣物的消毒。

我国寄生虫病防治成就与现状

新中国成立初期，我国曾流行五大寄生虫病：疟疾年发病人数逾 3000 万，血吸虫病患者逾 1000 万，丝虫病患者约 3000 万，黑热病患者约 53 万，钩虫感染者及钩虫病患者约 2.5 亿。经过多年的防治，原先流行猖獗的五大寄生虫病明显得到了控制。

由于我国幅员辽阔，自然环境复杂，加上不断开发过程中引起的某些生态改变，我国寄生虫病防治任务仍十分艰巨。根据 2001～2004 年全国 31 个省、市、区重要寄生虫病现状调查，土源性线虫感染率与 1990 年调查结果比较，下降了 63.65%，全国土源性线虫的推算总感染人数比 1990 年的感染人数 (5.36 亿) 减少了 4.07 亿，但目前仍占全国总人口的 10%，与发达国家仍有很大差距。一些食源性寄生虫（肝吸虫、卫氏并殖吸虫、带绦虫、旋毛虫、细粒棘球绦虫等）感染率则呈明显上升趋势。

链接

小结

寄生虫是寄生关系中受益的一方即营寄生生活的低等动物。寄生关系中受害的一方称为宿主。宿主有终宿主、中间宿主、保虫宿主和转续宿主等。寄生虫的生活史指寄生虫完成一代的生长发育与繁殖的全过程。寄生虫生活史中，能使人体感染的阶段称为寄生虫的感染阶段。寄生虫侵入人体的途径有：经口、皮肤、呼吸道、输血、胎盘和自身重复感染等。寄生虫通过夺取营养、机械性损伤、毒性和免疫损伤损害机体。宿主则通过非特异性与特异性免疫抵御或清除入侵的寄生虫。传染源、传播途径和易感人群构成寄生虫病流行的三个环节，自然、生物和社会因素则影响寄生虫病的流行。因此，对人体寄生虫病的防治，应采取综合防治措施。

目 标 检 测

【A₁ 型题】

1. 寄生指两种生物生活在一起的利害关系是

   A. 一方受益，另一方无害

   B. 一方受益，另一方受害

   C. 双方都有利

   D. 双方都无利　E. 双方无利也无害

2. 感染期是指寄生虫生活史中

   A. 对人具有感染性的阶段

B. 对动物具有感染性的阶段

C. 感染人体的日期

D. 发育到具有感染性的日期

E. 对人具有致病性的时期

3. 中间宿主是指

A. 寄生虫的成虫或无性生殖阶段寄生的宿主

B. 寄生虫的幼虫或无性生殖阶段寄生的宿主

C. 寄生虫成虫或有性生殖阶段寄生的宿主

D. 寄生虫的幼虫或有性生殖阶段寄生的宿主

E. 寄生虫的成虫寄生的宿主

4. 有些寄生虫的成虫除能寄生于人体外，还可寄生于某些脊椎动物体内，这些动物可成为人体寄生虫病传播的来源，故称这些动物为

A. 终宿主　　　　　　　　B. 中间宿主

C. 保虫宿主　　　　　　　D. 转续宿主

E. 传播媒介

5. 寄生虫的生活史是指

A. 寄生虫的繁殖方式

B. 寄生虫的取食来源

C. 寄生虫生长、发育、繁殖的过程

D. 寄生虫宿主的种类

E. 寄生虫寄生于宿主的部位

6. 人体寄生虫包括下列哪三大类

A. 线虫、吸虫、绦虫

B. 线虫、原虫、绦虫

C. 蠕虫、原虫、医学节肢动物

D. 原虫、线虫、医学节肢动物

E. 蠕虫、吸虫、医学节肢动物

7. 寄生虫病的传染源应包括

A. 患者

B. 患者和保虫宿主

C. 带虫者和保虫宿主

D. 患者和带虫者

E. 患者、带虫者、保虫宿主

8. 在宿主体内，寄生虫使宿主产生获得性免疫力，这种免疫力对成虫不发生影响，但可作用于入侵的早期童虫，这种免疫力称为

A. 带虫免疫　　　　　　　B. 伴随免疫

C. 保护性免疫　　　　　　D. 消除性免疫

E. 缺乏有效的获得性免疫

9. 人感染疟原虫后的免疫类型多属于

A. 带虫免疫　　　　　　　B. ADCC 获得性免疫

C. 消除性免疫　　　　　　D. 伴随免疫

E. 先天性免疫

10. 带虫者是指

A. 患者

B. 感染了寄生虫而未出现临床症状的人

C. 无免疫力的人

D. 易感者

E. 以上都不是

（包兆胜）

第二十三章　医学蠕虫

学习目标

1. 掌握常见医学蠕虫寄生部位、感染阶段、感染途径。
2. 熟悉常见医学蠕虫与诊断有关的形态、致病性及常用检查方法。
3. 了解医学蠕虫流行特点及防治原则。

第一节　概　　述

蠕虫（helminth）是一类体软的多细胞无脊椎动物，可借助身体肌肉的伸缩做蠕形运动。寄生于人体的蠕虫称为医学蠕虫（medical helminth）。主要有线虫、吸虫、绦虫等。

按生活史类型将蠕虫分为两类，一类是土源性蠕虫（geohelminth）：生活史为直接型，不需要中间宿主。虫卵或幼虫直接在外界环境中（多为土壤）发育为感染阶段，然后经口或皮肤侵入终宿主体内发育为成虫。大多数肠道线虫属于土源性蠕虫。另一类是生物源性蠕虫（biohelminth）：生活史为间接型，在生活史过程中至少需要一个中间宿主。幼虫需在中间宿主体内发育为感染阶段，然后再经一定方式进入终宿主体内发育为成虫。吸虫、大部分绦虫及部分线虫属于生物源性蠕虫。

第二节　似蚓蛔线虫

似蚓蛔线虫（*Ascaris lumbricoides*）简称人蛔虫或蛔虫，是人体最常见的寄生虫之一。成虫寄生于小肠，可引起蛔虫病（ascariasis）。

一、形　　态

（一）成虫

虫体为长圆柱形，形似蚯蚓，头尾两端略细。活时呈粉红色或微黄色（图23-1）。位于虫体顶端的口孔，有三个呈"品"字形排列的唇瓣。

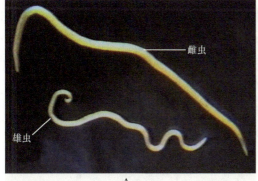
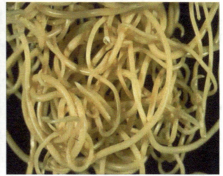

A　　　　　　　　　　　　　　　　B

图23-1　蛔虫

雌虫长 20 ～ 35cm，尾端不弯曲。雄虫较雌虫小，长 15 ～ 31cm，尾端向腹面弯曲（见图 23-1A）。

（二）虫卵

虫卵有受精卵和未受精卵之分。

1. 受精卵　为宽椭圆形，大小为（45 ～ 75）μm×（35 ～ 50）μm，卵内含有一个大而圆的未分裂的卵细胞，卵细胞与卵壳之间有新月形的空隙。卵壳的外面有一层凹凸不平的蛋白质膜，被胆汁染成棕黄色。

2. 未受精卵　呈长椭圆形，大小为（88 ～ 94）μm×（39 ～ 44）μm，蛋白质膜与卵壳较薄。

无论受精卵还是未受精卵，其蛋白质膜均易脱落，称脱蛋白质膜卵（图 23-2）。

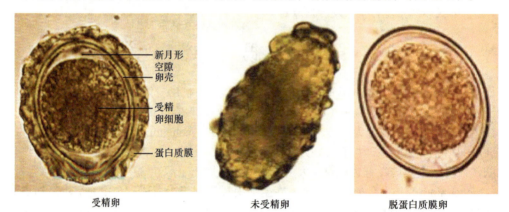

受精卵　　　　　　　　未受精卵　　　　　　脱蛋白质膜卵

图 23-2　蛔虫卵

二、生　活　史

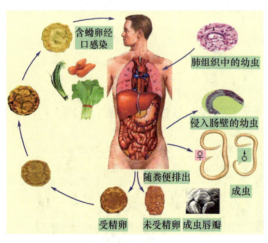

图 23-3　蛔虫生活史

成虫寄生于小肠，以肠内半消化的食物为营养。雌、雄虫交配后雌虫产卵，卵随粪便排出体外，受精卵在温暖、潮湿、氧气充足的外界环境（如土壤）中，约经 2 周，卵内的细胞即可发育为含蚴卵；再经 1 周，卵内幼虫经第一次蜕皮发育为感染期卵。感染期卵污染食物被人吞食后进入小肠；在小肠孵出幼虫，幼虫侵入肠壁小静脉，经肝、右心到肺；穿过肺泡壁毛细血管进入肺泡。幼虫也可通过小淋巴进入体循环。幼虫在肺泡内停留约 10 天，经二次蜕皮后，沿支气管、气管移行至咽，被宿主吞咽入食管，经胃到小肠，第四次蜕皮后继续发育为成虫（图 23-3）。从感染期卵进入人体到雌虫成熟产卵需 60 ～ 75 天。成虫寿命约 1 年。每条雌虫日产卵量约 24 万。

三、致　病　性

（一）幼虫致病

幼虫移行所经过的组织均可受到损伤，并引起机体局部和全身超敏反应，主要表现在肺脏，感染重时可导致蛔蚴性肺炎，临床表现为发热、咳嗽、咳黏液痰或血痰、哮喘，血常规检查可见嗜酸粒细胞增多，血中 IgE、IgM 水平升高。

> **案例 23-1**
>
> 　　患者，8 岁，半年来常感脐周隐痛，1 天前突然发生剑突下阵发性钻顶样疼痛，疼痛向右肩放射，伴恶心、呕吐，曾吐出 1 条蛔虫，急诊住院。
>
> 　　体检：痛苦病容，剑突下偏右轻压痛，腹软，可扪及条索状物，诊断为胆道蛔虫症，经解痉、止痛、驱虫治疗后，排出十余条蛔虫。
>
> 　**思考题：**
>
> 　1. 蛔虫感染方式是什么？
>
> 　2. 成虫寄生何处？
>
> 　3. 为什么会出现上述表现？

（二）成虫致病

1.损伤肠黏膜和夺取营养　成虫在小肠内以半消化的食物为营养，不但掠夺营养，而且由于损伤肠黏膜，可导致消化和吸收障碍。感染重的儿童可有营养不良，甚至发育障碍。同时蛔虫在肠中损伤肠黏膜导致肠黏膜的炎性病变，而引起一系列消化道症状，患者可有腹部不适、阵发性脐周腹痛、消化不良、食欲不振、恶心、呕吐、腹泻或便秘等。

2.引起超敏反应　蛔虫病患者出现的荨麻疹、哮喘、血管神经性水肿及结膜炎等，是Ⅰ型超敏反应所致。

3.并发症　蛔虫具钻孔习性，可钻入胆管、胰腺、阑尾等处分别引起胆道蛔虫症、胰腺炎、阑尾炎等并发症。当发热、胃肠病变、食用辛辣食物及不适当的驱虫治疗时，更容易引起上述并发症。胆道蛔虫症是最常见的并发症之一。也可因肠道病变引起肠穿孔，虫体多时可扭结成团致肠梗阻。

考点：蛔虫引起的并发症

四、实验室检查

根据临床症状，通过粪便检查获虫卵即可确诊。可采用粪便直接涂片法，也可采用加藤厚涂片法和饱和盐水浮聚法，检出率更高。患者呕出或粪中排出成虫均可确诊。

> **案例 23-1 分析**
>
> 　1. 蛔虫感染：经口。
>
> 　2. 成虫寄生于人体小肠。
>
> 　3. 患者近半年来常感脐周隐痛，是感染了蛔虫后最常见的症状。成虫有钻孔习性，钻入胆道引起胆道蛔虫症，出现剑突下阵发性钻顶样疼痛并向右肩放射，伴恶心、呕吐等。

五、流行情况

蛔虫感染极为普遍,呈世界性分布,我国平均感染率为 12.72%(2004 年调查数据)。蛔虫感染普遍的原因主要有:①生活史简单,不需要中间宿主。②产卵量大。③虫卵抵抗力强,在适宜的土壤中可存活数月至一年,食用醋、酱油或腌菜、泡菜的盐水,亦不能杀死虫卵。④传播范围广,人们使用未经无害化处理的粪便施肥,儿童随地大便,鸡、犬、蝇等机械携带等均可造成虫卵的广泛播散;饭前不洗手,生吃不洁的瓜果、蔬菜或食物,喝生水等习惯均可增加虫卵感染的机会。

六、防治原则

应采用综合性的防治措施来防治蛔虫病。加强卫生宣传教育,注意个人和饮食卫生;改善环境卫生,粪便进行无害化处理;治疗患者和带虫者,控制传染源,常用的驱虫药有甲苯咪唑、阿苯哒唑等。

第三节 十二指肠钩口线虫与美洲板口线虫

寄生于人体的钩虫主要有两种:十二指肠钩口线虫(*Ancylostoma duodenale*),简称十二指肠钩虫;美洲板口线虫(*Necator americanus*),简称美洲钩虫。钩虫成虫寄生于小肠,引起贫血,我国感染人数近 4000 万。

一、形 态

(一)成虫

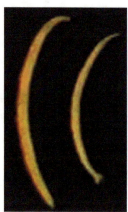
十二指肠钩虫成虫
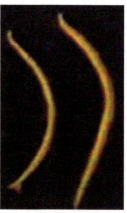
美洲钩虫成虫

图 23-4 钩虫成虫

成虫虫体细长,1cm 左右,活时肉红色,死后灰白色。虫体前端略向背面仰曲(图 23-4)。顶部有一发达的口囊,口囊腹侧缘有钩齿或板齿,咽管较长,管壁肌肉发达,有利于吸取血液。虫体前端有一对头腺,能分泌抗凝素和多种酶类。咽管壁内有咽腺 3 个,分泌乙酰胆碱酯酶、蛋白酶和胶原酶;雄虫末端膨大,由角皮延伸形成膜质交合伞。内有肌肉性的指状辐肋支持,交合伞内还有两根从泄殖腔伸出的细长可伸缩的交合刺(图 23-5,表 23-1)。雌虫比雄虫略大,末端呈圆锥形。

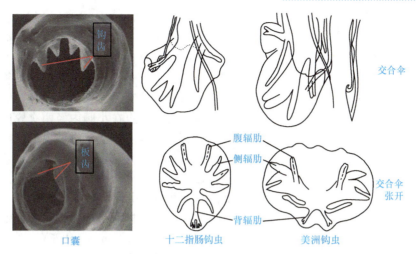

图 23-5　钩虫口囊与交合伞

表 23-1　两种钩虫成虫主要形态鉴别

鉴别要点	十二指肠钩虫	美洲钩虫
大小	稍大，8～13mm	较小，7～11mm
体态	呈"C"形	呈"S"形
口囊	腹侧前缘有 2 对钩齿	腹侧有 1 对板齿
交合伞	展开为圆形	展开为扁圆形
背肋分支	远端分支 2×3	近端分支 2×2
交合刺	长鬃状，末端分开	末端合拢

（二）虫卵

椭圆形，无色透明，大小为（56～76）μm×（36～40）μm，卵壳极薄，随粪便排出时，卵内含有 4～8 个细胞，卵壳与细胞之间有明显的空隙。两种钩虫卵很相似，不易区分（图 23-6）。

（三）幼虫

通常称钩蚴，分杆状蚴和丝状蚴两个时期，蛇形，0.25～0.7mm，丝状蚴略大于杆状蚴。

二、生　活　史

两种钩虫的生活史基本相同。成虫寄生于人体小肠上段，雌雄虫交配后，虫卵随粪便排出体外，在温暖（25～30℃）、潮湿、隐蔽、含氧充足的疏松土壤中，卵内细胞不断分裂，经 24～48 小时，幼虫自卵内孵出，以土壤细菌及有机质为食，经一周发育为对人体具有感染性的丝状蚴，又称为感染期蚴。丝状蚴主要生存于 1～2cm 深的表层土壤中，常呈聚集性活动。此期幼虫还可借助覆盖体表水膜的表面张力，沿植物茎或草枝向上爬行，最高可达 22cm。丝状蚴具有明显的向温性，当与人体皮肤接触并受到体温刺激后，虫体活动力增强，依

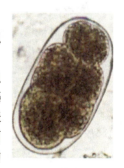

图 23-6　钩虫卵

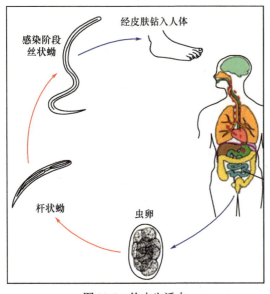

感染阶段
丝状蚴

经皮肤钻入人体

杆状蚴

虫卵

图23-7 钩虫生活史

靠机械性穿刺和酶的作用，主动侵入人体。虫体进入皮肤后，在皮下组织移行并侵入小静脉或淋巴管，随血流经右心至肺，穿过毛细血管进入肺泡，并沿支气管、气管上行至喉、咽。随吞咽运动经食管、胃到达小肠，幼虫在小肠内经两次蜕皮后逐渐发育为成虫。自丝状蚴钻入皮肤至成虫交配产卵，一般需要4～6周（图23-7）。已发现，部分幼虫在进入小肠前，可滞留于某些组织中很长时间（253天），然后到达肠腔，这种现象称为钩蚴的迁延移行现象。成虫寿命通常为3年左右。十二指肠钩虫日产卵量10 000～30 000个，美洲钩虫为5000～10 000个。

三、致 病 性

案例 23-2

　　患者女性，53岁，农民。2003年7月出现上腹部胀痛，反酸，偶感头晕乏力，食欲不振，大小便尚可。曾在医院行胃镜检查，显示慢性萎缩性胃炎。患者间断服用助消化药物，症状未见明显好转。2004年3月上述症状加重，3月10日解黑便1次，入院。门诊检查：体形消瘦，精神欠佳，贫血面容，眼结膜、口唇苍白；白细胞 $8.7×10^9$/L、红细胞 $3.31×10^{12}$/L、血红蛋白 68g/L，胃镜显示慢性萎缩性胃炎，并于十二指肠壁发现数条长约1cm的白色虫体。取患者粪便行饱和盐水漂浮法发现大量椭圆形虫卵，无色透明，大小约（56～56）μm×（36～40）μm，壳薄，壳内细胞数量不等，卵壳与细胞之间有明显间隙。患者行纠正贫血和噻嘧啶驱虫治疗后来院复查，诉无明显身体不适，精神好，食欲佳，大小便均正常。

　　思考题：

　　1. 请问根据病历诊断是什么病？

　　2. 请写出诊断依据。

（一）幼虫致病作用

　　1. 钩蚴性皮炎　俗称"粪毒"或"着土痒"等。丝状蚴侵入人体皮肤后数分钟至1小时，局部皮肤即有针刺、烧灼及奇痒，继而出现充血斑点或丘疹，1～2小时内可表现为红肿及水疱，搔破后常继发感染而形成脓疱，最后结痂、蜕皮而愈。

　　2. 肺部炎症　钩虫幼虫在肺部穿过肺毛细血管进入肺泡时，引起出血及炎症细胞浸润。患者可出现咳嗽、咳痰，常伴有畏寒、发热等全身症状。重者可导致肺出血，嗜酸粒细胞增多性哮喘。

（二）成虫的致病作用

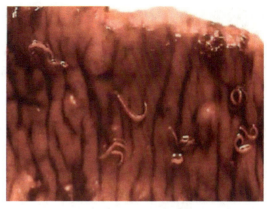

图 23-8 钩虫成虫咬附肠壁

1. 消化道症状 成虫以口囊内的钩齿或板齿咬附在肠黏膜上（图23-8），造成散在的出血点或小溃疡，病变可达黏膜下层甚至肌层，引起消化道出血。患者初期主要表现为上腹部不适和隐痛，继而出现恶心、呕吐、腹泻等消化道症状，并有食欲明显增加而消瘦等表现。有些患者表现为"异嗜症"，喜食生米、生豆、茶叶，甚至瓦片、泥土、煤渣、破布等异常现象。似乎与体内缺铁有关，患者经服用铁剂后，症状自行消失。

2. 贫血 钩虫对人体的危害，主要表现为贫血。引起失血的原因包括：钩虫的吸血及吸入的血液很快从其消化道排出；吸血的同时，其咬附部位黏膜伤口不断渗血，渗血量与吸血量大致相当；虫体会不断更换吸血部位，而原伤口仍在渗血；虫体活动造成组织、血管的损伤，也可引起血液的流失。钩虫性贫血呈现小细胞低色素性贫血。患者表现为皮肤蜡黄、黏膜苍白、眩晕、乏力，严重时有心慌、气促，甚至出现贫血性心脏病的表现，最后完全丧失劳动能力。

3. 婴儿钩虫病 最突出的临床表现为急性便血性腹泻，发病最早为出生后10天。常以柏油样黑便、腹泻、食欲减退症状为主。贫血严重患儿，将影响其生长发育，并发症多，预后差。

四、实验室检查

从粪便中检出钩虫卵或孵化出钩蚴是确诊钩虫病的依据。

（一）粪便检查虫卵
常用饱和盐水浮聚法。

（二）钩蚴培养法
检出率接近饱和盐水浮聚法，同时亦可鉴别虫种。但需 5～6 天后才能孵出幼虫。

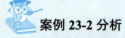

案例 23-2 分析
1. 该患者为钩虫病。
2. 根据患者粪便查获到钩虫卵确诊。

五、流 行 情 况

钩虫病呈全球性分布。我国除寒冷地区外，遍布各地。南方以十二指肠钩虫为主，北方则以美洲钩虫为主，而长江中下游地区是两种钩虫的混合流行区。

钩虫病患者和带虫者是钩虫病的传染源。钩虫病的流行与下列因素密切相关：适宜虫卵和幼虫发育、存活的自然条件；粪便污染土壤的程度；人接触疫土的机会等。因此，农民的钩虫感染率较城市居民高。

六、防治原则

（一）普查普治患者和带虫者

常用的药物有阿苯达唑、甲苯咪唑、噻嘧啶、左旋咪唑等。患者严重贫血时需服用铁剂以矫正贫血。

（二）加强粪便管理

使用经无害化处理的粪便作肥料。

（三）加强个人防护

尽可能不赤手赤足下地耕作；用防护剂（1.5% 左旋咪唑硼酸乙醇或 15% 噻嘧啶软膏）涂抹手足皮肤；不吃生的或未煮熟的蔬菜。

第四节　蠕形住肠线虫和毛首鞭形线虫

一、蠕形住肠线虫

蠕形住肠线虫（*Enterobius vermicularis*）又称蛲虫，寄生于人体回盲部，引起蛲虫病（enterobiasis），儿童感染多见。

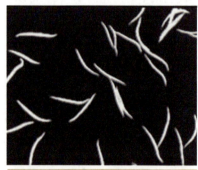

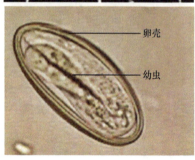

图 23-9　蛲虫成虫与虫卵

（一）形态

1. 成虫　细小，乳白色，线头状，前端的角皮膨大形成头翼，咽管末端膨大呈球状，称咽管球。雌虫较大，大小为（8～13）mm×（0.3～0.5）mm（图23-9）；雄虫较小，大小为（2～5）mm×（0.1～0.2）mm。

2. 虫卵　无色透明，大小为（50～60）μm×（20～30）μm，外形为不对称椭圆形（又称柿核形），一侧较平，一侧稍凸，卵壳较厚。刚产出的卵内含一蝌蚪期幼虫，与空气接触数小时后发育为卷曲的幼虫（图23-9）。

（二）生活史

成虫寄生于人体盲肠、阑尾、结肠、回肠下段，以肠道内容物、组织液、血液为食。雌雄虫交配后，雄虫多很快死亡，雌虫于晚间宿主熟睡后移行至肛门外产卵，并大多死亡，少数可再返回肠腔，部分可移行进入阴道、子宫、输卵管、尿道或腹腔、盆腔等处，导致异位寄生。虫卵黏附在肛周皱襞上，在适宜的温度（34～36℃）

和相对湿度（90%～100%）及氧气充足的条件下，约 6 小时，发育为感染期虫卵。雌虫的产卵活动引起肛周皮肤发痒，当患儿用手搔抓时虫卵污染手指，再经口食入而造成自身感染。也可经污染的食物经口或随灰尘吸入进入体内。卵内幼虫在十二指肠内孵出，沿小肠下行，在结肠发育为成虫。从感染性虫卵到虫体发育成熟产卵需 2～6 周，雌虫寿命一般不超过两个月（图 23-10）。

卵壳

幼虫

（三）致病性

蛲虫病的主要危害是雌虫在肛门周围产卵刺激而引起的肛门及会阴部皮肤瘙痒。患者常表现为烦躁不安、易怒、失眠、食欲减退、消瘦、夜间磨牙及夜惊等症状。成虫附着于肠黏膜造成肠黏膜轻度损伤，导致消化功能紊乱，但一般症状不明显。

蛲虫的异位寄生可导致异位损害。较为常见的是雌虫侵入阴道后，引起阴道炎、子宫内膜炎和输卵管炎等。

（四）实验室检查

1. 查虫卵　常用方法有透明胶纸法和棉签拭子法，检查时间最好在清晨排便前。

2. 查成虫　可在患儿熟睡后检查肛周的成虫。

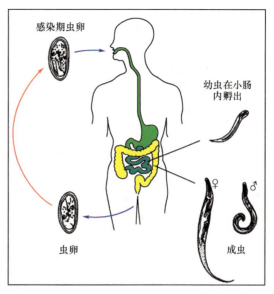

图 23-10　蛲虫生活史

（五）流行情况

蛲虫的感染呈世界性分布，我国的感染亦较普遍，一般城市高于农村，儿童高于成人，集居儿童高于散居儿童。

患者和带虫者是唯一的传染源，感染方式主要通过肛门—手—口直接感染，这是儿童自体外反复感染的主要途径；此外还有接触感染和吸入感染，虫卵可污染衣裤、被褥、玩具、家具或地面，也可飞扬在尘土中，因而可接触污染物上的虫卵或吸入尘土中的虫卵，而引起传播流行。

（六）防治原则

1. 讲究环境卫生、家庭卫生和个人卫生　养成饭前便后洗手，不吸吮手指或玩具，勤剪指甲、勤洗手的良好卫生习惯；夜间睡眠时不穿开裆裤，定期清洗被褥和玩具。

2. 普查普治　常用的治疗药物有阿苯达唑、甲苯咪唑和噻嘧啶等，或用蛲虫膏、2% 氯化氨基录（白降汞）软膏涂于肛周，有止痒和杀虫作用。

二、毛首鞭形线虫

毛首鞭形线虫（*Trichuris trichiura*）简称鞭虫，成虫寄生于人体盲肠，引起鞭虫病（trichuriasis）。

（一）形态

1. 成虫　外形似马鞭，前细后粗，细部约占体长的 3/5，粗部约占体长的 2/5。雌虫长 3.5～5.0cm，雄虫长 3.0～4.5cm，尾端向腹面卷曲（图 23-11）。

2. 虫卵　纺锤形或腰鼓状，黄褐色，大小为（50～54）μm×（22～23）μm。卵壳较厚，两端各有一透明的塞状突起，称盖塞（或透明栓）。内含一卵细胞（见图 23-11）。

（二）生活史与致病性

成虫主要寄生于盲肠内。雌雄虫交配后雌虫产卵，虫卵随粪便排出体外，在适宜的温度和湿度下，发育为感染期的虫卵。感染期卵随污染的食物、蔬菜或水经口食入，虫卵在小肠内孵出，移行至盲肠发育为成虫。从感染期虫卵进入人体至成虫发育成熟产卵，需 1～3 个月。成虫寿命 3～5 年。

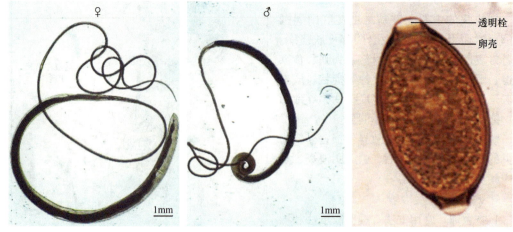

图 23-11　鞭虫的成虫与虫卵

成虫以其纤细的头端侵入肠黏膜、黏膜下层甚至肌层，摄取血液和组织液为营养，造成机械性损伤，导致肠黏膜组织充血、水肿或出血等慢性炎症反应；感染重时可致慢性失血。

鞭虫的感染方式、实验室检查、流行情况及防治原则与蛔虫基本相同。

第五节　班氏吴策线虫和马来布鲁线虫

在人体内寄生的丝虫有 8 种，我国仅有班氏吴策线虫（*Wuchereria bancrofti*）和马来布鲁线虫（*Brugia malayi*），简称班氏丝虫和马来丝虫。成虫寄生于终宿主的淋巴系统、皮下组织或体腔，由蚊传播引起丝虫病。

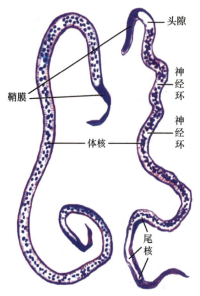

图 23-12　两种微丝蚴

一、形　　态

（一）成虫

两种丝虫成虫的形态相似。虫体呈细丝状，乳白色，体表光滑。雌虫大于雄虫，长 3～7cm。雌虫产出的幼虫称微丝蚴。

（二）微丝蚴

虫体细长，头端钝圆，尾端尖细，外被鞘膜，体内有很多圆形或椭圆形的体核，头端无核区称为头间隙，体前 1/5 处的无核区为神经环，尾端有无尾核因种而异（图 23-12）。两种微丝蚴的鉴别见表 23-2。

（三）感染期幼虫

感染期幼虫又称丝状蚴，寄生于蚊体内。班氏丝虫丝状蚴平均长度为 1.6mm，马来丝虫丝状蚴为 1.3mm。

表 23-2 班氏微丝蚴与马来微丝蚴的鉴别点

鉴别要点	班氏微丝蚴	马来微丝蚴
大小	较大，长 244～296μm	稍小，长 177～230μm
体态	柔和，弯曲自然，丝缥带	僵硬，大弯上有小弯，似铁丝
头隙	较短，长：宽为 1:1～2	较长，长：宽为 2:1
体核	较圆，大小均匀，排列整齐，疏松	较扁，大小不等，排列杂乱，重迭
尾核	无	2 个尾核

二、生活史

两种丝虫的生活史基本相同，都需经两个阶段的发育，即幼虫在蚊体内的发育和成虫在人体内的发育（图 23-13）。

（一）在蚊体内的发育

当蚊叮吸含有微丝蚴的人血后，微丝蚴随血液进入蚊胃，脱去鞘膜，穿过胃壁，经血腔侵入胸肌，发育为形似腊肠的腊肠蚴。经 2 次蜕皮后发育为体形细长的丝状蚴。丝状蚴离开胸肌，进入血腔，其中大部分到达蚊下唇，当蚊再次叮人吸血时，丝状蚴自蚊下唇逸出，经吸血伤口或正常皮肤侵入人体。

（二）在人体内的发育

丝状蚴侵入人体后，进入皮下附近的淋巴管，再移行至淋巴结及淋巴管，在此经 2 次蜕皮后发育为成虫。成虫以淋巴液为食。雌雄虫交配后，雌虫产出微丝蚴。自感染丝状蚴到发育为成虫约需 3 个月，成虫寿命一般为 4～10 年。

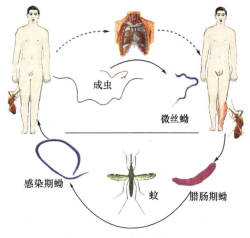

图 23-13 丝虫生活史

微丝蚴的夜现周期性是丝虫生活史的一个特点。微丝蚴白天滞留在肺部毛细血管，夜晚则出现在外周血液中，这种微丝蚴在外周血液中夜多昼少的现象称为微丝蚴的夜现周期性。班氏微丝蚴为晚上 22:00 至次晨 2:00，马来微丝蚴为晚上 20:00 至次晨 4:00。微丝蚴的夜现周期性机制今尚未完全明了。可能与宿主大脑皮质神经系统的兴奋、抑制有关。

案例 23-3

患者，女，28 岁，农民。5～6 岁时右侧上、下肢较左侧粗大未引起注意。在 7～8 岁时上述症状加重。由于经济的原因未能进行医治，出现阴部肿大。检查：发现右侧上、下肢较左侧明显粗大，右下肢表皮粗糙，局部有皮下淤血，重压不出现凹陷。外周血检到丝虫微丝蚴。诊断：晚期丝虫病，右上、下肢橡皮肿，右侧阴唇橡皮肿。

问题与思考：

1. 此病是如何感染的？

2. 首选何种药物治疗？

三、致 病 性

（一）急性期过敏和炎症反应

丝虫的幼虫和成虫的分泌物、排泄物、死虫的崩解产物等均可刺激机体产生全身超敏反应和局部淋巴管和淋巴结的炎症反应。感染早期，淋巴管炎常先于淋巴结炎，以下肢多见，发作时可见皮肤表面有一条离心性发展的红线，称为逆行性淋巴管炎，俗称"流火"。继之，局部皮肤出现一片弥漫性红肿，有压痛和灼烧感，状似丹毒，故称丹毒样皮炎。班氏丝虫还可引起精索炎、附睾炎和睾丸炎。此外，患者可出现畏寒、发热等全身症状，称为丝虫热。

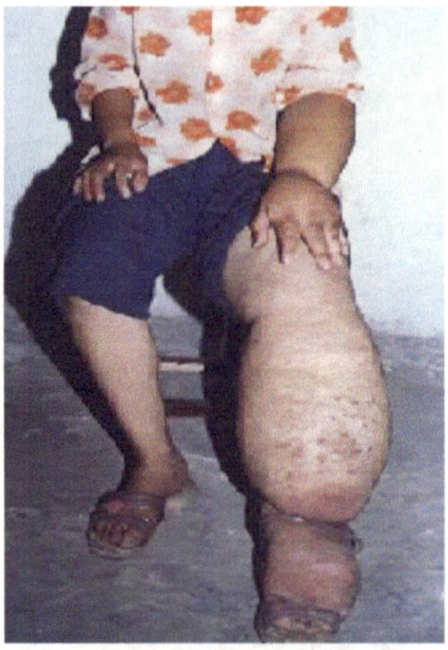

（二）慢性期阻塞性病变

随着急性期炎症反应的反复发作，以及以死亡成虫和微丝蚴为中心形成肉芽肿，最终导致局部淋巴管栓塞。阻塞部位远端的淋巴管内压力增高而发生淋巴管曲张或破裂，淋巴液流入周围的组织导致淋巴液肿或淋巴积液。因阻塞部位的不同，临床表现亦不同。

1. 象皮肿　是晚期丝虫病最常见的体征。因淋巴液外溢到皮下组织，刺激纤维组织增生，使局部皮肤增厚、变粗变硬而形似象皮。多发生于下肢和阴囊（图 23-14）。

2. 睾丸鞘膜积液　多由班氏丝虫引起。阻塞发生于精索、睾丸的淋巴管，淋巴液渗入鞘膜腔内形成积液，导致阴囊肿大。

3. 乳糜尿　由班氏丝虫寄生所致。由于主动脉前淋巴结或肠干淋巴结发生阻塞，使从小肠吸收来的乳糜液回流受阻，而经侧支流入肾淋巴管，并经肾乳头黏膜破损处流入肾盂，混于尿中排出。尿液呈乳白色，状似牛奶，称乳糜尿。

图 23-14　左下肢橡皮肿

四、实验室检查

在血液中查出微丝蚴即可诊断。采血时间以晚上 21:00 至次晨 2:00 为宜。常用的方法有：①厚血膜法。②新鲜血滴法。③离心浓集法等。也可采用免疫学方法做辅助诊断或流行病学调查。

案例 23-3 分析

1. 蚊子叮咬人时，微丝蚴从蚊下唇逸出，经伤口或正常皮肤侵入人体。

2. 首选药物为枸橼酸乙胺嗪，口服，即可杀灭丝虫成虫与微丝蚴。

五、流 行 情 况

丝虫病是全世界重点防治的六大热带病之一。我国主要流行于山东、河南以南的省、市、自治区。经过多年防治，到 2005 年，我国已有 15 个省、市、自治区达到消灭丝虫病标准。

六、防 治 原 则

普查普治和防蚊灭蚊是防治丝虫病的两项重要措施。治疗的药物有乙胺嗪（海群生）、呋喃嘧酮和伊维菌素等。在查治的同时，采取综合防治措施进行防蚊灭蚊。

第六节　旋毛形线虫

旋毛形线虫（*Trichinella spiralis*），简称旋毛虫。其成虫寄生在人和多种哺乳动物小肠上段，幼虫寄生于同一宿主的横纹肌，引起旋毛虫病。

> **案例 23-4**
>
> 患者，女，34 岁，藏族。2005 年一天在家生食风干羊肉约 250g，4 日后即出现 39 ～ 40℃的发热，伴腹痛、腹泻，颜面红色痤状疹块及轻度头痛。8 日起症状加剧。除全身肌肉及四肢关节疼痛、触痛明显并以腓肠肌为甚外，患者行走及四肢活动受限。10 日面部、眼睑及四肢发生水肿，病情加重入院。疑为系统红斑狼疮。经系统性红斑狼疮对症处理 72 小时后，症状改善不明显，且全身肌肉疼痛、发热、颜面及四肢水肿症状加剧。转院就医，根据患者曾有生食风干生羊肉史，结合患者发热、水肿、全身肌肉疼痛并以腓肠肌为甚的三大症状，视为旋毛虫感染所致。经腓肠肌直接压片活检出旋毛虫囊包而确诊。采用阿苯达唑口服治疗，并采取对症处理、补充营养及卧床休息的治疗方案，进行抗炎、镇痛的支持疗法。治疗第 3 天患者全身肌肉疼痛、乏力、四肢活动受限症状明显改善，面部及四肢水肿基本消退，体温恢复正常。2 周后康复出院。
>
> **问题与思考：**
> 1. 上述案例的确诊依据是什么？
> 2. 旋毛虫寄生部位在哪里？
> 3. 如何预防旋毛虫病？

一、形　　态

（一）成虫

细小线状，乳白色，雄虫大小为（1.4～1.6）mm×0.04mm，雌虫大小为（3～4）mm×0.06mm。雄性尾端有一对叶片状交配附器。雌虫子宫充满虫卵，近阴门处已发育为幼虫。

（二）囊包

在横纹肌中，囊内含成熟幼虫，具感染性，幼虫长约 1mm，卷曲于梭形囊包中。囊包纵轴与肌纤维纵轴平行，大小约（0.25 ～ 0.50）mm×（0.21 ～ 0.42）mm，通常内含 1 ～ 2 条幼虫（图 23-15）。

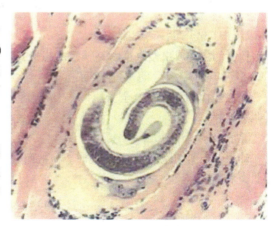

图 23-15　旋毛虫囊包幼虫

二、生活史

　　成虫寄生在人、猪、鼠、猫、犬及多种野生动物的小肠上段，幼虫寄生于同一宿主的横纹肌内。但完成生活史必须转换宿主。

　　当宿主误食含有活幼虫囊包的肉类后，在消化液的作用下，囊包内的幼虫逸出，并立即侵入十二指肠及空肠上段的黏膜内，24小时发育后，返回肠腔，经4次蜕皮发育为成虫。雌、雄虫交配后，雌虫深入肠黏膜。5～7天后，雌虫产出幼虫，幼虫经淋巴管或小静脉随血循环到达全身各处，但只有进入横纹肌的幼虫才能继续发育。感染后1个月内幼虫周围形成囊包，约半年囊包开始钙化，囊内幼虫随之死亡（图23-16）。

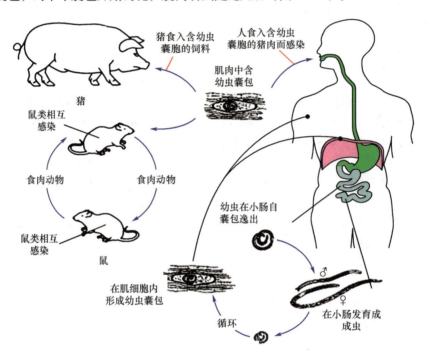

图23-16　旋毛虫生活史

三、致病性

（一）侵入期（肠型期）

　　脱囊幼虫和成虫侵入小肠黏膜，尤其成虫以肠绒毛为食，引起十二指肠炎和空肠炎。

（二）幼虫移行期（肌型期）

　　幼虫经血循环移行至全身肌肉，引起血管炎、肌炎。表现为发热，肌肉酸痛，尤以腓肠肌为甚。

（三）囊包形成期（恢复期）

　　幼虫钻入肌细胞形成囊包。此时，急性症状消退，但肌痛仍可持续。重症者可出现恶病质、心肌炎而死亡。

四、实验室检查

　　通过活组织检查，自患者腓肠肌或肱二头肌取材，压片镜检找肌肉内的幼虫囊包即可确诊。免疫学诊断常用于轻度感染及做早期诊断。

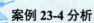

案例23-4分析

1. 肌肉活检查获旋毛虫幼虫囊包。

2. 旋毛虫幼虫寄生在人体横纹肌。

3. 不食生的或未熟的动物肉类如猪肉、羊肉等；加强对动物肉类的旋毛虫检疫；消灭保虫宿主，如鼠。

五、流行情况

旋毛虫病是一种在多种哺乳动物中流行的人兽共患寄生虫病，呈世界性分布，我国见于云南、西藏、广西等15个省、市、自治区。旋毛虫的保虫宿主有猪、犬、猫、鼠等动物。猪和鼠之间相互传播是人群旋毛虫病流行的重要原因。人体的感染主要与吃生的或半熟的猪、羊、犬肉等有关。

六、防治原则

1. 开展卫生宣传教育、加强肉类检疫　防止囊包进入体内。

2. 改变动物饲养方式　防止动物互相传播。

3. 治疗患者　选用甲苯咪唑、阿苯达唑等。

第七节　日本血吸虫

寄生在人体的血吸虫主要有6种，我国仅有日本血吸虫（*Schistosoma japonicum*），寄生于人和动物的静脉血管内，引起人畜共患血吸虫病。

一、形　　态

（一）成虫

虫体圆柱形，前端有发达的口、腹吸盘。雌雄异体。雌虫大小为（20～25）mm×（0.1～0.3）mm，前细后粗，因肠管内充满消化或半消化的血液，故虫体常呈黑褐色。常与雄虫合抱而居留于雄虫的抱雌沟内，雌虫发育成熟必须有雄虫的存在与合抱。雄虫乳白色，短粗，大小为（10～20）mm×（0.5～0.55）mm。自腹吸盘后虫体两侧略向腹面卷曲形成抱雌沟（图23-17）。

（二）虫卵

淡黄色，椭圆形，大小为（70～105）μm×（50～80）μm，卵壳厚薄均匀，无盖，一侧有一小棘，虫卵表面常附有宿主的组织残留物和肠内容物。成熟虫卵内含一毛蚴（图23-18）。

（三）毛蚴

灰白色，梨形，大小为99μm×35μm，全身披满纤毛。毛蚴有钻孔腺、顶腺和头腺（侧腺），可分泌可溶性虫卵抗原（见图23-18）。

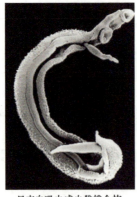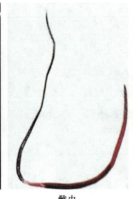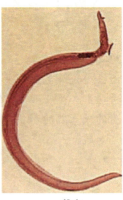

日本血吸虫成虫雌雄合抱　　　　雌虫　　　　　　　雄虫

图 23-17　日本血吸虫成虫

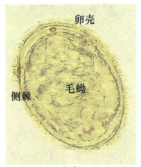

卵壳

侧棘　　毛蚴

虫卵

（四）尾蚴

属叉尾型，大小为（280 ～ 360）μm×（60 ～ 95）μm，由体部和尾部组成。体部有一个头腺和 5 对钻腺。尾部分尾干和尾叉（见图 23-18）。

二、生　活　史

日本血吸虫的生长需经历虫卵、毛蚴、母胞蚴、子胞蚴、尾蚴、童虫和成虫七个阶段。

成虫寄生在人和哺乳动物门脉 - 肠系膜静脉系统，主要在肠系膜下静脉。雌雄交配后，雌虫在肠系膜下层静脉末梢内产卵。大部分虫卵随血流到肝，部分在肠壁沉积，约 11 天发育为成熟卵。由于成熟虫卵内毛蚴分泌溶细胞性物质，致肠壁组织坏死，形成嗜酸性脓肿，加上肠蠕动、腹内压力和血管内压力的增加，一部分虫卵连同坏死组织脱落进入肠腔，随粪便排出宿主体外。

虫卵随粪便进入水中，在适宜温度等条件下孵出毛蚴。毛蚴在水体表层游动，侵入中间宿主钉螺体内，经过母胞蚴、子胞蚴的无性繁殖，最后发育为成千上万条尾蚴从螺体逸出。含血吸虫尾蚴的水体称为疫水。当人或哺乳动

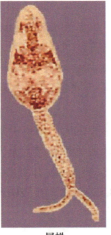

毛蚴　　　　　尾蚴

图 23-18　日本血吸虫虫卵与幼虫

物接触含有尾蚴的疫水时，尾蚴即用吸盘黏附在皮肤表面，依靠头腺和穿刺腺分泌酶的作用，借助尾部的摆动，钻入皮内，脱去尾部成为童虫。童虫进入毛细血管和淋巴管，随血液经右心到肺，再由左心入体循环，到达肠系膜上下动脉，穿过毛细血管进入门静脉，待发育到一定程度，雌雄成虫合抱，再移行到肠系膜下静脉，交配、产卵。自尾蚴侵入宿主至成虫成熟并开始产卵约需 24 天，每条雌虫每日产卵 1000 ～ 3500 个。成虫平均寿命约 4.5 年，最长可活 40 年（图 23-19）。

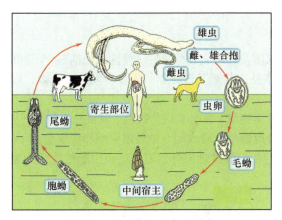

图 23-19　日本血吸虫生活史

 案例 23-5

患者，男，25 岁，1998 年夏在九江参加抗洪抢险，下肢经常出现红色小丘疹，有痒感，未及时诊治。一年后出现腹痛、腹泻，粪便时有黏液、脓血，伴发热、纳差而来就诊。体检：一般情况尚可，心肺无异常，肝肋下一横指，有轻压痛。化验：白细胞超过 $10 \times 10^9/L$，嗜酸粒细胞 13%，粪便查见侧面有小棘的虫卵。

问题与思考：

1. 患者系哪种寄生虫感染？

2. 如何防治？

三、致　病　性

血吸虫尾蚴、童虫、成虫和虫卵均有致病作用，其中以虫卵致病作用最为严重。

（一）虫卵所致损害

成熟虫卵是血吸虫病的主要致病阶段。致病机制为 T 淋巴细胞介导的Ⅳ型超敏反应。卵内毛蚴不断释放可溶性虫卵抗原，致敏 T 淋巴细胞。当相同抗原再次刺激时，致敏 T 淋巴细胞产生各种细胞因子，招引嗜酸粒细胞、浆细胞、巨噬细胞、中性粒细胞等至虫卵周围，形成肉芽肿。肉芽肿的急性期易液化出现嗜酸性脓肿。随着虫卵内毛蚴死亡，组织修复，纤维组织增生，虫卵肉芽肿最后纤维化。

（二）尾蚴所致损害

尾蚴侵入人皮肤后可致尾蚴性皮炎，使局部出现丘疹、红斑和瘙痒。尾蚴性皮炎是一种Ⅰ型和Ⅳ超敏反应。

（三）童虫所致损害

童虫在体内移行可致血管炎，特别是肺部。童虫穿过微细血管，可致出血。童虫代谢产物可致超敏反应。

（四）成虫所致损害

成虫寄生在门静脉系统，可致静脉内膜炎和静脉周围炎。成虫代谢产物、分泌物、排泄物、蜕皮（更新脱落的表膜）等，可形成免疫复合物，沉积在肾毛细血管基膜，造成肾损害（Ⅲ

型超敏反应）。

（五）临床表现

血吸虫病根据病变程度及临床表现分急性、慢性和晚期三个不同的病期。

1. 急性血吸虫病　多见于儿童及青壮年。表现为发热、咳嗽、腹泻、肝脾大、嗜酸粒细胞增多等。

2. 慢性血吸虫病　可无症状，部分表现为腹泻、黏液脓血便、肝脾大、贫血和消瘦等。

3. 晚期血吸虫病　分巨脾型、腹水型、结肠增殖型和侏儒型。

考点：日本血吸虫致病性

血吸虫成虫或虫卵，在门脉系统以外的器官组织引起的病变称为异位血吸虫病，多见于脑和肺。

四、实验室检查

（一）病原学检查

取粪便直接涂片、自然沉淀、尼龙袋集卵查虫卵，也可毛蚴孵化查毛蚴、直肠黏膜活检查虫卵等。

（二）免疫学检查

免疫学检查是血吸虫病重要的辅助检查方法，常用的是环卵沉淀试验。

案例 23-5 分析

1. 该患者系日本血吸虫感染。

2. 查治患者病畜，查出患者、病畜要及时治疗。吡喹酮是首选药；消灭中间宿主钉螺；加强粪便管理、保护水源；做好个人防护、避免感染。

五、流 行 情 况

（一）分布

日本血吸虫病流行于亚洲的中国、日本、菲律宾和印度尼西亚。我国分布于长江流域及其以南的湖北、湖南、江西、安徽、江苏、云南、四川、浙江、广东、广西、上海、福建 12 个省、市、自治区。我国台湾至今没有发现人患日本血吸虫病。

（二）流行因素

1. 传染源　血吸虫患者和保虫宿主。保虫宿主是家畜和野生动物，我国自然感染动物最少有 40 种，主要有牛、犬、猪、鼠等。

2. 传播途径　包括含有血吸虫卵的粪便污染水源、水体，中间宿主钉螺和人群接触疫水 3 个重要环节。

3. 易感者　人类对日本血吸虫均易感。在多数流行区，年龄通常在 11 ～ 20 岁。

六、防 治 原 则

目前，我国防治血吸虫病的基本方针是"积极治疗、综合措施、因时因地制宜"，即主要通过治疗患者、病畜，消灭钉螺，加强粪便管理和做好个人防护等方面进行综合防治。

（一）查治患者病畜

查出患者、病畜要及时治疗。吡喹酮是目前治疗血吸虫病的首选药。

（二）消灭钉螺

灭螺是切断血吸虫病传播的关键。目前世界卫生组织推荐使用的化学灭螺药为氯硝柳胺。

（三）加强粪便管理、保护水源

人、畜粪便经无害化处理后使用，不随地大便，防止虫卵污染水源。因地制宜建立安全供水设施，减少传播血吸虫病的危险性。

（四）做好个人防护、避免感染

加强健康教育，引导人们改变不良习惯和生产、生活方式，对预防血吸虫感染具有十分重要的意义。

第八节　华支睾吸虫

华支睾吸虫（*Clonorchis sinensis*）又称为肝吸虫，成虫寄生于肝的胆管内，引起华支睾吸虫病（肝吸虫病）。

案例 23-6

　　患者，女，34 岁，因乏力、恶心、厌食、肝区疼痛一年余，入院就诊。超声检查：胆囊外形明显增大，囊壁不厚，囊内扫及絮状高回声。胆总管扩张，肝内胆管略扩张，肝脏未见异常。血常规：白细胞 $8.7×10^9$/L，红细胞 $4.84×10^{12}$/L，淋巴细胞 33%，单核细胞 5.2%，嗜酸粒细胞＞ $0.7×10^9$/L。予以消炎利胆治疗，疗效不理想，病情反复。行胆囊切除及胆总管探查术，胆管引流第 1 天，引流液中发现葵花籽仁状虫体 200 余条，半透明，大小（10 ～ 25）mm×（3 ～ 5）mm，口吸盘位于虫体，腹吸盘位于虫体前端 1/5 处，口吸盘略大于腹吸盘。追问病史，患者喜生食鱼虾。嘱驱虫治疗。

　　问题与思考：

　　1. 该寄生虫为何种虫体？

　　2. 患者因何感染该虫体？

　　3. 该寄生虫还能造成哪些疾病？

　　4. 该病确诊的主要依据是什么？

　　5. 如何预防该寄生虫病？

一、形　　态

（一）成虫

形似葵花子仁状，半透明，背腹扁平，前端较尖细，后端钝圆。虫体长 10 ～ 25mm，宽 3 ～ 5mm。口吸盘略大于腹吸盘，前者在虫体的前端，后者在虫体前 1/5 处。消化道包括口、咽、食管及分叉的肠支。雌雄同体。睾丸两个，呈分支状前后排列。卵巢边缘分叶。卵黄腺为颗粒状，位于虫体的两侧。子宫内含有大量的虫卵（图 23-20）。

（二）虫卵

在低倍镜下似芝麻粒状，黄褐色，大小为 $29\mu m×17\mu m$，虫卵前端有卵盖，盖的两侧有肩峰样突起，卵后端钝圆，有一结节样小突起（称小疣）。卵壳较厚，内含一成熟毛蚴（见图23-20）。

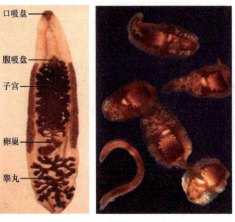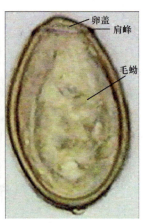

图 23-20　华支睾吸虫的成虫和虫卵

二、生　活　史

成虫寄生于人或哺乳动物（如猫）的肝胆管内。虫卵随胆汁进入消化道随粪便排出体外。当虫卵进入水中被第一中间宿主淡水螺（如豆螺）吞食后，在螺体内发育成尾蚴。尾蚴从螺体内逸出在水中游动，如遇到第二中间宿主淡水鱼、虾，则侵入它们体内发育成囊蚴。当终宿主食入含活囊蚴的鱼、虾时，囊蚴在十二指肠内脱囊，脱囊后的幼虫发育为童虫，经胆总管移行至肝胆管发育为成虫。成虫寿命20～30年（图23-21）。

三、致　病　性

感染华支睾吸虫后病变主要发生在肝内胆管，由于虫体机械性刺激和阻塞作用，以及代谢产物和分泌物的影响，胆管上皮脱落、增生，管壁变厚，管腔变窄，加之大量虫体寄生造成胆管阻塞，引起阻塞性黄疸；其周围纤维组织增生，严重时可使附近的肝实质萎缩，甚至肝硬化。胆汁引流不畅，易于继发细菌感染，发生胆道炎症。虫卵、死亡的虫体及脱落胆管组织碎片可在胆道内构成结石的核心，发生胆石症。还有资料表明，华支睾吸虫感染与原发性胆管性肝癌有一定关系。

华支睾吸虫的致病及其病变程度因感染轻重而异。轻度感染者，绝大多数无明显的临床症状；中度感染者，可有消化不良、食欲减退、疲劳乏力、肝区隐痛，肝大（尤以左叶为著），以及腹痛、腹泻、消瘦等；严重感染者在晚期可造成肝硬化腹水，甚至导致死亡。儿童严重感染引起发育不良，甚至引起侏儒症。

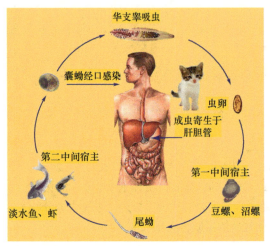

图 23-21　华支睾吸虫生活史

四、实验室检查

（一）病原学检查

检获虫卵是确诊的依据。

1. 粪便检查　因虫卵小，直接涂片检查容易漏检，故采用各种集卵法，如加藤法、乙醚蚁醛法检出率更高。

2. 十二指肠引流液检查　取十二指肠引流液做直接涂片法检查，检出率高，但患者痛苦大，故不常用。

案例 23-6 分析

1. 根据胆管引流液中虫体大小形态，该虫体为肝吸虫。

2. 华支睾吸虫的感染阶段为囊蚴，人可因生食淡水鱼、虾而感染囊蚴。本病例中追问患者病史，喜生食鱼虾。淡水鱼、虾类含有囊蚴，因而感染了华支睾吸虫。

3. 虫体在胆道寄生时的代谢产物和机械性刺激的结果，胆管会出现局限性扩张，管壁增厚，合并细菌感染可引起胆管炎。还可引起消化不良、肝硬化、儿童发育不良等。

4. 寄生虫病的确诊依据是查出虫卵和成虫。该病例胆管引流中找到了华支睾吸虫的成虫即可确诊。

5. 不生食鱼、虾；不用生鱼喂食猫、狗，防止保虫宿主感染；加强粪便、水源的管理。

（二）免疫学检查

可用于普查筛选和临床辅助诊断。如用成虫冷浸抗原做皮内试验，阳性率可达 97.9%，且与日本血吸虫无交叉反应。

五、流行情况

华支睾吸虫主要分布在亚洲，如中国、日本、朝鲜、越南和东南亚国家。目前已知我国除西北省区外，各地均有不同程度的流行，但在华南、东北等地区较严重。感染率最高的是广东。

华支睾吸虫病的流行，除需要适宜的第一中间宿主、第二中间宿主和终宿主外，更重要的还与流行区居民饮食习惯密切相关。如食入半生的淡水鱼或"鱼生粥"。粪便处理不当也是造成本病流行的一个重要原因。

六、防治原则

（一）开展卫生宣传教育

本病的预防关键应抓住经口感染这个环节，做好卫生宣传教育工作，提高群众对本病传播的认识，自觉不吃生的或不熟的鱼、虾；分开使用生、熟食的刀具和盛器等用品。不用生鱼喂食猫、狗等。

（二）加强粪便、水源的管理

搞好农村改水改厕，加强无害化粪便管理，改变用粪便养鱼的习惯。结合渔业生产清理泥塘或灭螺。

（三）查治患者

开展流行病学调查，对流行区居民定期普查，积极治疗患者和带虫者，并注意对猫、犬等保虫宿主的管理。首选药为吡喹酮，亦可选用阿苯达唑。

第九节 其他吸虫

一、卫氏并殖吸虫

卫氏并殖吸虫（*Paragonimus westermani*），又称肺吸虫。成虫主要寄生于人体肺脏，引起卫氏并殖吸虫病，简称肺吸虫病。

（一）形态

1.成虫 椭圆形，肥厚，腹面扁平，背面隆起，活时红褐色。体长 7.5～12mm，宽 4～6mm，厚 3.5～5mm。有大小相近的口、腹吸盘，消化器官有口、咽、食管及两肠支，肠支末端为盲端。雌雄同体。雄性生殖器官有一对分支状睾丸，左右并列于虫体后 1/3 处的两肠支之间。雌性生殖器官有卵巢一个，分 5～6 叶，子宫盘曲成团与卵巢左右并列于睾丸之前。卵黄腺分布于虫体两侧（图 23-22）。

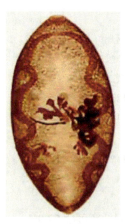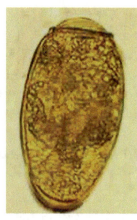

图 23-22 卫氏并殖吸虫的成虫与虫卵

2.虫卵 椭圆形，金黄色，大小为（80～118）μm×（48～60）μm，一端有一较大的卵盖，稍倾斜。卵壳厚薄不均。卵内含一个卵细胞和十几个卵黄细胞图 23-22。

（二）生活史

卫氏并殖吸虫的终宿主是人，保虫宿主是食肉性哺乳动物，如犬科、猫科动物。野猪、野鼠等可成为本虫的转续宿主。

卫氏并殖吸虫成虫主要寄生在终宿主肺，虫卵经气管随痰或被咽下而随粪便排出体外。虫卵入水在适宜条件下经 2～3 周发育成熟并孵出毛蚴，遇到适宜的第一中间宿主淡水螺（主要为川卷螺）则侵入螺体内，经胞蚴、母雷蚴、子雷蚴的发育增殖阶段，发育为尾蚴。成熟的尾蚴侵入第二中间宿主（淡水蟹或喇蛄）形成囊蚴。

囊蚴若进入终宿主消化道，幼虫脱囊而出，穿过肠壁进入腹腔，通常经 1～3 周移行窜扰后，穿过横膈经胸腔入肺，发育为成虫并产卵。从囊蚴进入终宿主到发育成熟产卵，通常需 2～3 个月，成虫寿命 5～6 年（图 23-23）。幼虫可侵入肺以外的器官引起异位寄生。

案例 23-7

患者，男，48 岁，江苏人。近 1 个月来发热、咳嗽、咳痰，痰中带血，伴胸痛、乏力、皮疹、消瘦，在当地医院对症治疗无效，后因发现右上腹部肿块，前来诊诊。询问病史，曾生食过集贸市场的醉石蟹。查体：心肺无异常，肝脾不大。右上腹部肿块，大小约 2.5cm×3cm，质中等硬度，无压痛，时有移行。实验室检查：白细胞总数超过 $10×10^9$/L，嗜酸粒细胞18%。痰抗酸杆菌（－）。胸片中，肺纹理增粗，有小囊样及隧道样改变。卫氏并殖吸虫皮内试验阳性（1：8000）。右上腹部肿块活检，为嗜酸性肉芽肿。痰、粪检查卫氏并殖吸虫虫卵均阳性，确诊为卫氏并殖吸虫病。采用吡喹酮治疗，痊愈。

问题与思考：

1. 该病确诊的主要依据是什么？

2. 患者因何感染该虫体？

3. 如何预防该寄生虫病？

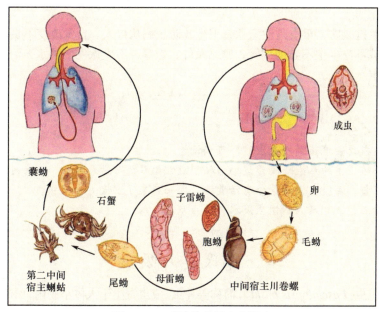

图 23-23　卫氏并殖吸虫生活史

（三）致病性

卫氏并殖吸虫的致病，主要是童虫或成虫在人体组织与器官中移行和寄生所造成的机械性损伤及其分泌代谢产物引起的免疫病理反应，一般的病理变化过程可分为三期。

1. 脓肿期　为早期病变，主要是虫体移行引起组织破坏和出血，以中性粒细胞和嗜酸粒细胞为主的炎性渗出，以及病灶四周肉芽组织出现而形成薄膜状脓肿。

2. 囊肿期　脓肿边缘肉芽组织增生，纤维包膜出现，囊肿形成。囊内细胞死亡，崩解液化，逐渐变成赤褐色黏稠性液体。

3. 纤维瘢痕期　囊肿内容物或吸收或排出，肉芽组织填充愈合，最后纤维化形成瘢痕组织。

卫氏并殖吸虫主要寄生于肺，部分虫体可异位寄生于脑、腹腔、皮下、肝、脊髓、眼眶等组织器官，引起异位损害。

（四）实验室检查

1. 病原学检查　痰或粪便若检获本虫虫卵即可确诊；皮下包块或结节手术摘除找到虫体也可确诊。

2. 免疫学检查　普查筛选用皮内试验，ELISA 敏感性高，是目前普遍使用的检测方法。

（五）流行情况

卫氏并殖吸虫分布广泛。我国 23 个省、市、自治区有本虫存在，2004 年全国重要寄生虫病调查结果显示：卫氏并殖吸虫病血清学阳性率为 1.71%。

卫氏并殖吸虫病是一种畜主人次的人畜共患病。本虫的保虫宿主动物是主要传染源。此外，痰卵或粪卵阳性的患者也是本病的传染源。保虫宿主动物包括家畜（犬、猫）和一些野生食肉性哺乳动物（虎、豹、狮、狼、狐、猫、黄鼬等）。保虫宿主因捕食有囊蚴的第二中间宿主而感染，或捕食体内带有滞育童虫的转续宿主（如野猪）而感染，即转续传播。人类的感染则主要由于不良的习俗或饮食习惯（如生吃或半生吃溪蟹、蝲蛄）所致。若生饮含活囊蚴的水，也可导致感染。

（六）防治原则

对于本病关键是防，重点是注意饮食卫生，防止病从口入。自觉改变不良习俗和饮食习惯，不生吃或不吃半生不熟的溪蟹、蝲蛄及虾、螺等，不生饮疫区溪水。治疗要及时，首选药物吡喹酮。

案例 23-7 分析

1. 患者痰或粪便检获到本虫虫卵即可确诊。

2. 卫氏并殖吸虫的感染阶段为囊蚴，人可因生食石蟹而感染囊蚴。本病例患者病史，曾生食过醉石蟹。石蟹、蝲蛄等含有活囊蚴，因而感染了卫氏并殖吸虫。

3. 不生食石蟹、蝲蛄，不饮生溪水，防止病从口入。

二、布氏姜片吸虫

布氏姜片吸虫（*Fasciolopsis buski*），简称姜片虫。成虫寄生于人体小肠内，引起姜片虫病。

人类对布氏姜片吸虫的认识

布氏姜片吸虫是人类最早认识的寄生虫之一。我国在 1600 多年前对本虫已有记载，中医学称之为"肉虫"、"赤虫"。1960 年在广州检查的两具于 1513 年埋葬的明代干尸粪便中发现了姜片虫卵，证明大约在 1500 多年前我国广东就有本病存在。

（一）形态

1. 成虫 虫体肥厚，长椭圆形，背腹扁平，前窄后宽，肉红色，死后灰白色。体长（20～75）mm，宽（8～20）mm，厚（0.5～3）mm。口吸盘小，腹吸盘大，漏斗状，肌肉发达，肉眼可见（图 23-24A）。

2. 虫卵 椭圆形，大小为（130～140）μm×（80～85）μm，淡黄色，卵壳薄，前端有一不明显的卵盖，卵内含卵细胞 1 个，卵黄细胞 30～50 个（图 23-24B）。

（二）生活史

成虫寄生在终宿主的小肠上段，产出的虫卵随粪便排出体外，落入水中，在适宜的水温（26～32℃）下，经 3～7 周，毛蚴从卵内孵出，遇到中间宿主扁卷螺，即侵入螺体，经 1～2 个月完成胞蚴、母雷蚴、子雷蚴与尾蚴阶段的发育繁殖。尾蚴从螺体逸出，附着在水生植物（如菱角、荸荠等）及其他物体的表面、甚至在水面上，形成囊蚴。当人或猪食入囊蚴。囊蚴在小肠脱囊而出，虫体吸附在肠黏膜，以肠内营养物为食，经 1～3 个月发育为成虫（图 23-25）。

（三）致病性

姜片虫成虫虫体大，吸盘吸附力强，被吸附的肠黏膜可发生炎症、点状出血、水肿，甚至形成溃疡或脓肿。虫数多时可遮盖肠壁，妨碍消化和吸收。虫体的代谢产物被吸收后可引起变态反应，血中嗜酸粒细胞明显增多。感染轻者可无明显症状，虫数较多时可引起消化道功能紊乱而出现全身乏力、腹痛和腹泻，并表现为消化不良，排便量多，稀薄而臭，或腹泻与便秘交替出现，甚至发生肠梗阻。儿童可出现智力减退和发育障碍，甚至出现侏儒症。

（四）实验室检查

1. 病原学检查　粪便检查检获虫卵是确诊姜片虫感染的依据。可用直接涂片法和厚涂片法查虫卵。

2. 免疫学检查　采用纯化成虫或排泄分泌抗原做皮内试验或 ELISA。

（五）流行情况与防治原则

姜片虫病主要流行于亚洲温带和亚热带地区。我国除东北、西北地区外，大部分地区均有本病的报道。

本病的感染与人们生食水生食物和饮用生水关系密切。所以，开展卫生宣教，不生食未经刷洗及沸水烫过的菱角等水生果品，不喝生水，不用生青饲料喂猪，加强粪便管理，不使人、猪粪污染水体，都能有效地切断传播途径。首选药物为吡喹酮。

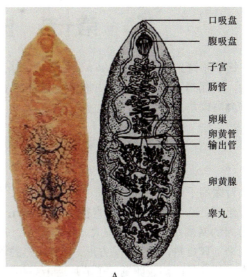

A

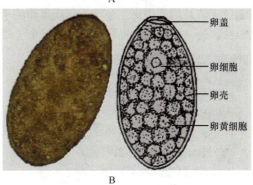

B

图 23-24　布氏姜片吸虫成虫（A）与虫卵（B）

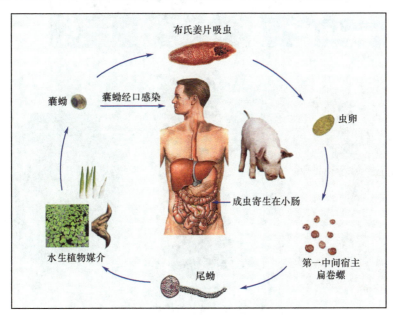

图 23-25　布氏姜片吸虫的生活史

第十节　链状带绦虫

链状带绦虫（*Taenia solium*）又称猪带绦虫、猪肉绦虫或有钩绦虫。成虫寄生在人的小肠内，引起猪带绦虫病。幼虫称猪囊尾蚴（cysticercus），寄生于人或猪的肌肉等组织，引起猪囊尾蚴病。

一、形　态

（一）成虫

背腹扁平带状，前端较细，向后渐扁阔，乳白色，略透明，长 2～4m，由 700～1000 节片组成。头节略呈球形，直径 0.6～1mm，有 4 个吸盘，顶端具有顶突，其上有大小相间排列的两圈小钩，内圈较大，外圈稍小，25～50 个。颈部纤细。幼节短而宽，生殖器官尚未发育成熟。成节略呈方形，具有成熟的雌雄性生殖器官各一套。有睾丸 150～200 个，分布于节片的两侧。卵巢位于节片后 1/3 的中央，分 3 叶，左右侧叶较大，1 中央小叶。卵黄腺位于节片后部中央。孕节中充满虫卵的子宫向两侧分支，每侧 7～13 支，呈不规则的树枝状。每一孕节内含虫卵 3 万～5 万个（图 23-26）。

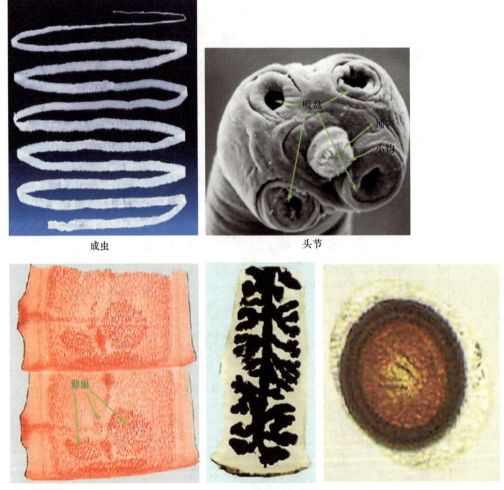

成虫　　　　头节

图 23-26　链状带绦虫

（二）虫卵

近圆形，卵壳薄而透明，易破碎。一般粪检时查到的虫卵为近圆球形，直径 31～43 μm，胚膜较厚，棕黄色，具放射状条纹，内含 1 个有 3 对小钩的六钩蚴（见图 23-26）。

（三）幼虫

幼虫亦称猪囊尾蚴，大小 5mm×（8～10）mm，为椭圆形白色半透明的囊泡，其内充满囊液。囊壁凹入囊内形成一米粒大小的白点，为翻卷收缩的头节，其构造与成虫头节相同（见图 23-26）。

二、生　活　史

人是猪带绦虫的终宿主，猪是中间宿主。人也可作为猪带绦虫的中间宿主。

成虫寄生于人的小肠上段，以头节上的吸盘和小钩附着肠壁。虫体末端的孕节脱落，或孕节挤压破裂后散出的虫卵随粪便排出。孕节或虫卵被猪食入，1～3 天后胚膜破裂，六钩蚴逸出，钻入肠壁进入血管或淋巴管，随血流至猪的全身各处，约经 10 周发育为成熟的囊尾蚴。其在猪体的寄生部位以股内侧肌最为多见，其次为深腰肌、肩胛肌、膈肌和心肌等。含囊尾蚴的猪肉，称为"米猪肉"。猪囊尾蚴在猪体内可存活数年。人若误食入含有活囊尾蚴的猪肉，囊尾蚴在小肠消化液及胆汁刺激下翻出头节，附着在肠壁上，经 2～3 个月发育为成虫，并可排孕节或虫卵。成虫寿命可达 25 年（图 23-27）。

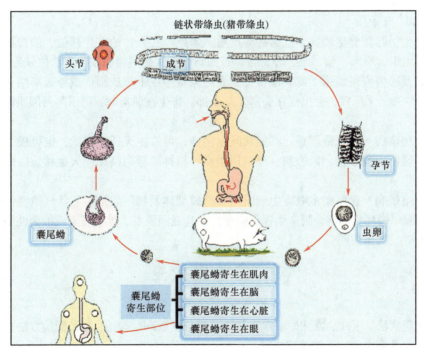

图 23-27　猪带绦虫的生活史

人如误食虫卵，六钩蚴也可在人体组织中发育为囊尾蚴。其感染方式有 3 种：①自体内感染，由于肠道的逆蠕动，脱落在小肠中的孕节将反流到胃中，经消化液作用，释放出大量虫卵，造成严重感染。②自体外感染，由于自身有成虫寄生，较易受到自己排出虫卵的污染而感染。③异体感染，食入外界虫卵污染的食物而感染。

案例 23-8

患者，女，50 岁，内蒙古赤峰市农民。1996 年 4 月因走路不稳，时有空踩感，来医院就诊。颅脑 MRI 检查发现脑内多发高密度大小不等病变，疑脑转移瘤而收入院。检查：囊虫 ELISA 阳性，诊断为脑猪囊尾蚴病。无食"米猪肉"史。但其女儿一年来大便中常排出白色节片，该地区有新鲜粪便施肥习惯。经检查其女儿粪便节片为猪带绦虫。

问题与思考：

1. 请分析该患者是怎样得猪囊尾蚴病的？

2. 其女儿肠道中有猪带绦虫寄生，对自身有危害吗？需立即驱虫吗？

三、致　病　性

（一）成虫致病

成虫寄生人体常为 1 条，也可以有多条寄生。成虫除摄取营养外，主要是其吸盘、小钩对肠黏膜的机械性损伤，虫体毒素、代谢产物的刺激，引起腹痛、腹泻、消化不良、消瘦等消化道症状和头痛、头晕等神经系统症状，称绦虫病。偶有肠梗阻及因头节穿破肠壁而致腹膜炎等并发症。

（二）幼虫致病

幼虫寄生引起猪囊尾蚴病，危害甚为严重。囊尾蚴在人体的寄生部位，依常见的顺序分别为皮下组织、肌肉、脑、眼、心、舌、肝和肺等。人囊尾蚴病按寄生部位分为三类。

1. 皮下及肌肉囊尾蚴病　此类最常见。囊尾蚴寄生皮下形成圆形或椭圆形结节，蚕豆大小，硬如软骨，无压痛，常出现在头部及躯干部。寄生在肌肉时，可引起局部肌肉酸痛、发胀。

2. 脑囊尾蚴病　危害最严重。其症状复杂多样，可终生无任何症状，也可极为严重或突然死亡。通常病程缓慢，以癫痫、颅内压增高、精神障碍为临床三大症状，以癫痫发作最为常见。

3. 眼囊尾蚴病　囊尾蚴多数寄生于眼球深部玻璃体及视网膜下。症状轻微者仅出现视力障碍。若囊尾蚴死亡崩解，则产生强烈刺激，引起视网膜炎、脉络膜炎或细菌性眼内炎、视网膜剥离等，甚至失明。

四、实验室检查

（一）猪带绦虫病的诊断

用直接观察法、压片法或注射法观察孕节子宫分支数即可确诊；各种粪检方法查虫卵，但只能诊断为带绦虫卵，不能确定虫种。

（二）囊尾蚴病的诊断、

检查方法视囊尾蚴寄生部位不同而异。皮下及浅表部位的囊尾蚴结节，可采用手术活检；眼囊尾蚴可用眼底镜检查；脑和深部组织的囊尾蚴，可用 X 线、CT、磁共振等影像技术检查。囊尾蚴病患者产生的抗体与从猪囊尾蚴取得的无菌囊液制成抗原进行免疫血清学试验，也有助于囊尾蚴病的诊断。

五、流行情况与防治原则

（一）流行情况

猪带绦虫病在全世界分布很广,主要流行于欧洲、中美洲及印度等。我国主要分布于东北、西北、和南方广西、云南等省、自治区。其感染率有上升趋势。造成流行的因素有:散放养猪,"连茅圈",人随地大便,均增加了猪吃人粪的机会,造成猪的感染。其次是食肉习惯及烹调方法不良,如某些地区食生肉或半生肉的习俗;烹炒不够,生熟砧板不分,造成传播。

（二）防治原则

防治猪带绦虫病和囊尾蚴病,应采取驱、管、检的综合性防治措施。

1.加强卫生宣传 不吃生肉或半生肉。切生肉、熟肉或蔬菜的刀和砧板要分开。注意个人卫生和饮食卫生,饭前便后要洗手。如有节片排出,应尽早驱虫,防止自体感染囊尾蚴病。

2.改善养猪方法 改进养猪方法与条件,将厕所与猪圈分开,建圈养猪。

3.加强肉食检疫和处理 严格肉类检验,严禁出售"米猪肉"。

4.治疗患者 吡喹酮、阿苯哒唑对绦虫病和囊尾蚴病均有较好疗效。槟榔、南瓜子驱虫,在泻药硫酸镁协同下,可驱除绦虫。

> **案例 23-8 分析**
>
> 1.食未熟的猪肉及生熟砧板不分,致囊尾蚴头节污染食物,是造成感染的重要原因。
>
> 2.用新鲜人粪施肥,猪带绦虫节片或虫卵污染环境。或因卫生习惯不良,外界虫卵和自身虫卵沾在手指及指甲缝中,以致误食虫卵;也可由自身体内感染所致,肠内有猪带绦虫成虫寄生,肠道逆蠕动时,脱落的孕节和虫卵可入上消化道,经消化作用,六钩蚴孵出而造成感染。较严重的病例多因自身体内感染所致。应立即彻底地为其女儿驱虫。

第十一节　肥胖带绦虫

肥胖带绦虫(*Taenia saginata*)亦称牛带绦虫、牛肉绦虫或无钩绦虫。成虫寄生在人体小肠内,可引起牛带绦虫病。

一、形　　态

形态与猪带绦虫相似,主要区别点见表 23-3,猪带绦虫见图 23-28。

表 23-3　两种带绦虫主要形态区别

区别点	猪带绦虫	牛带绦虫
体长	2～4m	4～8m
节片	700～1000节,较薄,较透明	1000～2000节,较肥厚,不透明
头节	球形,具顶突和2圈小钩20～50个	略呈方形,无顶突和小钩
成节	卵巢分3叶	卵巢分2叶
孕节	子宫分支不整齐,每侧7～13支	子宫分支整齐,每侧15～30支
囊尾蚴	头节具顶突和小钩	头节无顶突和小钩

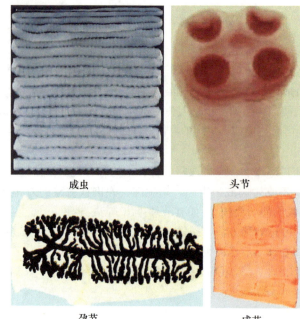

成虫　　　　　　　　头节

孕节　　　　　　　　虫节

图 23-28　牛带绦虫

虫卵：与猪带绦虫卵形态相似，不易鉴别。统称带绦虫卵。

二、生 活 史

人是牛带绦虫的唯一终宿主。成虫寄生在人体小肠中，以吸盘吸附于小肠黏膜上，虫体末端孕节脱落，随粪便排出体外。脱落的孕节具有明显的活动能力，也可主动从肛门逸出。孕节和虫卵污染草地和水源，如被牛食入，卵内六钩蚴在小肠内孵出，钻入肠壁，随血循环到牛体各部，经 60 ～ 70 天发育为牛囊尾蚴。人吃了生的或半生的含囊尾蚴的牛肉而感染，经 8 ～ 10 周发育为成虫。成虫寿命可达 20 年以上。

三、致 病 性

人对牛囊尾蚴有自然免疫力，几乎没有牛带绦虫致人体囊尾蚴病的报道。

寄生人体的成虫多为 1 条，严重感染者可达 7 ～ 8 条或更多。患者一般无明显症状，有时出现腹部不适、消化不良、腹泻等症状。由于孕节常主动逸出肛门，能引起患者肛门及会阴部的瘙痒感。偶有肠梗阻或阑尾炎等并发症。

四、实验室检查

根据"排虫史"，检查孕节子宫分支即可确诊；采用肛门拭子法或透明胶纸法，可提高检获虫卵率。

五、流行情况与防治原则

牛带绦虫呈世界性分布，以牧区或以牛肉为主要肉食的民族地区为主。在我国新疆、内蒙古、西藏、云南、四川、广西、贵州、甘肃及台湾的一些地区有地方性流行。主要与当地居民生食牛肉的习惯有关。

防治原则与猪带绦虫基本相同。

第十二节 其他绦虫

一、细粒棘球绦虫

细粒棘球绦虫（*Echinococcus granulosus*）又称包生绦虫。成虫寄生在犬科动物的肠腔内，幼虫称为棘球蚴，寄生于人体或牛、羊等多种食草家畜的组织内，导致一种严重的人畜共患病，称棘球蚴病。

（一）形态

1. 成虫　体长仅 2～7mm，分头节、幼节、成节与孕节。头节有顶突、小钩及 4 个吸盘。孕节较长，子宫内含 200～800 个虫卵（图 23-29）。

2. 虫卵　与带绦虫卵相似，不易区别。

3. 棘球蚴　呈圆形囊状体，直径从数毫米至几十厘米。囊壁分两层：外层为角皮层，乳白色，厚约 1mm，无细胞结构，脆弱易碎；内层为胚层，又称生发层，厚约 20μm。囊腔内充满囊液（棘球蚴液），内含多种蛋白质，可诱发机体发生超敏反应。由胚层向内长出许多原头节和生发囊，生发囊内含多个原头节。生发囊进一步发育形成子囊。子囊内又可长出原头节、生发囊和孙囊。有的棘球蚴内无原头节、生发囊等，称不育囊。原头蚴、生发囊和子囊，可从囊壁上脱落，悬浮在囊液中，称棘球蚴砂（图 23-29）。

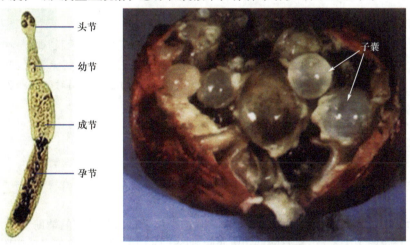

图 23-29　细粒棘球绦虫成虫及棘球蚴

（二）生活史

成虫寄生于终宿主犬科动物如犬、狼等动物的小肠中，脱落的孕节和虫卵随粪便排出体外，污染牧草、水源及周围环境，被中间宿主牛、羊、骆驼等动物食入后，虫卵在其肠内孵出六钩蚴，六钩蚴钻入肠壁，随血流到达肝或其他器官，约经 5 个月发育为棘球蚴。当含有棘球蚴的内脏被终宿主吞食后，囊内原头蚴散出，在终宿主小肠内发育为成虫。若人误食虫卵亦发育为棘球蚴，引起棘球蚴病。

（三）致病性

棘球蚴寄生人体引起棘球蚴病。危害程度取决于棘球蚴大小、数量及寄生时间、部位。

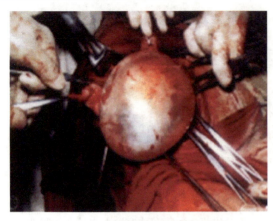

图 23-30   肝脏内摘除的细粒棘球蚴

棘球蚴可寄生在人体各个部位，肝内最多（69.9%），其次为肺（19.3%），还可寄生在腹腔、脑、脾、盆腔、肾、胸腔、骨、肌肉及皮下等部位。棘球蚴病的临床表现有：

1. 机械性损害　棘球蚴可不断发育生长，对组织、器官造成机械性压迫，致组织细胞萎缩、坏死。肝棘球蚴病可出现肝区痛、肝大（图 23-30）；肺棘球蚴病可出现干咳、咯血、呼吸急促、胸痛；颅棘球蚴病可出现头痛、呕吐，甚至癫痫；骨棘球蚴病破坏骨质，易造成骨折。

2. 毒性作用与超敏反应　若棘球蚴囊液溢出引起中毒反应，如食欲减退、体重减轻、消瘦、儿童发育障碍，严重者可出现恶病质；棘球蚴囊液蛋白是很强的变应原，可导致 I 型超敏反应，引起荨麻疹、嗜酸粒细胞增多等过敏反应。若囊壁破裂或手术不慎使囊液大量流出可导致过敏性休克，甚至死亡。

3. 继发性棘球蚴病　棘球蚴囊破裂，发生继发性感染，如肝棘球蚴囊破至胆道，可导致急性炎症和阻塞；还可发生类似于癌细胞的转移性种植，发育成新的棘球蚴。

> **案例 23-9**
>
> 患者，男，26 岁，牧民。因持续性咳嗽、间断咯血，有时痰中带膜状物而就医。胸部 X 线片显示：右下肺见 8.0cm×6.0cm 阴影，边缘光滑，密度均匀一致，未见浸润性病灶。皮内试验、ELISA 均阳性。诊断为肺棘球蚴病，行右下肺切除术，同时配合药物治疗，痊愈出院。
>
> **问题与思考：**
>
> 1. 此寄生虫病流行的主要因素有哪些？
>
> 2. 应如何预防？

（四）实验室检查

棘球蚴寄生在组织内，病原学诊断困难。目前免疫学试验是常用的辅助诊断方法，主要有间接血凝试验（IHA）、斑点酶联免疫吸附试验（Dot-ELISA）和酶联免疫吸附试验等。

（五）流行情况

细粒棘球绦虫呈世界性分布。我国是世界上棘球蚴病流行最严重的国家之一。主要分布于西部、西北部和北部广大农牧区。造成流行的主要因素有：①虫卵污染环境。牧区病犬粪便污染草原及水源，使人畜受感染。②人畜接触密切。③病畜内脏喂犬，促成犬的感染。

六、防治原则

做好卫生宣传教育工作，加强犬的管理，严格合理处理病畜及其内脏，不用其喂犬，应深埋或焚烧。

对患者采取手术治疗。对不宜手术者，可服用阿苯哒唑、吡喹酮或甲苯咪唑。近年来，世界卫生组织推荐使用 PAIR 疗法，即在 B 超引导下穿刺棘球蚴囊，抽取囊液，灌注固定液（95% 乙醇）、再抽取囊液，配合化疗，疗效显著。

案例 23-9 分析

1. 虫卵污染环境，牧区病犬粪便污染草原及水源，使人畜受感染；人畜接触密切；病畜内脏喂犬，促成犬的感染。

2. 讲究卫生；加强犬的管理；严格合理处理病畜及其内脏，不用其喂犬，应深埋或焚烧。

二、曼氏迭宫绦虫

曼氏迭宫绦虫（*Spirometra mansoni*）又称孟氏裂头绦虫。成虫主要寄生于猫科动物的小肠，偶尔寄生人体。其幼虫裂头蚴可寄生人体引起裂头蚴病。

案例 23-10

患者，女，农民。1998 年 12 月因右侧大腿发现一个指头大小的肿块到医院就诊。病史：有用生青蛙肉捣烂敷贴伤口的习惯和病史。体检：右侧大腿内侧皮肤红肿并隆起一个 2cm×2cm 的肿块，边缘清楚，质中，轻度压痛。拟诊：右大腿肿物病因待查。手术：局部麻醉后切开皮肤行肿物离体摘除。切除的肿物经剖开发现一条乳白色会蠕动的虫体，长 19.8mm，宽 2mm，虫体扁平呈链状，在生理盐水中能不断伸缩活动。

思考题：

1. 她感染了哪种寄生虫？

2. 确诊依据是什么？

3. 应如何预防该寄生虫病的感染？

（一）形态

1. 成虫　长 60 ～ 100cm，宽 0.5 ～ 0.6cm。头节指状，背腹各具一纵行吸槽。链体的节片约 1000 个（图 23-31）。

2. 虫卵　长椭圆形，浅灰褐色，大小为（52 ～ 76）μm×（31 ～ 44）μm，两端稍尖，有卵盖，壳较薄，内含一个卵细胞和多个卵黄细胞（见图 23-31）。

3. 裂头蚴　体窄长，带状，约 300mm×0.7mm，但长度相差可以很大。白色。头端膨大，头节与成虫相似，但无吸槽，体不分节，但体表有横纹。末端钝圆（见图 23-31）。

（二）生活史

成虫寄生在猫、犬、虎、豹等食肉动物的小肠，偶然寄生人体。虫卵随粪便排出，进入水中发育，经 3 ～ 5 周孵出圆或椭圆形的钩球蚴（其直径为 80 ～ 90μm），外被纤毛。如被第一中间宿主剑水蚤吞食后，在其血腔内发育为原尾蚴。原尾蚴长椭圆形，260μm×（44 ～ 100）μm。含原尾蚴的剑水蚤被第二中间宿主蝌蚪吞食，在蝌蚪体内发育为裂头蚴。当蝌蚪发育成蛙时，裂头蚴移居到蛙的肌肉，以腿部最多。当受染的蛙被转续宿主蛇、鸟、兽及猪等吞食后，裂头蚴穿过该动物的肠壁，进入腹腔，移行至身体各部，仍停在裂头蚴阶段。终宿主如食入有裂头蚴的第二中间宿主或转续宿主，裂头蚴在小肠内约经 3 周可发育为成虫。人体可感染裂头蚴引起裂头蚴病，也可有曼氏迭宫绦虫成虫寄生，引起曼氏迭宫绦虫病。

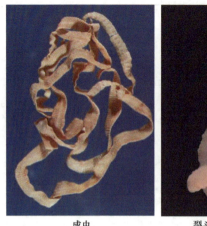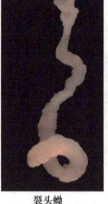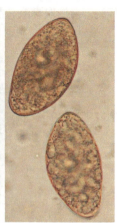

成虫   裂头蚴   虫卵

图 23-31   曼氏迭宫绦虫

（三）致病性

成虫在人体寄生时间短、致病力弱，一般无明显症状。有时可出现恶心、呕吐、腹部不适等消化道症状。

裂头蚴寄生人体，引起裂头蚴病，其危害远较成虫为大。常侵入人眼、四肢躯干皮下、口腔颌面部和内脏等。被损伤组织常呈现炎症反应，形成嗜酸性脓肿及肉芽肿。

（四）实验室检查

成虫感染者，可从粪便中检查到虫卵。裂头蚴病应从肿块处做活体组织检查以确诊。采用 CT 等影像技术有助于诊断。用裂头蚴抗原做皮内试验常可获满意结果。

（五）流行情况

曼氏迭宫绦虫分布很广，但成虫在人体感染并不多见。国内至今近 20 多例报告。曼氏裂头蚴病多见于东亚和东南亚各国。我国已有数千例报告，已达 21 个省、市、自治区。

裂头蚴病的感染方式有以下三种。

1. 局部贴敷生蛙肉或蛙皮   广东、福建等地用生蛙肉敷贴在伤口或肿块上，蛙肉中的裂头蚴可自伤口或正常的皮肤、黏膜侵入组织。

2. 吞食生的或未熟的蛙、蛇肉   民间有吞食活蝌蚪治疗疖疮的习俗，或喜食未熟的蛙、蛇肉，导致裂头蚴穿过肠壁，进入腹腔，并移行身体各部。

3. 误食受感染的剑水蚤   饮生水或游泳时误吞塘水中的受染剑水蚤而感染。原尾蚴直接经破损黏膜、皮肤侵入感染。

（六）防治原则

加强卫生宣传教育，不用生蛙肉敷贴伤口，不食生的或未熟的蛙、蛇肉，不饮生水以防受染。裂头蚴病主要以手术摘除虫体，或用 40% 乙醇，2% 普鲁卡因 2～4ml 局部封闭杀虫。对内脏及不宜手术的裂头蚴病采用吡喹酮及阿苯达唑治疗。

 案例 23-10 分析

1. 根据肿块组织活检查获到裂头蚴而确诊。

2. 不用生蛙肉敷贴伤口（蛙是曼氏迭宫绦虫的第二中间宿主），不食生的或未熟的蛙、蛇肉（蛇为转续宿主），不饮生水（水中的剑水蚤是第一中间宿主）以防感染。

小结

　　医学蠕虫主要有线虫、吸虫和绦虫等。土源性蠕虫生活史不需中间宿主，生物源性蠕虫需中间宿主。蛔虫的成虫寄生于人体的小肠，感染阶段为感染期卵，经口感染，引起肠道蛔虫病及胆道蛔虫病、肠梗阻等。钩虫的成虫寄生于人体的小肠，丝状蚴为其感染阶段，经皮肤黏膜感染，引起钩虫病，常导致贫血。蛲虫与鞭虫的成虫寄生于人体的回盲部，分别引起蛲虫病和鞭虫病。丝虫的成虫寄生于人体的淋巴系统，丝状蚴为其感染阶段，经蚊叮咬传播，引起丝虫病。人既是旋毛虫的终宿主，又是其中间宿主。旋毛虫的感染阶段为囊包中的幼虫，成虫寄生于小肠，幼虫寄生于横纹肌，引起旋毛虫病。吸虫皆为生物源性蠕虫。日本血吸虫的成虫寄生于人和动物的门脉肠系膜静脉内，人为终宿主，牛等动物为保虫宿主。中间宿主为钉螺。感染阶段为尾蚴。人接触疫水经皮肤黏膜感染，引起血吸虫病。华支睾吸虫、卫氏并殖吸虫、姜片虫感染阶段皆为囊蚴，经口感染。华支睾吸虫的成虫寄生于人体肝胆管，引起华支睾吸虫病；卫氏并殖吸虫的成虫寄生于人体肺，引起卫氏并殖吸虫病。姜片虫的成虫寄生于人体的小肠，引起姜片虫病。猪带绦虫的中间宿主是猪或人，终宿主是人，经口感染，引起猪带绦虫病和囊尾蚴病。人只是牛带绦虫的终宿主，只引起牛带绦虫病。包生绦虫的终宿主为犬科动物，人是其中间宿主，引起棘球蚴病。曼氏迭宫绦虫成虫主要寄生于猫科动物的小肠，其幼虫裂头蚴寄生于人体引起裂头蚴病。

目 标 检 测

【A₁型题】

1. 生物源性蠕虫是因为它们
　A. 必须在外界发育
　B. 必须经口感染
　C. 生活史中必须有中间宿主
　D. 生活史中无中间宿主
　E. 以上说法都不对

2. 蛔虫成虫寄生在人体的
　A. 小肠　　　　　　　B. 盲肠
　C. 结肠　　　　　　　D. 肺部
　E. 肠系膜下静脉

3. 蛔虫有钻孔的习性，最常见的并发症是
　A. 胆道蛔虫症　　　　B. 阑尾炎
　C. 肠梗阻　　　　　　D. 肠穿孔
　E. 胰腺炎

4. 成虫阶段具有诊断意义的蠕虫是
　A. 丝虫　　　　　　　B. 蛲虫
　C. 华支睾吸虫　　　　D. 日本血吸虫
　E. 卫氏并殖吸虫

5. 肉眼鉴别美洲钩虫和十二指肠钩虫的主要依据
　A. 虫体大小　　　　　B. 口囊中的口齿
　C. 体形　　　　　　　D. 口囊和交合伞
　E. 阴门的位置

6. 钩虫和蛔虫的幼虫在人体移行的共同途径是
　A. 都经过门静脉　　　B. 都经过上腔静脉
　C. 都经过下腔静脉　　D. 都经过皮下血管
　E. 都经过肺部微血管

7. 鞭虫主要寄生部位是
　A. 回肠　　　　　　　B. 盲肠
　C. 阑尾　　　　　　　D. 乙状结肠
　E. 直肠

8. 钩虫的感染阶段是
　A. 微丝蚴　　　　　　B. 尾蚴
　C. 丝状蚴　　　　　　D. 含蚴卵
　E. 多细胞期卵

9. 钩虫的感染方式是
　A. 感染性卵经口感染
　B. 丝状蚴经皮肤感染

C. 尾蚴经皮肤感染

D. 接触了污染有钩虫卵的泥土

E. 误食了污染有杆状蚴的蔬菜

10. 钩虫对宿主的主要危害是

    A. 钩蚴性皮炎　　　　B. 钩蚴性肺炎

    C. 消化道症状　　　　D. 贫血

    E. 异嗜症

11. 幼虫经皮肤侵入，成虫寄生肠道的寄生虫是

    A. 血吸虫　　　　　　B. 蛔虫

    C. 蛲虫　　　　　　　D. 丝虫

    E. 钩虫

12. 通过"肛门—手—口"感染的线虫是

    A. 蛔虫　　　　　　　B. 钩虫

    C. 蛲虫　　　　　　　D. 鞭虫

    E. 旋毛虫

13. 蛲虫最主要的致病作用是

    A. 摄取大量营养

    B. 喜欢钻孔的习性

    C. 特殊的产卵习性

    D. 成虫固着造成肠壁的损伤

    E. 虫体代谢产物的刺激

14. 在集体生活的儿童中，容易传播的寄生虫是

    A. 蛔虫　　　　　　　B. 钩虫

    C. 鞭虫　　　　　　　D. 蛲虫

    E. 丝虫

15. 丝虫的感染阶段是

    A. 腊肠期幼虫　　　　B. 杆状蚴

    C. 微丝蚴　　　　　　D. 丝状蚴

    E. 尾蚴

16. 微丝蚴是哪种寄生虫的幼虫

    A. 钩虫　　　　　　　B. 丝虫

    C. 旋毛虫　　　　　　D. 日本血吸虫

    E. 细粒棘球绦虫

17. 丝虫成虫的寄生部位是

    A. 小肠　　　　　　　B. 血管内

    C. 淋巴管、淋巴结内　D. 红细胞内

    E. 肺部微血管内

18. 丝虫引起的象皮肿是由下列何种虫体阶段所致?

    A. 成虫　　　　　　　B. 微丝蚴

    C. 丝状蚴　　　　　　D. 腊肠期蚴

    E. 以上都不是

19. 治疗丝虫病的主要药物是

    A. 吡喹酮　　　　　　B. 左旋咪唑

    C. 乙胺嗪　　　　　　D. 甲苯咪唑

    E. 卡巴肿

20. 旋毛虫的幼虫主要寄生于宿主的

    A. 小肠中　　　　　　B. 结肠中

    C. 血液中　　　　　　D. 淋巴管中

    E. 肌肉中

21. 主要致病阶段寄生在人肌肉中的蠕虫是

    A. 钩虫　　　　　　　B. 丝虫

    C. 旋毛虫　　　　　　D. 日本血吸虫

    E. 华支睾吸虫

22. 人体感染旋毛虫是因为进食了

    A. 含有活的幼虫的猪肉

    B. 含有活的成虫的猪肉

    C. 含有感染期卵的猪肉

    D. 含有活的囊尾蚴的猪肉

    E. 含有活的裂头蚴的猪肉

23. 旋毛虫最主要的保虫宿主是

    A. 人　　　　　　　　B. 犬

    C. 猫　　　　　　　　D. 牛

    E. 猪

24. 下列吸虫中属于雌雄异体的寄生虫是

    A. 日本血吸虫　　　　B. 卫氏并殖吸虫

    C. 布氏姜片吸虫　　　D. 华支睾吸虫

    E. 异形吸虫

25. 血吸虫的感染期是

    A. 虫卵　　　　　　　B. 毛蚴

    C. 尾蚴　　　　　　　D. 童虫

    E. 成虫

26. 日本血吸虫病的基本病变主要是由哪项引起的

    A. 尾蚴的侵入

    B. 童虫在宿主体内移行

    C. 虫卵沉积在器官组织内

    D. 成虫寄生的机械刺激

    E. 虫体的代谢产物

27. 日本血吸虫对人体致病性最严重的是哪个阶段?

    A. 成虫　　　　　　　B. 虫卵

    C. 毛蚴　　　　　　　D. 尾蚴

    E. 童虫

28. 目前治疗血吸虫病首选药物是

    A. 血防 846　　　　　B. 硝柳氰胺

    C. 锑剂　　　　　　　D. 吡喹酮

E. 呋喃丙胺

29. 血吸虫病的传播途径必须具备三个条件
    A. 传染源、钉螺、易感者
    B. 含虫卵的粪便入水、钉螺存在、接触疫水
    C. 传染源、钉螺、疫水
    D. 含虫卵的粪便入水、疫水、易感者
    E. 易感者、钉螺、疫水

30. 华支睾吸虫的感染期是
    A. 虫卵　　　　　　　B. 感染性虫卵
    C. 毛蚴　　　　　　　D. 尾蚴
    E. 囊蚴

31. 感染华支睾吸虫是由于进食了生的或未熟的含有囊蚴的
    A. 水红菱　　　　　　B. 荸荠
    C. 溪蟹　　　　　　　D. 淡水鱼、虾
    E. 蝲蛄

32. 华支睾吸虫在人体的寄生部位是
    A. 门静脉　　　　　　B. 肝小血管
    C. 肝胆管　　　　　　D. 肠系膜静脉
    E. 小肠

33. 华支睾吸虫病的有效预防措施是
    A. 不让粪便污染水源
    B. 普查普治患者
    C. 不吃未煮熟的淡水鱼、虾
    D. 对猫犬等家畜加以管理
    E. 捕杀野生动物

34. 姜片吸虫在人体主要寄生部位是
    A. 小肠　　　　　　　B. 结肠
    C. 肝　　　　　　　　D. 肝胆管
    E. 肠系膜静脉

35. 姜片吸虫病的主要传播媒介是
    A. 淡水螺、扁卷螺　　B. 淡水鱼、虾
    C. 水红菱、荸荠　　　D. 溪蟹，蝲蛄
    E. 川卷螺

36. 人体感染卫氏并殖吸虫是通过
    A. 吃了污染有卫氏并殖吸虫卵的食物
    B. 肺吸虫尾蚴经皮肤感染
    C. 生吃或半生吃含有卫氏并殖吸虫蚴的淡水螺
    D. 生吃或半生吃含有卫氏并殖吸虫囊蚴的溪蟹或蝲蛄
    E. 生吃或半生吃淡水鱼、虾

37. 卫氏并殖吸虫病的主要传染源与保虫宿主是

A. 淡水蟹、虾　　　　　B. 食肉动物
C. 淡水鱼、虾　　　　　D. 淡水螺
E. 昆虫

38. 人可作为终宿主又可作为中间宿主的寄生虫是
    A. 丝虫　　　　　　　B. 华支睾吸虫
    C. 卫氏并殖吸虫　　　D. 猪肉绦虫
    E. 牛肉绦虫

39. 局部贴敷生肉，可能感染
    A. 猪带绦虫病　　　　B. 曼氏迭宫绦虫病
    C. 曼氏裂头蚴病　　　D. 细粒棘球绦虫病
    E. 微小膜壳绦虫病

40. 在我国，裂头蚴寄生人体最常见的寄生部位是
    A. 肝　　　　　　　　B. 肺
    C. 眼部　　　　　　　D. 肾
    E. 骨骼

41. 人体感染猪囊尾蚴病是由于误食了
    A. 囊尾蚴　　　　　　B. 似囊尾蚴
    C. 裂头蚴　　　　　　D. 原尾蚴
    E. 虫卵

42. 囊尾蚴寄生人体最常见的寄生部位是
    A. 肝　　　　　　　　B. 脑
    C. 眼　　　　　　　　D. 心、肺
    E. 皮下组织和肌肉

43. 人若生吃了"米猪肉"后可得
    A. 猪囊尾蚴病　　　　B. 猪带绦虫病
    C. 曼氏迭宫绦虫病　　D. 旋毛虫病
    E. 不得病

44. 细粒棘球绦虫的感染期是
    A. 虫卵　　　　　　　B. 囊尾蚴
    C. 裂头蚴　　　　　　D. 棘球蚴
    E. 囊蚴

45. 细粒棘球绦虫对人体的致病阶段是
    A. 囊尾蚴　　　　　　B. 六钩蚴
    C. 棘球蚴　　　　　　D. 裂头蚴
    E. 成虫

【A₂型题】

46. 一儿童常有肛门及会阴皮肤瘙痒，并伴有烦躁不安、失眠、食欲减退、夜惊等症状。家长肉眼下可见患儿肛门皱襞有细小白线虫蠕动。应考虑是何种寄生虫病
    A. 丝虫病　　　　　　B. 蛔虫病
    C. 蛲虫病　　　　　　D. 鞭虫病

E. 旋毛虫病

47. 一儿童因食入未熟透含旋毛虫囊包幼虫的猪肉而感染，出现腹痛、腹泻、恶心、呕吐等胃肠道症状，同时伴有厌食、乏力、发热等全身症状。试分析以上症状出现在旋毛虫对人体危害的哪一期
    A. 虫体侵入期
    B. 肌肉受累期及囊包形成期
    C. 成囊期
    D. 幼虫移行期和成囊期
    E. 以上各期均可出现

48. 一例患者胆囊结石合并胆管扩张，从 T 形引流管引流出成虫一条，虫体扁平，似葵花籽形，大小（10～25）mm×（3～5）mm，应考虑是
    A. 布氏姜片吸虫   B. 华支睾吸虫
    C. 日本血吸虫   D. 肝吸虫
    E. 卫氏并殖吸虫

49. 某男，20 岁，战士，持续发热 10 天，体温 38.5℃，早晨正常，天明起畏寒、寒战，精神、食欲尚可，既往体健，2 个月前到湖区参加抗洪。体查肝脾可及，余未见异常。白细胞 $12×10^9$/L，中性粒细胞 65%，淋巴细胞 15%，嗜酸粒细胞 20%。最可能的诊断是
    A. 伤寒   B. 疟疾
    C. 败血症   D. 急性血吸虫病
    E. 阿米巴肝脓肿

50. 患者王某，男，45 岁，农民。右眼视物不清来院就诊。检眼镜检查，发现囊尾蚴头节在活动，经检查肠道无成虫寄生。其女儿粪便中经常有节片排出，驱虫成功，经鉴定为猪肉绦虫。家里有将新鲜粪便向菜地施肥的习惯。王某得病最可能的原因是
    A. 误食猪带绦虫卵
    B. 自身体内感染
    C. 自身体外感染
    D. 误食"米猪肉"而感染
    E. 误食"米牛肉"而感染。

【A₃ 型题】

（51～53 题共用题干）

张××，29 岁，四川人，两年来，日渐消瘦，食欲不振，乏力，肝功能检查被诊断为肝炎，休

息三个月，先后用过许多保肝药，但肝功能一直不正常。去年出现肝区痛，肝大，乏力等。前述症状仍存在，病原学检查发现华支睾吸虫卵。

51. 华支睾吸虫成虫寄生在人体什么部位
    A. 肝脏血管中   B. 肝胆管内
    C. 门静脉   D. 胆囊内
    E. 小肠内

52. 询问病史时，应注意了解的问题是
    A. 喝生水史   B. 食生鱼史
    C. 生食茭白、菱角史 D. 食生肉史
    E. 生食溪蟹史

53. 治疗此病应选用哪种药物最佳
    A. 乙胺嗪   B. 青蒿素
    C. 吡喹酮   D. 甲硝唑
    E. 伯氨喹

（54～56 题共用题干）

患者，男，39 岁，农民，因排黑便而入院。病前 1 个月赤脚下苞谷、红薯地里劳动，其后趾间、足背奇痒，有红疹，次日呈水疱、脓疱、下肢红肿，伴咳嗽、发热。数天后红肿消退。12 天后因剧咳曾到医院就诊。服止咳药而愈。近 8 天来腹痛、反复黑便、头晕、乏力，但无呕血，疑为上消化道出血而入院。体检及化验：贫血，腹软，脐周轻度压痛，无肌紧张，肝脾未扪及，双肺（－），心率 91 次/分，其他未见异常。血红蛋白 10.4g/L，红细胞 $10.3×10^9$/L，出凝血时间正常。粪检：大便黑褐色，潜血"+++"，红细胞"+"，涂片发现有寄生虫卵，形态：椭圆形，无色透明，大小约 60μm×40μm，卵壳薄，内有 4～8 个卵细胞，卵细胞与卵壳间有明显的空隙。

54. 本病例系何种寄生虫感染
    A. 蛔虫   B. 蛲虫
    C. 旋毛虫   D. 钩虫
    E. 丝虫

55. 确诊该寄生虫感染的依据是什么
    A. 粪潜血"+++"
    B. 贫血
    C. 头晕、乏力和下肢红肿症状
    D. 赤脚下苞谷、红薯地里劳动
    E. 粪检发现虫卵

56. 治疗此病首选哪种药物
    A. 枸橼酸乙胺嗪   B. 阿苯达唑

C.吡喹酮　　　　　　D.甲硝唑

E.槟榔

（57～59题共用题干）

患者，男，45岁，农民。曾有外出及有食羊肉串史。于2002年4月底出现恶心、呕吐、腹痛等急性胃肠道症状，并伴有全身酸痛、左眼红肿、疼痛、发热等症状。静脉注射青霉素3天后症状消失。于2002年5月7日又出现原发症状，并进行性加重，患者出现面部浮肿和吞咽困难，才来医院就诊。

查体：T 38.6℃，左眼部眼睑及眶周组织红肿并有压痛，球结膜重度充血、水肿，眼球运动受阻；X线检查鼻窦中的额窦和筛窦的窦腔模糊、窦壁增厚；B超检查球后间隙里弥漫性增宽；白细胞 $1.2\times10^9/L$，中性粒细胞80%，淋巴细胞20%；行眼眶切开引流，引流物为脓性分泌物，血平板培养无致病菌生长。ELISA检查特异性抗体阳性，取患者的肱二头肌用压片法镜下找到旋毛虫囊包，诊断为旋毛虫感染致眼眶蜂窝织炎。

57.上述病例的确诊依据是什么

A.有食羊肉串史

B.急性胃肠道症状

C.脓性引流分泌物

D.肌肉活检查获幼虫囊胞

E.血清学抗体阳性

58.旋毛虫幼虫寄居部位是

A.皮肤　　　　　　B.肺部

C.小肠　　　　　　D.横纹肌

E.心肌

59.下列哪项不属于旋毛虫的预防原则

A.不食生或未熟的猪或其他动物肉类

B.加强肉类卫生管理，禁止有旋毛虫的猪肉上市

C.积极治疗患者

D.开展灭鼠工作，消灭保虫宿主

E.旱地作物施肥尽量不用未经处理的人粪

（60～62题共用题干）

患者，男，48岁，江苏人。近一个月来发热、咳嗽、咳痰，痰中带血，伴胸痛、乏力、皮疹、消瘦，在当地医院对症治疗无效，后因发现右上腹部肿块，前来就诊。询问病史，曾生食过集贸市场的醉石蟹。体检：心肺无异常，肝脾不大。右上腹部肿块大小约2.5cm×3cm，质中等硬度，无压痛，时有移行。实验室检查：白细胞总数超过 $10\times10^9/L$，嗜酸粒细胞18%，痰抗酸杆菌（-）。胸片中，肺纹理增粗，有小囊样及隧道样改变。卫氏并殖吸虫皮内试验阳性（1：8000）。右上腹部肿块活检，为嗜酸性肉芽肿，痰、粪检查虫卵均阳性，诊断为卫氏并殖吸虫病，采用吡喹酮（总剂量150mg/kg）治疗，痊愈。

60.上述病例的确诊依据是什么

A.有食醉石蟹史

B.卫氏并殖吸虫皮内试验阳性

C.血嗜酸粒细胞增高

D.痰、粪检查虫卵均阳性

E.有发热、咳嗽、咳痰

61.卫氏并殖吸虫的一般寄居部位是

A.皮肤　　　　　　B.肺部

C.小肠　　　　　　D.脑组织

E.肝胆管

62.下列哪项不属于卫氏并殖吸虫病的预防原则

A.不食生或未熟的蟹或醉蟹

B.加强卫生宣传

C.积极治疗患者

D.消灭保虫宿主

E.不接触疫水

（包兆胜）

第二十四章　医学原虫

学习目标

1. 掌握医学原虫寄生部位、感染阶段、感染途径。
2. 熟悉常见医学原虫与诊断有关的形态、致病性及常用检查方法。
3. 了解常见医学原虫的流行情况及防治原则。

第一节　概　述

原虫（protozoa）为真核单细胞原生动物，其形态学结构类似于高等动物的一个细胞（由细胞膜、细胞质、细胞核三部分组成），生理学上具备多细胞动物完整的生理功能（运动、营养、代谢、分泌、排泄、生殖等）。种类多，分布广，其中，寄生于人体的致病性原虫及与人体处于共栖状态的非致病性原虫称为医学原虫，共40余种。原虫生活史中具有运动、摄食和生殖能力的发育阶段称为滋养体（trophozoite），通常与原虫的致病有关，当生活史中出现不利条件时分泌囊壁，形成不活动的包囊（cyst）或卵囊（oocyst），常为原虫的感染阶段。根据原虫运动细胞器的类型和生殖方式，可将原虫分为叶足虫（如溶组织内阿米巴）、鞭毛虫（如蓝氏贾第鞭毛虫）、孢子虫（如疟原虫）和纤毛虫（如结肠小袋纤毛虫）四大类。

第二节　疟　原　虫

疟原虫（*Plasmodium*）是引起疟疾（malaria）的病原体。寄生于人体的疟原虫有4种，即间日疟原虫（*Plasmodium vivax*）、恶性疟原虫（*Plasmodium falciparum*）、三日疟原虫（*Plasmodium malariae*）和卵形疟原虫（*Plasmodium ovale*）。在我国主要有间日疟原虫和恶性疟原虫，其他两种均少见。

一、形　态

四种疟原虫在人体肝细胞和红细胞内生长发育各期的形态结构基本相似。用血片经Wright染色或Giemsa染色后，疟原虫细胞核呈紫红色，细胞质呈蓝色，疟色素呈棕褐色。下面以间日疟原虫为例介绍疟原虫红细胞内期的形态结构。

（一）滋养体

滋养体（trophozoite）为疟原虫在红细胞内摄食和生长发育的阶段。按发育先后，滋养体有早、晚期之分。早期滋养体胞质少，胞核小，中间有空泡，虫体多呈环状，又称为环状体，也称小滋养体。此期被虫体寄生的红细胞没有明显改变。以后虫体长大，胞核增大，胞质增多，有时伸出伪足，胞质中开始出现疟色素，被寄生的红细胞体积增大，并出现红色、细小的薛氏小点，此期称为晚期滋养体，也称为大滋养体（图24-1）。

（二）裂殖体

晚期滋养体发育成熟，核开始分裂后即称为裂殖体（schizont）。早期虫体仅有核的分裂，胞质未分裂称为未成熟裂殖体；晚期胞核通过反复分裂，达到 12～24 个，同时胞质也随之分裂并包裹每一个核，形成 12～24 个裂殖子，疟色素集中成团，称为晚期裂殖体。此时受染红细胞明显胀大、色淡，可见薛氏小点（图 24-2）。

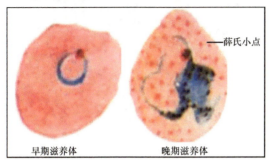

图 24-1 滋养体

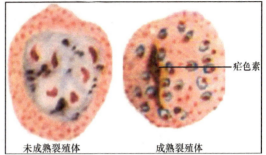

图 24-2 裂殖体

（三）配子体

疟原虫经过数次裂体增殖后，部分裂殖体侵入红细胞后不再进行裂体增殖而发育为雌、雄配子体（gametocyte）。雌配子体虫体较大，核小而致密，深红色，偏于一侧，胞质致密，深蓝色，疟色素分散且多而粗大；雄配子体虫体较小，核大而疏松，淡红色，位于中央，胞质稀薄，淡蓝色，疟色素分散且少而细小。被寄生的红细胞均胀大、色淡，有薛氏小点（图 24-3）。

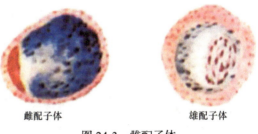

图 24-3 雌配子体

以上为间日疟原虫红细胞内期的形态结构，四种疟原虫红细胞内期的形态结构比较见图 24-4。

二、生　活　史

寄生于人体的 4 种疟原虫的生活史基本相同，都需要人和按蚊两个宿主。在人体内进行无性增殖（裂体增殖）和有性生殖的初期阶段，在蚊体内进行有性生殖（配子生殖）与孢子增殖（图 24-5）。

（一）在人体内的发育

疟原虫在人体内的发育增殖分成两个阶段，即肝细胞内发育和红细胞内发育。

1. 红细胞外期（肝细胞内期） 带有成熟子孢子（sporozoite）的雌性按蚊刺吸人血时，子孢子随唾液进入人体，大约 30 分钟后随血流侵入肝细胞，在肝细胞内进行裂体增殖，形成成熟的红外期裂殖体，其内含有的大量裂殖子胀破肝细胞后释出，一部分裂殖子被巨噬细胞吞噬，其余部分侵入红细胞，开始红细胞内期的发育。间日疟原虫完成红细胞外期的时间约 8 天，恶性疟原虫约 6 天，卵形疟原虫为 9 天，三日疟原虫为 11～12 天。

目前一般认为间日疟原虫和卵形疟原虫的子孢子有两种不同的遗传学上的类型，即速发型子孢子（tachy sporozoites，TS）和迟发型子孢子（brady sporozoites，BS）。当子孢子

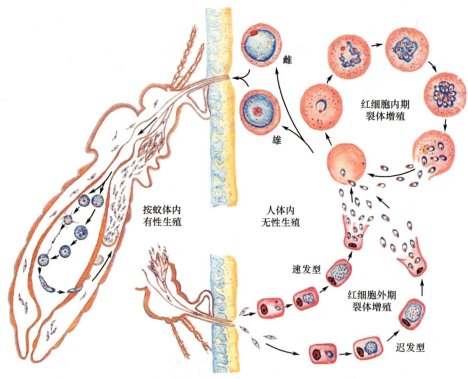

图 24-4　四种疟原虫形态图（薄血膜，Giemsa 染色）

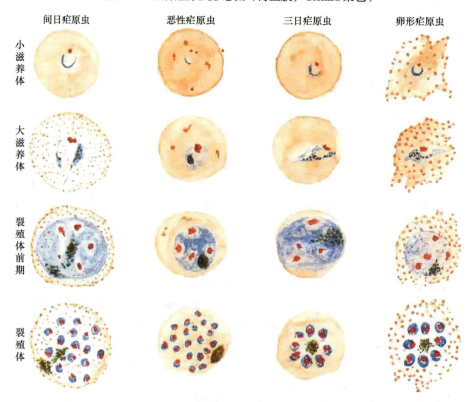

图 24-5　疟原虫生活

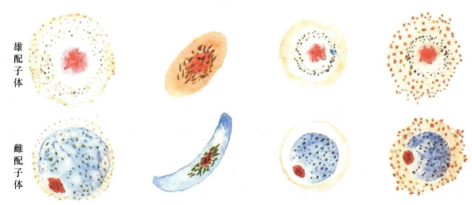

雄配子体

雌配子体

图 24-5 疟原虫生活（续）

进入肝细胞后，速发型子孢子继续发育完成红细胞外期的裂体增殖，迟发型子孢子则视虫株的不同，需经过一段长或短（数月至年余）的休眠期后，才能完成红外期的裂体增殖，从而引起疟疾复发。经休眠期的子孢子称为休眠子。恶性疟原虫和三日疟原虫无休眠子。

2.红细胞内期　红细胞外期的裂殖子从肝细胞释放出来，进入血流后很快侵入红细胞。侵入红细胞的裂殖子先形成环状体，然后发育为大滋养体、未成熟裂殖体、成熟裂殖体。成熟裂殖体含有 12～24 个裂殖子，裂殖子运动胀破红细胞释出，其中一部分被巨噬细胞吞噬，其余再侵入其他正常红细胞，重复其裂体增殖过程。完成一代红细胞内裂体增殖的时间，间日疟原虫和卵形疟原虫需 48 小时，恶性疟原虫需 36～48 小时，三日疟原虫约需 72 小时。由于恶性疟原虫的晚期滋养体和裂殖体的发育部位是微血管、血窦或其他血流缓慢处，故这两个时期在外周血液中一般不易见到。

疟原虫经几代红细胞内期裂体增殖后，部分裂殖子侵入红细胞后不再进行裂体增殖，而是发育成为雌、雄配子体。配子体若没有进入蚊体内继续发育，经 30～60 天即可衰老变性而被清除。

（二）在按蚊体内发育

当雌性按蚊刺吸患者或带虫者的血液时，含有各期原虫的红细胞随血液进入蚊胃内，雌配子体发育成雌配子,雄配子体经过出丝现象形成4～8个雄配子,其余各期均被消化。雌、雄配子结合形成合子，完成配子生殖。继而合子发育为动合子，穿过蚊胃壁上皮细胞或其间隙，到达蚊胃基膜下形成卵囊。囊内的核和胞质多次分裂进行孢子生殖，形成成千上万个子孢子。子孢子成熟后胀破卵囊或从卵囊逸出，随血淋巴进入蚊唾液腺。子孢子是疟原虫的感染阶段。当蚊再次叮咬人体时，子孢子随蚊唾液进入人体，重新开始在人体内的发育。

三、致　病　性

疟原虫红细胞内期的裂体增殖期是其主要致病阶段,其致病力的强弱程度随虫种、虫株、侵入的数量和宿主的免疫状态而不同。

（一）潜伏期

潜伏期是指疟原虫侵入人体到出现临床症状前的一段时间，潜伏期长短取决于红外期发育成熟的时间和红内期疟原虫裂体增殖原虫数达到发作阈值所需的时间。间日疟原虫发热阈值为每微升血含虫 10～500 个，恶性疟原虫为 500～1300 个，三日疟原虫约为 140 个。实验表明：间日疟原虫短潜伏期为 13～25 天，长潜伏期为 6～12 个月或更长；恶性疟为 7～27 天；三日疟为 18～35 天；卵形疟为 16～18 天。

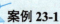

案例 23-1

患者男，28 岁，从九月上旬出现间断性发热，体温最高达 41℃，发热前有明显的寒战，伴咳嗽、鼻塞、咽痛。在当地医院诊断为"感冒"，给予布洛芬、银翘解毒片及头孢曲松钠等药物治疗，无缓解，收治入院。询问病史，患者在发病前曾在尼日利亚务工 3 个月。入院后体检：体温 40℃，脉搏 109 次 / 分钟，呼吸 20 次 / 分钟，血压 105/70mmHg。意识清，精神差，全身皮肤及黏膜无黄染，心肺听诊无异常，肝肋下未触及，脾肋下 3cm 可触及，质中等，无压痛。实验室检查：红细胞 $3.5 \times 10^{12}/L$，白细胞 $3.9 \times 10^9/L$，血小板 $39 \times 10^9/L$。血培养和肥达反应均阴性。腹部 B 超提示：肝回声正常、脾大。经血涂片检查 3 次均查到恶性疟原虫，初步诊断为疟疾，经氯喹治疗后痊愈。随访 2 个月无复发。

问题与思考：

1. 患者出现发热的原因是什么？
2. 为什么患者会出现脾大？

（二）疟疾发作

疟疾发作即红内期裂殖体发育成熟后致红细胞破裂，大量裂殖子、原虫代谢产物及红细胞碎片进入血流，其中一部分被巨噬细胞吞噬，并刺激巨噬细胞产生内源性热原质，内源性热原质和疟原虫的代谢产物共同作用于宿主下丘脑体温调节中枢，引起发热，称为疟疾发作。

典型的疟疾发作临床表现：寒战、高热和出汗三个连续过程。由于疟疾发作的基础是红细胞内期疟原虫的裂体增殖，因此发作具有周期性，且此周期与疟原虫红内期裂体增殖周期一致。典型的间日疟和卵形疟隔日发作 1 次，恶性疟每隔 36～48 小时发作 1 次，三日疟隔 2 天发作 1 次。

（三）再燃与复发

疟疾初发后，残存的红内期疟原虫在一定条件下重新大量增殖再次引起疟疾发作，称为再燃（recrudescence）。再燃与宿主免疫力下降和疟原虫的抗原变异有关。疟疾复发（relapse）指红内期疟原虫被完全消灭，没有再感染，而又出现疟疾发作，称为复发。复发与肝细胞内的休眠子复苏有着密切关系。间日疟和卵形疟既有再燃又有复发，恶性疟和三日疟因无休眠子，故只有再燃没有复发。

（四）贫血

贫血是疟疾患者常见的症状。数次发作后出现贫血，以恶性疟为甚。贫血的原因除疟原虫直接破坏红细胞外，还与下列因素有关：①脾功能亢进，破坏正常红细胞；②自身免疫性病理损害，通过 II 型超敏反应使红细胞遭到破坏；③机体产生高浓度的 TNF-α 时，骨髓红细胞生成受到抑制。

（五）脾大

脾大是由疟原虫及代谢产物的刺激使脾充血和单核 / 巨噬细胞增生所致。

（六）凶险型疟疾

凶险型疟疾多见于幼儿和无免疫力的成人。本病临床特点：病情来势凶猛，患者表现剧烈头痛、高热、抽搐、惊厥、昏迷、恶性贫血、肾衰竭等症状。关于凶险型疟疾的发病机制尚未明了，可能与阻塞性学说和细胞因子学说有着密切关系。

四、免　疫　性

当疟疾患者临床发作停止后，体内疟原虫未被清除，而维持在低水平，但对再感染具有一定的免疫力，这种免疫状态称为带虫免疫（premunition）。部分原虫具有逃避宿主的免疫效应的能力。这种现象称为免疫逃避（immune evasion）。免疫逃避机制十分复杂，与以下几方面因素有关：①寄居部位隔离；②抗原变异与抗原多态性；③改变宿主的免疫应答等。

五、实验室检查

（一）病原学诊断

从外周血中检出疟原虫是确诊疟疾最可靠的依据。最常用的方法是厚、薄血膜染色镜检法。常规检查方法是在一张玻片上同时制作厚、薄血膜，在厚血膜中查到虫体后在薄血膜中鉴别虫种。

（二）免疫学诊断

免疫学诊断可作为疟疾的辅助诊断。一般用于疟疾的流行病学调查、防治效果评估和输血对象的筛选。常用的方法有免疫荧光试验、间接血凝试验和 ELISA 法等。

（三）基因诊断

核酸探针、PCR 技术已用于疟疾的分子诊断，其特点是高敏感性和特异性。

六、流 行 情 况

（一）流行概况

疟疾呈世界性分布，疟疾流行已遍及全球 90 多个国家和地区，5 亿多人感染了疟疾，仅非洲每年死于疟疾的儿童就高达数百万。我国地处温带和亚热带，流行最广的是间日疟，其次是恶性疟。海南、云南、贵州、广西等省、市自治区为主要流行区。

（二）流行因素

1.流行环节

（1）传染源：外周血中带有雌、雄配子体的患者和带虫者是疟疾的传染源。

（2）传播媒介：按蚊是疟疾的传播媒介，我国常见的有大陆平原地区的中华按蚊、山区的微小按蚊和嗜人按蚊、海南的大劣按蚊。

（3）易感人群：人群对疟原虫普遍易感，以儿童为甚。

2.自然因素　适宜的温度和雨量有利于按蚊的孳生和疟原虫在其体内的发育。

3.社会因素　社会经济水平、生活习惯、卫生条件、人口流动及医疗保健等因素对疟疾的流行和控制均产生影响。

七、防 治 原 则

（一）控制传染源

治疗现症患者、复发者和带虫者。常用氯喹，同时加服伯氨喹。对抗氯喹的恶性疟，可采用联合用药：咯萘啶、磺胺多辛、乙胺嘧啶、青蒿素。

（二）消灭传播媒介

结合农业生产结构调整和环境卫生综合治理，采取多种措施灭蚊。

（三）保护健康人群

采取预防服药，使用蚊帐或纱窗、纱门等，防止健康人群感染疟疾。

第三节　溶组织内阿米巴

溶组织内阿米巴（*Entamoeba histolytica*）也称为痢疾阿米巴，主要寄生于人体的结肠，引起阿米巴痢疾（也称肠阿米巴病）；也可引起肠外阿米巴病。

一、形　　态

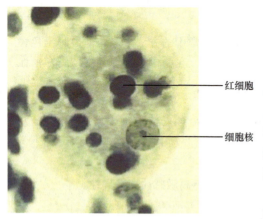

图 24-6　溶组织内阿米巴滋养体

溶组织内阿米巴的生活史中包括滋养体和包囊两个发育阶段。

（一）滋养体

溶组织内阿米巴滋养体的大小为 12 ～ 60μm，可借助伪足做单一定向运动，外质透明，内质富含颗粒，具有一个直径 4 ～ 7μm 的泡状核，其核周染色质粒大小一致，沿核膜边缘呈单层均匀分布，核仁小，常居中。从有症状的患者组织中分离出的滋养体在其内质中常常含有摄入的红细胞，有时也可见到白细胞和细菌，这是溶组织阿米巴与其他肠道阿米巴的重要鉴别依据（图 24-6）。

（图中标注：红细胞、细胞核）

（二）包囊

包囊是滋养体在肠腔中形成的。包囊呈圆球形，直径 10 ～ 20μm，外有光滑囊壁，核为泡状核，与滋养体的结构相似但略小，有 1 ～ 4 个。单核和双核包囊为未成熟包囊，囊内含有营养储存物糖原泡和拟染色体；四核包囊为成熟包囊，是溶组织阿米巴的感染阶段，糖原泡与拟染色均消失（图 24-7）。

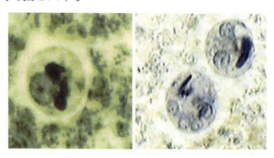

图 24-7　溶组织内阿米巴包囊

二、生　活　史

溶组织内阿米巴主要寄生于人，偶尔可寄生于猫、狗、鼠。四核包囊是感染阶段，人因食入被四核包囊污染的食物和饮水而感染。包囊行至回肠末端或结肠，在消化液作用下，虫体脱囊而出为 4 核的滋养体，并很快分裂为 4 个单核的滋养体，迅速再分裂为 8 个滋养体。滋养体寄生于肠壁组织，以细菌、肠黏液和半消化食物为营养，以二分裂法增殖。在滋养体沿肠腔下移的过程中，由于水分和营养物质的减少，虫体变圆，形成包囊前期，随后分泌囊壁，形成包囊，随粪便排出体外。未成熟包囊排出后仍可继续发育为成熟包囊，包囊在外界潮湿的环境中可存活并保持感染性数日至 1 月。

当宿主免疫力降低、肠功能紊乱或肠壁受损时，寄生于肠腔中的滋养体可侵入肠黏膜，吞噬红细胞，破坏肠壁，引起肠壁溃疡，病变部位以回盲部多见。此时滋养体可随坏死组织落入肠腔，随粪便排出体外，宿主可出现阿米巴痢疾的症状。但滋养体在外界环境中仅能短时间存活，不具备感染性。侵入肠壁的滋养体也可随血流进入肝、肺、脑等其他组织器官，引起肠外阿米巴病（图 24-8）。

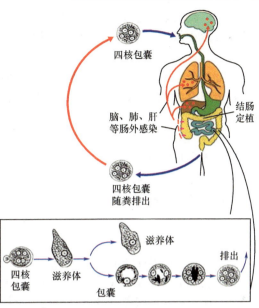

图 24-8　溶组织内阿米巴生活史

三、致 病 性

（一）致病机制

研究已表明：溶组织内阿米巴先通过凝集素吸附于宿主靶细胞上，再分泌穿孔素和半胱氨酸蛋白酶破坏靶细胞膜的糖蛋白膜，引起肠阿米巴病腹泻与血便和肠外阿米巴病的脓肿。另外，滋养体的外部环境也可影响其毒力，如某些 G^- 菌可增强滋养体的毒力。

滋养体对肠壁的损害，是局部肠黏膜损伤和黏膜下小脓肿，逐渐发展为黏膜下层液化坏死灶，形成口小底大的烧瓶样溃疡，严重者溃疡可深达肌层。如果溃疡穿破肌层直至浆膜，也可穿破肠壁，造成局限性腹腔脓肿或弥漫性腹膜炎。在肠壁的滋养体一旦进入血液或直接扩散，可引起继发性阿米巴肝脓肿。滋养体也可经血液或直接经横膈向胸腔穿破入肺而致肺脓肿；侵入纵隔、心包，甚至脑等部位均可引起局部脓肿。

（二）临床表现

1.肠阿米巴病　多发于盲肠和升结肠，也可累及直肠、乙状结肠和阑尾，可分为急性或慢性。急性期的表现从轻度、间歇性腹泻到暴发性、致死性痢疾不等。典型的急性阿米巴痢疾表现为腹痛、腹泻、里急后重，粪便呈果酱色，伴有出血和黏液，有浓烈的腥臭味。慢性期可持续 1～5 年，表现为间歇性腹泻与腹痛，体重下降，有些可出现阿米巴肿。

2.肠外阿米巴病　最常见的是阿米巴肝脓肿，多见于青年男性，以肝右叶为主。表现为弛张热、肝区疼痛、肝大；肺脓肿常继发于肝脓肿，表现为胸痛、发热、咳嗽、咳痰，痰呈巧克力酱样；脑脓肿的患者可出现神经系统的症状和体征，且有 94% 的患者可合并有肝脓肿，死亡率高。

四、实验室检查

（一）病原学诊断

从粪便或活组织内查到滋养体和包囊即可确诊。生理盐水涂片法是肠阿米巴粪检最有效的方法；碘液染色法以检查慢性肠阿米巴病和阿米巴带虫者的成形粪便的包囊为主；体外培养可诊断和保存虫种，敏感度高于涂片法，对亚急性或慢性病例检出率较高。

（二）免疫学诊断

主要用于阿米巴病尤其是肠外阿米巴病的辅助诊断和流行病学调查。目前使用的血清学检查主要检查相应的特异性抗体，常用的有间接血凝试验、酶联免疫吸附试验（ELISA）和琼脂扩散法。

（三）基因诊断

近十年来开展的 PCR 和 DNA 探针技术可以从各种临床标本中分离虫体的 DNA，其特异性强、敏感度高，还能鉴定虫种。

此外，对肠外阿米巴病，还可使用各种影像学检查方法辅助诊断。

五、流 行 情 况

阿米巴病呈世界性分布，多见于热带和亚热带地区。我国人群平均感染率约为 1%。

阿米巴病的传染源为肠阿米巴慢性病患者和无症状的包囊携带者。排出的包囊对外界环境的抵抗力强，经过苍蝇或蟑螂消化道的包囊仍可保持感染性。人体感染的主要方式是经口感染，暴发性流行常由于食物和饮水的污染或不卫生的用餐习惯所致。

近年来，男性同性恋中的溶组织内阿米巴的感染率呈上升趋势，欧美国家以迪斯帕内阿米巴感染为主，日本则以溶组织内阿米巴感染为主。旅游者、流动人口、弱智低能人群、同性恋者及免疫力低下的人群是溶组织内阿米巴感染的高危人群。

六、防 治 原 则

综合性防治措施能有效切断溶组织内阿米巴的感染。包括加强卫生宣传教育，注意个人卫生及饮食卫生；加强粪便管理和水源保护；消灭有害昆虫；查治患者和带虫者。目前治疗阿米巴病的首选药物是甲硝唑，中药大蒜素、白头翁等也有一定作用。

第四节　杜氏利什曼原虫

杜氏利什曼原虫（*Leishmania donovani*）又称黑热病原虫，其生活史中有前鞭毛体和无鞭毛体两个时期。前者寄生于媒介昆虫白蛉的消化道内，后者寄生于人及其他哺乳动物的巨噬细胞内，引起黑热病。在印度，因患者的皮肤上常有暗的色素沉着，并伴有发热，故又称为 Kala-azar，即黑热病。

一、形 态

（一）无鞭毛体

无鞭毛体又称利杜体，卵圆形，大小为（2.9 ～ 5.7）μm×（1.8 ～ 4.0）μm，寄生于巨噬细胞内。Wright 或 Giemsa 染色后，胞质呈淡蓝或深蓝色，胞核较大，偏于一侧，呈红色或淡紫色。核旁有一着色较深，细小杆状的动基体，其前方有一点状的基体发出一条根丝体（图 24-9）。

（二）前鞭毛体

前鞭毛体又称鞭毛体，呈梭形，大小为（11.3～20）μm×（1.5～1.8）μm，寄生于白蛉的消化道内。细胞核位于虫体中部，其前端有动基体。基体在动基体之前，发出一根鞭毛游离于虫体外。前鞭毛体运动活泼，在培养基内常以虫体前端聚集成团，排列成菊花状。染色性同无鞭毛体（图24-9）。

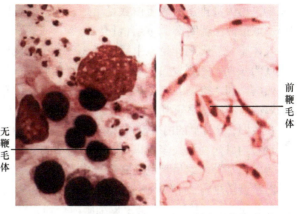

图 24-9 杜氏利什曼原虫无鞭毛体与前鞭毛体

二、生 活 史

杜氏利什曼原虫完成生活史需要在白蛉体内和在人体或其他哺乳动物体内两个发育过程（图24-10）。

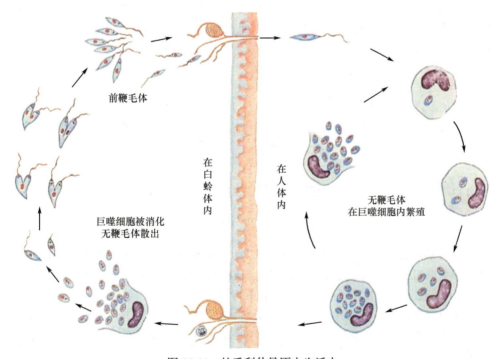

图 24-10 杜氏利什曼原虫生活史

致巨噬细胞破裂。游离无鞭毛体又被其他巨噬细胞吞噬，重复上述增殖过程。

三、致 病 性

无鞭毛体在巨噬细胞内增殖，使巨噬细胞大量破坏和增生，浆细胞也大量增生，导致脾、肝、淋巴结、骨髓等器官肿大，尤其以脾大最常见，出现率在95%以上。贫血是黑热病的重要症状之一，以全血细胞减少为特征。其原因一方面是由于脾功能亢进，使血细胞在脾内遭到大量破坏，另一方面是因为免疫溶血。由于肝、肾功能减退，肝脏合成的清蛋白明显减少，由尿液排出的清蛋白数量增加，同时浆细胞大量增生导致球蛋白合成增多，血浆中白、球蛋白比例倒置，IgG 含量升高。

人体感染杜氏利什曼原虫后，经 3 ～ 6 个月或更长的潜伏期后可出现症状和体征。主要表现为长期不规则发热，脾、肝、淋巴结肿大，贫血，消瘦，鼻出血、牙龈出血等。在患黑热病期间，机体因免疫缺陷易并发各种感染，若不及时治疗，死亡率高达 90% 以上。经特效治疗的痊愈率较高，可获得终身免疫，一般不再感染。

在我国，除常见的内脏型黑热病之外，还有两种特殊临床表现，一种为皮肤型黑热病，多发生在内脏病变消失多年以后，少数患者可无黑热病病史，常见的为结节型，表现为大小不等的肉芽肿，或呈暗色丘疹型，多发生于面部或颈部，其内可查到无鞭毛体。另一种为淋巴结型黑热病，此型患者无黑热病病史，表现为局部淋巴结肿大，大小不一，较表浅，无红肿及压痛，活检时可在类上皮细胞内查到无鞭毛体。

四、实验室检查

（一）病原学检查

1.穿刺检查　最常用的为骨髓穿刺。穿刺物直接涂片，经 Wright 或 Giemsa 染色后镜检；或将穿刺物接种于 NNN 培养基中，经一周后查见前鞭毛体即可确诊；或将穿刺物接种于易感动物，取肝、脾做印片或涂片，染色后镜检。

2.活组织检查　从皮肤病变处刺破皮肤取少许组织液，或用手术刀刮取少许组织涂片染色镜检。

（二）免疫学检查

检测血清抗体和循环抗原。血清抗体检测敏感度高，但特异性差，循环抗原检测其特异性、敏感度、重复性均较好，且可以考核疗效。

（三）分子生物学检查

常用 PCR 和 DNA 探针技术，它们具有敏感度高、特异性强的优势，还可确定虫种。

五、流行情况

黑热病属于人畜共患病，呈世界性分布。在我国主要流行于长江以北的广大农村，是我国五大寄生虫病之一。由于建国后开展了大规模防制工作，该病在 20 世纪 50 年代已被基本消灭。但在陇西、川北和新疆等地仍有散发病例。

黑热病的传染源主要是患者和病犬，中华白蛉是我国黑热病的主要传播媒介，人群普遍易感，但易感性随年龄增长而降低。根据传染源的差异，黑热病在流行病学上可分为人源型、犬源型和自然疫源型三种。

六、防治原则

采取查治患者、杀灭病犬和消灭白蛉的综合措施是预防黑热病的有效方法。治疗上首选五价锑化合物，包括葡萄糖酸锑钠（斯锑黑克）和葡糖安锑。对于抗锑患者，可使用喷他脒。

第五节　阴道毛滴虫

阴道毛滴虫（*Trichomonas vaginalis*）简称为阴道滴虫，主要位于人体的阴道和泌尿道，引起滴虫性阴道炎和尿道炎，是一种以性传播为主的疾病。

一、形态与生活史

阴道毛滴虫的生活史中仅有滋养体而无包囊。滋养体无色透明，有折光性，活动能力强。固定染色后呈梨形，大小为（7～23）μm×（5～15）μm。虫体前端有一个泡状核，核上缘的毛基体发出四根前鞭毛和一根后鞭毛，后鞭毛向后延展与体外侧前方 1/2 处的波动膜相连。一根透明的轴柱纵贯虫体。虫体借助鞭毛和波动膜做旋转式运动（图 24-11）。

本虫生活史简单，滋养体既是繁殖阶段，也是感染和致病阶段。滋养体主要寄生于女性的阴道，尤以后穹隆多见，偶可侵入尿道。男性感染者一般寄生于尿道和前列腺，也可侵入睾丸、附睾及包皮下组织。虫体以二分裂方式繁殖，通过直接接触或间接接触的方式在人群中传播。

二、致 病 性

阴道毛滴虫的致病力与虫株毒力和宿主的生理状态有关。健康女性的阴道内因乳酸杆菌酵解阴道上皮细胞的糖原而保持酸性环境，可抑制虫体的生长繁殖，称为阴道的自净作用。当滴虫寄生于阴道时，消耗糖原妨碍乳酸杆菌的作用，使阴道内pH 转为中性或碱性，有利于滴虫和细菌的增殖，引起或加重炎症反应。妇女妊娠期或月经后，阴道内 pH 接近中性，利于滴虫繁殖，故此时该病的感染率和发病率较高。

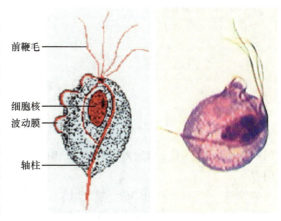

图 24-11　阴道毛滴虫

（图中标注：前鞭毛、细胞核、波动膜、轴柱）

大多数女性感染阴道毛滴虫常无临床表现成为带虫者。典型的滴虫性阴道炎可表现为外阴瘙痒或烧灼感，白带增多，呈灰黄色泡沫状，有臭味，可伴有细菌感染。滴虫侵入尿道，可引起尿道炎。男性感染者一般呈带虫状态，可导致配偶重复感染。

三、实验室检查

最常用的检查方法是从阴道壁或阴道后穹隆取分泌物做生理盐水直接涂片镜检，检出阴道毛滴虫即可确诊。如果采用 Wright 或 Giemsa 染色法，则可同时观察阴道的清洁度。尿道炎和前列腺炎者可取尿液沉渣和前列腺液镜检。

四、流行与防治

阴道毛滴虫呈世界性分布，在我国以 16～35 岁的女性感染率最高。患者和无症状带虫者（包括男性带虫者）是主要传染源，传播方式有两种：一为直接接触，即性传播，是主要传播方式；二为间接接触，指通过使用公共浴室、浴具、坐式马桶、共用游泳衣裤等传播。能通过间接方式传播的主要原因是滋养体在外界环境中能保持较长时间的活力。

改善公共设施、注意个人卫生和行为是预防感染的重要措施。治疗上首选甲硝唑，还可用 1：5000 高锰酸钾溶液冲洗阴道。夫妻双方应同时治疗方可根治。

小结

　　原虫是一大群单细胞原生动物，根据原虫运动细胞器的不同，可分为根足虫、鞭毛虫、孢子虫和纤毛虫四大类。寄生于人体的疟原虫有 4 种，我国以间日疟原虫最多见，其次为恶性疟原虫。疟原虫寄生于人体的肝细胞和红细胞，以按蚊为传播媒介，引起疟疾。疟疾的典型表现为周期性寒战、高热和出汗退热。外周血涂片查见疟原虫是诊断疟疾最可靠的依据。根足虫以伪足为运动细胞器，如溶组织内阿米巴。溶组织内阿米巴的四核包囊为感染阶段，生活在人体的结肠，与机体处于共栖状态。但在宿主免疫功能低下时可导致肠阿米巴病和肠外阿米巴病。鞭毛虫类代表种为杜氏利什曼原虫和阴道毛滴虫。杜氏利什曼原虫的生活史中有无鞭毛体和前鞭毛体两个时期，通过白蛉叮咬感染人体，引起人兽共患的黑热病。阴道毛滴虫在生活史中仅有滋养体期，通过性接触和间接接触传播，引起男、女泌尿生殖系统炎症。

目 标 检 测

【A₁ 型题】

1. 间日疟原虫完成一代红细胞内裂体增殖所需时间为

A.48 小时　　　　　　　B.36～48 小时

C.72 小时　　　　　　　D.24～36 小时

E.24 小时

2. 疟原虫的感染阶段是

A. 配子体　　　　　　　B. 子孢子

C. 动合子　　　　　　　D. 裂殖体

E. 卵囊

3. 因输血不当，疟原虫被输入健康人体内，其结果为

A. 不会造成疟原虫感染

B. 可能感染疟原虫，仅呈带虫状态

C. 疟原虫在肝细胞中休眠

D. 可能呈带虫状态或疟疾发作

E. 疟原虫进入肝细胞迅速发育

4. 溶组织内阿米巴的感染方式为

A. 经皮肤　　　　　　　B. 接触传播

C. 经口　　　　　　　　D. 经胎盘

E. 经媒介昆虫

5. 最常见的肠外阿米巴病为

A. 阿米巴肝脓肿　　　　B. 阿米巴肺脓肿

C. 阿米巴脑脓肿　　　　D. 皮肤型阿米巴病

E. 原发性阿米巴脑膜脑炎

6. 溶组织内阿米巴的致病作用与下列哪种因素有关

A. 虫株的毒力

B. 宿主的免疫功能状态

C. 细菌的协同作用

D. 宿主的肠道内环境

E. 与上述因素都有关

7. 杜氏利什曼原虫的感染阶段是

A. 无鞭毛体　　　　　　B. 四核包囊

C. 前鞭毛体　　　　　　D. 利杜体

E. 滋养体

8. 黑热病患者治愈后可产生

A. 带虫免疫　　　　　　B. 终生免疫

C. 先天性免疫　　　　　D. 伴随免疫

E. 免疫抑制

9. 阴道毛滴虫病原学检查最常用的方法是

A. 生理盐水涂片法　　　B. 动物接种法

C. 骨髓穿刺检查　　　　D. 碘液涂片法

E. 薄厚血膜涂片法

10. 阴道毛滴虫的主要感染方式是

A. 经间接接触感染　　　B. 经昆虫叮咬感染

C. 经输血感染　　　　　D. 经胎盘感染

E. 经直接接触感染

【A₂型题】

11. 某男，35岁，发热、腹痛、果酱样黏液血便，伴里急后重。推断可能感染下列哪种病原体

　A. 痢疾杆菌　　　　B. 溶组织内阿米巴

　C. 钩虫　　　　　　D. 蛔虫

　E. 大肠杆菌

12. 某女，因外阴瘙痒伴白带增多而就诊。生理盐水直接涂片发现有大量水滴状虫体做旋转运动，初步诊断该患者可能患有

　A. 霉菌性阴道炎　　B. 滴虫性阴道炎

　C. 淋菌性阴道炎　　D. 子宫肌瘤

　E. 子宫内膜异位

（阳　莉）

第二十五章　医学节肢动物

第一节　概　述

医学节肢动物（medical arthropod）是指直接或间接危害人类健康的节肢动物。直接危害包括叮咬、吸血、骚扰、刺螫、毒害、寄生和引起超敏反应；间接危害是指节肢动物以机械性（携带病原体）或生物性（叮咬吸血或吸取组织液）传播疾病。与医学关系密切的节肢动物主要为昆虫纲（如蚊、蝇、蚤、虱等）和蛛形纲（如蜱、疥螨、恙螨等）。

节肢动物从幼虫到成虫所经历的形态、生理和生活习性等一系列的改变称为变态。变态包括两种类型：完全变态和不完全变态。完全变态（全变态）：生活史中经历卵、幼虫、蛹、成虫4个发育时期，各时期的形态和生活习性完全不同，如蚊、蝇、蚤、白蛉等。不完全变态（半变态）：生活史中经过卵、若虫、成虫3个发育时期或卵、幼虫、若虫、成虫4个发育时期，若虫的形态及生活习性与成虫差别不显著，仅个体较小，性器官未发育成熟，如虱、臭虫、蜚蠊等。

从媒介与生态环境及社会条件的整体观点出发，采取综合治理方法，减低媒介昆虫的种群数量或缩短其寿命，将其控制在不足以传播疾病的程度称为害虫综合治理，包括环境治理、化学防治、物理防治、生物防治、遗传防治、法规防治等。

第二节　常见医学节肢动物

一、蚊

蚊（mosquito）能通过叮吸人血传播多种疾病，对人类危害很大。全世界已知的有3350种，我国约有350种。与疾病相关的蚊类有按蚊、库蚊、伊蚊三属（图25-1）。

成蚊是小型昆虫，体长1.6～12.6mm，呈灰褐色、棕褐色或黑色。分头、胸、腹三部分。头部有复眼、触角和触须各1对，有一典型的刺吸式口器。胸部分前、中、后3节，有足3对。腹部细长，分节明显。

蚊的发育为完全变态，生活史包括卵、幼虫、蛹、成虫4个时期。前3个时期生活在水中，成虫则生活在陆地。温度适宜时，完成一代生活史需1～2周（图25-2）。

按蚊、库蚊多栖息于人房、畜舍，昼伏夜出；伊蚊栖息于野外，白天活动。雌蚊吸人和动物血液，吸血后卵巢才能发育。雄蚊口器退化不吸血，只吸食植物汁液及花蜜。在温度（23～35℃）、湿度（>50%）适宜时，吸血活动频繁，17℃以下停止吸血。

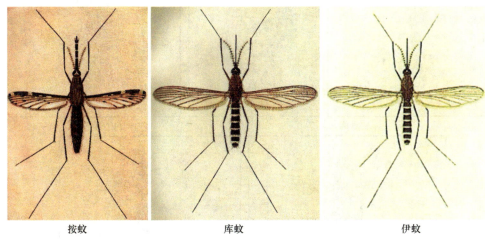

按蚊　　　　　　库蚊　　　　　　伊蚊

图 25-1　左为按蚊，中为库蚊，右为伊蚊

蚊的食性

　　雌蚊在吸食人血时，往往通过近距离传感器来感受温度、湿度和汗液内所含的化学物质。因为体温高、爱出汗的人身上分泌出的气味中含有较多的氨基酸、乳酸和氨类物质，极易引诱蚊子，所以这类人往往是蚊子特别喜好的群体。

链接

　　蚊除叮咬吸血和骚扰外，可传播多种疾病，包括丝虫病、疟疾、登革热、流行性乙型脑炎、黄热病等。

二、蝇

　　蝇（fly）能传播多种疾病，我国常见的有家蝇、大头金蝇、麻蝇、丝光绿蝇、厩腐蝇、夏厕蝇等（图 25-3）。

　　蝇的成虫大小差别较大，体长 4～14mm，暗灰、黑或黄褐色，或有蓝绿、青、紫等金属光泽。全身被有鬃毛，分头、胸、腹三部分。头部具复眼、触角各 1 对，单眼 3 个，多数蝇类的口器为舐吸式，吸血蝇类为刺吸式。胸部有翅 1 对，足 3 对，

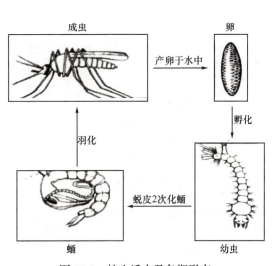

图 25-2　蚊生活史及各期形态

足上多毛，在足跗节末端的爪垫上密布纤毛，能分泌黏液并携带多种病原体。

　　虫（蛆）、蛹和成虫 4 个时期。在适宜条件下完成一代生活史需 8～30 天，成蝇寿命 1～2 个月（图 25-4）。

　　蝇为杂食性，常以食品、腐败的动植物、脓血、分泌物、排泄物等为食。

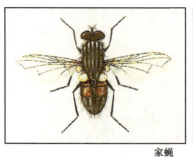
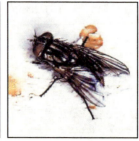
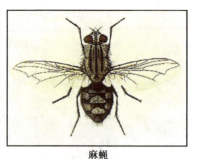

家蝇　　　　　　　　　　　　麻蝇

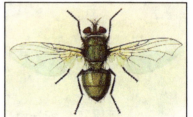

大头金蝇　　　　　　　　　　丝光绿蝇

图 25-3　各种蝇的形态

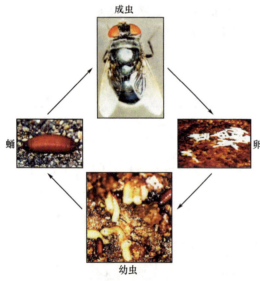

图 25-4　蝇的生活史及各期形态

在进食时有边吃、边吐、边排便的习性，该习性与其机械性传播疾病有很重要的关系。

机械性传播是其主要传播方式。可传播多种消化道疾病，如细菌性痢疾、伤寒、霍乱、脊髓灰质炎、阿米巴痢疾、结核、蠕虫病等。某些蝇蛆可寄生于人体组织引起蝇蛆病。

三、虱

虱（louse）是一种永久性体表寄生虫，寄生于人体的虱有人虱和耻阴虱两种，人虱又包括了人体虱和人头虱。成虫体小，长 1.5～4.4mm，背腹扁平，灰白色或灰褐色，分头、胸、腹三部分。有刺吸式口器，无翅，有足 3 对，足的胫突与爪合拢形成抓握器，能紧握宿主的衣物纤维或毛发（图 25-5）。

虱为半变态发育，生活史分卵、若虫和成虫 3 个阶段。人体虱寄生于贴身衣裤的缝隙中；人头虱寄生于人头发间，产卵于发根；耻阴虱主要寄生于阴部和肛周等处，偶见于眼睫毛上。

虱的若虫与成虫均吸血，常边吸血边排粪。虱对温度和湿度敏感，当人体发热或出汗后，常爬离原来宿主寻找新宿主。人虱通过接触传播，耻阴虱通过性接触传播。虱除叮咬人体导致皮炎和继发感染外，虱粪内或被压碎的虱体内的病原体也可经伤口进入宿主体内导致感染。传播的疾病主要有流行性斑疹伤寒、战壕热、虱媒回归热。

防治原则为注意个人卫生，勤洗澡，保持衣被干净，高温或冷冻处理有虱的衣裤等，头虱和耻阴虱可剃去毛发，局部涂擦二氯苯醚菊酯或百部酊。

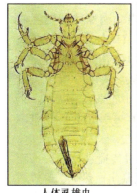
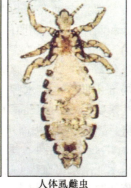
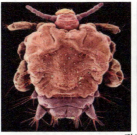
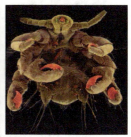

人体虱雄虫　　　　人体虱雌虫　　　　　　　　　耻阴虱

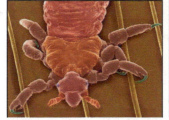
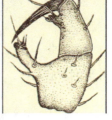

图 25-5　人虱及抓握器

四、蚤

　　蚤（flea）成虫体小，长约 3mm，左右扁平，棕黄色或深褐色，体分头、胸、腹三部分，有刺吸式口器和 3 对发达的足，善于跳跃（图 25-6）。蚤的发育为全变态，包括卵、幼虫、蛹、成虫 4 个时期。

　　成虫多孳生在宿主的皮毛、巢穴，雌雄蚤均吸血，有边吸血边排便的习性。耐饥饿能力强，对宿主选择性广泛。对温度敏感，当宿主发热或死亡时，即离开另觅新宿主。

　　蚤对人的危害有吸血、寄生和传播疾病。传播的疾病主要有鼠疫、地方性斑疹伤寒和绦虫病。

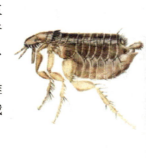
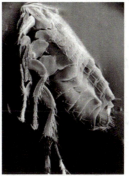

图 25-6　蚤的成虫

五、蜱

　　蜱（tick）为蛛形纲节肢动物，分为硬蜱（hard tick）和软蜱（soft tick）两种。我国常见的有全沟硬蜱、草原革蜱、亚东璃眼蜱和乳突钝缘蜱等。

　　成虫椭圆形，长 2～10mm，黄褐色，背腹扁平，吸血后可胀大如豆，呈红褐色。虫体分颚体和躯体两部分，颚体前端有 1 对螯肢，有足 4 对。背面观可见颚体和盾板者为硬蜱，反之为软蜱（图 25-7）。

　　蜱的生活史为半变态，包括卵、幼虫、若虫和成虫 4 个时期。多生活在森林、草原、牧场、灌木丛、山地的泥土中或洞穴和畜棚内。幼虫、若虫和成虫均可吸血，对宿主选择广泛，

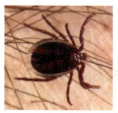
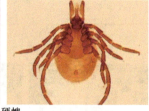

硬蜱

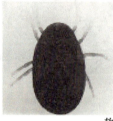
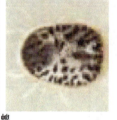

软蜱

图 25-7　蜱的成虫

耐饥力强。

　　蜱是多种人畜共患病病原体的传播媒介和储存宿主，病原体在蜱体内可经卵传递给下一代。携带的病原体在蜱叮咬吸血时经伤口进入，引起感染。蜱除叮咬可造成局部皮肤充血、水肿和继发性感染外，某些蜱类分泌的神经毒素可引起上行性肌麻痹，甚至呼吸衰竭而死亡，称为蜱瘫痪（tick paralysis）。此外，蜱可传播森林脑炎、克里米亚刚果出血热（新疆出血热）、蜱媒斑疹伤寒、蜱媒回归热、Q 热、莱姆病、人埃立克体病及细菌性疾病等。

六、螨

　　螨（mite）属于蛛形纲节肢动物，与人类关系密切的主要有以下几种。

（一）疥螨

　　疥螨（itch mite）是一种表皮内的永久性寄生螨，通过接触传播，引起疥疮（scabies）。成虫类圆形，背面隆起，乳白色或淡黄色，体长 0.2～0.5mm。

　　体表遍布波状皮纹，躯体背面有许多圆锥形皮棘及数对锥形、杆状毛和长鬃，腹面有足 4 对，足末端有吸垫或长刚毛（图 25-8）。发育分卵、幼虫、前若虫、后若虫和成虫 5 期。

　　疥螨寄生于人体的皮肤薄嫩处的表皮角质层的深处，以角质组织和淋巴液为食，常见指间、手背、腕内侧、肘窝、腋窝、腹股沟、乳房下等处。其借助螯肢和前跗爪在皮下挖掘，逐渐形成一条与皮肤平行的隧道，引起皮肤损伤、过敏反应和炎症（图 25-9）。皮损表现为丘疹、水疱、隧道，多对称分布。典型症状为皮肤奇痒，尤以夜间为甚，搔抓可引起出血或继发感染，引起脓疱、毛囊炎等并发症。

　　根据接触史及临床症状初诊，检出疥螨，即可确诊。预防主要是加强卫生宣传，注意个人卫生，避免接触传播。治疗上常使用 10% 硫软膏、苄氯菊酯等。

（二）蠕形螨

　　蠕形螨（demodicid mite）俗称毛囊虫（hair follicle mite），是一类永久性寄生螨，寄生于人体的有毛囊蠕形螨（demodex folliculorum）和皮脂腺蠕形螨（demodex brevis）两种（图 25-10）。

　　虫体细长呈蠕虫状，乳白色，半透明，体长 0.1～0.4mm。发育过程有卵、幼虫、前若虫、若虫和成虫 5 期。蠕形螨寄生于人体毛囊或皮脂腺，摄食宿主细胞和皮脂腺分泌物，通过接触传播。常见的寄生部位有面部、头皮、颈、肩背、胸等处，其中以面部感染率最高，可引起毛囊炎、脂溢性皮炎、脂溢性脱发、痤疮、酒渣鼻等。常用透明胶纸法或挤刮涂片法检查。

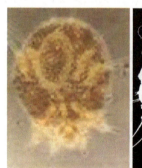
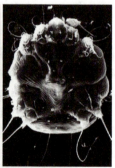
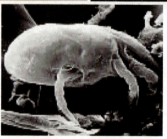

图 25-8　疥螨成虫形态

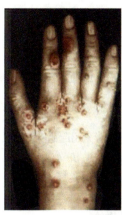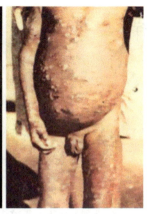

图 25-9　疥疮

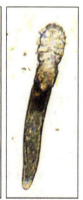

皮脂蠕形螨　　　毛囊蠕形螨

图 25-10　蠕形螨成虫

预防上应尽量避免接触感染，注意个人卫生。治疗上可内服甲硝唑，局部使用硫软膏、苯甲酸苄酯乳剂等。

酒　渣　鼻

酒渣鼻又称为酒糟鼻，是发生于鼻部的一种慢性炎症性皮肤病。多发生于中年人，女性多见，但男性患者病情较重。通常表现为外鼻皮肤发红，以鼻尖最明显。由于局部皮脂腺分泌旺盛，鼻子显得又红又亮。病情进一步发展，皮肤可增厚，甚至长出皮疹或小脓肿，外观粗糙不平，很像酒渣样，故名酒渣鼻。

链　接

（三）恙螨

恙螨（chigger mite）又称恙虫，其幼虫多为椭圆形，橘红、土黄或乳白色。初孵出时长约 0.2mm，饱食后可达 0.5 ～ 1.0mm，有 3 对足，背面有盾板及背毛。生活史包括卵、前幼虫、幼虫、若蛹、若虫、成蛹、成虫 7 个时期。恙螨主要孳生于潮湿、杂草丛生、地势低洼、鼠类活动的地方，幼虫可寄生于人或动物皮肤薄嫩而潮湿处，如后头发缘、颈、肩部、腋下、腹股沟等处，叮刺人体以上皮细胞和组织为食，引起恙螨皮炎。也可通过生物性传播引起恙虫病及流行性出血热。

小　结

医学节肢动物是一群直接或间接危害人类健康的节肢动物。重要的节肢动物主要有昆虫纲和蛛形纲。节肢动物从幼虫到成虫所经历的形态、生理和生活习性等一系列的改变称为变态，变态包括两种类型：完全变态和不完全变态。属于昆虫纲的有蚊、蝇、虱、蚤、白蛉、蜚蠊、臭虫等，蚊、蝇、蚤的发育均为完全变态，而虱的发育属于不完全变态。蚊通过叮咬吸血可传播丝虫病、疟疾、流行性乙型脑炎、登革热和黄热病等；蝇蛆可寄生于人体引起蝇蛆病，同时，蝇通过机械性传播的方式可传播多种消化道疾病；蚤叮刺吸血能传播鼠疫、地方性斑疹伤寒和绦虫病；虱叮刺吸血可致皮炎、继发感染，同时还能传播流行性斑疹伤寒、战壕热、虱媒回归热等。蛛形纲包括蜱、疥螨、蠕形螨、恙螨等。蜱叮刺吸血可致皮炎或继发感染，分泌毒素可导致蜱瘫痪，还可传播森林脑炎、蜱媒回归热、Q 热、莱姆病等；疥螨可寄生于人体皮肤薄嫩处引起疥疮；蠕形螨是引起毛囊炎、皮脂腺炎的重要病原体；而恙螨仅幼虫寄生于人体，导致恙螨皮炎及恙虫病。

目 标 检 测

【A₁型题】

1. 下列哪项不是医学节肢动物对人的直接危害
   A. 吸血骚扰　　　　　B. 毒害作用
   C. 致敏作用　　　　　D. 寄生
   E. 传播疾病

2. 蝇生态习性中与传播疾病有关的是
   A. 有趋光性，白天活动
   B. 有的蝇种直接产幼虫
   C. 食性杂，边吃边吐、边排粪便
   D. 大多数蝇以蛹越冬
   E. 季节分布较广

3. 由虱传播引起的疾病是

   A. 登革热　　　　　　B. 流行性斑疹伤寒
   C. 黑热病　　　　　　D. 伤寒
   E. 阿米巴病

4. 能分泌麻痹上行性神经毒素引起肌麻痹的是
   A. 蜱　　　　　　　　B. 疥螨
   C. 蠕形螨　　　　　　D. 恙螨
   E. 蚤

5. 下列疾病不属于蚊传播的是
   A. 痢疾　　　　　　　B. 疟疾
   C. 丝虫病　　　　　　D. 流行性乙型脑炎
   E. 登革热

（阳　莉）

第三篇 医学免疫学基础

第二十六章 免疫学概述

学习目标

1. 掌握免疫的概念及功能。
2. 了解医学免疫学的概念。

一、免疫与医学免疫学

免疫（immune）这一名词衍生自拉丁文，即免除瘟疫，对感染有抵抗之意。传统的免疫概念是指机体免疫系统具有"自我识别"的功能，对自身组织的抗原成分不产生免疫应答，而对外来的"非己"抗原物质则产生免疫应答，借此以保持机体内环境的相对稳定。机体就是通过免疫应答来清除入侵的病原微生物，达到抗御传染性疾病的目的，因而它对机体是有利的。但现代免疫的概念认为机体的免疫系统不仅能识别非己的抗原性物质，也能识别自身的抗原；免疫应答既对人体有利，也有可能造成机体组织损伤而致病。因此，现代免疫是指机体识别和排除抗原性异物，维持自身稳定和平衡的一种生理功能，正常情况下对机体有利，起保护作用，但在某些异常情况下也可对机体造成损害。

医学免疫学（medical immunology）是研究人体免疫系统的组成和功能、免疫应答的规律和效应、与免疫相关疾病的发生机制，以及用免疫学原理和技术诊断和防治疾病的一门生命科学。随着医学理论和技术的不断发展，医学免疫学以研究抗感染免疫为主，现已广泛渗透到医学科学的各个领域，发展成为一门具有多个分支、与其他众多学科交叉融合的医学主干课程，医学免疫学的发展在临床重大疾病的发生机制研究和防治，以及生物高科技产品开发和应用等方面正发挥着越来越大的作用。

考点：免疫的概念

二、免疫的功能

免疫功能是指免疫系统通过识别和清除外来抗原过程中所发挥的各种生物学效应的总称。在正常生理条件下，维持机体内环境的相对稳定，起到保护性的作用；当免疫功能异常时，机体将发生不同的病理变化而致病。主要发挥如下三种功能（表26-1）。

（一）免疫防御

免疫防御是指机体的免疫系统在正常情况下，能有效地抵御外来的病原生物的侵袭，并能消除感染。当这种抗感染免疫反应强烈时，可引起超敏反应，过低时，可引起免疫缺陷病。

（二）免疫稳定

免疫稳定是指机体识别和清除体内损伤、衰老、死亡的细胞，以维持自身生理平衡与稳定的功能。该功能失调，会引起自身免疫病。

（三）免疫监视

免疫监视是指识别和清除体内突变细胞或被病毒感染的细胞。该功能低下，可导致肿瘤的发生和持续性病毒感染。

表 26-1　免疫的功能与表现

主要功能	正常表现（生理性）	异常表现（病理性）
免疫防御	清除病原生物及其他抗原性异物	过强：超敏反应 过低：免疫缺陷病
免疫稳定	清除损伤、衰老、死亡细胞	紊乱：自身免疫病
免疫监视	清除突变细胞或病毒感染细胞	低下：肿瘤或病毒持续性感染

考点：免疫的三大功能

小结

　　免疫原本是指机体的抗感染防御能力。现代免疫的概念是指机体识别和排除抗原性异物的功能，正常情况下对人体有益，异常情况下也可对机体造成损害，导致免疫相关疾病的发生。

　　免疫系统有三大功能，即免疫防御、免疫稳定和免疫监视。正常情况下具有抵抗和清除病原微生物或其他异物；清除衰老、死亡、受损细胞；清除体内突变细胞的功能。异常时可导致超敏反应、免疫缺陷病、自身免疫病及肿瘤和持续性病毒感染等疾病的发生。

目 标 检 测

【A₁ 型题】

1. 免疫的概念是
   A. 机体排除病原微生物的功能
   B. 机体抗寄生虫感染的功能
   C. 机体清除衰老死亡细胞的功能
   D. 机体清除自身突变细胞的功能
   E. 机体免疫系统识别和排除抗原性异物，维持自身生理平衡与稳定的功能

2. 免疫对机体
   A. 有利
   B. 有害
   C. 正常情况下有利，某些情况下有害
   D. 多数情况下有害
   E. 无利也无害

3. 机体免疫防御功能过强时可发生
   A. 肿瘤
   B. 超敏反应
   C. 免疫缺陷病
   D. 自身免疫病
   E. 感染

4. 免疫监视功能低下时机体易发生
   A. 自身免疫病
   B. 免疫缺陷病

   C. 超敏反应
   D. 肿瘤
   E. 移植排斥反应

5. 机体抵抗病原微生物感染的功能称为
   A. 免疫监视
   B. 免疫防御
   C. 免疫自稳
   D. 免疫耐受
   E. 免疫识别

6. 机体免疫系统识别和清除突变细胞的功能称为
   A. 免疫监视
   B. 免疫防御
   C. 免疫自稳
   D. 免疫耐受
   E. 免疫识别

7. 免疫系统的功能不包括
   A. 免疫监视
   B. 免疫防御
   C. 免疫耐受
   D. 免疫自稳
   E. 清除突变细胞

8. 免疫防御功能过低可发生
   A. 自身免疫病
   B. 肿瘤
   C. 超敏反应
   D. 免疫缺陷病
   E. 免疫增生病

（高文卫）

第二十七章 免疫系统

学习目标

1. 掌握免疫系统的组成；中枢免疫器官和外周免疫器官的组成和功能。

2. 熟悉 T 淋巴细胞和 B 淋巴细胞的表面分子与功能；单核 / 巨噬细胞的特点及功能；细胞因子的概念及生物学功能。

3. 了解免疫细胞的分化过程；细胞因子的种类。

免疫系统是机体执行免疫功能的组织结构，由免疫器官、免疫细胞和免疫分子三部分组成（表 27-1）。

表 27-1 免疫系统的组成

免疫器官	免疫细胞	免疫分子
中枢免疫器官	造血干细胞	免疫球蛋白
骨髓		补体
胸腺		细胞因子
法氏囊（禽类）		
外周免疫器官	淋巴细胞	
脾	T 淋巴细胞	
淋巴结	B 淋巴细胞	
黏膜相关淋巴组织	NK 细胞	
	抗原提呈细胞	
	单核 / 巨噬细胞	
	树突状细胞	
	B 淋巴细胞	
	其他免疫细胞	
	粒细胞	
	肥大细胞	
	红细胞	
	血小板等	

第一节 免疫器官

免疫器官根据功能不同，可分为中枢免疫器官和外周免疫器官两部分（图 27-1），两者通过血液循环及淋巴循环相互联系。

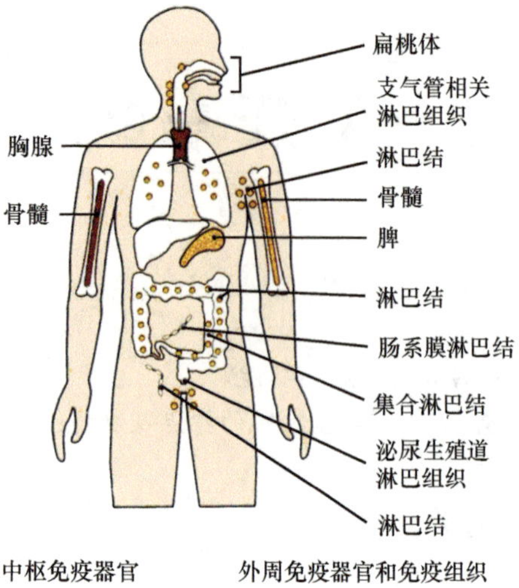

中枢免疫器官　　外周免疫器官和免疫组织

图 27-1　免疫器官

一、中枢免疫器官

中枢免疫器官是免疫细胞产生、分化、发育和成熟的主要场所。人和哺乳动物的中枢免疫器官包括骨髓和胸腺。禽类的法氏囊（腔上囊）相当于哺乳类动物的骨髓，是禽类动物 B 淋巴细胞分化、成熟的器官。

（一）骨髓

骨髓（bone marrow）是各种血细胞和免疫细胞的发源地，也是人和哺乳动物 B 淋巴细胞发育、成熟的器官。骨髓中多能造血干细胞在骨髓微环境中首先分化为髓样祖细胞和淋巴样祖细胞，髓样祖细胞进一步分化成熟为粒细胞、单核细胞、红细胞、血小板；淋巴样祖细胞一部分随血流进入胸腺，在胸腺中发育成熟为胸腺依赖的淋巴细胞，又称 T 淋巴细胞；另一部分在骨髓中继续发育成熟为骨髓依赖的淋巴细胞，又称 B 淋巴细胞。当骨髓功能障碍时会严重影响机体的体液免疫功能和造血功能。

（二）胸腺

胸腺（thymus）位于胸骨后方，胸腔纵隔上部。是 T 淋巴细胞分化、发育、成熟的主要场所。骨髓中淋巴样祖细胞经血循环进入胸腺后被称为胸腺细胞，在胸腺基质细胞及其产生的胸腺激素和细胞因子作用下，最终发育成熟为具有免疫功能的 $CD4^+T$ 细胞和 $CD8^+T$ 细胞。

胸腺细胞选择性发育在建立自身耐受和维持自身稳定功能中具有重要的作用，当胸腺发育不全时，不仅免疫功能降低，且不能清除自身抗原应答性 T 淋巴细胞，表现为自身耐受中止，可导致自身免疫病的发生。实验证明，新生期动物切除胸腺后，会出现细胞免疫功能缺陷，而且 B 淋巴细胞的功能也会受到影响。

考点：中枢免疫器官的组成和功能

二、外周免疫器官

外周免疫器官主要包括淋巴结、脾和黏膜相关淋巴组织，是免疫细胞定居、增殖和接受抗原刺激后产生特异性免疫应答的场所。在中枢免疫器官分化成熟的 T 淋巴细胞、B 淋巴细胞随血循环进入外周免疫器官后，相对分布于不同的区域，主要有 T 淋巴细胞分布的区域称为 T 细胞区或胸腺依赖区，主要有 B 淋巴细胞分布的区域称为 B 细胞区或非胸腺依赖区。

（一）淋巴结

淋巴结（lymph node）外形似蚕豆。正常人有 500 ～ 600 个淋巴结，主要沿淋巴管道遍布全身各处。按其位置可分为浅部淋巴结和深部淋巴结，浅部淋巴结直径多在 5mm 以内，一般不能触及，分布在颈部、腋窝、腹股沟等处。深部淋巴结直径 2 ～ 25mm，主要分布在器官动静脉出入的门部或沿血管排列。淋巴结是由致密结缔组织被膜包被的实质性器官，实质可分为皮质和髓质两部分。皮质分为浅皮质和深皮质两个区域，浅皮质区含有淋巴小结，是 B 淋巴细胞定居的场所。未发生免疫应答的淋巴小结称为初级滤泡，若 B 淋巴细胞经抗原刺激后，此区的 B 淋巴细胞分化增殖为 B 淋巴母细胞，和浆细胞形成生发中心，称次级淋巴滤泡。深皮质区也称为副皮质区，是 T 淋巴细胞定居的场所。在皮质和髓质区还有巨噬细胞、树突状细胞等。血中淋巴细胞可通过深皮质区的毛细胞血管后微静脉进入淋巴结相应区域内定居，随后再移行至髓窦，经输出淋巴管进入胸导管返回血循环，形成淋巴细胞的再循环。淋巴结内 T 淋巴细胞约占 75%，B 淋巴细胞约占 25%。

淋巴结的功能主要有：①过滤淋巴液。进入淋巴液中的病原生物及有毒产物等抗原，可以被淋巴结中的巨噬细胞有效地吞噬和清除，以净化淋巴液。②淋巴结是 T 淋巴细胞、B 淋巴细胞定居、增殖和接受抗原刺激发生免疫应答的场所。③参与淋巴细胞再循环。血管内的淋巴细胞可穿过毛细血管后微静脉，进入淋巴结，经输出淋巴管至上一级淋巴结，最终经胸导管或右淋巴管再回到血循环。淋巴细胞再循环为淋巴细胞为捕获更多的抗原提供了机会。

（二）脾

脾 (spleen) 位于左上腹、胃后侧。是人体最大的外周免疫器官。脾由结缔组织被膜包裹，实质主要由红髓和白髓两部分组成。T 淋巴细胞主要分布于白髓的中央动脉周围的弥散淋巴组织（称动脉周围淋巴鞘），此区还含有少量的树突状细胞和巨噬细胞。B 淋巴细胞则主要分布在白髓的淋巴小结（脾小结）和红髓的髓索内。白髓和红髓的交界处为边缘区，内有 T 淋巴细胞、B 淋巴细胞和巨噬细胞分布。脾中 B 淋巴细胞约占脾内淋巴细胞总数的 60%，T 淋巴细胞约占 40%。

脾的功能：①脾是 T 淋巴细胞、B 淋巴细胞定居、增殖和产生免疫应答的重要场所。②血液过滤作用，体内约 90% 的循环血液要流经脾，脾内巨噬细胞和树突状细胞均有较强的吞噬作用，可清除血液中的病原体等异物、自身衰老的血细胞等，从而发挥过滤作用。另外脾除了具有造血、储血作用外，也是合成免疫活性物质，如补体、细胞因子、IFN 等的重要场所。

（三）黏膜相关淋巴组织

黏膜相关淋巴组织（mucosal-associated lymphoid tissue，MALT）又称黏膜免疫系统，主要包括呼吸道、消化道及泌尿生殖道黏膜下的淋巴小结和弥散的淋巴组织及扁桃体、派尔集合淋巴结和阑尾等。黏膜相关淋巴组织在肠道、呼吸道及泌尿生殖道黏膜构成了一道免疫屏障，是参与局部特异性免疫应答的主要部位，在黏膜局部抗感染免疫防御中发挥重要作用，是机体抗感染的"边防军"。

考点：外周免疫器官的组成和功能

第二节　免疫细胞

凡参与免疫应答或与免疫应答有关的细胞统称为免疫细胞，主要包括造血干细胞、淋巴细胞、单核 - 吞噬细胞系统、抗原提呈细胞（APC）、粒细胞、红细胞和肥大细胞等。免疫细胞中 T 淋巴细胞、B 淋巴细胞表面具有特异性抗原识别受体，识别抗原后能活化、增殖和分化，分别介导特异性细胞免疫和体液免疫，故 T 淋巴细胞、B 淋巴细胞又称免疫活性细胞。其他免疫细胞主要介导非特异性免疫，在特异性免疫中发挥调节和辅助作用。

一、淋巴细胞

（一）T 淋巴细胞

1. T 淋巴细胞的来源、分布与成熟　骨髓造血干细胞随血液到达胸腺，此时称前 T 淋巴细胞或胸腺细胞，胸腺细胞在胸腺分化发育为成熟 T 淋巴细胞。T 淋巴细胞在胸腺分化成熟过程中，约 95% 细胞发生细胞凋亡，只有 5% 的 T 淋巴细胞成熟并进入血循环，定居于外周免疫器官。成熟 T 淋巴细胞接受抗原刺激，活化、增殖、分化为效应 T 细胞或记忆 T 细胞，介导特异性细胞免疫功能。T 淋巴细胞在外周血中占淋巴细胞总数的 65% ～ 70%。

2.T 淋巴细胞表面分子及其功能

（1）T 细胞受体（TCR）：是 T 淋巴细胞特异性抗原识别受体，为所有 T 淋巴细胞表面的特征性标志。同一克隆的 T 淋巴细胞具有结构相同的 TCR 分子，识别同一抗原表位。TCR 分为两类：一类由 α、β 两条链组成，外周血中 90% ～ 95% 的 T 淋巴细胞表达；另一类由 γ、δ 两条链组成，外周血中 5% ～ 10% 的 T 淋巴细胞表达。TCR 只能识别经抗原提呈细胞加工处理后表达于细胞膜上的与 MHC 分子结合的抗原肽。

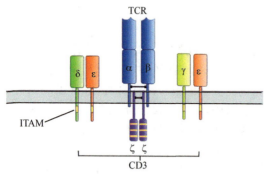

图 27-2　TCR-CD3 复合物结构示意图

（2）CD3 分子：存在于所有成熟 T 淋巴细胞表面，是 T 淋巴细胞特征性标志。通常 CD3 分子以非共价键与 TCR 形成 TCR-CD3 复合体（图 27-2）。CD3 不参与抗原识别，它具有稳定 TCR 结构和传递活化信号的作用。

（3）CD4 和 CD8 分子：成熟的 T 淋巴细胞一般只表达 CD4 或 CD8 分子，即 CD4⁺T 细胞或 CD8⁺T 细胞。CD4 和 CD8 分子的主要功能是辅助 TCR 识别抗原和参与 T 淋巴细胞活化信号的传导。CD4 分子是识别结合 MHC- Ⅱ 类分子的受体；CD8 分子是识别结合 MHC- Ⅰ 类分子的受体。CD4 和 CD8 分子也是测定 T 淋巴细胞亚群的重要表面标志。此外，CD4 分子还是 HIV 壳膜蛋白 gp120 的受体。

（4）CD28：是 T 淋巴细胞表面的一种重要的协同刺激分子受体，它可与抗原提呈细胞表面的 B7 分子结合产生 T 淋巴细胞活化所需的第二信号即协同刺激信号，诱导 T 淋巴细胞活化。

（5）CD40L（CD154）：主要表达于活化的 CD4⁺T 细胞或 CD8⁺T 细胞。为 B 淋巴细胞表面的 CD40 的配体，两者结合产生 B 淋巴细胞活化的第二信号，参与 B 淋巴细胞的活化过程。

（6）CD2 分子：也称淋巴细胞功能相关抗原 -2（LFA-2），因其能与绵羊红细胞结合又称为绵羊红细胞受体（E 受体）。E 受体是人类 T 淋巴细胞特有的重要表面标志之一。其配体是 LFA-3（CD58）。该受体亦参与 T 淋巴细胞活化过程中的信号传递。它与抗原提呈细胞表面的 LFA-3 分子相互作用时，可增强 T 淋巴细胞与抗原提呈细胞之间的结合，有助于协同刺激信号的产生。在一定的实验条件下，T 淋巴细胞与绵羊红细胞结合可形成玫瑰花样的花环，称 E 花环，该实验称为 E 花环形成试验。常用于检测外周血 T 淋巴细胞的数量，可间接反映机体免疫功能。正常人外周血淋巴细胞 E 花环形成率为 60% ～ 80%。此外，E 受体还能参与 T 淋巴细胞活化信号的传递。

（7）丝裂原受体：T 淋巴细胞表面具有植物血凝素（PHA）受体、刀豆蛋白 A（ConA）受体和美洲商陆（PWM）受体等。接受相应丝裂原刺激后，T 淋巴细胞可以发生有丝分裂，使淋巴细胞转化为淋巴母细胞。据此，临床上常用 PHA 刺激人外周血 T 淋巴细胞，观察其增殖分化程度，计算转化率，此即淋巴细胞转化试验，是一种细胞免疫功能的体外检测方法。正常人 T 淋巴细胞转化率为 60% ～ 80%。

此外，T 淋巴细胞表面还具有细胞因子受体、病毒受体等。

3. T 淋巴细胞亚群及功能　成熟 T 淋巴细胞是高度不均一的细胞群体，根据所处的活化阶段，可分为初始 T 细胞、效应 T 细胞和记忆 T 细胞。根据表达 TCR 的类型，T 淋巴细胞可分为 α、β T 细胞和 γ、δ T 细胞。按表达 CD 分子的不同，T 细胞可分为 CD4$^+$T 细胞和 CD8$^+$T 细胞。

（1）CD4$^+$T 细胞：主要为辅助性 T 淋巴细胞（Th），能识别抗原肽 -MHC- II 类分子复合物。Th 细胞包括 Th1 细胞和 Th2 细胞。Th1 细胞与抗原接触后，主要分泌 IL-2、IFN-γ、TNF-β 等因子，引起炎症反应或 IV 型超敏反应，故又称炎性 T 淋巴细胞；Th2 细胞主要分泌 IL-4、IL-5、IL-6、IL-10、IL-13，诱导 B 淋巴细胞增殖分化，分泌抗体，引起体液免疫应答。

（2）CD8$^+$T 细胞：主要包括细胞毒 T 淋巴细胞（Tc 或 CTL）和抑制性 T 淋巴细胞（Ts），能识别抗原肽 -MHC- I 类分子复合物，通过使靶细胞裂解或靶细胞凋亡的机制，特异性杀伤肿瘤细胞和病毒感染的细胞。抑制性 T 淋巴细胞通过分泌抑制性细胞因子和 IFN-γ，抑制体液免疫和细胞免疫。

（二）B 淋巴细胞

1. B 淋巴细胞的来源、分布与发育　B 淋巴细胞因在骨髓中发育成熟，故也称为骨髓依赖性淋巴细胞。B 淋巴细胞在骨髓微环境的作用下，经历前 B 淋巴细胞、未成熟 B 淋巴细胞，最终分化为成熟 B 淋巴细胞。成熟的 B 淋巴细胞离开骨髓随血流到达外周免疫器官定居，执行体液免疫功能。B 淋巴细胞占外周血淋巴细胞总数的 10%～15%。

2. B 淋巴细胞表面分子及其功能

（1）B 细胞受体（BCR）：是位于 B 淋巴细胞表面的膜结合型免疫球蛋白（SmIg），是 B 淋巴细胞特异性抗原识别受体，BCR 可以直接识别天然抗原。也是所有 B 淋巴细胞的特征性表面标志。

（2）CD19-CD21-CD81 复合物：CD19、CD21 和 CD81 均为膜分子，三者以非共价相连，共同组成 CD19-CD21-CD81 复合物，是 B 淋巴细胞特有的表面标志，也是 B 淋巴细胞活化中一个重要的辅助受体。其主要作用是增强 B 淋巴细胞对抗原刺激的敏感性。

（3）CD40 分子：是 B 淋巴细胞协同刺激信号受体，CD40 分子与活化的 T 淋巴细胞表达的 CD40 配体（CD40L 或 CD154）结合形成 B 淋巴细胞活化的第二信号，对于 B 淋巴细胞分化成熟和抗体产生起着十分重要的作用。

（4）B7 分子：至少有两种，即 B7-1（CD80）和 B7-2（CD86）。初始的 B 淋巴细胞一般不表达或低表达 B7。活化的 B 淋巴细胞其表达增高。B7 与 T 淋巴细胞表达的 CD28 结合，为 T 淋巴细胞活化提供必需的协同刺激信号；B7 也可与活化 T 淋巴细胞表达的 CTLA-4 结合，从而抑制 T 淋巴细胞活化信号的转导，对适应性免疫应答起负调节作用。

（5）丝裂原受体：B 淋巴细胞表面有细菌脂多糖（LPS）、葡萄球菌 A 蛋白（SPA）和美洲商陆等丝裂原受体。B 淋巴细胞表达的丝裂原受体与相应的丝裂原作用后，可非特异性诱导 B 细胞活化、增殖和分化。

此外，B 淋巴细胞表面还具有 Fc 受体、补体受体、细胞因子受体等。

3. B 淋巴细胞亚群及功能　根据是否表达 CD5 分子，可将 B 淋巴细胞分为 B1（CD5$^+$）细胞和 B2（CD5$^-$）细胞两个亚群。

（1）B1 细胞：为 CD5$^+$B 细胞。产生于个体发育早期，具有自我更新能力。主要位于肠道固有层、胸膜腔和腹膜腔中。能识别多糖类抗原如脂多糖等，主要参与固有免疫应答。其 BCR 受抗原刺激后，无需 Th 细胞的辅助，主要产生低亲和力的 IgM 类抗体。某些自身抗体和天然抗体多由 B1 淋巴细胞产生，因此可能与某些自身免疫病的发生有关。

（2）B2 细胞：为 CD5⁻B 细胞。即通常所指的介导体液免疫应答的 B 淋巴细胞。B2 细胞在个体发育中出现相对较晚，定居于外周免疫器官，主要识别蛋白质抗原，在相应抗原刺激下需 Th2 细胞的辅助才能产生抗体，并且可产生高亲和力抗体，介导特异性体液免疫。B1 细胞与 B2 细胞的特点比较见表 27-2。

表 27-2 B1 细胞与 B2 细胞的特点比较

性质	B1 细胞	B2 细胞
初次产生时间	胎儿期	出生后
更新方式	自我更新	由骨髓产生
分布	胸腔、腹腔、肠壁固有层	外周免疫器官，外周血
特异性	低，为多反应性，可与多种抗原结合	高，为单特异性，只与一种抗原结合
分泌的 Ig 类型	IgM > IgG，亲和力低	IgG > IgM，亲和力高
主要应答的抗原类型	TI 抗原	TD 抗原
自发性 Ig 的产生	高	低
体细胞突变	低或无	高
主要免疫应答类型	固有免疫	适应性免疫（体液免疫）

考点：T 淋巴细胞和 B 淋巴细胞的主要表面分子及其功能

（三）NK 细胞

自然杀伤细胞（natural killer cell，NK 细胞）来源于骨髓淋巴样祖细胞，主要分布于外周血、脾和淋巴结中。NK 细胞无需抗原预先致敏，也不受 MHC 限制，可通过释放穿孔素、颗粒酶，表达 FasL 和分泌 TNF-α 产生杀伤效应，直接杀伤某些肿瘤和病毒感染的靶细胞，故称为自然杀伤细胞。NK 细胞表面表达 IgGFc 受体，能识别杀伤与 IgG 抗体特异性结合的靶细胞。这种通过抗体的"桥梁"作用杀伤靶细胞，称为抗体依赖性细胞介导的细胞毒作用（antibody dependent cell-mediated cytotoxicity，ADCC），在机体抗病毒感染和抗肿瘤免疫过程中起重要作用。此外，NK 细胞活化后，还可通过分泌 IFN-γ、IL-2 和 TNF 等细胞因子，增强机体抗感染效应并参与免疫调节。

考点：抗原提呈细胞的概念、种类

二、抗原提呈细胞

抗原提呈细胞（antigen presenting cell，APC）是指在免疫应答过程中能够摄取、加工、处理抗原，并将抗原信息呈递给抗原特异性淋巴细胞的一类免疫细胞。抗原提呈细胞有专职和非专职之分，专职抗原提呈细胞通常指表达 MHC-Ⅱ类分子的细胞，包括单核/巨噬细胞、树突状细胞和 B 淋巴细胞等。非专职抗原提呈细胞包括内皮细胞、成纤维细胞和各种上皮细胞、间皮细胞，它们通常情况下不表达 MHC-Ⅱ类分子，但在炎症或某些细胞因子作用下，也可表达 MHC-Ⅱ类分子，具有一定的抗原呈递功能。细胞表面高表达 MHC-Ⅰ类分子的抗原提呈细胞，主要提呈内源性抗原如病毒性抗原、肿瘤抗原等；细胞表面高表达 MHC-Ⅱ类分子的抗原提呈细胞，主要提呈外源性抗原如病原微生物、异种蛋白等。

（一）单核/巨噬细胞

单核/巨噬细胞包括血液中的单核细胞和组织中的巨噬细胞。外周血中单核细胞占血细胞总数的 1%～3%。单核细胞在血液中停留 12～24 小时，从血管移出进入组织器官，进一步分化为巨噬细胞。巨噬细胞在不同组织中有不同的名称，如在肺组织中称尘细胞、在脑组织中称小胶质细胞，在淋巴结、脾、胸腔、腹腔中称巨噬细胞。

单核/巨噬细胞的功能主要有①吞噬杀伤作用：单核/巨噬细胞具有很强的吞噬和杀伤能力，是参与体内非特异性免疫防御作用的重要免疫细胞。单核/巨噬细胞也可作为免疫效应细胞直接清除各种异物，杀伤肿瘤细胞和细胞内寄生的病原体。②处理递呈抗原作用：单核/巨噬细胞是专职性抗原提呈细胞，可摄取、加工、处理、提呈抗原给T淋巴细胞，从而启动适应性免疫应答。③分泌和免疫调节作用：活化的巨噬细胞能分泌多种酶类和生物活性物质，如溶菌酶、溶酶体酶、细胞因子（IL-1、IL-3、IL-6、IL-8、IL-10、IFN等）、前列腺素、白三烯等，促进炎症反应发生，参与免疫调节。

（二）树突状细胞

树突状细胞（dendritic cell，DC）是骨髓造血干细胞在骨髓中分化形成的具有强大抗原提呈功能的专职抗原提呈细胞，主要分布于脑组织以外的全身各组织器官中。在专职性抗原提呈细胞中，树突状细胞提呈抗原能力最强，可显著刺激初始T淋巴细胞增殖，是细胞免疫应答的始动者。树突状细胞可分泌IL-12、TNF、INF等多种细胞因子和趋化因子参与炎症反应和组织修复，调节其他免疫细胞功能，参与固有免疫和适应性免疫应答。此外，树突状细胞参与免疫耐受的维持与诱导，在治疗慢性感染、恶性肿瘤、自身免疫病和诱导移植耐受等方面已得到广泛关注，并取得一定的进展。

三、其他免疫细胞

血液中的中性粒细胞、嗜酸粒细胞、嗜碱粒细胞、红细胞、血小板，组织中的肥大细胞也不同程度地参与了机体的免疫应答。

第三节　免疫分子

免疫分子是指参与机体免疫应答的生物活性物质，主要包括抗体（见第四章）、补体（见第五章）、细胞因子、CD分子等。本节重点讲述后面两种分子。

一、细胞因子

（一）细胞因子概念

细胞因子（cytokines，CK）是由免疫细胞或非免疫细胞（血管内皮细胞、成纤维细胞、表皮细胞等）合成并分泌的小分子蛋白质或小分子多肽，具有调节免疫应答、促进造血、促进创伤修复等多种生物学功能。目前，临床上细胞因子已作为一类重要的生物应答调节剂来治疗肿瘤、自身免疫病和免疫缺陷性疾病等。

（二）细胞因子的特点

1. 理化特性　大多数细胞因子为小分子（8～30kDa）蛋白质或糖蛋白。多数以单体形式存在。

2. 生物学作用特点　①细胞因子通过细胞因子受体发挥效应：细胞因子必须与细胞表面相应细胞因子受体结合才能发挥生物学效应。②多源性：一种细胞因子可由多种细胞产生，如IL-1可由单核/巨噬细胞、内皮细胞、B淋巴细胞、成纤维细胞等产生。一种细胞也可以产生多种细胞因子，如活化的T淋巴细胞可产生IL-2、IL-6、IFN-γ、GM-CSF等。③高效性：细胞因子与细胞表面受体结合后，极微量细胞因子（10^{-12}mol/L）即可发挥明显效应。④生

考点：细胞因子的概念

物学效应的多效性：一种细胞因子可作用于不同细胞，产生多种生物学效应，如 IL-4 促进浆细胞分泌 IgE，也参与 Th2 细胞的分化。⑤重叠性：几种不同的细胞因子作用于同一种靶细胞，产生相同或相似的生物学效应。⑥拮抗性：一种细胞因子抑制其他细胞因子的功能。⑦协同性：一种细胞因子增强另一种细胞因子的功能，如 IL-3 和 IL-11 共同刺激造血干细胞的分化成熟。⑧网络性：细胞因子之间相互促进、相互抑制、形成复杂的细胞因子调节网络。

细胞因子常以自分泌（作用于分泌细胞自身）、旁分泌（对邻近细胞发挥作用）或内分泌（通过循环系统作用于远距离的细胞）方式发挥作用。

（三）细胞因子的分类

细胞因子种类繁多，目前已发现 200 多种，根据其结构和功能，细胞因子可分为 IL、IFN、TNF、集落刺激因子 (colony stimalating factor，CSF)、趋化性细胞因子 (chemokine) 和生长因子 (growth factor，GF)6 类。

1. 白细胞介素　现已报道有 35 余种（IL-1 ~ IL-35）。由 T 淋巴细胞、B 淋巴细胞、单核细胞、巨噬细胞、自然杀伤细胞、骨髓网状细胞、内皮细胞及成纤维细胞产生。主要作用是调节机体免疫应答、介导炎症反应和刺激造血等功能。

2. 干扰素　是一类由病毒或干扰素诱生剂诱导人或动物细胞产生的糖蛋白，能干扰病毒在机体细胞内增殖与复制的细胞因子。具有广泛的抗病毒、抗肿瘤和免疫调节作用。根据来源和理化性质不同，可将其分为 α、β、γ 三种类型：其中 IFN-α 和 IFN-β 主要由白细胞、成纤维细胞和病毒感染的组织细胞产生，又称 I 型干扰素，以抗病毒、抗肿瘤作用为主；IFN-γ 主要由活化的 T 淋巴细胞和 NK 细胞产生，又称 II 型干扰素，以免疫调节作用为主。

3. 肿瘤坏死因子　是一类能使肿瘤发生出血坏死的细胞因子。主要有 TNF-α 和 TNF-β（淋巴毒素），前者主要由活化的单核 / 巨噬细胞产生，后者由淋巴细胞、NK 细胞、T 淋巴细胞产生。具有抗肿瘤、参与免疫调节、促进炎症反应、引起恶病质等多种生物学活性。

4. 集落刺激因子　是一类在体内外能够选择性刺激造血干细胞增生分化成特定谱系细胞的细胞因子。由 T 淋巴细胞、单核细胞、内皮细胞、成纤维细胞等产生。主要包括粒细胞集落刺激因子（G-CSF）、巨噬细胞集落刺激因子（M-CSF）、粒细胞 - 巨噬细胞集落刺激因子（GM-CSF）、红细胞生成素（erythropoietin，EPO）、血小板生成素（TPO）等。

5. 趋化性细胞因子　由白细胞和造血微环境中的基质细胞分泌，可结合在内皮细胞的表面，是具有趋化作用的细胞因子。对单核细胞、中性粒细胞、淋巴细胞、树突状细胞、嗜酸粒细胞、嗜碱粒细胞等有趋化和激活作用。

6. 生长因子　是具有刺激细胞生长作用的细胞因子。其种类较多，包括转化生长因子（TGF）、表皮细胞生长因子（EGF）、血管内皮细胞生长因子（VEGF）、成纤维细胞生长因子（FGF）、神经生长因子（NGF）、血小板衍生生长因子（PDGF）等。

细胞因子风暴

细胞因子风暴（cytokine storm）是指机体感染微生物后引起体液中多种细胞因子如 TNF-α、IL-1、IL-6、IL-12、IFN-α、IFN-β、IFN-γ 和 IL-8 等迅速大量产生的现象，是引起急性呼吸窘迫综合征和多器官衰竭的重要原因。

免疫系统的日常工作是清除感染，如果免疫系统被激活到极限程度或者失去控制，导致过多的细胞因子产生，使免疫细胞和相关液体在感染部位累积，阻碍组织和器官的正常功能，伤害宿主，极端的免疫攻击是"细胞因子风暴"，如禽流感、非典及埃博拉病毒感染等，细胞因子风暴才是夺命杀手。

链　接

（四）细胞因子的生物学作用

1. 免疫调节作用　免疫细胞间存在着复杂的调节关系，细胞因子是传递这种调节信号的信息分子，如在免疫应答过程中 T 淋巴细胞、B 淋巴细胞的活化、增殖、分化离不开巨噬细胞及 Th 细胞产生的 IL-1、IL-2、IL-4 及 IL-6 等细胞因子的作用。细胞因子可通过细胞因子网络对免疫应答发挥双向调节作用。

2. 刺激造血功能　从造血干细胞到成熟的血细胞的分化发育过程中，每一阶段都需要不同细胞因子的参与，其中各种集落刺激因子发挥重要作用。目前各种集落刺激因子已广泛应用于促进骨髓移植患者白细胞的生成和治疗严重贫血等。

3. 促进创伤的修复　多种细胞因子在组织损伤的修复中发挥重要作用，如血管内皮细胞生长因子可促进血管淋巴管的生成。成纤维细胞生长因子促进多种细胞的增殖，有利于慢性软组织溃疡的愈合。表皮生长因子促进上皮细胞、成纤维细胞和内皮细胞的增殖，促进皮肤溃疡和创口的愈合等。

4. 参与炎症反应　有些细胞因子如 TNF、IL-1、IL-16 和趋化性细胞因子可促进血管内皮表达黏附分子，促进炎症细胞在感染部位浸润、活化和释放炎症介质。

二、白细胞分化抗原

白细胞分化抗原（leukocyte differentiation antigen，LDA）是指造血干细胞在分化成熟为不同谱系、各个谱系分化不同阶段，以及成熟细胞活化过程中，出现或消失的细胞表面分子。当前多采用单克隆抗体对细胞表面分化抗原进行鉴定，为使其名称标准化，国际上统一以分化群（cluster of differentiation，CD）命名，并附数字于后以便区分抗原的种类。白细胞分化抗原可作为表面标志用于细胞的鉴定和分离，它不仅参与识别、捕捉抗原、促进免疫细胞与抗原或免疫分子间的相互作用，还可介导在免疫细胞间、免疫细胞与基质间的黏附作用，在免疫应答的识别、活化及效应阶段均发挥重要作用。目前，CD 分子已达三百多个，且在不断被发现。

考点：细胞因子的生物学作用

小结

免疫系统是人体重要的防卫系统，由免疫器官、免疫细胞及免疫分子构成。免疫器官又分为中枢免疫器官和外周免疫器官，前者是免疫细胞产生、分化及成熟的场所；后者是淋巴细胞定居、增殖和产生免疫应答的场所。免疫细胞是免疫功能的执行者，主要有 T 淋巴细胞、B 淋巴细胞、NK 细胞、单核 / 巨噬细胞、树突状细胞等。T 淋巴细胞表面有 TCR、CD28 分子、CD4 分子、CD8 分子、绵羊红细胞受体及丝裂原受体等表面分子。B 淋巴细胞表面有 BCR、CD40 分子、B7 分子、Fc 受体、补体受体及丝裂原受体等。抗原提呈细胞包括巨噬细胞、树突状细胞、B 淋巴细胞等，主要有呈递抗原信息及调节免疫功能等作用。细胞因子是由免疫细胞或非免疫细胞合成并分泌的小分子蛋白质或小分子多肽，具有调节免疫应答、促进造血、促进创伤修复、参与炎症反应等多种生物学功能。

目 标 检 测

【A₁型题】

1. 属于中枢免疫器官的是
   A. 胸腺　　　　　　　　B. 淋巴结
   C. 脾　　　　　　　　　D. 扁桃体
   E. 阑尾

2. 属于外周免疫器官的是
   A. 骨髓　　　　　　　　B. 淋巴结
   C. 胸腺　　　　　　　　D. 肾上腺
   E. 肝

3. 人类B淋巴细胞分化成熟的免疫器官是
   A. 法氏囊　　　　　　　B. 淋巴结
   C. 胸腺　　　　　　　　D. 骨髓
   E. 脾

4. 有关抗原提呈细胞描述不正确的是
   A. 是免疫细胞
   B. 能吞噬消化病原体
   C. 能摄取、加工、处理抗原
   D. 能将抗原信息呈递给特异淋巴细胞
   E. 能特异性识别抗原，直接发挥免疫效应

5. 与抗体产生有关的细胞是
   A. 红细胞　　　　　　　B. 粒细胞
   C.Tc 细胞　　　　　　　D. 巨噬细胞
   E.B 淋巴细胞

6. 关于T淋巴细胞和B淋巴细胞描述错误的是
   A. 都具有抗原识别受体
   B. 都能表达 CD 抗原

C. 都表达有 CD4 抗原
   D. 抗原刺激都能活化、增殖、分化
   E. 都是免疫细胞

7. 可用于抗病毒感染的细胞因子是
   A. 干扰素　　　　　　　B. 白细胞介素
   C. 肿瘤坏死因子　　　　D. 生长因子
   E. 集落刺激因子

8. 切除胸腺的新生鼠的淋巴结中缺乏何种细胞
   A. 巨噬细胞　　　　　　B.B 淋巴细胞
   C.T 淋巴细胞　　　　　D. 干细胞
   E. 粒细胞

9. 直接杀伤肿瘤细胞的细胞因子是
   A.IL-1　　　　　　　　B.EPO
   C.TNF　　　　　　　　D.IL-6
   E.IL-4

10. T 淋巴细胞、B 淋巴细胞定居增殖的部位是
    A. 中枢免疫器官　　　　B. 外周免疫器官
    C. 胸腺　　　　　　　　D. 骨髓
    E. 腔上囊

11. E 受体是哪种细胞的表面分子
    A.APC　　　　　　　　B. 粒细胞
    C.T 淋巴细胞　　　　　D. 巨噬细胞
    E.B 淋巴细胞

（高文卫）

第二十八章　抗　　原

学 习 目 标

1. 掌握抗原的概念及特性，完全抗原、半抗原、抗原表位的概念。
2. 熟悉决定抗原免疫原性的因素；熟悉医学上重要的抗原。
3. 了解共同抗原和交叉反应；HLA 分子的结构、分布及主要生物学功能。

第一节　抗原的概念和特性

抗原（antigen，Ag）是指能刺激机体免疫系统产生抗体或效应 T 细胞，并能与相应抗体或效应 T 细胞在体内或体外发生特异性结合的物质。

抗原有两个特性：①免疫原性（immunogenicity），指能够刺激机体免疫系统产生抗体或效应 T 细胞的特性。②抗原性（antigenicity）或免疫反应性（immunoreactivity），是指抗原能与相应的抗体或效应 T 细胞发生特异性结合的性能。

根据抗原的两种特性，将既有免疫原性又有免疫反应性的物质称为完全抗原，如大多数蛋白质、细菌、病毒、细菌外毒素、异种动物血清等都是完全抗原。将具有免疫反应性，而无免疫原性的物质，称为不完全抗原，又称半抗原。半抗原大多为小分子物质，如多糖、类脂和某些药物半抗原如青霉素、磺胺等。如果半抗原和大分子载体蛋白质结合形成半抗原-载体复合物，就获得了免疫原性而变成完全抗原，该种复合物不但可刺激机体产生针对半抗原的抗体，也可刺激机体产生针对蛋白质载体的抗体（图 28-1）。

考点：抗原的概念及特性

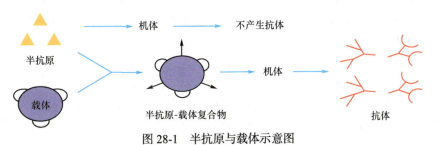

图 28-1　半抗原与载体示意图

为什么使用青霉素之前一定要进行皮试?

青霉素的降解产物青霉烯酸是一种半抗原，不具有免疫原性。在青霉素进入体内后，如果其降解产物和组织蛋白结合形成青霉烯酸蛋白，就可成为具有免疫原性的完全抗原，从而获得了免疫原性，并刺激免疫系统产生抗青霉素抗体。当青霉素再次进入人体内时，抗青霉素抗体立即与青霉素结合，产生病理性免疫反应，出现皮疹或过敏性休克，甚至危及生命。所以在使用青霉素之前一定要进行皮试。

链接

第二节　决定抗原免疫原性的因素

正常情况下，机体对自身物质或细胞不产生免疫应答。抗原的免疫原性取决于抗原物质本身因素、抗原进入机体的方式和宿主方面的因素。

一、抗原本身因素

一种物质是否具有免疫原性，主要由该物质的异物性强弱、相对分子质量大小及化学组成是否复杂等因素共同决定的。

（一）异物性

异物性是构成抗原免疫原性的首要条件。异物性是指与自身正常组织成分有差异或胚胎期与机体免疫细胞未接触过的物质。通常物质来源与宿主种系关系越远，则免疫原性越强；而种系关系越近，免疫原性越弱。例如，鸭血清蛋白对家兔呈强免疫原性；而对鸡则呈弱免疫原性。

（二）大分子物质

具有免疫原性的物质通常为大分子物质，分子质量常在 10kDa 以上，而低于 4kDa 的无机物一般不具有免疫原性。一般而言，分子量越大，免疫原性越强。因为大分子物质不易降解，在体内存留的时间长，且大分子物质含有的化学基团多而复杂，利于刺激免疫系统产生免疫应答。

（三）化学组成与结构

抗原物质的化学组成与结构越复杂，免疫原性就越强。例如，明胶分子质量高达 100kDa，因其由直链氨基酸组成，结构简单，在体内易降解为低分子物质，所以免疫原性很弱。而胰岛素的分子质量仅 5.7kDa，但其序列中含芳香族氨基酸，结构复杂，不易降解，故免疫原性强。

此外，抗原的免疫原性还与抗原的分子构象、物理性状等因素有关，颗粒性抗原较可溶性抗原免疫原性强，因此，临床上常将免疫原性弱的抗原吸附在某些大颗粒物质表面，以增强免疫原性，提高免疫效果。

二、抗原进入机体的方式

同一抗原物质经不同途径进入机体后，刺激机体产生免疫应答的强度有所不同，根据抗原进入途径不同，诱导机体免疫应答强度由强到弱依次为皮内注射＞皮下注射＞肌内注射＞腹腔注射（仅限于动物）＞静脉注射。口服抗原易诱导耐受。

三、宿主方面因素

机体对抗原的免疫应答能力受基因控制。不同种类、同种不同个体对同一抗原产生应答的程度不同。宿主的年龄、性别和健康状态也影响机体对抗原应答的强弱。一般情况下，青壮年动物比幼年和老年动物对抗原的免疫应答能力强；新生动物或婴儿对多糖类抗原不产生免疫应答，故易引起细菌感染。

此外，决定抗原的免疫原性的因素还与抗原进入体内的剂量及是否应用佐剂等有关。

第三节 抗原的特异性与交叉反应

一、抗原的特异性

特异性（specificity）即专一性，是指抗原诱导机体产生免疫应答及其与免疫应答产物相互作用所显示的相互吻合性或专一性。这种特异性既表现在免疫原性上，也表现在免疫反应性上。例如，伤寒沙门菌抗体只对伤寒沙门菌起作用，对痢疾志贺菌无作用，反之亦然。抗原的特异性是由抗原物质表面的特殊化学基团即抗原决定簇（antigenic determinant），又称抗原表位所决定的。抗原表位中所含化学基团的性质、数目、位置和空间构象决定着抗原的特异性。特异性是免疫学诊断与防治的理论依据。

考点：抗原表位的概念

二、共同抗原表位与交叉反应

天然抗原分子结构复杂，具有多种抗原表位。每种表位都能刺激机体产生一种相应的特异性抗体。在两种或两种以上的天然抗原中，存在有相同或相似的抗原表位，称为共同抗原表位。具有共同抗原表位的不同抗原称为共同抗原。一种抗原诱生的抗体不仅可与该抗原特异性结合，还可与其他和该抗原具有共同抗原表位的抗原结合，此即为交叉反应（图28-2）。

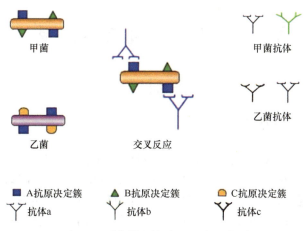

图 28-2 共同抗原与交叉反应示意图

第四节 抗原的分类

抗原的分类方法很多，主要有以下几种分类方法。

一、根据刺激机体发生免疫应答过程中是否需要 T 淋巴细胞的辅助分类

（一）胸腺依赖性抗原

胸腺依赖性抗原（thymus dependent antigen，TD-Ag）指刺激 B 淋巴细胞活化产生抗体时依赖于 T 淋巴细胞协助，故又称 T 淋巴细胞依赖性抗原。绝大多数蛋白质抗原如病原微

生物、血细胞、血清蛋白等均属于 TD-Ag。该类抗原刺激机体主要产生 IgG 类抗体，能产生记忆细胞，既能引起体液免疫，又能引起细胞免疫。先天性胸腺缺陷和后天性 T 淋巴细胞功能缺陷的个体，TD-Ag 诱导机体产生抗体的能力明显低下。

（二）非胸腺依赖性抗原

非胸腺依赖性抗原（thymus independent antigen，TI-Ag）是不需要 T 淋巴细胞协助即可直接激活 B 淋巴细胞产生抗体的抗原。该类抗原少，如细菌脂多糖、荚膜多糖等。该类抗原刺激机体主要产生 IgM 类抗体，不产生记忆细胞，只能引起体液免疫，不能引起细胞免疫。

二、根据抗原与机体的亲缘关系分类

根据抗原与机体的亲缘关系可分为异种抗原、同种异型抗原、自身抗原、异嗜性抗原等（详见本章第五节）。

三、根据抗原是否在抗原提呈细胞内合成分类

根据抗原是否在抗原呈细胞内合成可分为内源性抗原和外源性抗原。

另外，还有其他一些分类方法，如根据抗原的化学组成成分分为蛋白质抗原、脂蛋白抗原、糖蛋白抗原、核蛋白抗原和多糖抗原等；根据抗原的获得方式分为天然抗原、人工抗原和合成抗原等。

第五节　医学上重要的抗原

一、异种抗原

异种抗原即来自另一物种的抗原。

（一）病原生物及其代谢产物

细菌、病毒等虽然结构简单，但其化学组成复杂，对人有较强的免疫原性。每种病原生物都含有多种抗原表位，都是良好的抗原，能诱导机体发生免疫应答。例如，细菌具有菌体（O）抗原、鞭毛（H）抗原、表面抗原等，能刺激机体产生相应抗体，临床上可通过检测抗体诊断相关的疾病；亦可将病原微生物制成疫苗，用于预防疾病。人体寄生虫虫体一般比微生物要大得多，抗原更为复杂。完整的虫体及寄生虫的分解产物都能成为抗原，刺激机体产生免疫应答。

细菌分泌的外毒素具有很强的免疫原性。将其经 0.3% ～ 0.4% 甲醛处理脱毒后仍保留免疫原性，称为类毒素，可用于预防接种。外毒素和类毒素均可刺激机体产生中和外毒素的抗体，称为抗毒素。

（二）动物免疫血清

临床上常用的抗毒素是将类毒素给马体进行免疫注射，然后从马血清中分离提取免疫球蛋白制成的制剂，即动物免疫血清。这种来源于动物的抗体对人体具有双重性：一方面，它含有特异性抗体，可中和感染者体内相应的外毒素，起到防治疾病作用；另一方面，马血清对人而言又是异种动物蛋白，具有免疫原性，能刺激机体产生抗马血清蛋白的抗体，可引起血清病或过敏性休克，故使用前需做皮肤过敏试验。

二、同种异型抗原

同种异型抗原（alloantigen）是同一种属不同个体之间所存在的抗原。此类抗原是由遗传基因决定的，人类主要同种异型抗原有红细胞血型抗原和人类主要组织相容性抗原。

（一）红细胞血型抗原

1.ABO 血型抗原 根据人类红细胞膜上所含抗原的不同，可将人血型分为 A、B、AB 和 O 四种类型。每个人的血清中不含有与本人血型相应的抗体。血型不符的输血，会引起免疫溶血反应。所以在输血前必须进行交叉配血试验。

2.Rh 血型抗原 人类的 Rh 系统有 Rh 阳性和 Rh 阴性两型，中国人中 99% 为 Rh 阳性。人体血清中不存在抗 Rh 抗原的天然抗体，在某些情况下（如输血或妊娠），Rh 阳性红细胞进入 Rh 阴性的机体内可刺激机体产生抗 Rh 的抗体，可引起严重的溶血反应。

（二）人类主要组织相容性抗原

人类主要组织相容性抗原指在有核细胞膜上存在的蛋白抗原，因首先在白细胞表面发现，故称人类白细胞抗原（human leukocyte antigen，HLA）。主要组织相容性复合体（major histocompatibility complex，MHC）是指存在于脊椎动物的某一染色体上一组密切连锁的高度多态性的基因群，可编码主要组织相容性抗原，该抗原在免疫应答的启动和免疫调节中发挥重要作用。各种哺乳动物都拥有各自的 MHC，编码人类主要组织相容性抗原的基因称为 HLA 复合体，是位于第 6 号染色体短臂上由 224 个基因组成的连锁群。

1.HLA 分子的结构及分布 虽然同一种属不同个体的 HLA 复合体不同，但其编码的分子在化学结构、组织分布及功能上十分相近。

（1）HLA- I 类分子：为糖蛋白，由 α 和 β 两条多肽链以非共价键连接而成。由 HLA 编码的 α 链又称重链；由第 15 号染色体上的相应基因编码的 β 链又称轻链或 β_2 微球蛋白（β_2m）。

HLA- I 类分子可分为四个区：①肽结合区，位于 α 链的氨基端，由 α_1 和 α_2 两个功能区组成，共同构成抗原结合槽，是与抗原肽结合的部位。抗原结合槽决定 I 类分子的多态性。被结合的多数是内源性抗原经加工处理后的抗原肽。另外，也是 TCR 识别部位。②免疫球蛋白样区，由重链 α_3 功能区和 β_2m 组成。在抗原提呈过程中，α_3 功能区是与 T 淋巴细胞表达的 CD8 分子相互识别和结合的部位。β_2m 有助于 I 类分子的结构稳定及在细胞膜上的表达。③跨膜区，该区由 α 链的约 25 个氨基酸组成，以螺旋状穿过细胞膜，并将 I 类分子锚定在细胞膜上。④胞质区，位于胞质中，具有细胞内外信号传导的功能（图 28-3）。

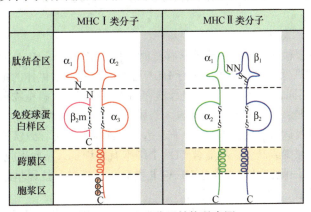

图 28-3 HLA 分子结构示意图

HLA-Ⅰ类分子广泛分布于所有有核细胞、血小板和网织红细胞表面。不同细胞表面表达的数量不同，淋巴细胞表面最多，其次为肝、肾的细胞，肌肉和神经组织细胞表达较少，成熟红细胞和滋养层细胞表面一般不表达。

（2）HLA Ⅱ-类分子：也为糖蛋白，是由 α 链和 β 链以非共价键连接组成的异源二聚体。HLA-Ⅱ类分子的基本结构也分为四个区：①肽结合区，α 链的膜外部分含 α_1 和 α_2 两个功能区，β 链的膜外部分含 β_1 和 β_2 两个功能区。其中，α_1 和 β_1 构成抗原肽结合区，决定Ⅱ类分子的多态性。被结合的一般是外源性抗原经加工处理后的抗原肽。也是 TCR 识别部位。②免疫球蛋白样区，由重链 α_2 功能区和 β_2 片段组成。β_2 功能区是与 T 淋巴细胞表达的 CD4 分子识别和结合的部位。③跨膜区，穿过细胞膜的脂质双层，并将Ⅱ类分子锚定在细胞膜上。④胞质区，与细胞跨膜信号的传递有关。

HLA-Ⅱ类分子主要分布于 B 淋巴细胞、单核 / 巨噬细胞、树突状细胞和活化的 T 淋巴细胞、血管内皮细胞等表面。

2.HLA 分子的生物学功能

（1）参与抗原提呈：HLA-Ⅰ类分子提呈内源性抗原，如病毒或肿瘤抗原，这些在胞质内加工成抗原肽，与新合成的 HLA-Ⅰ类分子结合，形成抗原肽 -HLA Ⅰ类分子复合物表达到细胞表面，供 $CD8^+T$ 细胞抗原识别受体识别，并使 T 淋巴细胞活化；HLA-Ⅱ类分子提呈外源性抗原，如体液中的细菌在抗原提呈细胞内被加工处理成抗原肽后，与 HLA-Ⅱ类分子结合形成抗原肽 -HLA Ⅱ类分子复合物转运到细胞表面，供 $CD4^+T$ 细胞的抗原识别受体识别，并使之活化。

（2）诱导移植排斥反应：HLA 是人类的同种异体抗原，在进行异体器官、组织移植时，在受者体内诱导产生相应的抗体和特异的 CTL 细胞，从而攻击移植物细胞而发生排斥反应。

（3）参与 T 淋巴细胞的分化发育：成熟的、有功能的 T 淋巴细胞必须在胸腺中经过阳性选择和阴性选择，HLA-Ⅰ类分子及 HLA-Ⅱ类分子参与了这两种选择过程。通过这种选择作用，自身反应性 T 淋巴细胞克隆或被清除或处于无应答状态，结果产生对自身抗原的免疫耐受。只有那些具有识别非己抗原受体的单阳性细胞分化发育成具有免疫活性的 T 淋巴细胞。

（4）参与免疫应答调节：研究证实，HLA 分子作为参与抗原提呈的关键成分，其表达水平的高低直接决定机体对抗原产生应答的强弱。因此，通过调控 HLA 分子的表达水平，可有效发挥免疫调节作用。

（5）约束免疫细胞间的相互作用：即 MHC 限制性，T 淋巴细胞抗原受体在识别抗原肽时，需同时识别与抗原肽结合的同基因型 MHC 分子。$CD4^+T$ 细胞识别抗原肽时，需同时识别 MHC-Ⅱ类分子，$CD8^+T$ 细胞识别抗原肽时，需同时识别 MHC-Ⅰ类分子，这一现象称为 MHC 限制性。

考点 HLA 分子的生物学功能

3.HLA 在医学上的意义

（1）HLA 与器官移植：同种异体器官移植时，供、受者之间 HLA 型别吻合的程度决定着移植物存活率的高低。移植手术前进行 HLA 配型是寻找合适供体的主要依据。单卵双生两个体 HLA 完全相同，所以在他们间进行器官和骨髓移植时，移植物可长期存活。移植物存活率的顺序分别是：单卵双胞胎 > 同胞 > 亲属 > 无亲缘关系个体。

（2）HLA 异常表达与疾病：HLA 分子表达升高或降低都可导致疾病。许多肿瘤细胞表面 HLA-Ⅰ类分子减少或缺失，不能被 $CD8^+T$ 细胞有效识别，从而逃脱免疫监视。相反，某些自身免疫病的靶细胞，可异常表达 HLA-Ⅱ类分子，将自身抗原呈递给免疫细胞，从而诱导异常的自身免疫，形成自身免疫病。

（3）HLA 与疾病的相关性：HLA 与疾病的关联，指带有某些特定 HLA 型别的个体易患某一疾病（阳性关联）或对该疾病有较强的抵抗力（阴性关联），其关联程度用相对风险（RR）表示。现已发现 500 多种疾病与一种或多种 HLA 抗原相关。其中大部分为自身免疫病。最典型的关联疾病是强直性脊柱炎，该病患者中 HLA-B27 抗原的阳性率为 58% ～ 97%，相对风险平均为 89.8，即表达 HLA-B27 抗原的个体较 HLA-B27 阴性者患强直性脊柱炎的机会要大 89.8 倍。研究 HLA 与疾病的相关性，能有助于某些疾病的诊断、预测和预后判断。

（4）HLA 与亲子鉴定和法医学：HLA 是体内最复杂的多态性基因系统，且 HLA 终身不变，借助 HLA 基因型和表型，可用于亲子鉴定和身份鉴定。

三、自身抗原

正常情况下，自身组成物质对机体免疫系统没有免疫原性，但在下列情况下可成为自身抗原，刺激自身的免疫系统发生免疫应答。

（一）修饰的自身抗原

由于病原微生物感染、外伤、药物、电离辐射等作用，使自身正常组织细胞分子结构发生改变，形成新的抗原决定基或暴露自身抗原内部的抗原决定基而具有免疫原性。这种自身抗原是主要引起自身免疫病的重要因素之一。

（二）隐蔽的自身抗原

正常情况下某些自身成分与免疫系统和血液是隔绝的，从未接触过免疫细胞，称之为隐蔽抗原（如脑、晶状体蛋白、精子、甲状腺球蛋白等）。在外伤、手术或感染等原因，使这些组织成分进入血液接触免疫细胞，则可引起自身免疫应答，导致自身免疫病发生，如甲状腺功能亢进、眼晶状体过敏性眼炎、男性不育症等。

此外，自身免疫的发生，除体内出现自身抗原外，机体免疫系统功能异常，对"禁忌细胞株"失去抑制时，同样可以引起自身免疫病。

四、异嗜性抗原

异嗜性抗原（heterophilic antigen）是指存在于人、动物、植物及微生物等不同物种间的共同抗原，又称为 Forssman 抗原。例如，乙型溶血性链球菌 M 蛋白与人肾小球基膜、心瓣膜和心肌组织有共同抗原，因此，在链球菌感染后可刺激机体产生相应抗体，通过交叉反应造成组织免疫病理损伤，从而引起急性肾小球肾炎、心肌炎或风湿性心脏病等。

五、肿瘤抗原

肿瘤抗原是指细胞癌变过程中出现的新抗原或高表达抗原物质的总称。包括肿瘤特异性抗原和肿瘤相关抗原。

（一）肿瘤特异性抗原

肿瘤特异性抗原（TSA）是指只存在于肿瘤细胞表面而不存在于相应正常组织细胞表面的新抗原。目前只有少数肿瘤，如人黑色素瘤、结肠癌、乳腺癌等肿瘤细胞表面证明有肿瘤特异性抗原存在。

（二）肿瘤相关抗原

肿瘤相关抗原（TAA）是指并非肿瘤细胞所特有，正常细胞上也可存在的抗原，只是在细胞癌变时其含量明显增加。此类抗原只表现出量的变化而无严格的肿瘤特异性，如甲胎蛋白（AFP）和癌胚抗原（CEA）等。

小　结

　　抗原是指能刺激机体免疫系统产生抗体或效应T淋巴细胞，并能与相应抗体或效应T淋巴细胞在体内外发生特异性结合的物质。免疫原性和免疫反应性是抗原的两个基本性能。决定抗原免疫原性的条件包括抗原物质的异物性、理化性状、抗原进入机体的方式及宿主的年龄、健康状态等方面。抗原的特异性是由抗原决定基的化学组成、排列及空间结构决定的。带有共同抗原决定基的不同抗原称为共同抗原，由共同抗原表位刺激机体产生的抗体分别与两种抗原（共同抗原）发生反应，称交叉反应。MHC是指存在于脊椎动物的某一染色体上一组密切连锁的基因群，可编码主要组织相容性抗原。编码人类主要组织相容性抗原的基因称为HLA复合体。HLA分子具有参与抗原提呈、诱导移植排斥反应、参与调节免疫应答和T淋巴细胞的分化发育、约束免疫细胞间的相互作用等多种生物学功能。医学上重要的抗原包括病原生物、细菌外毒素与类毒素、动物免疫血清、异嗜性抗原、同种异型抗原、自身抗原及肿瘤抗原等。

目 标 检 测

【A₁型】

1.完全抗原的含义是
A.异种物质
B.化学结构复杂的物质
C.分子质量在1万以上的物质
D.只有反应原性的物质
E.具有免疫原性和反应原性的物质

2.半抗原的含义是
A.异种抗原
B.只有免疫反应性而无免疫原性物质
C.具有免疫原性的物质
D.化学结构简单的物质
E.分子质量小的物质

3.免疫原性较强的物质是
A.脂多糖　　　　　　B.核酸
C.蛋白质　　　　　　D.多肽
E.类脂

4.同一物种不同个体之间的抗原称为
A.异种抗原　　　　　B.同种异型抗原
C.交叉抗原　　　　　D.异嗜性抗原
E.自身抗原

5.类毒素具有的特征是
A.有毒性，具有免疫原性
B.有毒性，无免疫原性
C.无毒性，具有免疫原性

D.无毒性，无免疫反应性
E.无毒性，无免疫原性

6.免疫马获得的抗毒素血清对人体而言是
A.抗体　　　　　　　B.抗原
C.无毒性　　　　　　D.半抗原
E.既是抗体又是抗原

7.甲胎蛋白（AFP）对于成人属于
A.异种抗原　　　　　B.同种异型抗原
C.肿瘤特异性抗原　　D.肿瘤相关抗原
E.自身抗原

8.抗原的特异性取决于
A.异物性
B.抗原大小
C.抗原表面特殊的化学基团
D.抗原种类
E.机体反应性

9.HLA-Ⅱ类抗原存在于
A.红细胞表面　　　　B.有核细胞和血小板
C.神经细胞表面　　　D.肥大细胞
E.APC

10.决定抗原与抗体反应特异性的物质基础是
A.载体　　　　　　　B.表位
C.佐剂　　　　　　　D.TI-Ag
E.TD-Ag

（高文卫）

第二十九章　免疫球蛋白

学习目标

1. 掌握抗体概念、免疫球蛋白概念、免疫球蛋白水解片段及其功能。
2. 熟悉免疫球蛋白的功能。
3. 了解人工制备抗体的类型。
4. 能描述免疫球蛋白结构、五类免疫球蛋白的特性。

第一节　抗体与免疫球蛋白的概念

抗体（antibody，Ab）是 B 淋巴细胞接受抗原刺激后分化为浆细胞，再由浆细胞合成分泌的一类能与相应抗原特异结合的球蛋白（图 29-1）。抗体是非常重要的免疫分子，主要存在于血清等体液中，故将抗体介导的免疫称为体液免疫。在电泳分析中，血清抗体主要存在于 γ 球蛋白区，因此曾将抗体称为 γ 球蛋白（丙种球蛋白）。

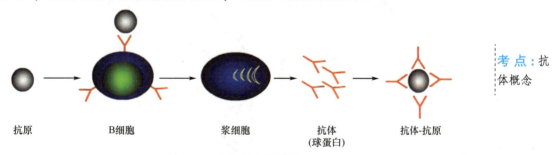

考点：抗体概念

抗原　　　B细胞　　　浆细胞　　　抗体　　　抗体-抗原
　　　　　　　　　　　　　　　　（球蛋白）

图 29-1　抗体产生示意图

抗体的发现

德国细菌学家贝林给豚鼠注射白喉杆菌后，发现上百只豚鼠发病死亡，只有两只存活下来。他给这两只豚鼠注射了更大剂量的白喉杆菌，结果他们安然无恙。然后，他又将分离到的白喉毒素注射到这两只豚鼠体内，这两只豚鼠仍然安然无恙。接着，贝林又做了个有趣的实验：他抽取了经过上述实验的豚鼠血液，分离出血清，另外又抽取了未经实验的正常豚鼠血液分离出血清，然后把白喉毒素分别加在这两种血清里混合，再分别注射到另外两只健康豚鼠体内。结果和贝林预想的一样，第一只豚鼠生存下来，第二只很快死亡了。由此证实了经过白喉杆菌和白喉毒素注射实验的豚鼠，血清里存在着抗击白喉毒素的物质即抗体，它可以中和毒素的毒性作用。此种抗毒素即是抗体。

链接

后来研究发现，在骨髓瘤、巨球蛋白血症等患者血清中存在有与抗体结构相似但不能与抗原特异结合的球蛋白。1968 年和 1972 年两次国际会议讨论决定，将具有抗体活性或化学结构与抗体相似的球蛋白统一命名为免疫球蛋白（immunoglobulin，Ig）。由此可见，抗体是生物学功能上的概念，免疫球蛋白是化学结构上的概念。所有抗体都是免疫球蛋白，而免疫球蛋白不一定都是抗体。免疫球蛋白主要存在于血液、组织液和外分泌液中，发挥体液免疫效应，称为分泌型免疫球蛋白（secreted Ig，SIg），也可存在于 B 淋巴细胞膜上，构成 B 淋巴细胞抗原识别受体，称为膜结合型免疫球蛋白（surface of membrane Ig，SmIg）。

第二节　免疫球蛋白的结构

一、免疫球蛋白的结构

Ig 主要由四条多肽链组成，其中两条相同的长链称重链（heavy chain，H 链），两条相同的短链称轻链（light chain，L 链），四条多肽链通过二硫键连接，形成一个"Y"字形结构，称为 Ig 单体，是构成免疫球蛋白分子的基本单位（图 29-2）。

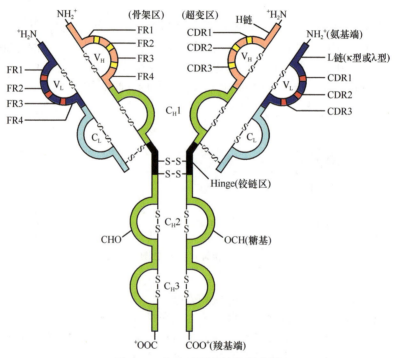

图 29-2　免疫球蛋白结构示意图

（一）重链

Ig 的每条重链由 450 ～ 550 个氨基酸残基组成，两条重链间由二硫键相连。根据重链恒定区结构及免疫原性的不同，将重链分为五类，分别是 γ、α、μ、δ、ε，与之相应类别为 IgG、IgA、IgM、IgD、IgE。同一类 Ig 根据铰链区氨基酸组成和重链二硫键数目和位置的差别，又可分为不同的亚类，IgG 可分为 IgG1 ～ IgG4；IgA 可分为 IgA1 和 IgA2。IgM、IgD 和 IgE 尚未发现亚类。

（二）轻链

Ig 的每条轻链由 214 个氨基酸残基组成，两条轻链分别以二硫键与重链相连。根据轻链恒定区结构及免疫原性的不同，可将 Ig 分为两型，分别是 κ 型和 λ 型。一个 Ig 分子重链同类，轻链同型。正常人血清免疫球蛋白中 κ 型与 λ 型的比例约为 2:1。两型比例异常可反映免疫系统的异常，如人类免疫球蛋白 λ 型过多，提示可能有产生 λ 链的 B 细胞肿瘤。

（三）分区

在 Ig 多肽链的氨基端，重链的 1/4 和轻链的 1/2 区域内，氨基酸的种类、排列顺序多变，称为可变区（variable region，V 区）。在 Ig 多肽链的氨基端，重链的 3/4 和轻链的 1/2 区域内，氨基酸的种类、排列顺序变化不大，称为恒定区（constant region，C 区）；在可变区中，某些局部区域的氨基酸组成和排列顺序高度可变，称为高变区（hypervariable region，HVR）。高变区是 Ig 与抗原特异性结合的部位，又称为互补决定区（complementary determining region，CDR）。可变区的其他部分氨基酸变化较小，称为骨架区（framework region，FR）。骨架区不与抗原结合，但可维持 CDR 的空间构型。重链和轻链高变区形成的特定空间构型共同组成 Ig 的抗原结合部位，该部位的构型与抗原决定簇互补，是抗体与抗原结合的关键部位。

（四）连接链

连接链（joining chain，JC）是由浆细胞合成的一条富含半胱氨酸的多肽链，主要功能是将单体 Ig 连接为多聚体。2 个单体 IgA 由连接链连接形成二聚体 IgA（图 29-3），5 个单体 IgM 由 1 个连接链和若干二硫键连接形成五聚体 IgM（图 29-4）；IgG、IgD、IgE 为单体，无连接链。

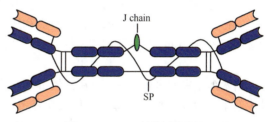

图 29-3　SIgA 结构示意图

（五）分泌片

分泌片（secretory piece，SP）是 SIgA 分子上的一个辅助成分（见图 29-3），为一种含糖多肽链，由黏膜上皮细胞合成和分泌，以非共价键形式结合于 IgA 二聚体上，使其成为 SIgA，并分泌到黏膜表面的分泌液中。分泌片的功能是保护 IgA 铰链区免受蛋白水解酶降解，并介导 IgA 二聚体从黏膜下通过黏膜上皮细胞到黏膜表面的转运。

（六）铰链区

铰链区（hinge region，HR）是在重链 C_H1 与 C_H2 之间存在的一个可以自由折叠的区域，该区含大量脯氨酸，富有弹性，张合自如，有利于 Ig 可变区与不同距离抗原决定簇结合，同时也有利于补体结合位点的暴露，为补体活化创造条件。IgG、IgA、IgD 有 HR，IgM 和 IgE 则无 HR（图 29-5）。

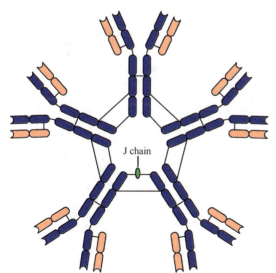

图 29-4　IgM 结构示意图

二、免疫球蛋白的功能区

考点：免疫球蛋白的结构

Ig 不仅在重链间、重链与轻链间有二硫键连接，而且在重链、轻链内也有二硫键连接，借此将肽链折叠成数个球形结构，每个球形结构约由 110 个氨基酸组成，具有一定的生理功能，称为 Ig 功能区。每条轻链

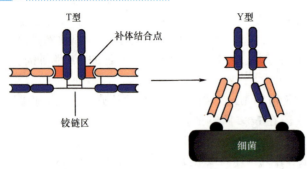

图 29-5　免疫球蛋白铰链区作用示意图

有 VL 和 CL 两个功能区；IgG、IgA 和 IgD 的每条重链有 VH 和 CH1、CH2、CH3 四个功能区；IgM 和 IgE 的重链有五个功能区，即多一个 CH4 功能区。IgG、IgA、IgD 有铰链区，IgM 和 IgE 则无。各功能区的作用是：① VH 和 VL 是与抗原特异性结合的部位；② CH1 和 CL 上有部分同种异型的遗传标志；③ IgG 的 CH2 和 IgM 的 CH3 具有补体结合位点，能激活补体的经典途径；④ IgG 的 CH3 能与单核/巨噬细胞、中性粒细胞、B 淋巴细胞和 NK 细胞表面的 IgG 的 Fc 受体结合；IgE 的 CH4 能与肥大细胞和嗜碱粒细胞的 IgE 的 Fc 受体结合。

考点：免疫球蛋白的功能区种类及作用

三、免疫球蛋白的水解片段

在一定条件下，Ig 肽链的某些部位能被蛋白酶水解为不同片段。通过对 Ig 水解片段的研究，有助于了解 Ig 的结构和功能，分离和纯化特定的 Ig 多肽片段。木瓜蛋白酶（papain）和胃蛋白酶（pepsin）是最常用的两种 Ig 蛋白水解酶，用这两种酶可将 IgG 水解为不同片段。

（一）木瓜蛋白酶水解片段

用木瓜蛋白酶水解 IgG，可在其铰链区二硫键近氨基端侧切断，获得三个水解片段。其中两个片段完全相同，每一个片段具有结合抗原的能力，称为抗原结合片段（fragment antigen binding，Fab），每个 Fab 段结合抗原是单价的，只能结合一个抗原决定簇，因此不能连结成较大的抗原抗体复合物，因此不出现凝集和沉淀现象；另一个片段在低温下结晶，称为可结晶片段（fragment crystallizable，Fc），它不能结合抗原，但具结合补体、结合细胞及通过胎盘和黏膜的功能。

考点：免疫球蛋白的水解片段种类及作用

（二）胃蛋白酶水解片段

用胃蛋白酶水解 IgG，可在其铰链区二硫键近羧基端侧切断，获得一个大分子 F(ab')₂ 片段和若干小分子多肽碎片 pFc'。F(ab')₂ 由两个 Fab 及铰链区组成，能与两个抗原决定簇结合，为双价，与抗原结合后可出现凝集反应和沉淀反应；而 pFc' 最终被降解，无生物学作用（图 29-6）。

由于 F(ab')₂ 保留了结合相应抗原的生物学活性，又避免了 Fc 段免疫原性可能引起的超敏反应。因此，在实际应用中将动物免疫血清（如白喉抗毒素，破伤风抗毒素等）用胃蛋白酶水解后制备成精制提纯的生物制品，因去掉了 Fc 段而有效地降低了其不良反应。

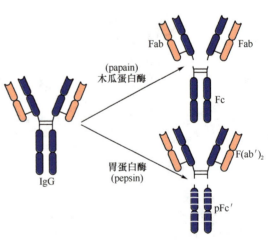

图 29-6　免疫球蛋白水解片段示意图

第三节 各类免疫球蛋白的特性

一、IgG

IgG 是人类血清中的主要抗体，占血清 Ig 总量的 75%，血清浓度为 6～16g/L，半衰期最长，可达 24 天，以单体形式存在，分 IgG1、IgG2、IgG3、IgG4 四个亚类，易透过毛细血管分布于血清和细胞外液中，主要由脾、淋巴结中的浆细胞产生，出生后 3 个月开始合成，2～5 岁接近成人水平。由于 IgG 含量高，半衰期长，分布广，又是再次免疫应答产生的主要抗体，所以是机体抗感染的主要抗体。IgG 是唯一能通过胎盘的抗体，在新生儿抗感染中具有重要作用。

IgG 与抗原结合后，具有中和作用、调理作用、ADCC 作用及激活补体作用等；IgG 可通过其 Fc 段与葡萄球菌蛋白 A 结合，再与相应抗原结合后出现凝集现象，此即协同凝集试验，已广泛用于免疫学诊断；另外，某些自身抗体如抗核抗体、抗甲状腺球蛋白抗体和引起 II、III 型超敏反应的抗体也属于 IgG。

二、IgM

IgM 占血清 Ig 总量的 10%，血清浓度为 0.6～2g/L，半衰期 5 天，主要由脾中的浆细胞产生。单体 IgM 以膜结合型（SmIgM）表达于 B 淋巴细胞表面，构成 BCR；分泌型 IgM 为五聚体，分子量最大，又称为巨球蛋白，不能通过血管壁，主要存在于血清中，在防止败血症方面具有重要意义。五聚体 IgM 含 10 个 Fab 段，具有很强的抗原结合能力；含 5 个 Fc 段，比 IgG 更易激活补体。IgM 是个体发育中最早合成的抗体，在胚胎发育晚期已能合成，所以脐带血中 IgM 升高提示胎儿有宫内感染。IgM 也是机体感染后最早出现的抗体，在感染早期即发挥抗感染作用。若血清中特异性 IgM 升高，提示新近发生感染，可用于感染的早期诊断。天然的血型抗体为 IgM，血型不符的输血可致严重溶血反应。IgM 亦参与 II 型、III 型超敏反应。

三、IgA

IgA 分为血清型 IgA 和分泌型 IgA（SIgA）。血清型为单体，主要存在于血清中，占血清 Ig 总量的 15%，其免疫作用较弱，由肠系膜淋巴组织中的浆细胞产生。SIgA 由呼吸道、消化道、泌尿生殖道等黏膜固有层中的浆细胞产生，主要存在于这些黏膜表面及初乳、泪液和唾液中。SIgA 在浆细胞内由两个 IgA 经连接链连接成双聚体，当通过黏膜上皮细胞时，与上皮细胞产生的 SP 连接成完整的 SIgA，然后随分泌液排出至黏膜表面。SIgA 能阻止病原微生物由黏膜侵入体内，具有抗菌、抗病毒和抗毒素等多种作用，是黏膜局部抗感染的重要免疫物质。若 SIgA 合成障碍，易发生呼吸道、消化道等局部感染。

婴儿在出生后 4～6 个月才能合成 SIgA，但可从初乳中获得，这对抵抗呼吸道、消化道病原微生物感染具有重要意义，所以母乳喂养法可为婴儿提供胃肠道保护性免疫。

四、IgD

IgD 在血清中含量很低，占血清 Ig 总量的 1% 以下，血清浓度约 0.03g/L，以单体形式存在，主要由扁桃体、脾中的浆细胞产生。IgD 分为两型：血清型 IgD，功能尚不清楚；膜结合型 IgD（SmIgD）构成 BCR，是 B 淋巴细胞分化成熟的标志。未成熟 B 淋巴细胞仅表达 SmIgM，成熟 B 淋巴细胞同时表达 SmIgM 和 SmIgD，活化的 B 淋巴细胞或记忆 B 淋巴细胞表面的 SmIgD 逐渐消失。

五、IgE

IgE 是血清中含量最低的 Ig，仅占血清 Ig 总量的 0.002%，以单体形式存在，主要由鼻咽部、扁桃体、支气管、胃肠等黏膜固有层中的浆细胞产生。IgE 是介导 I 型超敏反应的抗体，当变应原进入机体时，IgE 含量显著增高，IgE 的 Fc 段与体内肥大细胞、嗜碱粒细胞表面 IgE 的 Fc 受体结合，使机体处于致敏状态。当变应原再次进入机体时，与结合在肥大细胞、嗜碱粒细胞上的 IgE 结合，使肥大细胞、嗜碱粒细胞释放生物活性介质，引发 I 型超敏反应。另外，针对寄生虫抗原产生的 IgE 能介导 ADCC 作用，对机体抗寄生虫感染具有一定意义。

以上五类免疫球蛋白的理化性质和生物学特性见表 29-1。

表 29-1   五类免疫球蛋白的理化性质和生物学特性汇总表

特性	IgG	IgM	IgA	IgD	IgE
H 链	γ	μ	α	δ	ε
分子质量（kDa）	150	900	170～400	180	190
沉降系数（S）	7	19	7/11	7	8
抗原结合价	2	5	2，4	2	2
血清含量（g/L）	6～16	0.6～2	2～5	0.03	0.0003
占血清 Ig 总量（%）	75	10	15	<1	0.002
血管内分布（%）	50	80	50	75	50
外分泌液中	−	±	+	−	+
主要存在形式	单体	五聚体	单体 / 二聚体	单体	单体
开始形成时间	生后 3 个月	胎儿末期	生后 4～6 个月	较晚	较晚
半衰期（日）	16～24	5	6	3	3
血清含量达到正常成人水平的年龄（年）	5	0.5～1	4～12		
通过胎盘	+	−	−	−	−
经典途径激活补体	++	+++	−	−	−
旁路途径激活补体	+（IgG4）	−	+	−	+
结合巨噬细胞	++	−	+	−	+（嗜酸粒细胞）
结合肥大细胞和嗜碱性粒细胞	+（IgG4）	−	−	−	+++
结合 SPA	+	±	±	−	−

考点：五类免疫球蛋白的特点

第四节　免疫球蛋白的生物学功能

免疫球蛋白的功能与其结构密切相关。V 区和 C 区功能区的作用，构成了免疫球蛋白的生物学功能。

一、IgV 区的功能

识别并结合抗原是 Ig 的主要功能，执行该功能的结构是 Ig 的 V 区，其中 CDR 部位在识别和结合特异性抗原中起决定性作用。Ig 有单体、二聚体和五聚体，因此结合抗原决定簇的数目也不同。Ig 结合抗原决定簇的个数称为抗原结合价。一个 Ig 单体可结合两个抗原决定簇，其结合价为 2 价；SIgA 由两个单体组成，结合价为 4 价；IgM 由五个单体组成，理论上为 10 价，但由于受空间结构的限制，通常只表现为 5 价。

Ig 的 V 区与抗原结合后所显示的生物学效应为：中和外毒素、阻止病毒侵入易感细胞、抑制病原体黏附于宿主细胞；B 淋巴细胞膜表面的 IgM 和 IgD 构成 B 淋巴细胞抗原识别受体，能特异性识别抗原分子；借助 C 区发挥其他生物学作用。

抗体的作用

2003 年春天，在我国发生了"非典"的流行，这是一种新出现的病毒性传染病，无有效的治疗方法，死亡率很高。解放军 302 医院 74 岁的老专家姜素椿在抢救北京一位"非典"患者时不幸被感染，为了探索有效的治疗方法，他尝试给自己注射"非典"康复者血清进行治疗，并获得成功。为什么姜素椿被注射"非典"康复者血清后病情痊愈了？"非典"康复者血清中含有什么呢？原来"非典"康复者血清中含有"非典抗体"，是"非典抗体"战胜了"非典病毒"。

链接

二、IgC 区的功能

（一）激活补体

IgG1 ～ IgG3 和 IgM 与相应抗原结合后，可因其构型改变而使其 CH2/CH3 功能区内的补体结合点暴露，从而通过经典途径活化补体，产生多种免疫效应功能，其中 IgM、IgG1 和 IgG3 激活补体的能力较强，IgG2 较弱（图 29-7）。IgG4、IgA 和 IgE 本身难于激活补体，但形成聚合物后可通过旁路途径激活补体。通常 IgD 不能激活补体。

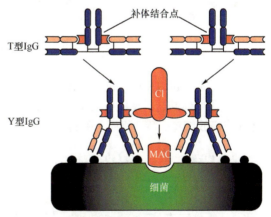

图 29-7 免疫球蛋白激活补体经典激活途径示意图

（二）结合 Fc 受体

1. 调理作用 指 Ig 的 Fc 段与单核 / 巨噬细胞、中性粒细胞表面的 Fc 段受体结合，增强巨噬细胞对抗原的吞噬作用（图 29-8）。发挥调理作用的主要是 IgG，特别是 IgG1 和 IgG3。

2. ADCC 是指具有杀伤活性的细胞如 NK 细胞通过其表面表达的 Fc 段受体识别结合于靶细胞（如病毒感染的细胞和肿瘤细胞）上 Ig 的 Fc 段结合，直接杀伤靶细胞（图 29-9）。NK 细胞是介导 ADCC 作用的主要细胞。Ig 与靶细胞上的抗原结合是特异性的，而表达 Fc 段受体细胞的杀伤作用是非特异性的。

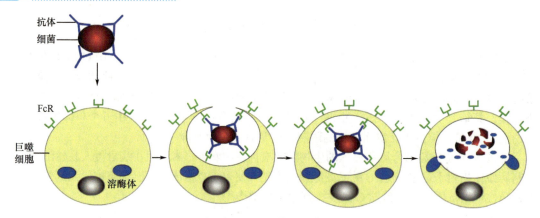

抗体

细菌

FcR

巨噬
细胞

溶酶体

图 29-8　调理作用示意图

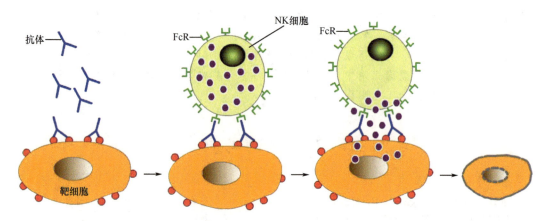

抗体

NK细胞

FcR

FcR

靶细胞

图 29-9　ADCC 作用示意图

3. 介导Ⅰ型超敏反应　IgE 为亲细胞抗体，IgE 的 Fc 段与肥大细胞、嗜碱粒细胞表面
IgE 的 Fc 段受体结合，使机体处于致敏状态。如果这些 IgE 再与相同变应原结合，即能使
上述细胞释放组胺等活性物质，引起Ⅰ型超敏反应（图 29-10）。

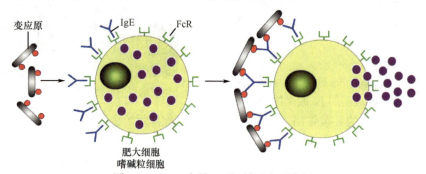

变应原

IgE

FcR

肥大细胞
嗜碱粒细胞

图 29-10　IgE 介导Ⅰ型超敏反应示意图

（三）穿过胎盘和黏膜

在人类，IgG 是唯一能通过胎盘的 Ig。胎盘母体一侧的滋养层细胞表达一种特异性 IgG
输送蛋白，称为 FcRn。母体内的 IgG 可选择性地与 FcRn 结合，从而转移到滋养层细胞内，

并主动进入胎儿血液循环中，这对新生儿抗感染具有重要意义。另外，SIgA 可通过呼吸道和消化道等黏膜上皮细胞到达黏膜表面，在黏膜局部发挥免疫作用。

考点：免疫球蛋白的生物学功能

第五节 人工制备抗体的类型

一、多克隆抗体

大多数天然抗原表面具有多种抗原决定簇，每一种抗原决定簇均可刺激机体内一个相应的 B 淋巴细胞克隆产生一种特异性抗体。传统方法制备抗体是用天然抗原免疫动物，刺激多种具有相应抗原识别受体的 B 淋巴细胞克隆发生免疫应答，从而产生多种针对不同抗原决定簇的抗体，分泌到体液之中。这样获得的动物免疫血清实际上是含有多种抗体的混合物，称为多克隆抗体 (polyclonal antibody，PcAb)，又称第一代人工抗体。其特点是来源广泛，制备容易，但特异性不高，易出现交叉反应，用于人体时可能出现过敏反应。作为生物制剂的多克隆抗体，除来源于动物血清外，也可来自恢复期患者血清或免疫接种人群。但因来源有限，不易大量制备，其应用受到一定限制。

二、单克隆抗体

考点：多克隆抗体的概念

只针对某一特定抗原决定簇，由单一 B 淋巴细胞克隆产生的均一抗体称单克隆抗体 (monoclonal antibody，McAb)。采用细胞融合技术能使小鼠免疫脾细胞（B 淋巴细胞）与小鼠骨髓瘤细胞融合形成杂交瘤细胞。这种细胞既保持了骨髓瘤细胞无限制增殖的特性，又继承了免疫 B 淋巴细胞合成和分泌特异抗体的能力。将筛选出的单个杂交瘤细胞在体内或体外大量培养所形成的细胞克隆，能产生完全均一的、只针对某一抗原决定簇的抗体——单克隆抗体。由杂交瘤技术制备的单克隆抗体又称第二代人工抗体。

考点：单克隆抗体的概念

McAb 具有特异性强、易于大量制备等优点，已被广泛应用于医学和生物学各领域。例如：①用于检测各种抗原，包括肿瘤抗原、传染病病原体、细胞表面抗原和受体、激素、神经递质及细胞因子等。② McAb 与抗癌药物、毒素耦联，可用于肿瘤的治疗和体内定位诊断。③抗 T 淋巴细胞、抗 IL-2R 的 McAb 可防治移植排斥反应。但由于目前应用的 McAb 均为鼠源性 McAb，对人是异种抗原，可引起超敏反应，因而限制了其在人体内的应用。

三、基因工程抗体

基因工程抗体（genetic engineering antibody）指用基因重组技术制备的抗体，又称重组抗体或第三代人工抗体。它是在充分认识 Ig 基因结构与功能的基础上，应用 DNA 重组和蛋白质工程技术，按照人们的意愿在基因水平上对 Ig 分子进行切割、拼接或修饰，重新组装成的新型抗体分子。基因工程抗体保留了天然抗体的特异性和主要生物学活性，无关结构减少或被去除，并被赋予新的生物学活性，因此比天然抗体具备有更广泛的应用前景。目前，已经成功构建多种基因工程抗体，如人 - 鼠嵌合抗体、改型抗体、单链抗体等。

小 结

　　抗体是 B 淋巴细胞接受抗原刺激后分化为浆细胞，再由浆细胞合成分泌的一类能与相应抗原特异结合的球蛋白。具有抗体活性或化学结构与抗体相似的球蛋白称为免疫球蛋白。免疫球蛋白主要是由两条重链和两条轻链通过二硫键连接而成。根据重链可将免疫球蛋白分为 IgG、IgA、IgM、IgD、IgE。根据轻链可将免疫球蛋白分为 κ 型和 λ 型。用木瓜蛋白酶可将 IgG 水解为 Fab 段和 Fc 段，Fab 段可与抗原结合，Fc 段具有结合补体、结合细胞及通过胎盘和黏膜的功能。五类免疫球蛋白的特点分别是：IgG 血清含量最高，半衰期最长，分布广，是唯一能通过胎盘的抗体，是机体抗感染的主要抗体；IgM 分子量最大，激活补体能力最强，机体感染时最早出现的抗体，是机体抗感染的另一个主要抗体；SIgA 是黏膜局部抗感染的重要抗体；IgE 是介导 I 型超敏反应的抗体。免疫球蛋白的生物学功能有：IgV 区的功能是识别并结合抗原；IgC 区的功能是激活补体，结合 Fc 受体发挥调理作用、ADCC 作用、介导 I 型超敏反应和穿过胎盘和黏膜。人工制备抗体的类型有多克隆抗体、单克隆抗体、基因工程抗体。

目 标 检 测

【A₁ 型题】

1. 下列哪种说法是正确的
   A. 免疫球蛋白就是抗体
   B. 抗体不等于免疫球蛋白
   C. 抗体都是免疫球蛋白，但免疫球蛋白不一定都是抗体
   D. 免疫球蛋白与抗体两者不相同也无关

2. 关于免疫球蛋白基本结构的描述，下列错误的是
   A. 由四条多肽链构成对称性结构
   B. 可变区均位于多肽链的氨基端
   C. 补体结合点位于 CH2
   D. 不同抗体的可变区结构不同
   E. 抗原结合位点在可变区

3. 组成免疫球蛋白的 V 区的是
   A. L 链 N 端的 1/2，H 链 N 端的 1/4
   B. L 链 C 端的 1/2，H 链 C 端的 1/4
   C. L 链 N 端的 3/4，H 链 N 端的 2/4
   D. L 链 C 端的 1/2，H 链 C 端的 3/4
   E. L 链 N 端的 1/2，H 链 N 端的 2/4

4. 正常人血清免疫球蛋白 κ：λ 是
   A. 1:2
   B. 2:1
   C. 2:3
   D. 1:3
   E. 3:1

5. Ig 与抗原结合的部位是
   A. VL 和 VH 区
   B. CH1 区
   C. 铰链区
   D. CH2 区
   E. CH3 区

6. IgG 的补体结合点位于
   A. VH 区
   B. CH1 区
   C. CH2 区
   D. CH3 区
   E. 铰链区

7. IgG 分子经木瓜蛋白酶分解为
   A. 2 个 Fab 段和 1 个 Fc 段
   B. 2 个 Fc 段为 1 个 Fab 段
   C. 2 个 F(ab') 段和 1 个 Fc' 段
   D. 2 个 Fc' 段和 1 个 F(ab') 段
   E. 2 个 Fab 段

8. 下列哪项属抗体 Fab 段的功能
   A. 结合抗原
   B. 结合细胞
   C. 通过胎盘
   D. 激活补体
   E. 遗传标志

9. 关于抗体功能描述错误的是
   A. 抗体直接杀死细菌
   B. 抗体 Fab 段能与抗原结合
   C. 抗体 Fc 段可激活补体
   D. 抗体 Fc 段可结合某些细胞

E. 抗体 Fc 段可穿过胎盘

10. 在血清中含量最高的 Ig 是

A. IgM   B. IgA

C. IgE   D. IgD

E. IgG

11. 唯一能通过胎盘的免疫球蛋白是

A. IgG   B. IgA

C. IgM   D. IgE

E. IgD

12. 与抗原结合后，激活补体能力最强的 Ig 是

A. IgM   B. IgG

C. IgA   D.IgD

E. IgE

13.B 淋巴细胞分化成熟的标志是

A. IgM   B. IgG

C. IgA   D. SmIgD

E. IgE

14. 局部黏膜表面抗感染的 Ig 是

A. IgG   B. SIgA

C. IgM   D. IgE

E. IgD

15. 为亲细胞性抗体，引起 I 型超敏反应的 Ig 是

A. IgM   B. IgG

C. IgA   D. IgD

E. IgE

16. 患儿 2 岁，易得肺炎 4 ～ 5 次 / 年，同时有腹泻病史，查血 IgA26mg/L，IgG、IgM 正常，其诊断可能为

A. 选择性 IgA 缺乏症   B.IgG 亚类缺陷病

C. 先天性低丙球血症   D.严重联合免疫缺陷症

E. 高 IgE 综合征

17. 某孕妇为 Rh⁻，第一胎分娩 Rh⁺ 胎儿，为防止再次妊娠的 Rh⁺ 胎儿产生溶血症，应给 Rh⁻ 母亲注射

A. 抗 Rh 抗体   B.Rh 抗原

C. 免疫抑制剂   D. 免疫增强剂

E. 以上都不是

18. 慢性寄生虫感染时人体哪类免疫球蛋白升高显著

A. IgG   B. IgA

C. IgM   D. IgD

E. IgE

【A₂ 型题】

19. 患者男，45 岁，骨盆骨折住院。X 线检查发现多部位溶骨性病变。实验室检查：骨髓浆细胞占 25%，血沉 50mm/h，血红蛋白为 80g/L，尿本周蛋白阳性，血清蛋白电泳呈现 M 蛋白，血清免疫球蛋白含量 IgG 8g/L、IgA 12g/L、IgM 0.2g/L。该患者最可能的临床诊断是

A. 一过性单克隆丙种球蛋白病

B. 持续性多克隆丙种球蛋白病

C. 多发性骨髓瘤

D. 冷球蛋白血症

E. 原发性巨球蛋白血症

【A₃ 型题】

（20 ～ 22 题共用题干）

2 岁男婴，反复呼吸道感染 4 个月，两次肺炎住院。一周前发热，咳嗽，神萎，纳减。体检：稍气促，中细湿啰音，心无异常，未见扁桃体，浅表淋巴结未扪及。胸片：双侧支气管肺炎，未见胸廓影。化验：白细胞计数 1.5×10^{10}/L，血清 IgG 200mg/L，IgM 100mg/L，IgA 50mg/L。

20. 首先考虑的诊断是

A. 胸腺发育不良

B.X- 连锁无丙种球蛋白血症

C. 婴幼儿暂时性低丙种球蛋白血症

D. 联合免疫缺陷病

E. 慢性肉芽肿

21. 外周血和骨髓中缺乏的细胞表型是

A. CD3   B. CD4

C. CD8   D. CD19

E. CD28

22. 该病最有效的治疗是

A. 骨髓移植   B. 脐血干细胞移植

C. 静脉注射丙种球蛋白   D. 血浆

E. 白细胞介素 2

（王传生 范海燕）

第三十章　补体系统

第一节　概　　述

考点：补体概念

补体（complement，C）是存在于人和脊椎动物血清、组织液及细胞膜表面的一组经活化后具有酶活性的球蛋白。目前已知补体是由30余种可溶性蛋白、膜结合性蛋白和补体受体组成的多分子系统，故又称为补体系统（complement system）。补体系统在体内发挥非常重要的作用，可广泛参与机体免疫防御及免疫调节，也可介导免疫病理损伤性反应。

一、补体系统的组成

补体系统的组成可按其性质与生物学功能分为下列三类。

（一）固有成分

固有成分指存在于体液中参与补体活化过程的补体成分，包括经典激活途径的C1q、C1r、C1s、C4、C2、C3、C5、C6、C7、C8、C9共9种成分；11种蛋白质分子组成；甘露聚糖结合凝集素（mannan binding lectin，MBL）途径的MBL、丝氨酸蛋白酶（serine protease，SP）；旁路活化途径的B因子、D因子、P因子等。

（二）调节蛋白

调节蛋白指以可溶性和膜结合型两种形式存在，可调节补体活化程度和范围的蛋白分子。前者包括C1抑制物（C1 inhibitor，C1INH）、I因子、H因子、C4结合蛋白、S蛋白等；后者包括促衰变因子（decay accelerating factor，DAF）、膜辅助蛋白（membrane cofactor protein，MCP）等。

（三）补体受体

补体受体（complement receptor，CR）存在于不同细胞膜表面，能与相应的补体活性片段结合，介导或调节补体蛋白生物学效应的分子。包括CR1～CR5、C3aR、C2aR、C4aR、C5aR等。

补体的命名

1968年世界卫生组织（WHO）命名委员会对补体系统进行了统一命名。参与补体经典激活途径的固有成分按其被发现的顺序分别称为C1（由C1q、C1r、C1s三个亚单位组成）、C2……C9；参与补体旁路激活途径的成分以英文大写字母表示，如B因子、D因子、P因子；调节蛋白多以功能命名，如C1抑制物、C4结合蛋白等；补体受体以其结合的对象命名，如 C3aR 等；补体活化后的裂解片段，以该成分后加小写英文字母表示，如 C3a、C3b 等；具有酶活性的成分或复合物在其符号上加一横线表示，如 $\overline{C1}$、$\overline{C4b2a}$ 等；灭活的补体片段在其符号前加英文字母 i（inactivated）表示，如 iC3b。

二、补体系统的理化性质

体内多种组织细胞均能合成补体蛋白，其中肝细胞和巨噬细胞是补体的主要产生细胞。补体成分均为糖蛋白，多数为 β 球蛋白，少数为 α 或 γ 球蛋白。分子质量大小不等，最小的仅 25kDa（D 因子），最大者可达 400kDa（C1q）。血清中补体含量相对稳定，约为 4mg/ml，约占血清球蛋白总量的 10%。正常血清中补体各组分的含量相差较大，C3 含量（1.3mg/ml）最多，D 因子 [（1～2）μg/ml] 最少。各种属动物间血中补体含量也不相同，豚鼠血清中含有丰富的补体，故实验室多用豚鼠血作为补体来源。补体的理化性质不稳定，许多理化因素，如机械震荡、紫外线照射、盐酸、乙醇、胆汁等均能破坏补体活性。补体对热不稳定，56℃温育 30 分钟即灭活；在室温下会很快失活；在 0～10℃条件下活性仅能保持 3～4 天。因此，用于研究或检测的补体标本须保存于 -20℃以下。

考点：补体的化学性质

第二节 补体系统的激活

在生理情况下，大多数补体成分均以无活性的酶前体形式存在。只有当被活化物激活后或在特定的固相表面上，补体各成分才能依次被激活。被激活的补体成分即具备裂解下一组分的活性，由此形成一个扩大的连锁反应，最终导致溶细胞效应。同时，在活化过程中经水解作用生成多种补体片段，从而发挥不同的生物学效应，广泛参与炎症反应和免疫调节。

补体的活化途径有经典途径（classical pathway）、MBL 途径（MBL pathway）和旁路途径（alternative pathway）。上述三条激活途径具有共同的末端通路，即膜攻击复合物（membrane attack complex，MAC）的形成及其溶解细胞效应。

一、经典激活途径

经典激活途径又称传统激活途径，主要激活物质是特异性抗体（IgM 或 IgG）与相应抗原结合所形成的免疫复合物（immune complex，IC）。参与补体活化途径的成分包括 C1～C9。经典途径激活过程可人为地分成识别、活化和膜攻击 3 个阶段。

（一）识别阶段

抗原抗体结合后，抗体铰链区发生构型改变，补体结合位点暴露，补体 C1 与之结合并被活化，这个过程称为补体激活的启动或识别。C1 是由一个 C1q、两个 C1r 和两个 C1s 分子组成的依赖 Ca^{2+} 的多聚复合物（图 30-1）。C1q 为六聚体，有 6 个球形头部，在电镜下，C1q 形状如同"一束六朵郁金香"。C1r、C1s 四聚物呈"哑铃状"结构，与 C1q 茎部结合。两个以上的 C1q 的头部被 IgM 或 IgG 的 Fc 段固定后，C1q 的 6 个亚单位的构象即发生改变，导致 C1r 被激活，活化的 C1r 激活 C1s 形成 $\overline{C1s}$，即 C1 酯酶，可依次裂解 C4 和 C2。

（二）活化阶段

活化阶段即形成 C3 转化酶和 C5 转化酶阶段。在 Mg^{2+} 存在的条件下，$\overline{C1s}$ 可裂解 C4 形成 C4a 和 C4b。C4a 游离于液相；C4b 可与邻近细胞膜表面或免疫复合物结合，形成固相 C4b，未结合的游离 C4b 很快被灭活。同样在 Mg^{2+} 存在的条件下，C2 可与附着有 C4b 的

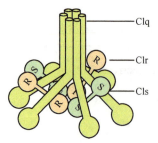

图 30-1 C1 分子结构模式图

细胞膜结合，继而被 $\overline{C1s}$ 裂解为 C2a 和 C2b。C2b 释放于液相；C2a 与 C4b 结合成稳定的 $\overline{C4b2a}$ 复合物，即 C3 转化酶。在 C3 转化酶的作用下，C3 被裂解为 C3a 和 C3b。C3a 游离于液相；C3b 与 $\overline{C4b2a}$ 结合，形成 $\overline{C4b2a3b}$ 即经典途径的 C5 转化酶。

（三）膜攻击阶段

膜攻击阶段是补体三条激活途径的共同末端通路，也是补体活化的效应阶段，最终形成 MAC，导致靶细胞裂解。在此阶段，C5 转化酶裂解 C5 产生 C5a 和 C5b，C5a 游离于液相；C5b 结合在离 $\overline{C4b2a3b}$ 不远的细胞表面，并依次与 C6、C7 结合形成 C5b67，C5b67 复合物插入细胞膜脂质双层中，进而与 C8 结合成 C5b678。C5b678 可牢固附着于细胞表面，但其溶细胞能力有限。附着于细胞膜表面的 C5b~8 复合物可与 12~15 个 C9 分子联结成 C5b6789，即 MAC。在 MAC 中，C9 聚合体插入靶细胞的脂质双层，形成跨膜孔道，该孔道允许小分子和离子等从胞内逸出，而蛋白质类的大分子则难以从胞内逸出，胞内渗透压降低，导致大量水分子内流，最终引起细胞裂解。

目前已经证明，C5b、C6、C7 结合到细胞膜时，细胞膜仍完整无损，只有在吸附 C8 之后才出现轻微的损伤，细胞内容物开始渗漏，在结合 C9 以后才加速细胞膜的损伤过程，因而认为 C9 是 C8 的促进因子。

二、旁路激活途径

旁路激活途径又称第二途径或替代激活途径，不经 C1、C4、C2 途径，是在 B 因子和 D 因子等参与下，直接激活 C3 的补体活化途径。其激活物质如细菌肽聚糖、脂多糖、酵母多糖、葡聚糖及凝聚的 IgA 和 IgG4 等。整个激活过程可分为准备、活化和膜攻击三个阶段。

（一）准备阶段

C3 是启动旁路途径并参与其后级联反应的关键分子，在生理状态下，血液中的 C3 可被降解，产生少量 C3b，进入液相中的 C3b 迅速被 I 因子灭活。在 Mg^{2+} 存在的情况下，在经典途径中产生或自发产生的 C3b 与 B 因子结合，血清中 D 因子继而将结合状态的 B 因子裂解为 Ba 与 Bb 两个片段。Ba 释放入液相，Bb 仍附着于 C3b 形成 $\overline{C3bBb}$，此为旁路途径的 C3 转化酶。$\overline{C3bBb}$ 极不稳定，可迅速被降解，血清中 P 因子（备解素，properdin）可与 $\overline{C3bBb}$ 结合（即 $\overline{C3bBb}$），使之稳定。体液中的 H 因子可置换 $\overline{C3bBb}$ 中的 Bb，继而 C3b 在 I 因子的作用下被灭活。因此，在生理情况下，I 因子和 H 因子控制着液相中的 $\overline{C3bBb}$，使之保持在很低的水平，避免 C3 大量裂解和后续补体成分的激活。

（二）活化阶段

当细菌的脂多糖，肽聚糖等激活物质出现时，为 C3b 和 $\overline{C3bBb}$ 提供了可结合的表面，不易被 I 因子、H 因子灭活，使替代途径从缓和进行的准备阶段过渡到正式激活阶段。结合于细胞表面的 $\overline{C3bBb}$ 或 $\overline{C3bBbP}$，即固相 C3 转化酶，可使 C3 大量裂解生成 C3a 和 C3b，C3b 沉积于颗粒表面并与 C3bBb 结合形成 $\overline{C3bBb3b}$（或称 $\overline{C3bBb3b}$），该复合物即旁路途径的 C5 转化酶。

（三）膜攻击阶段

C5 转化酶一旦形成，其后续过程与经典途径完全相同，引起共同的末端效应。

三、MBL 激活途径

补体活化的 MBL 途径与经典途径的过程基本类似，但其激活起始于炎症期产生的蛋白与病原体结合之后，而并不依赖于抗原抗体复合物的形成。在病原微生物感染的早期，体内巨噬细胞和中性粒细胞可产生一些细胞因子，从而导致机体发生急性期反应，并诱导肝细胞合成与分泌急性期蛋白，其中参与补体激活的有 MBL 和 C 反应蛋白。

MBL 是一种钙依赖性糖结合蛋白，属于凝集素家族，可与甘露糖残基结合。正常血清中 MBL 水平极低；在急性期反应时，其水平明显升高。MBL 与细菌的甘露糖残基结合后，构象发生改变，可使与之相连的 MBL 相关的丝氨酸蛋白酶（MBL-associated serine protease，MASP）活化。其中，活化的 MASP1 可直接裂解 C3 生成 C3b，参与和增强旁路途径的酶促反应；活化的 MASP2 类似 $\overline{C1s}$ 的生物活性，可裂解 C4 和 C2，生成经典途径的 C3 转化酶。因此，MBL 途径对旁路途径和经典途径活化具有交叉促进作用。

此外，C 反应蛋白也可与 C1q 结合并使之激活，然后依次激活补体其他成分。

补体的三条激活途径既有共同之处，又有各自的特点。MBL 途径和旁路途径活化过程不依赖特异性抗体，在早期抗感染中发挥重要作用。而经典途径的活化是在机体已产生了免疫应答后开始的，常在疾病的恢复或持续过程中发挥作用。在体内生理条件下，三条途径是密切相连的，都以 C3 活化为中心。三条补体激活途径的比较见图 30-2 和表 30-1。

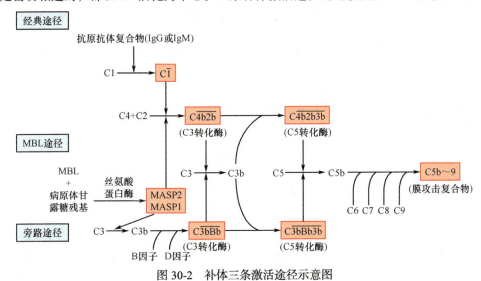

图 30-2　补体三条激活途径示意图

表 30-1　补体三条激活途径的比较

	经典途径	旁路途径	MBL 途径
激活物质	抗原抗体复合物	肽聚糖、脂多糖、酵母多糖、凝聚的 IgA 和 IgG4	细菌甘露糖残基、MBL、C 反应蛋白
起始分子	C1q	C3	MASP
参与的补体	C1 ～ C9	C3，C5 ～ C9、B 因子、D 因子、P 因子	C2 ～ C9
所需离子	Ca^{2+}、Mg^{2+}	Mg^{2+}	Ca^{2+}、Mg^{2+}
C3 转化酶	$\overline{C4b2a}$	$\overline{C3bBb}$ 或 $\overline{C3bBbP}$	$\overline{C4b2a}$
C5 转化酶	$\overline{C4b2a3b}$	$\overline{C3bnBb}$ 或 $\overline{C3bnBbP}$	$\overline{C4b2a3b}$
生物学作用	参与特异性免疫的效应阶段，感染后期发挥作用	参与非特异性免疫的效应阶段，感染早期发挥作用	参与非特异性免疫的效应阶段，感染早期发挥作用

考点：三条激活途径的异同

第三节　补体系统的生物学活性

补体激活后具有多种生物学作用，主要包括补体在细胞表面形成 MAC 导致的溶细胞效应，以及补体激活过程中产生各种水解片段介导的生物效应（表 30-2），补体可参与非特异性防御反应和特异性免疫应答。

一、细胞溶解作用

补体系统被激活后，可在靶细胞表面形成攻膜复合物，从而导致靶细胞溶解，这种补体介导的细胞溶解是机体抵抗病原微生物感染的一种重要防御机制。在无抗体存在的情况下，某些微生物可激活旁路途径和 MBL 途径而被溶解。但是，在病理情况下若体内产生了针对自身组织细胞的抗体，激活补体后则可导致自身细胞的溶解。补体的溶细胞效应不仅可以抗细菌，也可以抗其他致病微生物及寄生虫感染，因而在补体缺陷时，机体易受病原微生物的感染。

二、调　理　作　用

补体激活过程中产生的 C3b、C4b 和 iC3b 均是重要的调理素，它们可与细胞或其他颗粒性物质结合，促进巨噬细胞对其吞噬，称为补体的调理作用（opsonization）。这些裂解片段的氨基端可与靶细胞等结合，羧基端可与单核 / 巨噬细胞或中性粒细胞表面的相应补体受体（CR1、CR3、CR4）结合，从而促进吞噬作用。这种调理作用在机体的抗感染过程中具有重要意义。

三、引起炎症反应

补体活化过程中产生多种具有炎症介质作用的活性片段。主要的补体片段及其生物学活性如下。

（一）过敏毒素作用

C3a、C4a 和 C5a 可与肥大细胞、嗜碱粒细胞等细胞表面上的相应受体结合，激发肥大细胞、嗜碱粒细胞脱颗粒，释放组胺和白三烯等血管活性介质，引起血管扩张、毛细血管通透性增加及刺激内脏平滑肌收缩等过敏反应，故 C3a、C4a 和 C5a 亦称过敏毒素。三种过敏毒素中，以 C5a 的作用最强。

（二）趋化作用

C3a、C5a 有趋化因子的活性，能吸引中性粒细胞和单核 / 巨噬细胞等向炎症部位移行和聚集，发挥吞噬作用，增强炎症反应。

（三）激肽样作用

C2b 具有激肽样作用，能增加血管通透性，引起局部炎症充血和水肿，称为补体激肽。遗传性血管神经性水肿症即因先天缺乏 C1INH，血中 C2b 增高而导致水肿。

上述由补体介导的急性炎症反应在正常情况下仅发生于外来抗原侵入的局部。某些情况下，也可能对自身组织成分造成损害而引起超敏反应。

四、清除免疫复合物

抗原抗体在体内结合形成的循环免疫复合物如未被及时清除而沉积于组织中，则可活化补体,造成组织损伤,而补体成分的存在,可减少免疫复合物的产生,溶解已生成的复合物。其机制为:①补体与IgFc段结合,一方面可改变Ig的空间构象,抑制其结合新的抗原表位,继而抑制新的免疫复合物形成;另一方面,补体可借此插入免疫复合物的网格结构,在空间上干扰Fc段之间的相互作用,从而溶解已沉积的IC;②补体还可通过C3b或C4b使免疫复合物黏附到具有CR1的血细胞表面,形成较大的复合物,并通过血流运送至肝,在肝中被巨噬细胞清除,此称为免疫黏附作用。循环中的红细胞数量大,CR1丰富,因此在清除免疫复合物中起主要作用。

五、免疫调节作用

补体不仅在机体早期抗感染免疫机制中发挥重要作用,而且,还参与适应性免疫应答的启动、效应和维持。例如,①在免疫感应阶段中,通过C3片段可参与黏附、固定抗原,使抗原易被抗原提呈细胞处理与提呈。②在免疫应答增殖分化阶段中,通过C3b与B淋巴细胞表面CR1结合,可使B淋巴细胞增殖分化为浆细胞。③通过C3b结合杀伤细胞可增加对靶细胞的ADCC作用。补体各成分及其片断的生物学功能见表30-2。

考点:补体的生物学作用

表 30-2　补体的生物学作用

补体成分	功能	机制
C5～C9	溶解细胞	形成MAC,导致细胞溶解
C3b、iC3b、C4b	调理作用	与细菌或细胞结合,使之易被吞噬
C5a、C3a、C4a	过敏毒素作用	与肥大细胞等结合,使其释放组胺等生物活性介质,引起相应病理改变
C5a、C3a	趋化作用	吸引中性粒细胞、单核细胞
C2b	激肽样作用	增强血管通透性
C3b、C4b、CR1	清除免疫复合物	抑制免疫复合物形成;通过免疫黏附作用使复合物易被吞噬清除
C3b、CR1	免疫调节	与B淋巴细胞表面CR1结合,使B淋巴细胞活化;参与捕捉抗原,使抗原易被抗原提呈细胞处理与提呈等

小　结

补体是存在于人和脊椎动物血清、组织液及细胞膜表面的一组经活化后具有酶活性的球蛋白。由30余种蛋白质分子组成的,又称为补体系统。补体系统的激活有三条途径:经典途径、旁路途径和MBL途径。三条途径各有异同。补体系统激活后除了通过MAC造成靶细胞膜损伤之外,还产生具有不同生物活性的片段,具有调理、引起炎症反应、清除免疫复合物、免疫调节等作用。

目 标 检 测

【A₁型题】

1. 过敏毒素作用最强的补体分子裂解片段是

　　A. C2a　　　　　　　　B. C3a

　　C. C3b　　　　　　　　D. C4a

　　E. C5a

2. 补体经典激活途径中,补体成分激活顺序是

　　A. C123456789　　　　B. C145236789

　　C. C124536789　　　　D. C142356789

　　E. C132456789

3. 三条补体激活途径的共同点是

A. 参与的补体成分相同　B. 所需离子相同

C.C3 转化酶的成分相同　D. 激活物相同

E. 攻膜复合体的形成及其溶解细胞的作用相同

4. 在经典激活途径中补体的识别单位是

A. C3　　　　　　　B. C2

C. C1　　　　　　　D. C9

E. C5

5. 补体系统是

A. 血清中的单一组分，可被抗原抗体复合物激活

B. 存在于正常血清中，是一组对热稳定的组分

C. 正常血清中的单一组分，随抗原刺激而血清含量升高

D. 由 30 多种蛋白组成的多分子系统，激活后具有酶的活性

E. 正常血清中的单一组分，其含量经常会发生变化

6. 下列哪一成分可刺激肥大细胞释放组胺

A. C1q　　　　　　B.C2b

C. C4b　　　　　　D.C5a

E .C3b

7. 攻膜复合体是

A. C4b2a3b　　　　B. C5b6789

C. C4b3b　　　　　D. C3bBb

E. C4b2a

8. 有关补体的叙述下列哪项是错误的

A. 分子量最大的成分是 C1q，最小的是 D 因子

B. 补体成分缺损者易发生病原生物感染

C. 多数补体成分以非活化形式存在

D. 加热 56℃ 30 分钟即失去活性

E.补体被活化必须由抗原抗体复合物充当激活物

9. 血清中补体成分含量最高的是

A. C1q　　　　　　B. C3

C. C4　　　　　　　D. C5a

E. C3b

10.补体系统3条激活途径均必须有哪种成分参加？

A. C1　　　　　　B.C4 和 C2

C. D 因子　　　　D.B 因子

E.C5 ～ 9

【A₂ 型题】

11.某女，36 岁，确诊为系统性红斑狼疮（SLE），治疗过程中查血，发现患者补体水平降低，其中最主要的补体成分应该是

A. C1　　　　　　　B.C4

C. C2　　　　　　　D.C3

E. C5 ～ 9

【A₃ 型题】

（12、13 题共用题干）

患儿，男，5 岁，因曾多次无明显诱因出现水肿，多发生于手、足和颜面部，其母亲也曾发生过类似症状，后诊断为遗传性血管神经性水肿。

12.患儿应该进行的实验室检查中应该检查哪些补体成分

A. C4a　　　　　　B.C2b

C. C1INH　　　　　D.C4

E. B 和 C

13.水肿的原因是因为血管通透性增加，血浆外渗，其中起主要作用的，具有激肽样作用的补体片段是

A. C4a　　　　　　B. C2a

C. C2b　　　　　　D. C3b

E. C5b

（14 ～ 16 题共用题干）

患者，男，45 岁，受到多种细菌感染，并发现缺乏 C3 成分。

14.该患者补体介导的哪些功能将不会受到影响

A. 溶解细菌　　　　B. 调理作用

C. 产生过敏毒素

D. 产生中性粒细胞趋化因子

E. 以上均不对

15.什么情况下，最容易发生化脓性细菌反复感染

A. C2 缺陷　　　　　B. C4 缺陷

C. C1 缺陷　　　　　D. I 因子或 C3 缺陷

E. 以上几种情况均可发生

16.补体系统的三条激活途径均参与的成分是

A. C2　　　　　　　B. B 因子

C. C1　　　　　　　D. C3

E. C4

（郝　燕）

第三十一章 免疫应答

学习目标

1. 掌握适应性免疫应答的概念、类型、基本过程及特点。
2. 掌握体液免疫应答和细胞免疫应答及抗体产生的一般规律。
3. 了解免疫耐受和免疫调节概念及机制。

第一节 概 述

机体的免疫应答分为固有免疫应答和适应性免疫应答两类。固有免疫应答也称为先天性免疫应答或非特异性免疫应答，而适应性免疫应答也称为获得性免疫应答或特异性免疫应答。免疫应答的生物学意义在于识别"自己"与"非己"，对"非己"抗原性物质予以清除，以维持机体的生理平衡，但在某些情况下也可导致机体的病理损伤。狭义的免疫应答通常是指适应性免疫应答。适应性免疫应答（immune response）是机体受抗原刺激后，免疫活性细胞（T 淋巴细胞 /B 淋巴细胞）识别抗原，自身发生活化、增殖、分化，并产生效应物质发挥特异性免疫应答的过程。

考点：适应性免疫应答的概念

一、免疫应答的类型

根据参与免疫应答的免疫细胞的类型及效应机制的不同，免疫应答可分为 B 淋巴细胞介导的体液免疫应答和 T 淋巴细胞介导的细胞免疫应答。

根据免疫活性细胞对抗原刺激的反应结果，免疫应答可分为正免疫应答和负免疫应答两种类型。正免疫应答指免疫活性 T 淋巴细胞 /B 淋巴细胞在抗原刺激下，活化、增殖、分化，产生特异性免疫效应物质，最终排除"非己"性抗原异物的过程。负免疫应答是指免疫活性 T 淋巴细胞 /B 淋巴细胞在某些特定条件下识别相应抗原后，发生细胞凋亡或细胞克隆无反应性，表现出特异性免疫不应答状态，即免疫耐受。正常情况下，机体对抗原性异物发生正免疫应答，可表现为抗感染、抗肿瘤等效应；对自身物质则不应答，形成自身耐受。异常情况下，若抗感染效应过弱或过强，可表现为反复、持续性感染或超敏反应；若抗肿瘤效应降低，易患肿瘤；而当自身耐受被破坏时，会出现自身免疫病。

二、免疫应答的过程

考点：免疫应答的类型

免疫应答是机体清除"非己"性抗原异物的过程，是一个连续的、有序的过程，可人为地分为抗原提呈与识别、免疫细胞活化增殖与分化及免疫效应三个阶段（图 31-1）。

（一）抗原提呈与识别阶段

抗原提呈与识别阶段是指抗原提呈细胞（antigen presenting cell，APC）摄取、加工处理和提呈抗原，以及 T 淋巴细胞、B 淋巴细胞识别结合抗原的过程。T 淋巴细胞识别表达于 APC 表面的抗原肽 -MHC 分子复合物；而 B 淋巴细胞直接识别游离的天然抗原或聚集于滤泡 DC 表面的抗原。

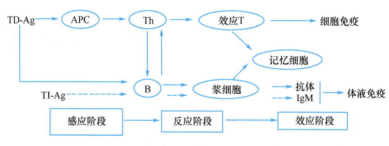

图 31-1　免疫应答基本过程示意图

（二）活化、增殖、分化阶段

活化、增殖、分化阶段是指 T 淋巴细胞、B 淋巴细胞识别结合抗原后，B 淋巴细胞活化、增殖、分化为浆细胞，T 淋巴细胞活化、增殖、分化为效应性 T 淋巴细胞的过程。此阶段有部分淋巴细胞会停止分化，增殖形成记忆细胞，当其与相应抗原再次相遇时，可迅速增殖、分化为效应细胞，产生效应。

考点：免疫应答的过程

（三）效应阶段

效应阶段是 T 淋巴细胞、B 淋巴细胞发挥免疫效应的阶段。由浆细胞分泌的抗体发挥特异性体液免疫效应；而效应 T 淋巴细胞则通过释放细胞因子或杀伤靶细胞发挥特异性细胞免疫效应。

三、抗原的提呈

抗原提呈是指抗原被 APC（Mφ，DC 等）摄取，加工后以抗原肽 -MHC 分子复合物的形式呈现于 APC 表面，最终被 T 淋巴细胞表面的 TCR 识别的过程。根据来源不同把抗原分为两大类：外源性抗原和内源性抗原，两类抗原有不同的提呈途径。

（一）内源性抗原的提呈

内源性抗原的提呈是指对内源性抗原的提呈与识别过程，简称为内源性途径或 MHC-Ⅰ类途径。细胞（靶细胞或广义 APC）内合成的抗原称为内源性抗原（endogenous antigen），如被病毒感染的细胞合成的病毒蛋白、肿瘤细胞内合成的肿瘤抗原和某些胞内的自身成分等。APC 对于内源性抗原的加工、处理和提呈过程为：内源性蛋白抗原首先由胞质进入蛋白酶体，蛋白酶体中的多种蛋白水解酶把内源性抗原降解为小分子抗原肽，内源性抗原肽与内质网膜上的抗原肽转运体（TAP）结合，将抗原肽转运至内质网内，内质网内新合成的 MHC-Ⅰ类分子在内质网内与抗原肽形成抗原肽 -MHC-Ⅰ类分子复合物，抗原肽 -MHC-Ⅰ类分子复合物以分泌囊泡形式进入胞质，最后通过胞吐作用表达于 APC 表面，供 CD8$^+$T 细胞识别，完成抗原提呈过程（图 31-2）。

（二）外源性抗原的提呈

外源性抗原提呈是指对外源性抗原的提呈与识别过程，简称为外源性途径或 MHC-Ⅱ类途径。来源于 APC 之外的抗原称为外源性抗原（exogenous antigen），如被吞噬的细胞、细菌、蛋白质抗原等；APC 对于外源性抗原的加工、处理和提呈过程为：APC 识别摄取外源性抗原后形成内体，内体转运至溶酶体然后与溶酶体融合形成吞噬溶酶体，外源性抗原在吞噬溶酶体内被蛋白水解酶降解为小分子抗原肽，抗原肽被转运至内质网中与新合成的 MHC-Ⅱ类分子一起进入高尔基体，最终形成稳定的抗原肽 -MHC-Ⅱ类分子复合物，经胞吐作用与细胞膜融合，最终表达于 APC 表面，供 CD4⁺T 细胞识别，完成抗原提呈过程（图 31-3）。

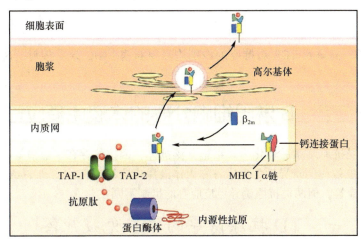

图 31-2 内源性抗原提呈过程示意图

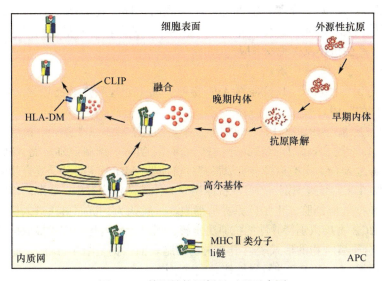

图 31-3 外源性抗原提呈过程示意图

四、免疫应答的特点

免疫应答具有特异性、记忆性、耐受性、MHC 限制性等主要特点。

（一）特异性

特异性即免疫应答的专一性，表现为免疫系统只针对刺激机体的某种特异性抗原产生免疫效应。

（二）记忆性

记忆性指免疫系统对抗原的刺激具有记忆性，当同一抗原再次刺激机体时，可发生比初次应答更迅速、强烈、持久的免疫效应。其基础是机体对初次应答的抗原产生了长寿的记忆淋巴细胞。

（三）耐受性

耐受性指免疫系统接触某种抗原后的特异性免疫无应答状态，但对其他抗原仍有正常的免疫应答。

（四）MHC 限制性

抗原的处理、提呈及 TCR 对抗原的识别均需要自身 MHC 分子参与，这一现象称为MHC 限制性。

第二节　B 淋巴细胞介导的体液免疫应答

B 淋巴细胞受抗原刺激后转化为浆细胞分泌抗体，因抗体存在于血清等各种体液中，故由抗体发挥免疫效应的特异性免疫应答称为体液免疫应答。TD-Ag 和 TI-Ag 均能诱导机体发生体液免疫应答，但两类抗原诱导免疫应答的机制不同。

一、TD 抗原诱导的体液免疫应答

TD 抗原刺激 B 淋巴细胞产生抗体需要 CD4$^+$Th2 细胞的辅助。抗原经 APC 加工、处理、提呈后形成抗原肽 -MHC 分子复合物表达于 APC 表面，Th 细胞表面的 TCR 识别复合物中的抗原肽后开始活化、增殖、分化，并产生细胞因子，进而辅助 B 淋巴细胞活化、增殖、分化为浆细胞，产生抗体发挥免疫效应。

（一）抗原提呈与识别阶段

抗原提呈与识别阶段指 TD 抗原被 APC 摄取、加工处理和提呈及 CD4$^+$T 细胞和 B 淋巴细胞对其识别的阶段。

1. APC 提呈抗原　APC 对外源性抗原的提呈是通过 MHC- Ⅱ类途径，抗原最终以抗原肽 -MHC- Ⅱ类分子复合物的形式表达于 APC 表面供 CD4$^+$T 细胞识别。而 APC 对内源性抗原的提呈是通过 MHC- Ⅰ类途径，抗原最终以抗原肽 -MHC- Ⅰ类分子复合物的形式表达于 APC 表面供 CD8$^+$T 细胞识别。在 TD 抗原诱导的体液免疫应答中，B 淋巴细胞具有双重作用，它既是免疫效应细胞，也是抗原提呈细胞。一般认为，抗原再次进入机体时，B 淋巴细胞可通过 BCR 直接识别特异性的抗原决定簇，通过受体内化的方式摄取抗原，以抗原肽 -MHC- Ⅱ类分子复合物的形式表达于 B 淋巴细胞表面，提呈给 Th 细胞。而抗原初次进入机体时，主要靠 MΦ 和 DC 非特异性地完成抗原提呈。

2. CD4$^+$T 细胞识别抗原　初始 CD4$^+$T 细胞通过双识别，与 DC（再次应答可由其他APC 细胞充当）表面的抗原肽 -MHC- Ⅱ类分子复合物相结合产生抗原识别信号。双识别为：① CD4$^+$T 细胞通过 TCR 识别 APC 细胞表面的抗原肽 -MHC- Ⅱ类分子复合物中的抗原肽；② CD4$^+$T 细胞表面的 CD4 分子识别 APC 细胞表面提呈抗原肽的 MHC- Ⅱ类分子，以提高 T 淋巴细胞识别抗原的限制性和敏感性。通过第二个识别，实现了 T 淋巴细胞与 APC 细胞相互作用过程中的 MHC 限制性。同时 CD4/CD8 又具有稳定 TCR 与抗原肽 -MHC 复合物结合的作用，并参与信号的转导，它们可使 T 淋巴细胞对抗原呈递分子的灵敏度提高 100倍左右。

3. B 淋巴细胞识别抗原　B 淋巴细胞通过 BCR 直接识别游离的抗原表位，包括完整、天然的蛋白质抗原，多糖和脂质抗原，也可识别由滤泡 DC 提呈的天然抗原，滤泡 DC 仅通过其表面的多种受体固定和浓缩抗原，并不对抗原分子进行加工，也无 MHC 分子参与。

（二）活化、增殖、分化阶段

活化、增殖、分化阶段指 T 淋巴细胞和 B 淋巴细胞识别抗原后，自身活化、增殖、分化成为效应细胞。

1.T 淋巴细胞活化、增殖与分化 T 淋巴细胞必须活化后才具有辅助 B 淋巴细胞产生抗体的作用。T 淋巴细胞的完全活化需要双信号和细胞因子的作用。

（1）T 淋巴细胞活化的第一信号：即抗原识别信号。T 淋巴细胞需经双识别才能产生抗原识别信号，并由 TCR 辅助受体 CD3 分子向 T 淋巴细胞内传递。

（2）T 淋巴细胞活化的第二信号：即协同刺激信号。由 APC 细胞与 T 淋巴细胞间协同刺激分子相互配对结合产生。APC 细胞与 T 淋巴细胞之间有多对黏附分子，即 APC 表面的 B7（CD80/CD86）、LFA-3（CD58）、细胞间黏附分子 1（ICAM-1）等黏附分子，分别与 T 淋巴细胞表面的 CD28、LFA-2、LFA-1 的结合。其中最重要的一对是 APC 细胞表面的 B7（CD80/CD86）分子与 T 淋巴细胞表面的 CD28 分子，B7 与 CD28 相互结合向 T 淋巴细胞提供协同刺激信号，促进 T 淋巴细胞活化。在 T 淋巴细胞活化过程中，若只有抗原识别信号，而缺乏协同刺激信号，T 淋巴细胞则不能活化，而进入克隆无应答状态（图 31-4）。

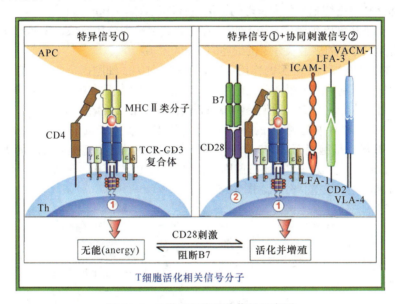

图 31-4 T 淋巴细胞活化信号示意图

（3）细胞因子的促进作用：除双信号外，细胞因子对 T 淋巴细胞的活化也起着重要作用。双信号使初始 CD4⁺T 细胞活化、增殖、分化为 Th0 细胞，CD4⁺Th0 细胞受双信号作用后进一步活化，进而表达 CD40L 和 IL-2、IL-4、IL-12、IFN-γ 等多种细胞因子的受体，并在相应细胞因子的作用下完全活化。活化的 Th0 细胞，在 IL-2 的作用下发生增殖，在其他细胞因子等多种因素的参与下进一步分化为 Th1 细胞、Th2 细胞、Th3 细胞等亚群。例如，IL-12 促进 Th0 向 Th1 细胞分化，去参与细胞免疫应答；IL-4 促进 Th0 向 Th2 细胞分化，去辅助体液免疫应答；TGF-β、IL-4、IL-10 促进 Th0 向 Th3 细胞分化，去参与免疫调节。而在体液免疫应答中，活化的 Th2 细胞能产生大量以 IL-2、IL-4、IL-5 及 IL-13 为主的细胞因子，促进 B 淋巴细胞的活化、增殖与分化。在分化过程中部分 T 淋巴细胞会成为长寿的记忆性 T 淋巴细胞（Tm）。

2.B 淋巴细胞活化、增殖与分化 B 淋巴细胞的完全活化也需要双信号和细胞因子的作用。

（1）B淋巴细胞活化的第一信号：即抗原识别信号。BCR复合物由SmIg和Igα/Igβ以非共价键结合而成；BCR识别的抗原无须APC细胞进行加工处理，亦无MHC限制性。B淋巴细胞通过BCR直接识别天然抗原决定簇，即可产生第一活化信号并通过与BCR非共价键结合的Igα/Igβ传入细胞内。BCR识别抗原对B淋巴细胞激活有两个作用①BCR特异性结合抗原，向B淋巴细胞内传递抗原刺激信号；②BCR特异性结合抗原，通过内化作用将其摄入胞内，并将抗原降解为肽段，形成抗原肽-MHC-Ⅱ类分子复合物，供抗原特异性Th2细胞识别。

（2）B淋巴细胞活化的第二信号：即协同刺激信号。由Th2细胞与B淋巴细胞间协同刺激分子相互配对结合产生。活化的Th2细胞表达CD40L与B淋巴细胞表面的CD40结合向B淋巴细胞提供协同刺激信号，促进B淋巴细胞活化。Th2细胞对B淋巴细胞的活化中，其他膜分子间的作用（如ICAM-1与LFA-1、LFA-2与LFA-3等）也很重要。

（3）细胞因子的促进作用：除双信号外，细胞因子对B淋巴细胞的活化也起着重要作用。活化Th2细胞分泌IL-4等细胞因子，促进B淋巴细胞充分活化并表达多种细胞因子受体，在Th2细胞所分泌的多种细胞因子（IL-2、IL-4、IL-5、IL-6等）作用下，增殖、分化为浆细胞。部分B淋巴细胞分化为长寿的记忆性B淋巴细胞（Bm）。

考点:T淋巴细胞、B淋巴细胞活化的双信号

3.Th2细胞与B淋巴细胞间相互作用　在活化、增殖和分化阶段，B淋巴细胞和Th2细胞通过细胞间膜分子的接触及分泌的细胞因子相互作用。

（1）B淋巴细胞对Th2细胞的作用：B淋巴细胞向Th2细胞提呈抗原，Th2细胞通过双识别后产生抗原识别信号（第一活化信号）；B淋巴细胞表面的B7分子与Th2细胞表面的CD28分子相互结合，为Th2细胞提供协同刺激信号（第二活化信号）。

（2）Th2细胞对B淋巴细胞的作用：活化的Th2细胞表面表达CD40L等分子，CD40L分子与B淋巴细胞表面CD40分子配对结合，向B淋巴细胞提供协同刺激信号（第二活化信号）；活化的Th2细胞分泌细胞因子，如IL-4、IL-5及IL-6等作用于B淋巴细胞，促进B淋巴细胞活化、增殖、分化（图31-5）。

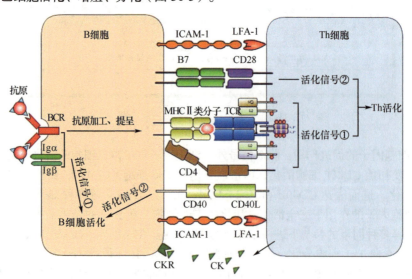

图31-5　B淋巴细胞和Th2细胞相互作用示意图

（三）效应阶段

浆细胞分泌抗体发挥免疫效应阶段。抗体产生后可与特异性抗原结合，其只具有识别

作用，而无杀伤靶细胞或排斥抗原异物的作用。其免疫应答的最终必须借助于机体的其他免疫细胞或分子的协同作用，才能发挥中和、调理吞噬、激活补体、ADCC 等多种生物学作用。

二、TI 抗原诱导的体液免疫应答

TI 抗原刺激 B 淋巴细胞产生抗体不需要 Th 细胞的辅助。这类抗原根据分子构型不同可分为 TI-1 与 TI-2 两型，它们分别以不同机制激活 B 淋巴细胞。

细菌脂多糖等为 TI-1Ag。TI-1Ag 具有特异性抗原表位和 B 淋巴细胞丝裂原两种不同的抗原结构。低浓度 TI-1Ag 通过特异性抗原表位与 B 淋巴细胞的 BCR 识别结合，使 B 淋巴细胞活化；高浓度 TI-1Ag 通过 TI-1Ag 相应的丝裂原与 B 淋巴细胞表面的丝裂原受体结合，使 B 淋巴细胞活化，之后诱导多克隆 B 淋巴细胞增殖和分化。

细菌胞荚膜多糖等为 TI-2Ag。TI-2Ag 只具有高密度重复排列的相同抗原决定簇，无 B 细胞丝裂原。TI-2Ag 多个相同的抗原决定簇与 B 淋巴细胞表面 BCR 广泛交联结合，即可产生活化信号。

TI-Ag 刺激机体产生的体液免疫应答具有以下特点①能直接激活 B 淋巴细胞，不需要 APC 提呈抗原，也不需要 Th 细胞辅助；②因不需预先激活 Th 细胞，故比 TD-Ag 诱导的免疫应答发生早，在感染初期即可产生特异性抗体；③诱导的体液免疫应答不能形成记忆细胞，因此，不能激发再次免疫应答。

三、抗体产生的一般规律

（一）初次应答

抗原初次刺激机体产生抗体的过程称为初次应答。因抗原初次刺激机体，须经抗原识别、免疫细胞活化、增殖、分化，浆细胞分泌抗体的完整过程，所以产生抗体需要较长时间，这个时期称为潜伏期。初次应答的特点：①潜伏期长（约 10 天左右）；②抗体效价低；③抗体在体内存在时间短；④抗体表型主要为 IgM；⑤抗体与抗原的亲和力低。

（二）再次应答

相同抗原再次刺激机体产生抗体的过程称为再次应答。相同抗原再次刺激机体后，免疫系统可迅速、高效地发生特异性免疫应答。再次应答的细胞学基础是在初次应答过程中形成的 Bm 细胞。再次应答的特点是：①潜伏期短（2～3天）；②抗体效价高（比初次应答高10倍以上）；③抗体存在时间长；④以 IgG 为主；⑤抗体与抗原的亲和力高（图31-6）。

考点：抗体产生的一般规律

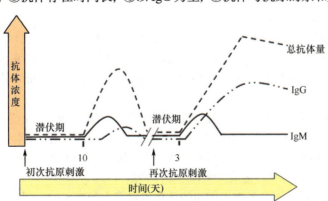

图 31-6 初次应答与再次应答示意图

掌握抗体产生的一般规律,对医学实践具有重要的指导意义。例如,制备免疫血清或进行预防接种,常采用多次免疫或多次接种的方式,以获得高效价、高亲和力的免疫血清或抗体,从而达到增强免疫的效果。在进行特异性抗体检测时,由于 IgM 产生早,消失快,可将检测某病原体的特异性 IgM 作为临床感染的早期诊断指标之一。

四、体液免疫应答的生物学效应

体液免疫主要通过抗体发挥效应作用,其作用有①中和作用:以中和作用降低或消除外毒素的毒性和病毒的传染性,通常将能够中和外毒素、阻止病毒感染的抗体称为中和抗体。②调理作用:以调理作用增强巨噬细胞对抗原的吞噬作用。③ CDCC 作用:通过经典途径激活补体,发挥补体溶菌、溶解靶细胞的作用,也称之为补体依赖性细胞介导的细胞毒作用(CDCC 作用)。④ ADCC 作用:通过抗体依赖性细胞介导的细胞毒作用杀伤靶细胞。⑤异常情况下,抗体还可参与超敏反应、自身免疫病等引起病理损伤。

与细胞免疫相比,体液免疫能有效清除体液中游离的病原微生物抗原或者细胞表面表达的抗原,在抗外毒素、抗细胞外寄生菌、细胞外病毒感染中发挥着重要的作用。

第三节　T 淋巴细胞介导的细胞免疫应答

T 淋巴细胞受抗原刺激后转化为效应 T 细胞,通过杀伤靶细胞、释放细胞因子发挥特异性免疫效应称为细胞免疫应答。只有 TD-Ag 能诱导机体发生细胞免疫应答,TI-Ag 不能诱导细胞免疫应答。参与细胞免疫应答的细胞包括① APC:专职和非专职抗原提呈细胞;②效应 T 细胞:$CD4^+Th1$ 细胞和 $CD8^+CTL$(细胞毒 T 细胞)细胞。

一、抗原提呈与识别阶段

APC 摄取抗原并将其加工、处理为小分子抗原肽,抗原肽与 APC 自身的 MHC 分子结合形成抗原肽 -MHC 分子复合物,表达于 APC 表面提呈给 T 淋巴细胞。T 淋巴细胞通过 TCR 识别 APC 提呈的抗原。抗原提呈与识别的具体过程如前所述。

二、活化、增殖、分化阶段

在抗原诱导下,T 淋巴细胞活化、增殖、分化为效应性 T 细胞。参与细胞免疫的效应细胞是 $CD4^+Th1$ 细胞和 $CD8^+CTL$ 细胞。

(一)T 淋巴细胞活化

T 淋巴细胞经双识别产生抗原识别信号。与前面体液免疫中 T 淋巴细胞的活化类似,$CD4^+T$ 细胞的 TCR 和 CD4 分子分别识别 APC 提呈的外源性抗原肽和 MHC- Ⅱ类分子(图 31-7);$CD8^+CTL$ 细胞的 TCR 和 CD8 分子分别识别靶细胞表面的内源性抗原肽和 MHC- Ⅰ类分子,产生第一活化信号(图 31-8)。

$CD4^+T$ 细胞与 APC、$CD8^+CTL$ 细胞与靶细胞之间,依靠 T 淋巴细胞表面分子 CD28 与 APC 或靶细胞表面的 B7(CD80/CD86)分子相互结合,产生第二活化信号。只有抗原识别信号,而缺乏协同刺激信号的 T 淋巴细胞不能活化。激活的 APC 高表达协同刺激分子,而正常组织及静止的 APC 则不表达或仅低表达协同刺激分子。

除双信号外,细胞因子对 T 淋巴细胞的活化也起着十分重要的作用。活化的 APC 和 T 淋巴细胞分泌的 IL-1、IL-2、IL-6、IL-12 等细胞因子,会促使 T 淋巴细胞充分活化。

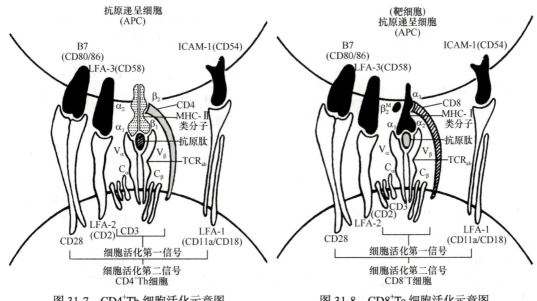

图 31-7　CD4⁺Th 细胞活化示意图　　　　图 31-8　CD8⁺Tc 细胞活化示意图

（二）T 淋巴细胞增殖和分化

激活的 T 淋巴细胞迅速增殖、分化为效应 T 淋巴细胞。多种细胞因子参与 T 淋巴细胞增殖、分化过程，其中最重要的是 IL-2。活化的 T 淋巴细胞可大量表达高亲和性的 IL-2R，并分泌 IL-2。IL-2 与 T 淋巴细胞表面的 IL-2R 结合，通过自分泌和旁分泌作用，介导 T 淋巴细胞增殖和分化。

1. CD4⁺T 细胞的增殖分化　初始 CD4⁺T 细胞活化、增殖、分化为 Th0 细胞。在 IL-12 等作用下，Th0 定向分化为效应性 Th1 细胞，参与细胞免疫应答。

2. CD8⁺T 细胞的增殖分化　经抗原诱导的 CD8⁺T 细胞，多数需要 Th 细胞的辅助才能活化、增殖、分化。在 Th 细胞促进 APC 表达 B7 等共刺激分子及分泌的 IL-2 作用下，CD8⁺T 细胞增殖分化为细胞毒性 T 细胞（CTL）。病毒感染的 DC 由于高表达协同刺激分子，可直接刺激 CD8⁺T 细胞合成 IL-2，促使 CD8⁺T 细胞自身增殖并分化为 CTL。

三、效 应 阶 段

（一）Th1 细胞的免疫效应

Th1 细胞主要通过释放 IL-2、IFN–γ、TNF-β 等多种细胞因子，间接发挥细胞免疫效应，同时使局部组织产生以淋巴细胞和单核/巨噬细胞浸润为主的慢性炎症反应或Ⅳ型超敏反应，故 Th1 细胞又称为炎性 T 细胞。主要细胞因子的生物学作用简述如下：

1. IL-2　①刺激 CD8⁺T 细胞增殖分化为 CTL 细胞；②刺激 CD4⁺T 细胞增殖分化，分泌 IL-2、IFN-γ 和 TNF-β，增强免疫效应；③增强 NK 细胞、Mφ 细胞杀伤活性；④诱导 LAK 和 TIL 细胞的抗肿瘤活性。

2. IFN-γ　①活化增强 Mφ，增强其吞噬和胞内杀伤功能，并使之获得杀伤肿瘤的功能；②作用于巨噬细胞和内皮细胞，增强 MHC 分子表达，提高抗原呈递能力，扩大细胞免疫应答；③促使活化的巨噬细胞产生多种引发炎症反应的细胞因子和介质，如 IL-2、IL-1、IL-6、血小板活化因子和前列腺素等。这些炎性分子低浓度时可产生有利于机体的免疫效应，高浓

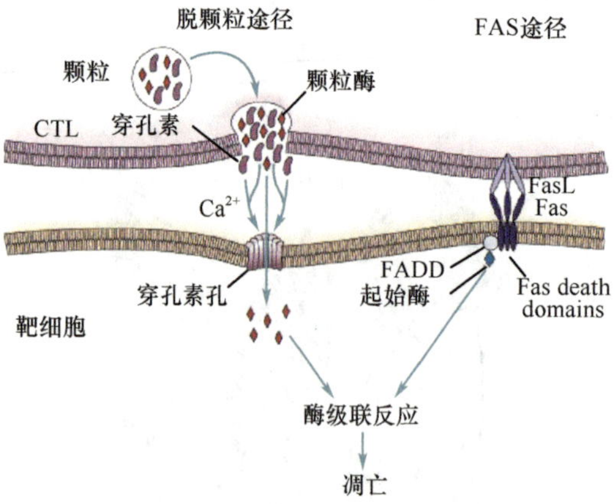

图 31-9　效应性 CTL 直接杀伤靶细胞示意图

度时则可加剧炎症反应，引起局部组织损伤坏死；④活化 NK 细胞，增强杀瘤和抗病毒作用，提高机体免疫监视功能。

3. TNF-β（LT）　①破坏靶细胞、引起炎症反应；②抗病毒作用；③激活中性粒细胞、Mφ 释放 IL-1、IL-6、IL-8，增强吞噬杀菌能力。

（二）CTL 细胞的免疫效应

效应性 CTL 直接杀伤与之接触的带有特异性抗原的靶细胞。CTL 的杀伤作用受 MHC-Ⅰ类分子限制。CTL 杀伤靶细胞通过分泌以下几种细胞毒性物质，使靶细胞溶解破坏或发生细胞凋亡（图 31-9）。

1. 穿孔素　当效应 CTL 与靶细胞密切接触相互作用后，可激发效应 CTL 细胞脱颗粒，释放穿孔素（perforin）。穿孔素是储存于胞质颗粒中的细胞毒素，又称 C9 相关蛋白或溶细胞素（cytolysin）。单体可插入靶细胞膜，在钙离子存在的情况下，聚合成孔道，与补体膜攻击复合物（MAC）作用相似，可使靶细胞膜穿孔，使水、电解质迅速进出细胞，使细胞渗透压改变，最终导致靶细胞崩解破坏。

2. 颗粒酶　又称丝氨酸蛋白酶，随 CTL 脱颗粒而分泌到细胞外，循穿孔素在靶细胞膜所形成的孔道进入靶细胞，通过激活凋亡相关的酶系统而介导靶细胞凋亡。

3. Fas 抗原与 FasL 结合介导的细胞凋亡　效应 CTL 可表达 FasL（即死亡受体的配体），与靶细胞表面的 Fas（factor associated suicide）结合，通过激活胞内胱天蛋白酶参与的信号转导途径，最终激活内源性 DNA 内切酶，使核小体断裂，导致靶细胞死亡。

4. TNF 与 TNF 受体结合介导的细胞凋亡　效应 CTL 细胞也可分泌 TNF-α、TNF-β，它们与靶细胞表面相应受体（TNFR）结合后，导致靶细胞凋亡。

CTL 主要杀伤胞内寄生病原体（病毒、细菌等）的宿主细胞和肿瘤细胞等。效应 CTL 杀伤靶细胞后自身不受损伤，它们与溶解破坏的靶细胞分离后，又可连续攻击杀伤表达相应抗原的其他靶细胞。通常一个效应 CTL 细胞在几小时内可连续杀伤数十个靶细胞。

四、细胞免疫的生物学效应

（一）抗感染作用

细胞免疫主要针对胞内寄生的病原体发挥抗感染作用，包括抗胞内寄生菌（结核分枝杆菌、伤寒沙门菌、布鲁杆菌、麻风分枝杆菌等）、病毒、真菌及某些寄生虫感染等。

（二）抗肿瘤作用

T 淋巴细胞介导的细胞免疫在机体抗肿瘤免疫中发挥关键作用。抗肿瘤机制为：① CTL 特异性杀伤肿瘤细胞；② Mφ、NK 细胞等非特异性杀伤肿瘤细胞；③某些细胞因子如 TNF、IFN、淋巴毒素（LT）等直接或间接的杀瘤细胞效应。

（三）免疫损伤作用

T 淋巴细胞可介导Ⅳ型超敏反应、移植排斥反应及参与某些自身免疫病的病理过程。

考点：CD4+ Th1 细胞和 CD8+ CTL 细胞效应机制

第四节　免疫耐受与免疫调节

一、免疫耐受

免疫耐受（immunological tolerance）是指机体免疫系统接受某种抗原作用后产生的特异性无应答状态，是一种特殊形式的免疫应答，能够诱导免疫耐受的抗原称为耐受原（tolerogen）。在生理条件下，机体免疫系统对外来抗原发生正免疫应答，以清除病原微生物等抗原异物；对体内组织细胞表达的自身成分，则表现为免疫无应答，即对自身成分为免疫耐受，这样可避免发生自身免性病，从而保持免疫系统的自身稳定。

免疫无应答分为非特异性无应答和特异性无应答两类。非特异性无应答是对任何抗原均表现为不应答或应答减弱，主要见于免疫缺陷或免疫抑制。免疫耐受为特异性免疫无应答，表现为只对诱导耐受的抗原无应答，而对其他抗原的应答能力正常。

考点：免疫耐受的概念

二、免疫调节

免疫调节是指免疫应答过程中，免疫系统内部免疫细胞之间、免疫细胞与免疫分子之间，以及免疫系统与神经、内分泌系统之间相互作用、相互协调，保证免疫应答有效而适度，从而发挥正常的免疫效应。如果此功能失调或异常，机体可发生超敏反应、自身免疫性疾病、肿瘤或严重感染等。

小结

适应性免疫应答是机体受抗原刺激后，免疫活性T淋巴细胞/B淋巴细胞识别抗原，自身发生活化、增殖、分化，产生效应物质并发挥特异性免疫应答的过程。分为抗原提呈与识别阶段、活化，增殖和分化阶段、效应阶段三个阶段。适应性免疫应答分为体液免疫和细胞免疫，免疫细胞在活化过程中需要"双信号"刺激，最终，B淋巴细胞分化为浆细胞产生抗体；T淋巴细胞活化后由CTL发挥杀伤作用、Th1释放多种细胞因子，完成免疫效应。如果抗原刺激后机体形成对该抗原的特异性无应答状态，即为免疫耐受。

目标检测

【A₁型题】

1. 免疫应答过程不包括
   A. APC对抗原的处理和提呈
   B. T淋巴细胞、B淋巴细胞对抗原的特异性识别
   C. T淋巴细胞在胸腺内分化成熟
   D. T淋巴细胞和B淋巴细胞的活化、增殖与分化
   E. 效应细胞和效应分子的产生和作用

2. 不受MHC限制的细胞间相互作用是
   A. Th细胞和B淋巴细胞
   B. 巨噬细胞和Th细胞
   C. 树突细胞和Th细胞
   D. NK细胞和肿瘤细胞
   E. Tc细胞和肿瘤细胞

3. 具有免疫记忆的细胞是
   A. 巨噬细胞　　B.NK细胞
   C. 肥大细胞　　D. 中性粒细胞

E. 淋巴细胞

4. 巨噬细胞对外源性抗原的加工处理过程不包括

A. 吞噬体形成

B. 吞噬溶酶体形成

C. 抗原降解为抗原肽

D. 抗原肽在内质网中加工修饰

E. 抗原肽与 MHC-II 类分子结合后表达

5. TD 抗原引起的免疫应答的特点是

A. 应答细胞为 B1 细胞

B. 可引起体液和细胞免疫应答

C. B 淋巴细胞识别抗原不需 T 淋巴细胞辅助

D. 不能引起回忆反应

E. 只产生 IgM 类抗体

6. 体液免疫应答过程为

A. Mφ 提呈抗原

B. Th2 的激活

C. B 淋巴细胞的活化与分化

D. 浆细胞产生抗体并发挥效应作用

E. 以上都是

7. 下列哪种细胞不参与体液免疫应答

A. Mφ   B. DC

C. CTL   D. B 淋巴细胞

E. Th 细胞

8. 向 B 淋巴细胞提供第二活化信号的重要共刺激分子是

A. CD28/B7   B. CD40/CD40L

C. CD4/MHC Ⅱ类分子   D. CD8/MHC Ⅰ类分子

E. 以上均不是

9. 初次免疫应答的特点是

A. 产生的抗体亲和力高

B. 抗体产生慢，诱导期长

C. 抗体滴度较高

D. 产生的抗体主要是 IgG

E. 抗体产生维持时间长

10. 再次应答时抗体产生的特点是

A. IgM 抗体显著升高

B. 产生快，维持时间长

C. 潜伏期长

D. 浓度低

E. 亲和力低

11. 下列哪项不属于体液免疫的效应作用

A. 调理作用   B. ADCC

C. Ⅳ型超敏性炎症反应   D. 中和作用

E. 活化补体介导的溶菌及溶病毒作用

12. T 淋巴细胞活化的第一信号是

A. TCR 与抗原肽 -MHC 复合物结合

B. CD8 分子与 MHC-II 类分子结合

C. 协同刺激分子及其受体结合

D. IL-2 与相应受体结合

E. IL-4 与相应受体结合

13. 传递 TCR 识别抗原信号的分子是

A. CD2   B. CD3

C. Igα/Igβ   D. mIg

E. MHC Ⅰ类分子 /MHC Ⅱ类分子

14. 关于 CTL 细胞杀伤靶细胞的叙述正确的是

A. CTL 细胞无须与靶细胞接触

B. 靶细胞被溶解时，CTL 同时受损

C. CTL 细胞具有特异性杀伤作用

D. 穿孔素诱导靶细胞凋亡

E. 一个 CTL 细胞只能杀伤一个靶细胞

【A₂ 型题】

（15 ～ 17 题共用题干）

患者，男性30岁，突发高热，经一般抗感染治疗 7 天高热不退就诊。体格检查：体温39.5℃，相对缓脉，约90次/分。皮肤散在玫瑰疹，脾大肋下 1cm。实验室检查外周血白细胞下降。

15. 导致该患者发病的病原体是

A. 葡萄球菌   B. 痢疾致贺菌

C. 肺炎杆菌   D. 伤寒沙门菌

E. 肝炎病毒

16. 此时应取何种标本辅助本病的诊断

A. 血液   B. 粪便

C. 尿液   D. 脑脊液

E. 胆汁

17. 可辅助诊断此病的免疫学实验

A. 抗 O 实验   B. 肥达氏实验

C. 凝固酶实验   D. OT 实验

E. 外斐反应

（游荷花）

第三十二章　抗感染免疫

学 习 目 标

1. 掌握固有免疫的组成、机制及意义。
2. 掌握抗感染免疫的类型，吞噬细胞的种类、作用机制及结局。
3. 了解机体抗胞外菌与胞内菌免疫的机制。

迄今，感染仍是危害人类健康的常见疾病。例如，2003 年出现的 SARS 病毒流行，2009 年甲型 H1N1 流感病毒的流行，都给人类造成巨大的恐慌。

抗感染免疫（anti-infectious immunity）是机体抵抗内外环境中细菌、真菌、病毒、寄生虫等病原体及其有害产物所发挥的重要免疫防御功能。是机体免疫功能的一个重要方面，其对传染病的诊断、治疗和预防发挥着极为重要的作用。抗感染免疫包括固有免疫（nonspecific immunity）和适应性免疫（specific immunity）两大类。由于各种病原体致病物质的不同，引起疾病的过程不同，机体发挥免疫反应的方式亦有差别。病原体侵入人体，首先遇到固有免疫功能的抵抗，经 4～10 天，才产生适应性免疫。构成固有免疫和适应性免疫的成分广泛分布于体表、体液和组织中，两者先后发生，互相协作，共同发挥抗感染免疫的作用。

第一节　固有免疫

固有免疫又称非特异性免疫或先天性免疫，是机体在长期种系发生和进化过程中与微生物接触，逐渐建立起来的防御功能。其特点是：①与生俱来，可遗传；②非特异性，对各种病原体均有一定的防御能力；③应答迅速、起效早；④没有免疫记忆。固有免疫是通过机体的屏障结构、固有免疫细胞和体液中的固有免疫分子等实现的。

一、固有免疫的屏障结构

人体对抗微生物的外部屏障包括皮肤、黏膜及其附属纤毛、腺体，以及寄居的正常菌群等，是阻止微生物侵入的第一道屏障。机体除有外部屏障，尚有内部屏障即血脑屏障和血胎盘屏障，血脑屏障阻挡病原体及其有害物质进入中枢神经系统，血胎盘屏障阻挡病原体及其有害物质从母体进入胎儿。

（一）皮肤与黏膜屏障

1. 机械屏障作用　完整的皮肤与黏膜可阻挡病原体的侵入。黏膜表面由单层柱状上皮细胞覆盖，其机械阻挡作用相对较弱，但黏膜分泌液（如泪液、唾液和尿液）的冲洗作用、呼吸道上皮细胞纤毛的定向摆动及肠蠕动等均可加快机体排除病原体。因此烧伤、损伤的皮肤黏膜易发生感染。

2. 化学屏障作用　皮肤和黏膜的腺体可分泌多种杀菌和抑菌物质，构成体表化学屏障。

例如，皮肤汗腺分泌的乳酸，皮脂腺分泌的脂肪酸，黏膜分泌的黏液、唾液、泪液及气管分泌物中存在的溶菌酶、胃液中的胃酸、肠道分泌物中的多种蛋白酶等，都可杀死或抑制相应部位入侵的病原体。

3.生物屏障作用　寄居在皮肤和黏膜表面的正常菌群对病原生物具有拮抗作用。正常菌群通过竞争营养物质和黏附部位，以及产生有害代谢产物，抑制病原生物的定居和生长繁殖。例如，口腔中唾液链球菌产生的过氧化氢，能杀死脑膜炎奈瑟菌和白喉棒状杆菌；肠道中大肠埃希菌的大肠菌素和酸性产物，能抑制志贺菌、金黄色葡萄球菌、白念珠菌；咽喉部甲型溶血性链球菌能抑制肺炎链球菌的生长等。

（二）血脑屏障

血脑屏障由脑内致密的毛细血管内皮细胞层、基膜和围绕在血管壁外的星状胶质细胞形成的胶质膜所组成。当机体受到感染时，血脑屏障具有阻挡微生物、毒素及大分子物质从血液进入脑组织或脑脊液的作用，从而保护中枢神经系统。婴幼儿的血脑屏障发育尚不成熟，故较易发生中枢神经系统感染。

（三）胎盘屏障

胎盘屏障由母体子宫内膜的基蜕膜和胎儿绒毛膜滋养层细胞组成。在正常情况下，母体发生感染时，病原微生物及其毒性产物不易通过胎盘进入胎儿体内，对胎儿起保护作用。但在妊娠3个月内，因胎盘屏障尚未发育完善，母体中的病原体有可能经胎盘侵犯胎儿，干扰其正常发育，造成畸形甚至死亡。另外，药物也可通过胎盘影响胎儿。因此要特别注意妊娠早期防止发生感染和药物的使用。

> **种间屏障**
> 某些病原体如病毒感染宿主细胞需要一定受体，种属间受体的不同形成了自然的"种间屏障"。正是由于种间屏障的存在，人体感染禽流感的概率很小，目前全球仅250余人受禽流感病毒感染；但另一方面也说明，种间屏障不是绝对的，其实质在于病原体受体基因的差别。
>
> 链接

二、固有免疫细胞

固有免疫细胞主要包括吞噬细胞、NK细胞、树突状细胞、γδT细胞、NKT细胞、B-1细胞、嗜酸粒细胞、嗜碱粒细胞和肥大细胞等。

（一）吞噬细胞

1.吞噬细胞的种类　吞噬细胞有两类：一类是小吞噬细胞，即中性粒细胞；另一类是大吞噬细胞，即单核/巨噬细胞。这两类细胞均有较强的变形运动和吞噬与消化异物的能力。

（1）中性粒细胞：占血液白细胞的60%～70%，是白细胞中数量最多的一种。中性粒细胞来源于骨髓，产生速率高，但存活期短，为2～3天。胞质内富含溶菌酶、过氧化氢酶等，在杀菌、溶菌和消除细菌过程中起重要作用。中性粒细胞对多种趋化性介质十分敏感，病原体入侵时在趋化性介质作用下能迅速逸出血管，到达感染部位。

（2）单核/巨噬细胞：包括血液中的单细胞和组织器官中的巨噬细胞。单核细胞由骨髓的髓样干细胞发育分化而成，占血液的3%～8%。单核细胞在血液中仅停留12～24小时，进入表皮棘层可分化为朗格汉斯细胞；进入结缔组织器官可分化为巨噬细胞。定居巨噬细胞据所处的部位不同有不同的命名。在肝中为库普弗细胞、在脑中为小胶质细胞、在骨中为破骨细胞等。游走巨噬细胞大于单核细胞数倍，寿命较长，可在组织中存活几个月。

巨噬细胞内含有溶酶体，其中的溶菌酶、髓过氧化物酶、乳铁蛋白等能杀死病菌，而蛋白酶、多糖酶、核酸酶、脂酶等则可将菌体降解。

2. 吞噬细胞吞噬和杀菌过程　通过皮肤黏膜伤口进入体内的病原体，首先被由毛细血管内游出的小吞噬细胞吞噬杀灭；少数未被吞噬者可经淋巴管到达局部淋巴结，由淋巴结中的巨噬细胞吞噬杀灭；极少数毒力强的病原体可经淋巴结入侵血液及其他器官，再被该处的巨噬细胞吞噬杀灭。吞噬细胞犹如重重关卡，及时阻挡、清除入侵的病原微生物，在机体早期抗感染免疫中发挥重要作用。

吞噬和杀菌的过程一般分为三个阶段。①吞噬细胞与病原菌接触：这种接触是两者随机相遇或通过趋化因子的吸引。例如，感染发生时，在局部某些细菌或其产物如脂多糖、某些补体裂解片段（如 C3、C5）和促炎性细胞因子（如 IL-1、IL-8、TNF 等）作用下，血液中的中性粒细胞、单核细胞和多种组织中的巨噬细胞可穿越血管内皮细胞和组织间隙，到达并集聚于病原菌侵入部位，对入侵的病原体进行围杀。②吞入病原菌：吞噬细胞吞噬异物有两种方式，一种是吞噬作用，即对较大的颗粒物质如细菌等，由吞噬细胞伸出伪足，将细菌包围并摄入细胞质内，形成由部分细胞膜包绕的吞噬体。另一种是吞饮作用，即吞噬细胞与病毒等微粒物质，形成吞饮小泡，然后将病毒微粒包绕在小泡中。③消化病原菌：当吞噬体形成后，细胞内的溶酶体即向吞噬体靠近，并融合成吞噬溶酶体。溶酶体内的杀菌素、溶菌酶、蛋白酶、多糖酶、脂酶、胶原酶、核酸酶等，先将细菌溶解杀死，然后进一步消化分解，并将不能消化的残渣排出吞噬细胞外（图 32-1）。

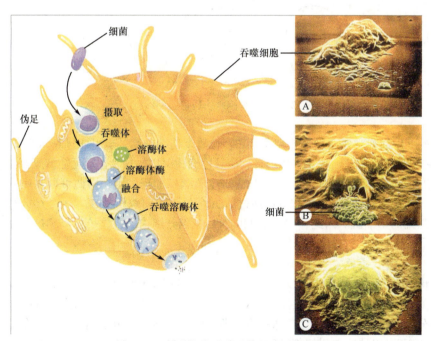

图 32-1　吞噬细胞吞噬杀伤过程示意图

3. 吞噬作用的结局　有完全吞噬和不完全吞噬两种不同的结局。①完全吞噬：病原菌在吞噬溶酶体中被杀灭消化，最后被排出吞噬细胞外。大多数细菌属此类，如化脓性球菌被吞噬后，一般在 5～10 分钟死亡，30～60 分钟被破坏清除；②不完全吞噬：某些胞内寄生菌如结核杆菌、麻风杆菌、伤寒沙门菌、布鲁杆菌等，以及某些病毒如水痘病毒、麻疹病毒等，虽被吞噬或吞饮，但不仅不能杀死这类微生物，它们反能在吞噬细胞内繁殖，使吞噬细胞破裂，未破裂的吞噬细胞还可成为它们的保护体，避免药物及血清中抗菌物质对它们的杀伤作用，并随吞噬细胞游走，经血液、淋巴管道散布至其他部位，导致全身扩散。在吞噬过程中，吞噬细胞溶酶体释放的多种酶也能破坏邻近正常细胞，造成组织损伤。

（二）自然杀伤细胞

考点：吞噬细胞的种类、作用机制及结局

通常将 TCR^-、mIg^-、$CD56^+$、$CD16^+$ 淋巴样细胞鉴定为自然杀伤细胞 (natural killer cell, NK 细胞)。NK 细胞来源于骨髓淋巴样干细胞，其分化、发育依赖于骨髓或胸腺微环境，主要分布于外周血和脾，在淋巴结和其他组织中也有少量存在。这类细胞没有特异性抗原识别受体，是不同于 T 淋巴细胞、B 淋巴细胞的第三类淋巴细胞，其胞质内有许多嗜苯胺颗粒，故又称为大颗粒淋巴细胞。因此，其杀伤作用没有特异性，可直接杀伤肿瘤或病毒感染的靶细胞。

NK 细胞表面存在两种与杀伤有关的受体：杀伤抑制受体（killer-cell inhibitory receptor, KIR）和杀伤活化受体（killer-cell activating receptor, KAR）。生理条件下，抑制性受体占主导地位，即抑制性受体识别自身组织细胞表面 MHC Ⅰ 类分子后，可启动抑制性信号转导，而使活化性受体的功能受到抑制，表现为 NK 细胞不能杀伤自身正常组织细胞。病理情况下，如某些病毒感染细胞和肿瘤细胞表面 MHC Ⅰ 类分子表达下降或缺失，抑制性受体因其无配体结合而丧失负调控作用，此时活化性受体即可发挥作用，识别病毒感染靶细胞或肿瘤靶细胞表面非 MHC Ⅰ 类分子，导致 NK 细胞活化产生杀伤作用（图 32-2）。

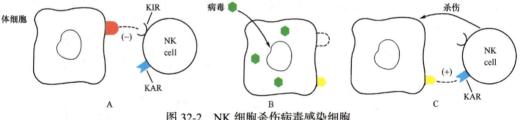

图 32-2　NK 细胞杀伤病毒感染细胞

活化的 NK 细胞主要通过释放穿孔素和颗粒酶杀伤靶细胞，也可通过表达 FasL 和分泌 TNF，与靶细胞表面的 Fas 和 TNFR 结合，诱导靶细胞凋亡。这种作用无需抗原预先致敏，也无 MHC 限制性就可杀伤某些病毒或胞内寄生菌感染的靶细胞，因此可以在病原体感染的早期即行使杀伤功能；NK 细胞也可通过 ADCC 效应定向杀伤 IgG、C3b、C4b 特异性结合的病毒感染的靶细胞。因此，NK 细胞和 CTL 细胞分别构成机体抗病毒和抗肿瘤的第一道防线和第二道防线。

（三）树突状细胞

树突状细胞（dendritic cell, DC）广泛分布于全身组织和器官，血液中数量较少，约为人外周血单核细胞的 1%，因具有许多分支状突起而得名。分布于不同组织的 DC 有不同的名称，如分布于皮肤、黏膜的 DC 称朗格汉斯细胞；分布于非淋巴组织器官中的 DC 称间质 DC；分布于淋巴器官 T 淋巴细胞区和 B 淋巴细胞区的 DC 分别称并指状 DC 和滤泡 DC；存在于淋巴液中的 DC 称隐蔽细胞等。其中朗格汉斯细胞和间质 DC 为未成熟 DC，未成熟 DC 具有较强的迁移能力，其细胞表面高表达各种模式识别受体，低表达 MHC 分子，主要功能是摄取、加工处理抗原，递呈抗原能力弱。未成熟 DC 随淋巴液进入淋巴结，发育分化为成熟 DC，其表面开始高表达 MHC 分子和协同刺激分子，而低表达各种模式识别受体，主要发挥递呈抗原的作用，而摄取、加工处理抗原能力弱。成熟 DC 能有效激活初始型 T 淋巴细胞，处于启动、调控，并维持免疫应答的中心环节。

（四）γδT细胞

γδT细胞是执行固有免疫功能的T淋巴细胞，其TCR由γ和δ链组成。此类T淋巴细胞主要分布于肠道、呼吸道及泌尿生殖道等黏膜和皮下组织，在外周血中只占CD3$^+$T细胞的0.5%～1%。其TCR缺乏多样性，识别抗原无MHC限制性，可直接识别某些完整的多肽抗原。其可识别CD1提呈的抗原、热激蛋白、细菌裂解产物中的磷酸抗原等。γδT淋巴细胞是一种既能杀伤癌细胞，肿瘤干细胞，又能识别癌抗原的免疫细胞，它的杀伤性较强，但肿瘤干细胞杀伤不如NK细胞。因此，它主要用于杀伤癌细胞与协助DC细胞识别发现癌细胞抗原，然后将这些抗原进行杀伤或是传递给其他细胞。

（五）B-1细胞

B-1细胞为CD5$^+$B细胞，在个体发育过程中出现较早，占B淋巴细胞总数的5%～10%。主要分布于胸腔、腹腔和肠壁固有层中，属固有免疫细胞，在免疫应答早期发挥作用。B1细胞在接受TI-2型抗原刺激后，在较短的时间内（48小时）即可产生低亲和力的IgM抗体，并通过补体清除病原微生物。B1细胞在增殖分化和抗体产生过程中一般不发生Ig的类别转换，也不产生免疫记忆。除了TI-2，B1细胞还能识别革兰阴性菌表面以脂多糖为代表的TI-1型抗原，以及某些变性的自身抗原，如变性Ig和单链DNA。

三、固有免疫分子

参与固有免疫的抗感染分子种类很多，重要的有防御素(defensin)、溶菌酶（lysozyme）、乙型溶素（β-lysin）、补体、C-反应蛋白（C-reactive protein，CRP）等十多种。

（一）防御素

防御素是一组耐受蛋白酶的一类富含精氨酸的小分子多肽，主要存在于中性粒细胞嗜天青颗粒中，也分布于体液中。防御素主要对胞外的细菌、真菌及某些有包膜病毒具有直接杀伤作用。

（二）溶菌酶

溶菌酶为一种不耐热的碱性多肽，广泛分布于血清、唾液、泪液及吞噬细胞溶酶体中。它可作用于革兰阳性细菌细胞壁肽聚糖，使细菌裂解，而革兰阴性细菌细胞壁除肽聚糖外还有脂多糖、脂蛋白外膜包裹，所以对溶菌酶不敏感，但在相应抗体和补体存在的条件下，革兰阴性细菌也可被溶菌酶破坏。

（三）乙型溶素

乙型溶素是血清中的一种对热较稳定的碱性多肽，在血液凝固时由血小板释放出来。作用于革兰阳性细菌细胞膜，产生非酶性破坏效应，但对革兰阴性细菌无效。

（四）补体

当病原微生物突破屏障侵入机体后，可通过旁路途径和MBL途径迅速激活补体系统，并由此产生溶菌和溶病毒作用。当病原体特异性抗体产生之后，侵入体内的病原体与相应抗体结合后，也可通过经典途径激活补体，产生溶菌和促进病原体清除。

（五）C-反应蛋白

C-反应蛋白是机体感染时，血清中迅速增高的一种蛋白质，因该种蛋白能与肺炎球菌C多糖结合而得名。目前已知，在Ca^{2+}存在条件下，这种C-反应蛋白能与多种细菌和真菌结合，激活补体替代途径从而增强和促进吞噬细胞对细菌或真菌的吞噬与清除。

四、固有免疫的应答机制

（一）固有免疫的识别对象

固有免疫的识别对象是病原体及其产物所共有的、某些高度保守的特定分子结构，统称为病原相关分子模式 (pathogen associated molecular pattern，PAMP)。病原相关分子模式种类有限，但在病原微生物中分布广泛，主要包括 G^- 菌的脂多糖、G^+ 菌的肽聚糖和脂磷壁酸、分枝杆菌和螺旋体的脂蛋白和脂肽、细菌和真菌的甘露糖、细菌或病毒非甲基化 CpG DNA 和病毒 RNA 等。PAMP 通常只见于病原体而不存在于正常宿主细胞表面，故 PAMP 成为固有免疫系统区分"自己"与"非己"的结构标志之一。此外，固有免疫系统在某些情况下可识别凋亡、死亡、突变、受损及老化的细胞。

（二）固有免疫的识别方式

在单核 / 巨噬细胞和 DC 等固有免疫细胞表面或胞内器室膜上和血清中存在的能够识别 PAMP 的受体被统称为模式识别受体 (pattern-recognition receptor，PRR)，主要包括甘露糖受体、清道夫受体和 Toll 样受体 (Toll like receptors，TLR)，人 TLR 家族包括 11 个成员 （TLR1 ～ 11）。由于 PRR 特有的识别与激活方式，使得数量有限的模式识别受体可应对识别种类众多的 PAMP。

考点: PAMP 和 PRR 的概念

五、固有免疫的生物学意义

（一）抗感染的第一道防线

组成固有免疫系统的细胞和分子在体内分布广且反应快，故在抵御细菌、病毒及寄生虫感染中发挥重要作用，这在感染早期机体尚未形成特异性免疫的情况下尤为重要。

（二）对非感染性疾病的影响

固有免疫也可影响某些非感染性疾病，例如①抗肿瘤作用，如激活的巨噬细胞通过 TLR2、TLR4、TLR9 可发挥抗肿瘤作用；NK T 细胞和 γ δ T 细胞可监视恶性肿瘤的发生。②移植排斥，TLR2 与 TLR4 激动剂或配体可导致急性移植排斥，或打破已建立的移植耐受。某些非过敏原因素可导致肥大细胞脱颗粒，产生非 IgE 依赖性的过敏样反应。

（三）参与特异性免疫应答

固有免疫在特异性免疫中也是很重要的，其主要作用为①启动特异性免疫，如 DC 和 Mφ 为 T 淋巴细胞活化提供第一信号和第二信号。②参与特异性免疫，如 NK、Mφ、中性粒细胞等均参与了超敏反应。③调节特异性免疫。

第二节　适应性免疫

适应性免疫又称获得性免疫或特异性免疫，是个体出生后在发育过程中受到病原微生物及其代谢产物等抗原物质的刺激而产生的，或通过人工免疫而获得的免疫功能。其特点是：①后天获得，不能遗传；②对抗原具有特异性；③产生免疫效应需一定时间；④有免疫记忆。适应性免疫包括体液免疫和细胞免疫。

一、体液免疫的作用

机体受病原体刺激后，随病原体性质、进入途径不同，应答过程不同而产生多种不同抗体，发挥其抗菌、抗毒素、抗病毒等作用。

（一）抗胞外菌免疫

葡萄球菌、链球菌等多数病原菌都是胞外菌。它们在宿主细胞外的血液、淋巴液、组织液等体液或细胞表面生长繁殖而致病。体液免疫是机体抗胞外菌感染的主要方式，其机制是通过激活补体溶菌、调理吞噬等来完成的。①溶菌作用：抗菌抗体和细菌特异性结合，激活补体，形成的膜攻击复合物溶解细菌。②调理作用：抗菌抗体和细菌特异性结合，抗体再和吞噬细胞表面的相应受体结合，使吞噬细胞更容易吞噬细菌。

与抗菌免疫关系密切的抗体主要是 IgG、IgM 和 IgA。①分泌型 IgA 抑制细菌的黏附：病原菌对黏膜上皮细胞的黏附，是造成某些部位感染的先决条件。这种黏附作用除被正常菌群阻挡外，分布在黏膜表面的分泌型 IgA 对抑制病原菌的黏附和侵入起着更为重要的作用；② IgG 对细菌的调理吞噬作用：抗体和补体单独都能对某些病原菌起调理作用，但两者联合作用效应更强。中性粒细胞和单核 / 巨噬细胞表面有 IgG 的 Fc 受体，当 IgG 通过其特异性抗原结合部位与细菌表面相应抗原结合，并通过其 Fc 段与吞噬细胞表面 Fc 受体结合后，可将抗原信息传递给吞噬细胞，不仅能促进吞噬细胞对细菌的吞噬，而且有助于强化细胞内的杀菌作用。IgG、IgM 抗体与细菌结合，形成免疫复合物激活补体，补体 C3b 与吞噬细胞结合，促进吞噬。

（二）抗毒素免疫

抗毒素与相应外毒素结合，可阻断外毒素对易感宿主细胞的结合，或封闭毒素的活性部位，从而使其不能发挥毒性作用。抗毒素可经自然感染产生或经类毒素免疫后产生。抗毒素只能中和体液中或黏膜表面游离的外毒素，而不能对已与易感细胞结合的外毒素起作用。另外，外毒素与抗毒素结合后形成免疫复合物，可在补体成分协助下黏附于红细胞表面，形成较大的复合物被吞噬细胞吞噬。

（三）抗病毒免疫

抗病毒免疫是由病毒衣壳或包膜上的抗原刺激机体产生的中和抗体。这种抗体不能直接灭活病毒，但可以与病毒结合，阻止病毒吸附和穿入易感细胞，保护细胞免受病毒感染或有效地阻止病毒通过体液播散，起到中和病毒的作用。例如，分泌型 IgA 存在于黏膜分泌物中，能有效地防御呼吸道病毒和肠道病毒的侵入；IgM 可以中和血液循环中的病毒颗粒，但其作用不如 IgG 强。IgM 固定补体的能力很强，可以通过 ADCC 效应来破坏受病毒感染的细胞和有包膜的病毒体；IgG 是主要的病毒中和抗体，它不仅可以中和血液循环中的病毒，还可以通过 ADCC 效应破坏受感染的细胞。IgG 能够通过胎盘进入胎儿血液循环，使婴儿获得针对某种病毒的免疫力，但维持时间较短，为 6 个月。

二、细胞免疫的作用

抗体难以对细胞内寄生的病原体产生作用，消灭细胞内细菌和病毒主要依靠细胞免疫。

（一）抗胞内细菌免疫

细胞内寄生菌初次感染时，很快被吞噬细胞吞噬，但吞噬细胞不能将其杀灭，形成不完全吞噬。因特异性抗体不能进入胞内菌寄居的宿主细胞内与之作用，只有特异性细胞免疫才有利于对胞内寄生菌的清除。因此胞内菌的细胞免疫是指某些细胞内寄生菌（结核分枝杆菌、麻风分枝杆菌、布鲁杆菌等）刺激 T 淋巴细胞形成效应 T 细胞（CD4$^+$Th1 和 CD8$^+$CTL）。CD4$^+$Th1 细胞能分泌多种细胞因子，介导单核细胞、淋巴细胞浸润性炎症和Ⅳ型超敏反应，增强巨噬细胞的吞噬和杀菌能力；CD8$^+$CTL 细胞能直接杀伤胞内菌寄居的靶细胞，使病菌散出，再由抗体、吞噬细胞等将细菌杀灭。所以，细胞免疫功能缺陷者容易感染细胞内寄生的病原微生物。

（二）抗胞内病毒免疫

抗细胞内病毒的细胞免疫也是通过 CD4$^+$Th1 和 CD8$^+$CTL 细胞的特异性免疫应答反应来实现的。致敏 CTL 可以直接破坏受病毒感染的细胞，将病毒释放到体液中，联合体液免疫因素将病毒清除。Th1 细胞与感染细胞接触后，可释放多种细胞因子，有的可以直接破坏靶细胞（如淋巴毒素），有的可以活化巨噬细胞增强其吞噬、消化病毒及破坏病毒感染细胞的能力（如巨噬细胞活化因子），有的还可以抑制病毒蛋白质的合成，干扰病毒复制增殖，保护正常细胞免受病毒感染，在抗病毒免疫中起重要作用。

考点:抗感染免疫类型和组成

小 结

机体的抗感染免疫包括固有免疫和适应性免疫。固有免疫由屏障结构、免疫细胞、免疫分子三部分组成：屏障结构包括外部的皮肤黏膜屏障及内部的血脑屏障和血胎盘屏障；固有免疫细胞主要包括吞噬细胞、NK 细胞、树突状细胞、γδT 细胞、NK T 细胞、B-1 细胞等；固有免疫分子有防御素、溶菌酶、乙型溶素、补体、C- 反应蛋白等。其中免疫细胞主要通过 PAMP 和 PRR 识别的方式来发挥抗感染免疫第一道防线，启动适应性免疫等的作用。适应性免疫包括体液免疫和细胞免疫。体液免疫主要抵抗胞外菌的感染，而细胞免疫主要抵抗胞内菌的感染。

目 标 检 测

【A₁ 型题】

1. 对先天性免疫的描述错误的是
   A. 经遗传获得
   B. 生来就有
   C. 正常人体都有
   D. 在感染早期发挥作用
   E. 是针对某种细菌的抗感染免疫

2. 皮肤黏膜屏障作用不包括
   A. 机械阻挡作用　　B. 分泌乳酸
   C. 分泌脂肪酸　　　D. 分泌溶菌酶
   E. 吞噬杀菌作用

3. 小吞噬细胞主要是指
   A. 中性粒细胞　　　B. 肥大细胞
   C. 嗜碱粒细胞　　　D. 巨噬细胞
   E. 血管上皮细胞

4. 完全吞噬是指
   A. 将入侵的细菌全部吞噬
   B. 吞噬后细菌被杀死、消化

   C. 细菌在吞噬细胞内生长
   D. 细菌随吞噬细胞游走、扩散
   E. 不依赖抗体的协助

5. 不属于正常体液与组织中的抗微生物物质的是
   A. 补体　　　　　　B. 干扰素
   C. 乙型溶素　　　　D. 溶菌酶
   E. 抗生素

6. 抑制病原菌黏附宿主细胞的抗体是
   A. IgG　　　　　　B. IgM
   C. IgE　　　　　　D. 分泌型 IgA
   E. 血清型 IgA

7. 下列何种作用与抗病毒免疫无关
   A. 中和病毒作用　　B.ADCC 作用
   C. 细胞免疫效应　　D. 抗生素作用
   E. 干扰素作用

8. 既具有吞噬杀菌作用，又具有抗原加工呈递作用的细胞是
   A. 中性粒细胞　　　B. 巨噬细胞

C. 树突状细胞　　　　D. B 淋巴细胞

E. T 淋巴细胞

9. 不需要抗体协助可以直接杀死靶细胞的细胞是

A. T 淋巴细胞　　　　B. B 淋巴细胞

C. 浆细胞　　　　　　D. NK 细胞

E. 树突状细胞

【A₂型题】

（10、11 题共用题干）

　　患者，男性38岁，近期常感乏力，夜间盗汗，咳嗽，痰中带血。痰标本抗酸染色检出阳性抗酸杆菌阳性，结核菌素实验强阳性。

10. 该患者最有可能被诊断为

A. 大叶性肺炎　　　　B. 伤寒

C. 肺结核　　　　　　D. 上呼吸道感染

E. 感冒

11. 此病主要会发生哪种抗感染免疫

A. 固有免疫　　　　　B. 适应性免疫

C. 先天性免疫　　　　D. 体液免疫

E. 细胞免疫

（游荷花）

第三十三章 超敏反应

学习目标

1. 掌握超敏反应的概念。
2. 熟悉Ⅰ、Ⅱ、Ⅲ和Ⅳ型超敏反应的发生机制和临床常见疾病。
3. 了解Ⅰ型超敏反应的防治原则。

正常情况下，适应性免疫应答为机体提供了对病原微生物感染的特异性保护作用，但当免疫应答过度、过低或不适当，会导致免疫病理反应。

考点：超敏反应概念

超敏反应（hypersensitivity）又称变态反应，是指已被抗原致敏的机体再次接触相同抗原时所发生的导致机体生理功能紊乱和（或）组织损伤的特异性免疫应答。其本质是病理性免疫应答，其结果可引起多种临床疾病。

引起超敏反应的抗原称为变应原（完全抗原或半抗原）。超敏反应的发生不但与变应原的刺激有关，还与机体对变应原的反应性有关。根据超敏反应的发生机制及临床特点将其分为四型：Ⅰ型超敏反应即速发型超敏反应，Ⅱ型超敏反应又称细胞毒型或细胞溶解型超敏反应，Ⅲ型超敏反应又称为免疫复合物型或血管炎型超敏反应，Ⅳ型超敏反应又称为迟发型超敏反应。

第一节 Ⅰ型超敏反应

Ⅰ型超敏反应又称速发型超敏反应（immediate type hypersensitivity）或过敏反应（anaphylaxis）。其主要特点为：由IgE类抗体介导；再次接触相同变应原后发作快，消退亦快；以生理功能紊乱为主，通常无明显组织损伤；有明显的个体差异和遗传倾向。

一、发 生 机 制

（一）致敏阶段

引起Ⅰ型超敏反应的变应原分为①吸入性变应原：花粉、尘螨、霉菌孢子、寄生虫及其代谢产物、昆虫毒液及动物皮屑和工农业用的化学物质等。②食入性变应原：牛奶、鱼、虾、蟹、贝壳类食物蛋白和防腐剂等。③药物、化学物质等半抗原：临床上能引起Ⅰ型超敏反应的药物有青霉素、链霉素、磺胺、普鲁卡因和有机碘化合物等。

变应原通过呼吸道、消化道、皮肤黏膜等途径进入机体后经APC摄取、处理后，提呈给Th2细胞识别，释放IL-4等细胞因子，可刺激特异性B淋巴细胞产生IgE，IgE是引起Ⅰ型超敏反应的抗体。

呼吸道、消化道黏膜下层及皮下疏松的结缔组织中的肥大细胞和血液中的嗜碱粒细胞，在细胞因子和其他活性介质的作用下可募集到炎症局部。IgE通过Fc段与肥大细胞、嗜碱粒细胞表面的IgE受体（FcεRⅠ）结合，此时机体处于致敏状态，可维持数日至数年。

（二）发敏阶段

1.生物活性介质的释放 相同变应原再次进入致敏机体，与肥大细胞、嗜碱粒细胞膜上的IgE发生特异性结合，引起相邻的两个或两个以上相邻IgE分子交联，从而使IgE受体聚集产生启动细胞活化的信号，导致细胞激活，脱颗粒，释放生物活性介质。这些生物活性介质分为两类，一是预先合成的，储存在胞质颗粒内的存储介质，包括组胺、激肽原酶和嗜酸粒细胞趋化因子等。另一类是细胞活化后新合成的介质，包括白三烯（LTs）、前列腺素D_2（PGD_2）和血小板活化因子（PAF）等。

2.生物活性介质的作用

（1）毛细血管扩张，血管通透性增加。临床上表现为皮肤充血（皮肤红斑、水肿和丘疹）、血压下降和休克。

（2）平滑肌收缩。白三烯是引起支气管平滑肌收缩的主要物质，临床上引起支气管哮喘，胃肠道平滑肌痉挛会导致腹痛腹泻的发生。

（3）黏膜腺体分泌增加。

3.速发相反应与迟发相反应 根据过敏反应发生的快慢和持续时间的长短可分为速发相反应与迟发相反应。

（1）速发相反应发生在再次接触变应原后的几秒至几分钟内，多属于功能紊乱，经紧急治疗临床症状可迅速消退，临床常见于过敏性休克。

（2）迟发相反应发生在与变应原接触6～12小时，该种反应主要由新合成的介质（白三烯等）和一些细胞因子（如TNF-α）引起，这些细胞因子吸引淋巴细胞、单核/巨噬细胞、中性粒细胞、嗜酸粒细胞等多种炎症细胞到反应局部，易发部位在支气管黏膜、鼻黏膜和胃肠道黏膜，表现为组织的红斑、硬结、发热，以及瘙痒和灼烧感。

考点：Ⅰ型超敏反应的发生机制

二、临床常见疾病

（一）全身过敏反应

1.药物过敏性休克 接触变应原后数分钟即可发生，以青霉素引起的过敏性休克最常见，其次是链霉素、头孢菌素和普鲁卡因等。青霉素不稳定，溶解后易分解产生青霉烯酸和青霉噻唑醛酸，此两种降解产物可与人体组织蛋白结合形成完全抗原，刺激机体产生IgE，而诱发Ⅰ型超敏反应。释放的生物活性介质作用于全身毛细血管，引起血管扩张，通透性增加，血浆渗出至组织间隙，从而有效血容量下降，而致休克。临床表现为胸闷气急、烦躁不安、恶心呕吐、呼吸困难、面色苍白，严重者可昏迷、抽搐，如抢救不及时可因过敏性休克而迅速死亡。

2.血清过敏性休克 临床上注射动物来源的免疫血清可以紧急预防或治疗疾病，如注射破伤风抗毒素或白喉抗毒素，但有时会发生过敏性休克。原因是这些生物制剂多数为小分子肽、蛋白质，对人体是很强的抗原，再次注射已致敏机体会引起血清过敏性休克。精制抗毒素血清的问世，大大降低了这种危险，但临床上仍当给予高度重视。

（二）呼吸道过敏反应

引起呼吸道过敏反应的变应原有花粉、真菌孢子、尘螨等，多见于儿童和青壮年，一般有家族史。临床常见疾病是支气管哮喘和过敏性鼻炎。

（三）消化道过敏反应

消化道过敏反应主要表现为过敏性胃肠炎，变应原主要为鱼、虾、蛋等食物或一些药物，少数人食用变应原后肠蠕动加快，出现恶心、呕吐、腹痛、腹泻等症状。常伴有口腔、胃肠黏膜溃疡、胃肠道外湿疹、荨麻疹等症状，这些患者多伴有免疫功能障碍。

（四）皮肤过敏反应

接触食物、药物、肠道寄生虫等变应原、冷热刺激可引起皮肤过敏反应。临床表现为荨麻疹、湿疹、皮炎和血管神经性水肿。

三、防治原则

（一）检出变应原并避免与之接触

主要采用询问过敏史和变应原皮试查明变应原。皮试的方法是将容易引起Ⅰ型超敏反应的药物、免疫血清、花粉、尘螨等变应原稀释后（青霉素25U/ml、免疫血清1：100～1：1000、花粉1：10 000、尘螨1：100 000），取0.1ml于受试者前臂皮内注射，15～20分钟后如注射局部出现的红晕、风团直径大于1cm，为皮试阳性反应。对食物、药物过敏者，应禁食或避免使用该类药物。

（二）脱敏治疗

1. 急性脱敏治疗　抗毒素血清皮试出现阳性又必须使用者，可采用小剂量、短间隔、多次注射的急性脱敏治疗。其原理是小剂量变应原与致敏靶细胞上的IgE特异性结合，释放少量的生物活性介质，后者迅速被体内相应的酶分解，而不引起明显的症状。短时间内连续多次注射，可短时间内暂时使致敏靶细胞全部解除致敏状态，最后大剂量注射抗血清而不致发病。

2. 慢性脱敏治疗　又称特异性抗原减敏治疗。有些变应原如花粉、尘螨、真菌等虽已查明但不能避免与之接触，可采用小剂量变应原（间隔6～10天左右）多次反复的皮下注射达到脱敏治疗的目的。其原理是通过改变变应原进入途径，诱导B淋巴细胞产生大量的特异性IgG类的抗体（封闭抗体），当变应原再次进入后，IgG类的抗体与其结合从而阻止变应原与IgE的结合，避免了Ⅰ型超敏反应的发生。

（三）药物治疗

1. 抑制生物活性介质合成及释放的药物　色甘酸钠、肾上腺素、异丙肾上腺素、前列腺素E、氨茶碱等可抑制肥大细胞脱颗粒和释放生物活性介质。

2. 生物活性介质的拮抗剂　苯海拉明、氯苯那敏（扑尔敏）、异丙嗪等抗组胺药物，可通过与组胺竞争效应器官细胞膜上的组胺受体而拮抗组胺的作用。阿司匹林可拮抗缓激肽的作用，多根皮苷酊盐酸盐可拮抗白三烯的作用。

3. 改善效应器官反应性的药物　肾上腺素具有解除支气管平滑肌痉挛的作用，还可使外周毛细血管收缩，升高血压，临床上用于抢救过敏性休克。

（四）免疫新疗法

（1）将IL-12等作为佐剂与变应原注入机体，下调IgE产生。

（2）用编码变应原的基因与质粒重组，制成DNA疫苗，诱导Th1型免疫应答。

（3）制备能够与循环中IgE结合的抗体，从而不引起超敏反应。

（4）重组可溶性IL-4受体结合IL-4，阻断生物学活性，降低Th2细胞活性，减少IgE的产生。

考点：Ⅰ型超敏反应的临床常见疾病及防治原则

第二节　Ⅱ型超敏反应

Ⅱ型超敏反应又称细胞毒型（cytotoxic type）或细胞溶解型（cytolytic type）超敏反应，

是由 IgM、IgG 类抗体与存在于靶细胞表面的相应抗原结合，在补体系统、吞噬细胞及 NK 细胞参与下造成以细胞裂解死亡为主要表现的病理性损伤。

一、发生机制

（一）靶细胞表面抗原

引起 II 型超敏反应的抗原存在于细胞表面，可以是正常组织细胞、改变的自身组织细胞和被抗原表位结合修饰的自身组织细胞，主要有：①细胞固有抗原，如 ABO 血型抗原、Rh 抗原及 HLA 抗原。②异嗜性抗原，如链球菌的多种蛋白与人的肾小球基膜、心肌瓣膜之间的共同抗原；其他物种来源的热休克蛋白与人类的热休克蛋白也有共同抗原。③感染或理化因素导致的自身抗原或药物吸附于细胞表面，形成新的抗原表位。

（二）抗体和细胞损伤机制

上述靶细胞表面抗原刺激机体产生的 IgG（IgG1、IgG2 或 IgG3）和 IgM，少数为 IgA 抗体，抗体与细胞表面相应抗原结合可通过三条途径引起组织细胞破坏。

1. 经典途径激活补体溶解靶细胞　抗体与靶细胞膜上抗原结合后激活补体经典途径，在靶细胞膜表面形成膜攻击复合体导致靶细胞溶解死亡。

2. 调理作用　IgG 抗体 Fab 段与靶细胞抗原结合后，Fc 段可与吞噬细胞表面的 IgG Fc 段受体结合；补体裂解片段 C3b 一端可与靶细胞结合，另一端可与吞噬细胞表面的 C3b 受体结合。这两种结合均可促进吞噬细胞吞噬靶细胞。

3. ADCC 作用　NK 细胞、中性粒细胞及巨噬细胞表面也有 IgGFc 受体，IgG 与靶细胞表面抗原结合后，其 Fc 段与上述细胞表面的 IgGFc 受体结合，通过 ADCC 作用杀伤靶细胞。

二、临床常见疾病

考点：II型超敏反应的发生机制

（一）输血反应

ABO 血型不相符的输血可起溶血性输血反应。一方面由于人血清中存在天然抗体，抗体与抗原结合后激活补体使红细胞溶解破坏引起溶血；另外一方面，由于人类 HLA 抗原性的不同，在受者体内引起的抗白细胞、抗血小板类抗体导致白细胞、血小板等其他血细胞的破坏。

（二）新生儿溶血症

新生儿溶血症主要原因是母子间 Rh 血型抗原的不同。Rh⁻ 妇女由于输血、流产或分娩的原因导致胎儿的 Rh⁺ 红细胞进入母体后产生抗 RhIgG 类抗体，并产生记忆细胞。当再次妊娠 Rh⁺ 胎儿时，母体大量的抗 Rh 抗体通过胎盘进入胎儿体内与胎儿的红细胞结合，导致胎儿溶血，严重者发生流产、死胎及新生儿溶血症。如在产后 72 小时给母体注射 Rh 抗体，及时清除进入母体内的 Rh⁺ 红细胞，可预防再次妊娠时发生新生儿溶血症。新生儿溶血症也见于母子间 ABO 血型不符，多见于母亲是 O 型，胎儿是 A 型或 B 型，症状较轻，是新生儿黄疸的原因之一。

（三）药物过敏性血细胞减少症

一些药物半抗原（青霉素、非那西丁、氨基比林、磺胺和奎尼丁等）进入机体后与细胞膜蛋白或血浆蛋白结合成为完全抗原，刺激机体产生相应抗体，这种抗体可与吸附有药物半抗原的血细胞直接结合，通过激活补体、吞噬细胞吞噬作用和 ADCC 作用引起药物溶血性贫血、粒细胞减少症和血小板减少性紫癜。

（四）自身免疫性溶血性贫血

机体由于病毒感染（流感病毒、EB 病毒）或服用甲基多巴类药物，引起红细胞抗原结构改变而产生抗红细胞的自身抗体。这种自身抗体与变性的红细胞结合后，可引起自身免疫性溶血性贫血。

（五）肺出血 - 肾炎综合症

肺出血 - 肾炎综合症 （Goodpasture 综合症）病因目前尚不明确，临床以肺出血和进行性肾衰竭为主要症状。病因可能是由于病毒或细菌感染造成肺泡基膜抗原性改变，刺激机体产生了自身 IgG 抗体。由于肺泡基膜和肾小球基膜之间有共同抗原，抗体可与这两个部位的抗原结合，通过激活补体或调理作用导致咯血、贫血和肾炎。

（六）甲状腺功能亢进

甲状腺细胞膜上的甲状腺刺激素受体（TSH-R）接受垂体分泌的 TSH 作用，分泌甲状腺素，甲状腺功能亢进患者血清中存在抗甲状腺激素受体（TSH-R）的 IgG 类自身抗体，抗体与受体的结合模拟了 TSH 与 TSH-R 的结合，能刺激甲状腺细胞增加甲状腺素的合成与分泌，引起甲状腺功能亢进，是特殊的 II 型超敏反应。

考点：II 型超敏反应的临床常见疾病

第三节　III 型超敏反应

III 型超敏反应的启动因素是免疫复合物的沉积，IgG 或 IgM 类抗体与相应抗原结合形成可溶性免疫复合物，在某些因素下，免疫复合物沉积于局部或全身多处毛细血管基膜，通过激活补体并在血小板、中性粒细胞等其他细胞的参与下，最终引起以充血水肿、局部坏死和中性粒细胞浸润为主的血管及其周围炎症，故又称免疫复合物型（immune complex type）或血管炎型（vasculitic type）超敏反应。

一、发生机制

（一）抗原的持续性存在

引起 III 型超敏反应的抗原包括病原微生物及其代谢产物，自身抗原物质如类风湿关节炎时的变性 IgG，系统性红斑狼疮患者的核抗原，肿瘤细胞释放或脱落的抗原，吸入的动、植物抗原，长期服用的药物等。

（二）免疫复合物的沉积

抗原刺激机体产生 IgG、IgM 及少量 IgA 抗体，与抗原结合形成免疫复合物（immune complex，IC）。当抗原与相应抗体结合形成小的 IC，能通过肾小球基膜过滤出体外；当抗原与抗体比例适当时形成大的 IC，机体通过吞噬细胞的吞噬作用会将其清除；但在某些情况下，吞噬细胞功能降低、补体功能障碍或补体缺陷等，大量中等大小的可溶性 IC 可持续在血中循环并易于沉淀于局部毛细血管壁。

（三）免疫复合物沉积引起的损伤机制

1. 补体的作用　免疫复合物通过经典途径激活补体系统，其中的裂解片段 C3a、C5a 有过敏毒素作用，可与肥大细胞、嗜碱粒细胞上的受体结合，释放组胺等生物活性介质，使局部毛细血管通透性增强，局部水肿，炎症反应加重。C3a 和 C5a 的趋化作用吸引中性粒细胞至 IC 沉积部位。

2. 中性粒细胞的作用　中性粒细胞在局部吞噬免疫复合物，释放的溶酶体酶能使血管基膜及周围组织受到损伤。

3. 血小板的作用　抗原抗体反应引起血小板聚集，形成微血栓，导致局部组织缺血和出血。血小板释放的血管活性胺可加重局部组织充血水肿。

二、临床常见疾病

考点：Ⅲ型超敏反应的发生机制

（一）局部免疫复合物病

1. Arthus 反应　1903 年，Nicholas-Maurice Arthus 表述了一种实验性局部Ⅲ型超敏反应。给家兔皮下反复注射马血清，数周后皮下再次注射马血清，注射局部出现水肿、出血和坏死等剧烈炎症反应，称为 Arthus 反应。

2. 人体局部免疫复合物病　①局部多次注射胰岛素、狂犬疫苗、抗毒素及其他生物制剂时，可出现类似 Arthus 反应的症状和体征。②过敏性肺炎：多次吸入真菌孢子、动物蛋白、粉尘等引起的肺部急性炎症，如农民肺，皮革肺等均为相应 IC 沉积于肺。

（二）全身免疫复合物病

1. 血清病　多见于初次注射大量异种动物抗毒素血清（如破伤风抗毒素或其他药物）1 ～ 2 周后，出现发热、皮疹、淋巴结肿大、关节肿痛及一过性蛋白尿等症状。其原因是由于一次注射大量抗原后，体内产生的相应抗体与循环中尚未完全排除的动物血清等抗原结合形成循环免疫复合物沉积于局部或随血流遍及全身而致病。

2. 感染后肾小球肾炎（免疫复合物型肾炎）　多见于溶血性链球菌感染后 2 ～ 3 周，链球菌细胞壁的抗原刺激机体产生的抗体与抗原结合形成免疫复合物沉积于肾小球基膜。其他病原微生物感染如乙型肝炎病毒、葡萄球菌、肺炎链球菌或寄生虫等感染后也可发生此种类型的肾小球肾炎。

案例 33-1

50 岁，女，2 个月前双手近端指间关节对称性疼痛，晨僵（早晨起床后病变关节感觉僵硬）。检查：Hb75g/L（正常值 110 ～ 150g/L），血小板 470×10^9/L（正常值（100 ～ 300）×10^9/L）。RF（类风湿因子）1100IU/ml（正常值 1 ～ 20 IU/ml），X 线显示双手近端指间关节软组织肿胀影，骨质疏松，关节间隙狭窄。

问题和思考：

1. 该病例临床诊断为类风湿关节炎，属于哪种类型超敏反应？
2. 分析其发病机制。

---

3. 类风湿关节炎　患者体内 IgG 受某些因素作用发生变性，血清中出现了针对自身变性 IgGFc 片段上抗原表位的一类自身抗体，称类风湿因子（RF）。RF 与自身变性 IgG 结合形成的免疫复合物沉积于小关节滑膜，引起全身多关节的慢性滑膜炎症即类风湿关节炎。

案例 33-1 分析

该病例属于Ⅲ型超敏反应。某些因素使患者体内 IgG 变性，变性的 IgG 刺激机体产生抗变性 IgG 的自身抗体，也就是类风湿因子 RF，RF 与变性的 IgG 形成免疫复合物反复沉积于小关节滑膜处，形成了该患者双手近端指间关节对称性疼痛、晨僵等临床症状。

4. 系统性红斑狼疮　是以抗核抗体为主的多种自身抗体与核酸抗原结合的循环免疫复合物，形成免疫性炎症为表现的多系统受累的弥漫性结缔组织病，主要引起鼻梁和双颧颊部的红斑、关节炎、狼疮性肾炎等临床表现。

考点：Ⅲ型超敏反应的临床常见疾病

第四节　Ⅳ型超敏反应

Ⅳ型超敏反应是致敏 T 淋巴细胞再次接触相同抗原 24～48 小时后，形成以单个核细胞浸润和组织损伤为特征的慢性炎症反应，发生缓慢、消退迟缓，故又称迟发型超敏反应（delayed type hypersensitivity），是一种病理性的细胞免疫应答。发生机制与细胞免疫的过程是一致的，Ⅳ型超敏反应主要引起组织损伤，而细胞免疫则以清除抗原为主。此型超敏反应无抗体和补体参加，由 T 淋巴细胞介导，故又称细胞介导型。

一、发生机制

（一）T 淋巴细胞致敏阶段

引起Ⅳ型超敏反应的抗原主要有细胞内寄生菌（如结核分枝杆菌等）、病毒、寄生虫及某些细胞抗原（如肿瘤细胞）等，抗原进入机体经 APC 加工处理后，分别提呈给 $CD4^+T$ 细胞和 $CD8^+T$ 细胞，使其活化、增殖后分化成为 $CD4^+$ 效应 Th1 细胞和 $CD8^+$ 效应 Tc 细胞。

（二）致敏 T 淋巴细胞的效应阶段

1. $CD4^+Th1$ 细胞介导的炎症反应和组织损伤　$CD4^+$ 效应 Th1 细胞再次与相应抗原接触时可释放 IL-2、IFN-γ、TNF-β、GM-GSF 等细胞因子，这些细胞因子吸引单核细胞和淋巴细胞浸润，引起炎症反应和组织损伤。①IL-2 能引起 T 淋巴细胞的增殖，从而增强和扩大Ⅳ型超敏反应。②IFN-γ 可激活巨噬细胞，增强其吞噬杀伤功能，活化后的巨噬细胞还能加重炎症反应。③高浓度 TNF-β 不仅参与炎症反应还能直接对周围组织产生细胞毒作用引起组织损伤。

考点：Ⅳ型超敏反应的发生机制

2. $CD8^+Tc$ 细胞介导的细胞毒作用　$CD8^+$ 效应 Tc 再次与靶细胞表面相应抗原结合后，可通过释放穿孔素、颗粒酶等介质直接导致靶细胞溶解破坏，或诱导靶细胞表达 Fas 与致敏 Tc 细胞表面 Fas 配体（FasL）结合，通过 FasL-Fas 途径使靶细胞凋亡。

二、临床常见疾病

（一）传染性Ⅳ型超敏反应

引起传染性超敏反应的抗原多为细胞内寄生菌（如结核杆菌、布鲁杆菌、麻风杆菌）、某些病毒和真菌，由于是在传染过程中发生的，故称传染性超敏反应。例如，肺结核是机体对结核分枝杆菌产生的以 T 淋巴细胞和巨噬细胞浸润为主的炎症反应，形成肉芽肿或干酪样坏死，麻风患者可表现为皮肤肉芽肿。

（二）接触性皮炎

一些小分子半抗原，如油漆、化妆品、塑料、农药、染料和药物等，接触皮肤后与皮肤角质蛋白结合成为完全抗原，使 T 淋巴细胞致敏，机体再次接触变应原后在 24 小时左右可发生接触性皮炎，48～96 小时炎症达到高峰，表现为局部红肿、皮疹、水疱，严重者可发生剥脱性皮炎。

小结

超敏反应的发生在临床实际中比较复杂，临床超敏反应性疾病常常并非单一型别，可由多种免疫机制损伤引起，往往是以一种超敏反应为主的几种类型超敏反应同时发生。同一种变应原在不同条件下也可引起不同类型的超敏反应，如青霉素除了引起Ⅰ型超敏反应，也可以引起Ⅱ型、Ⅲ型、Ⅳ型超敏反应。因此临床超敏反应性疾病应结合具体情况分析。

考点：Ⅳ型超敏反应的临床常见疾病

目 标 检 测

【A₁型题】

1. 关于超敏反应的正确叙述是
   A. 发病取决于后天因素，均无明显的个体差异和遗传背景
   B. 四型超敏反应均可引起组织损伤
   C. 初次接触抗原只引起Ⅰ型超敏反应
   D. 超敏反应都有抗体的参与
   E. 发生原因取决于抗原性质和机体对抗原的反应性

2. 参与Ⅰ型超敏反应的抗体是
   A. IgG
   B. IgM
   C. IgA
   D. IgD
   E. IgE

3. 关于Ⅱ型超敏反应发病机制的正确叙述是
   A. Ⅱ型超敏反应以功能紊乱为主
   B. 新生儿溶血症主要是由ABO血型不符引起
   C. 细胞毒性抗体可直接杀伤靶细胞
   D. 补体激活可导致细胞损伤
   E. 半抗原药物不能引起Ⅱ型超敏反应

4. Ⅲ型超敏反应的启动因素是
   A. 白介素
   B. 免疫球蛋白
   C. 免疫复合物
   D. 单核/巨噬细胞
   E. 淋巴细胞

5. 主要由效应性T淋巴细胞介导的超敏反应疾病是
   A. 新生儿溶血症
   B. 呼吸道过敏反应炎
   C. 感染后肾小球肾炎
   D. 血清病
   E. 传染性迟发超敏反应

6. 抗体参与的超敏反应类型是
   A. Ⅰ、Ⅱ型
   B. Ⅱ、Ⅲ型
   C. Ⅰ、Ⅲ型
   D. Ⅰ、Ⅱ、Ⅲ型
   E. Ⅰ、Ⅱ、Ⅲ、Ⅳ型

7. 类风湿关节炎发病机制
   A. 自身IgG分子引起
   B. 自身IgM分子引起
   C. 自身变性的IgE分子与RF结合形成免疫复合物引起
   D. 自身变性的IgM分子与RF结合形成免疫复合物引起
   E. 自身变性的IgG分子与RF结合形成免疫复合物引起

8. 下列组合正确的是
   A. Ⅰ型超敏反应—IgM—药物过敏性休克
   B. Ⅱ型超敏反应—淋巴细胞毒—新生儿溶血症
   C. Ⅲ超敏反应—T淋巴细胞—肾小球肾炎
   D. Ⅳ型超敏反应—IgG－接触性皮炎
   E. Ⅳ型超敏反应—T淋巴细胞—荨麻疹

（吴素琴）

第三十四章　免疫学应用

学 习 目 标

1. 掌握体外抗原抗体反应的特点，人工自动免疫和被动免疫的定义及常用的制剂。
2. 熟悉临床常见的免疫学检测方法。
3. 了解常见的免疫学防治方法。

免疫学理论和技术与临床医学实践紧密结合是现代免疫学发展的重要特征之一。免疫学的临床应用有两个方面：一是应用免疫理论来阐明许多疾病的发病机制和发展规律；二是应用免疫学原理和技术来诊断和防治疾病。此外，免疫学不仅应用于传统的传染病中，而且在肿瘤、自身免疫病、免疫缺陷病、移植排斥反应等疾病中均广泛应用。本章主要介绍免疫学在疾病诊断和防治方面的应用。

第一节　免疫学检测

人体感染病原微生物后，体内可产生特异性体液或细胞免疫应答。用免疫检测技术对这些免疫反应物质在体内外进行检测即免疫学检测。免疫学检测方法具有高度的特异性和敏感性，在临床上常可辅助诊断某些传染病或进行流行病学调查；还有免疫机制的研究、超敏反应和自身免疫病的诊断及发病机制的分析、激素和酶的微量测定等。常用的免疫学检测方法有抗原或抗体检测、免疫细胞及其功能检测等。

一、抗原或抗体检测

抗原抗体反应（antigen antibody reaction）在体内表现为溶细胞、杀菌、促进吞噬、中和毒素或引起免疫病理损伤等；在体外可出现凝集、沉淀、细胞溶解和补体结合等可见反应，据此可用已知的抗原（或抗体）检测未知的抗体（或抗原）。由于抗体主要存在于血清中，临床上多用血清标本进行试验，故体外的抗原抗体反应曾被称为血清学反应（serological reaction）。但随着免疫学的发展，血清学反应的含义已不能概括目前的研究内容，现已用抗原抗体反应取代。

（一）抗原抗体反应特点

1. 特异性　抗原借助决定簇与相应抗体的可变区在空间构型上的互补关系，依靠分子间的静电引力、氢键结合力、疏水作用力等，而发生特异性结合。同一抗原有多种不同的抗原决定簇，不同抗原可有相同的抗原决定簇，一种抗体能与具有相同或相似的抗原决定簇的抗原发生结合，出现交叉反应。抗原抗体反应的特异性与交叉性在传染病的诊断、防治和生物学研究领域得到广泛应用。

2. 可逆性　抗原与抗体结合成复合物后，在一定条件下，可解离恢复成抗原抗体的游离状态。由于抗原抗体反应是分子表面的非共价键结合，在低 pH、高盐等环境下可导致复合物解离。解离后的抗原或抗体分子仍保持原有的理化性质与活性。

3.比例性　抗原抗体的结合能否出现肉眼可见反应，取决于两者的比例是否适当。若比例合适，抗原抗体结合后形成大的复合物，可出现肉眼可见的反应；若比例不合适，如抗原过剩或抗体过剩，抗原抗体结合后形成小的复合物，则不可见。

4.阶段性　抗原抗体反应分为两个阶段。第一阶段是抗原抗体的特异性结合阶段，仅几秒至几分钟，无可见反应；第二阶段为可见反应阶段，需经数分钟或数小时、甚至更长的时间出现肉眼可见反应；该阶段易受温度、酸碱度、电解质等多种因素的影响。

考点：体外抗原抗体反应特点

（二）常见的抗原抗体反应类型

1.凝集反应　颗粒性抗原与相应抗体结合，在一定条件下，出现肉眼可见的凝集物，称为凝集反应（agglutination）。

（1）直接凝集反应：是颗粒性抗原（细菌或红细胞）与相应抗体直接结合所呈现的凝集反应，有玻片法和试管法。玻片法为定性试验，常用已知抗体检测未知抗原，用于细菌的分型、鉴定，以及人红细胞 ABO 血型测定等。试管法为半定量试验，多用已知抗原检测血清中相应抗体，以抗原抗体结合出现可见反应的最大稀释度为效价或滴度（titer），表示被检血清中相应抗体的含量，如诊断伤寒、副伤寒的肥达试验（Widal test）。

（2）间接凝集反应：将可溶性抗原结合于载体微球表面，形成的免疫微球（或称致敏载体）再与相应抗体进行结合出现凝集，称为间接凝集反应。常用的载体微球有人 "O" 型血红细胞、绵羊及家兔红细胞、活性炭及聚苯乙烯乳胶颗粒等。根据载体不同，分别称为间接血凝、间接炭凝及间接乳胶凝集试验等。若将抗体结合于载体微球上检测未知抗原，则称为反向间接凝集。如果先将可溶性抗原与抗体反应一定时间后，再加入免疫微球，则因抗体与抗原结合而消耗，不再出现凝集现象，这种反应为间接凝集抑制试验，本试验常用于某些传染病的辅助诊断或妊娠早期诊断等。

2.沉淀反应　可溶性抗原与相应抗体结合，在一定的条件下，出现肉眼可见的沉淀物称为沉淀反应（precipitation）。沉淀反应包括环状沉淀试验、絮状沉淀试验和琼脂扩散试验等，最常用的为琼脂扩散试验。

（1）单向琼脂扩散试验：将特异性抗体均匀混合于溶化的琼脂中，然后浇制成琼脂板，再按一定要求打孔并在孔中加入抗原，使抗原向孔周围自由扩散，并与琼脂中的抗体结合形成免疫复合物而沉积下来，在比例合适处，形成沉淀环，沉淀环的直径与抗原浓度成正比（图 34-1）。本法为定量试验，可用于血清中免疫球蛋白、补体 C3 等的定量测定。

（2）双向琼脂扩散试验：将抗原抗体分别加入琼脂板的不同小孔中，使两者在琼脂中扩散，当扩散至对应抗原抗体比例合适时，则在抗原和抗体两孔之间形成白色沉淀线（图 34-1）。一对相应抗原和抗体只形成一条沉淀线，因此可根据沉淀线的数目推断待测抗原液中有多少种抗原成分。根据沉淀线的吻合、相切或交叉形状，可鉴定两种抗原是完全相同、部分相同或完全不同。本法常用于抗原或抗体的定性检测和两种抗原相关性分析。

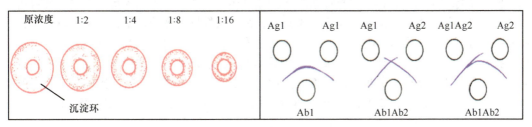

图 34-1　单向琼脂扩散和双向琼脂扩散

（3）对流免疫电泳：是一种将双向扩散和电泳技术相结合的检测方法。将双向琼脂扩散试验中加入抗原、抗体的琼脂板的两端加上电极，抗原孔置负极端，抗体孔置正极端。抗原、抗体均受到电场力和电渗力的两种方向相反的作用力，电场力使抗原抗体向正极端运动，而电渗力作用方向正好相反。对于抗原分子的作用，电场力大于电渗力，因此，抗原向正极运动；由于抗体分子量较大，在电渗力的作用下，抗体的运动方向则相反，即从正极向负极运动。两者形成对流，在比例适宜处形成白色沉淀线。本试验敏感性比双向琼脂扩散试验高，且需时短，1 小时左右出结果。

3. 免疫标记技术　是用易显示的标记物标记已知抗原或抗体，通过检测标记物间接地反映被测抗体或抗原量的多少。常用的标记物有荧光素、酶、放射性核素、化学发光剂、胶体金等。免疫标记技术（immunolabeling technique）极大提高了免疫学检测的敏感性，若与显微技术相结合，能对组织或细胞内的待测物质做出精确定位。

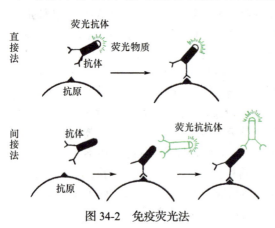

图 34-2　免疫荧光法

（1）免疫荧光技术（immunofluorescence technique）：是用异硫氰酸荧光素（FITC）、罗丹明等荧光素标记抗体，当荧光抗体与相应抗原结合后，用荧光显微镜或流式细胞仪检测荧光素的存在与否，从而间接地确定标本中是否存在相应抗原。其方法有①直接法，用特异荧光抗体直接滴加于待测的细胞涂片或组织切片上进行染色，使之与抗原发生特异性结合；然后洗去未结合的荧光抗体，于显微镜下观察，有荧光的部位即为相应抗原存在之处。其缺点是每测一种抗原，必须制备与其相应的荧光抗体；优点是操作简便，特异性高。②间接法，先将未标记的第一抗体与组织或细胞上的抗原结合，充分洗涤后，再加荧光素标记的第二抗体进行检测，观察方法与直接法相同。其敏感性更高，且只需标记一种第二抗体就能检测多种抗原抗体系统（图 34-2），但非特异性荧光亦会增加。

免疫荧光技术已广泛应用于细菌、螺旋体、病毒性疾病的诊断；还可用于测定免疫细胞表面 CD 分子，检测自身免疫病的抗核抗体等。

（2）免疫酶技术（immunoenzymatic technique，EIA）：该技术最早应用于免疫酶组织化学染色，即用标记的抗体与标本中的抗原发生特异性结合，当加入酶的底物时，则在酶的作用下经一系列生化反应产生有色物质，借助光镜做出定位诊断。目前常用的是酶联免疫吸附试验（enzyme linked immunosorbent assay，ELISA）。ELISA 常用的酶为辣根过氧化物酶（HRP），其底物是二氨基联苯胺（DAB），底物被分解后呈棕褐色，可用目测或借助酶标仪比色进行定性与定量检测。该法特异性强，敏感性高，既可测定抗体又能测定可溶性抗原。ELISA 的方法有多种，以下介绍间接法和双抗体夹心法。①间接法，该法用已知抗原检测标本中对应抗体。将抗原包被于固相载体后，洗涤；再加入待测血清，使血清中相应抗体与固相载体上的抗原结合，洗涤；再加入酶标抗抗体使之结合在抗原抗体复合物的抗体分子上，形成固相抗原 - 抗体 - 酶标抗抗体复合物，洗涤；最后加底物显色。②双抗体夹心法，首先将特异性抗体包被于固相载体，洗涤后再加入待测标本，使标本中的抗原与固相载体上的抗体充分反应后洗涤；然后，加上酶标抗体使之与抗原抗体复合物上的抗原结合，洗涤；最后，加入底物显色。该法用于检测标本中的可溶性抗原（图 34-3）。

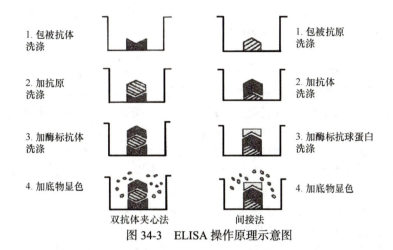

图 34-3　ELISA 操作原理示意图

（3）放射免疫测定法（radioimmunoasssay，RIA）：是将放射性核素分析的灵敏性和抗原抗体反应的特异性相结合的测定技术。尽管放射性同位素有一定的危害性，且试验需特殊仪器设备，但由于其具有灵敏、特异性高、精确、易规范化及自动化等优点，应用范围仍较广，可测定多种激素、维生素、药物、IgE 等。

（4）化学发光免疫技术（chemiluminescence immunoassay，CLIA）：是将化学发光分析的高灵敏度和抗原抗体反应的高度特异性相结合，而建立的一种检测抗原或抗体的新技术。该技术因标记物为非放射性物质，而且可进行全自动化分析，具有快速、简便、灵敏、特异等特点，已广泛应用于各种激素、药物及其他微量生物活性物质的测定，是一种重要的、最具有发展前途的免疫分析技术。

（5）免疫金标记技术（immunogold labeling technique）：该技术以胶体金颗粒为标记物，来检测未知的抗原或抗体。金颗粒具有高电子密度的特性，当颗粒大量聚集时，肉眼可见红色或粉红色斑点，常用的方法有斑点免疫金渗滤试验（dot immunogold filtration assay，DIGFA）和斑点免疫金层析试验（dot immunogold chromatographic assay，DICA），如利用斑点免疫金层析试验检测尿中的 HCG，作为妊娠的早期诊断。免疫金标记技术具有简单、快速、准确和无污染等优点。

考点：免疫标记技术的种类及应用

二、免疫细胞及其功能测定

免疫细胞及其功能测定对了解机体的免疫状态有重要意义，对某些疾病，如免疫缺陷、自身免疫病、肿瘤等的辅助诊断、判断预后、疗效观察等有一定的帮助。

（一）免疫细胞数量检测

1.T 淋巴细胞数量检测　常通过检测 T 淋巴细胞表面的 CD 抗原来了解外周血 T 淋巴细胞数量和亚群的变化。检测方法：分离外周血单个核细胞（peripheral blood mononuclear cell，PBMC），分别与小鼠抗人 CD3、CD4 和 CD8 的单克隆抗体进行结合，再用荧光素标记的兔抗鼠 IgG 做间接免疫荧光染色，在流式细胞分析仪上自动检测或在荧光显微镜下观察结果。细胞膜上发黄绿色斑点状荧光的细胞为阳性细胞。计数 100～200 个淋巴细胞，计算出阳性细胞百分率。外周血 T 淋巴细胞亚群平均正常值为：$CD3^+60\%～80\%$，$CD4^+55\%～60\%$，$CD8^+20\%～30\%$，$CD4^+/CD8^+$ 一般为 2：1。

2.B 淋巴细胞数量检测　现在多通过检测 SmIg 来了解成熟 B 淋巴细胞的数量。将人单个核细胞用 FITC 标记的兔抗人免疫球蛋白做直接免疫荧光染色，显荧光的细胞为 $SmIg^+$ 细胞，即 B 淋巴细胞。正常人外周血 B 淋巴细胞一般为 8% ～ 12%。

（二）免疫细胞功能检测

1. T 淋巴细胞功能检测

（1）淋巴细胞转化试验：又称淋巴细胞增殖试验。T 淋巴细胞在体外受抗原或有丝分裂原（PHA、ConA 等）刺激后，能转化为体积较大、代谢旺盛，且能进行分裂的淋巴母细胞。根据 T 淋巴细胞的转化率，可判断机体的细胞免疫功能。

试验时取外周血或分离的淋巴细胞，加入合适剂量的 PHA 或 ConA，培养 3 天，涂片染色，镜下形态观察计算出转化细胞的百分率。正常人的转化率为 70% 左右。也可用同位素掺入法，即在终止培养前 8 ～ 16 小时，加入氚标记胸腺嘧啶核苷（3H-TdR）。因细胞转化过程中 DNA 合成增加，3H-TdR 被转化细胞摄入。培养结束后测定细胞内同位素掺入量，其结果较为客观，重复性好，但需一定设备条件。

（2）细胞毒试验：Tc 细胞、NK 细胞等对其靶细胞有直接的细胞毒作用。检测细胞毒效应常用的方法为 ^{51}Cr（铬）释放法——用 $Na_2^{51}CrO_4$ 标记靶细胞。将效应细胞与标记的靶细胞混合孵育 4 ～ 16 小时，靶细胞被杀伤越多，释放到上清液中游离的 ^{51}Cr 就越多。用 γ 计数仪检测上清液中 ^{51}Cr 的含量，可依次推算出待检效应细胞杀伤活性的高低。

（3）T 淋巴细胞免疫功能体内检测法：是以特异性抗原物质或有丝分裂原注入皮内，刺激 T 淋巴细胞，使其分化、增殖，释放淋巴因子，继而引起皮肤炎症的体内试验。细胞免疫功能正常者可出现阳性反应（红斑、硬结）；低下则反应微弱或呈阴性反应。临床上可用于诊断某些病原微生物感染（结核、麻风等）和细胞免疫缺陷，也常用于观察肿瘤患者的细胞免疫功能在治疗过程中的变化及判断预后等。①特异性抗原皮肤试验，主要有结核菌素、白念珠菌素、腮腺炎病毒等皮试抗原，其中结核菌素应用最普遍。皮内注射定量抗原后有的于 24 ～ 48 小时判定结果，有的（OT）于 48 ～ 72 小时判定结果。特异性抗原皮试法简便易行，但受试者对所试抗原过去的致敏情况直接影响试验结果。而且若受试者从未接触过该抗原，则不会出现阳性反应。因此阴性者也不一定表示细胞免疫功能低下。为避免判断上的错误，往往需用两种或两种以上抗原进行皮试，综合判断结果。②植物血凝素（PHA）皮肤试验，PHA 是一种常用的非特异性有丝分裂原，注射于前臂屈侧皮内，6 ～ 12 小时后局部出现红斑和硬结，24 ～ 48 小时达高峰。PHA 皮试法敏感性高，比较安全可靠，临床常用于检测机体的细胞免疫水平。

2. B 淋巴细胞功能检测

有两类方法：一类是测定体液中抗体，如测定血清中免疫球蛋白和特异性抗体（前已述及）；另一类是以细胞为检测对象，如测定抗体形成细胞和 B 淋巴细胞增殖试验。前者常采用溶血空斑试验，即测定针对绵羊红细胞表面已知抗原的抗体形成细胞数目；后者同 T 淋巴细胞增殖试验相似。

第二节　免疫学防治

免疫学防治指应用免疫制剂或免疫调节剂来调整机体的免疫功能，达到预防和治疗某些疾病的目的。

一、免 疫 预 防

免疫预防是根据特异性免疫原理，采用人工免疫的方法，使机体获得特异性免疫能力，达到预防某些疾病的目的。机体特异性免疫的获得方式有自然免疫和人工免疫两种。自然免疫主要指机体感染病原体后建立的特异性免疫，也包括胎儿或新生儿经胎盘或乳汁从母体获得抗体而产生的免疫。人工免疫是人为地使机体获得免疫，是免疫预防的重要手段。根据注入机体的物质不同，人工免疫分为人工主动免疫和人工被动免疫。

（一）人工自动免疫

人工自动免疫（artificial active immunization）是给机体接种疫苗或类毒素等抗原物质，刺激机体产生特异性免疫。经人工自动免疫产生的免疫力出现较慢，但免疫力较持久，故临床上多用于预防。用于免疫预防的生物制品中最重要的当属疫苗（vaccine），疫苗是将病原微生物（如细菌、立克次体、病毒等）及其代谢产物，经过人工减毒、灭活或利用基因工程等方法制成的用于预防传染病的人工主动免疫制剂。疫苗的种类如下：

1. 灭活疫苗　用物理或化学的方法杀灭病原微生物而制成的制剂，称为灭活疫苗，或称死疫苗。死疫苗进入机体后不能生长繁殖，对机体的免疫作用弱，要获得强而持久的免疫力，需经多（2～3）次接种，且用量要大。但死疫苗具有稳定，易保存等特点。常用的死疫苗有伤寒、乙脑、百日咳、霍乱、流感、狂犬病、钩体病疫苗等。

2. 减毒活疫苗　用人工变异或从自然界筛选获得的减毒或无毒的活的病原微生物制成的制剂，称为减毒活疫苗，又称活疫苗。活疫苗进入机体后可生长繁殖，在体内存留时间长，因此，对机体免疫作用强，除诱导体液免疫外，还可诱导细胞免疫，且接种量小，一般只需接种一次，但活疫苗稳定性差，不易保存，有回复突变的可能性。免疫缺陷者和孕妇一般不宜接种活疫苗。常用的活疫苗有卡介苗、麻疹、风疹、脊髓灰质炎疫苗等。死疫苗与活疫苗的比较见表34-1。

表 34-1　死疫苗与活疫苗的比较

区别点	死疫苗	活疫苗
制剂特点	死、强毒株	活、无毒或弱毒株
接种量及次数	量较大，2～3次	量较小，1次
保存及有效期	易保存，有效期约1年	不易保存，4℃冰箱内数周
免疫效果	较差，维持数月至2年	较好，维持3～5年甚至更长

3. 类毒素　用0.3%～0.4%甲醛处理细菌外毒素，使其失去毒性，保留抗原性，即为类毒素。类毒素接种机体后可诱导产生抗毒素，从而中和外毒素的毒性。常用的类毒素有白喉、破伤风类毒素，这两种类毒素常与百日咳死疫苗混合制成百白破三联疫苗。

4. 新型疫苗　近年来，随着免疫学、生物化学、分子生物学技术的发展，研制出许多高效、安全且廉价的新型疫苗。

（1）亚单位疫苗：提取病原体中可刺激机体产生保护性免疫的抗原成分制备成的疫苗即为亚单位疫苗。例如，从乙型肝炎病毒表面抗原阳性者血浆中提取表面抗原，可制成乙型肝炎亚单位疫苗。

（2）合成肽疫苗：将能诱导机体产生保护性免疫的人工合成的抗原肽结合于载体上（常用脂质体），再加入佐剂而制成的疫苗即为合成肽疫苗。其优点是一旦合成即可大量生产，且无血源性疫苗传染的可能性。

（3）结合疫苗：近年来将荚膜多糖的水解物连接于白喉类毒素，制成结合疫苗，使其成为T淋巴细胞依赖性抗原，引起T淋巴细胞、B淋巴细胞联合识别，B淋巴细胞产生

IgG 类抗体，提高了免疫效果。目前已获准使用的结合疫苗有 b 型流感杆菌、脑膜炎奈瑟菌和肺炎链球菌疫苗。

（4）基因工程疫苗：利用基因重组技术可生产高效、安全的疫苗。常见的有①重组抗原疫苗，利用 DNA 重组技术制备的只含保护性抗原的纯化疫苗。此类疫苗不含活的病原体和病毒核酸，安全有效，成本低廉。例如，目前用的乙型肝炎疫苗即为乙肝病毒表面抗原重组疫苗。②重组载体疫苗，重组载体疫苗是将编码保护性免疫的抗原基因（目的基因）与载体（减毒的细菌或病毒株）重组后导入宿主细胞，目的基因的表达产生大量相应抗原。目前常用的载体是痘苗病毒，已用于甲型和乙型肝炎、麻疹、单纯疱疹等疫苗的研制。③ DNA 疫苗，是将病原体编码保护性抗原的基因导入质粒基因组中，并将这种重组质粒直接肌内注射接种机体，诱导机体产生特异性免疫力。该疫苗的优点是制备技术相对简单、耗费较低；在体内可持续表达，存在时间长，免疫效果较好。DNA 疫苗可能是疫苗发展的方向。④转基因植物疫苗，将目的基因导入食用植物（如蕃茄、马铃薯、香蕉等）细胞基因组中，植物可食用部分将稳定表达目的基因产物，人和动物通过摄食而获得免疫。此类疫苗尚在初期研制阶段。

人工自动免疫也称预防接种。根据特定传染病的疫情监测和人群免疫状况分析，按照规定的免疫程序有计划地进行人群预防接种，以提高人群免疫水平，控制或最终消灭相应传染病，此为计划免疫。免疫程序包括儿童基础免疫及成人和特殊职业、特殊地区人群的免疫程序。

（二）人工被动免疫

人工被动免疫（artificial passive immunization）是给机体输入抗体或细胞因子等制剂，使机体直接获得免疫力的方法，其获得免疫力迅速，但维持时间短，2～3 周，临床上主要用于疾病的治疗或紧急预防。主要的人工被动免疫制剂如下。

1. 抗毒素　是用类毒素免疫动物制备的免疫血清，具有中和外毒素的作用。常以类毒素免疫马，取其血清分离纯化精制而成，主要用于治疗或紧急预防外毒素所致的疾病。该制剂对人来说是异种蛋白，为防止超敏反应的发生，使用时应做皮试。常用的有破伤风、白喉抗毒素等。

考点：人工自动免疫的定义及其制剂的种类及意义

> **案例 34-1**
>
> 某男，45 岁，建筑工地一工人。因在施工过程中不慎，右脚脚底被一枚铁钉深扎，铁钉上混有泥土伴锈迹斑斑，被工友送入急诊。医生对患者伤口进行了清创处理。并进行了抗生素和相应的抗毒素治疗。
>
> **问题和思考：**
>
> 1. 医生应采用何种抗毒素治疗？抗毒素治疗属于哪一种免疫治疗方法？
> 2. 在治疗的过程中有没有应该注意的事项？为什么？

2. 人免疫球蛋白制剂　包括非特异性丙种球蛋白制剂和特异性丙种球蛋白制剂。前者从正常人血浆或健康产妇胎盘血中提取制成，分别称人血浆丙种球蛋白和胎盘丙种球蛋白。由于多数成人隐性或显性感染过麻疹、脊髓灰质炎、甲型肝炎等多种传染病，血清中含有相应抗体，但因不同地区及人群的免疫状况不同，使不同批号制剂所含抗体种类和效价有差异。后者来源于恢复期患者及含高效价特异性抗体供血者血浆，或接受类毒素和疫苗免疫者的血浆。该制剂具有高效价，维持时间长、不易发生超敏反应等优点，常用于防治特定微生物感染。

3. 细胞因子制剂　是由多种细胞所分泌的一大类生物活性物质的统称，绝大多数为低分子质量（15～30KDa）的蛋白或糖蛋白，主要有 IFN-γ、IFN-a、G-CSF、GM-CSF 和 IL-2 等。细胞因子作为免疫活性细胞间相互作用的介质，对免疫应答的发生、调节及效应等均起重要的作用。细胞因子已可望成为治疗肿瘤和获得性免疫缺陷综合征等疾病的有效手段。

人工主动和被动免疫的特点见表 34-2。

表 34-2　人工免疫的比较

项目	自动免疫	被动免疫
输入物质	抗原	抗体、细胞因子
免疫力出现时间	1～4 周后生效	注入后立即生效
免疫力维持时间	数月至数年	2～3 周
用途	多用于预防	多用于治疗或紧急预防

案例 34-1 分析

患者被铁钉扎破，符合破伤风感染的致病条件，因此首先要清创扩创。抗生素与抗毒素同时使用，同时起到杀菌与中和毒素的作用。

1. 医生应给患者注射使用破伤风抗毒素。以起到中和破伤风外毒素作用。注射抗毒素属于人工被动免疫，用于紧急预防与治疗。

2. 在使用破伤风抗毒素之前要进行皮试，阴性者方可注射。阳性者则须采用小剂量、短间隔、连续多次注射的脱敏疗法，具体操作严格按照说明书规定进行。由于破伤风抗毒素属于异种动物免疫血清，因此在使用中会发生超敏反应，故需皮试。

考点：人工被动免疫的定义及其制剂的种类及意义

二、免疫治疗

免疫治疗是指利用免疫学原理，针对疾病的发生机制，人为地增强或抑制机体的免疫功能以达到治疗疾病目的的方法。免疫治疗主要分为以下几方面：

（一）分子为基础的治疗

分子为基础的治疗指给机体输入分子制剂，以调节机体的免疫应答，如使用抗体、细胞因子等。

1. 分子疫苗　合成肽疫苗、重组载体疫苗和 DNA 疫苗可作为肿瘤和感染的治疗性疫苗。

2. 抗体

（1）多克隆抗体：是用抗原免疫动物后获得的动物血清。临床常用的有①抗感染的免疫血清，包括抗毒素和人免疫球蛋白制剂。②抗淋巴细胞丙种球蛋白，将人外周血或胸导管淋巴细胞作抗原，免疫动物而获得的丙种球蛋白。该制剂有较强的免疫抑制作用。进入机体后与淋巴细胞结合，经补体作用使淋巴细胞溶解，主要用于移植排斥反应的治疗。

（2）单克隆抗体与基因工程抗体：目前已有三类单克隆抗体应用于临床免疫治疗中①抗细胞表面分子单克隆抗体；②抗细胞因子单克隆抗体；③抗体靶向治疗。因鼠源性单克隆抗体治疗人可产生抗"鼠单抗"的抗体，影响疗效，甚至发生超敏反应，基因工程抗体可克服上述缺点，如人源化抗体、完全人源抗体和单链抗体等。目前单克隆抗体与基因工程抗体主要用于治疗肿瘤、感染、自身免疫病和超敏反应性疾病。

3.细胞因子及其拮抗剂　细胞因子种类繁多，目前已在临床应用的有 IFN、GM-CSF、IL-2、IL-12 等。它们主要用于病毒感染性疾病、免疫缺陷病、自身免疫病和肿瘤的免疫治疗。应用细胞因子拮抗剂可以抑制细胞因子的产生、阻止细胞因子与相应受体结合等，如抗 TNF 单抗可缓解、防止感染性休克的发生。

（二）细胞为基础的治疗

细胞为基础的治疗是指给患者输入正常免疫细胞或免疫效应细胞，以激活或增强机体免疫应答能力的方法。例如，移植造血干细胞治疗再生障碍性贫血、白血病、某些免疫缺陷病和自身免疫病等；用自体 LAK、肿瘤浸润淋巴细胞治疗恶性肿瘤的过继细胞免疫治疗。

（三）药物为基础的治疗

用于免疫治疗的药物可分为下述几种。

1.免疫增强剂　又称生物应答调节剂，是增强、促进和调节机体免疫功能的生物或非生物制剂，除包括前面所述的治疗性疫苗、单克隆抗体、细胞因子等外，一些化学合成药物也具有明显的免疫刺激作用，能通过不同方式增强机体的免疫功能，如左旋咪唑，西咪替丁；微生物制剂如卡介苗、短小棒状杆菌；许多中草药成分均具有不同程度的免疫增强作用，可用于肿瘤辅助治疗，如茯苓多糖、人参多糖等。

2.免疫抑制剂　是一类抑制机体免疫功能的生物或非生物制剂，包括化学合成药物，如糖皮质激素、环磷酰胺、硫唑嘌呤（属嘌呤类抗代谢药物）；微生物制剂，如环孢素 A、FK-506 等，是抗移植排斥的首选药物；中草药，如雷公藤总苷常用于治疗自身免疫病和防治移植排斥反应。

小 结

免疫学的临床应用主要表现在疾病诊断和防治方面的应用。常用的免疫学检测方法有抗原或抗体检测、免疫细胞及其功能检测等。常见的抗原抗体反应类型有凝集反应、沉淀反应和免疫标记技术；免疫细胞及其功能检测主要有 T 淋巴细胞、B 淋巴细胞数目及功能的检测。

免疫学防治指应用免疫抑制剂或免疫调节剂来调整机体的免疫功能，达到预防和治疗某些疾病的目的。免疫学预防有人工自动免疫和被动免疫，前者使用抗原性制剂，后者使用抗体及细胞因子制剂。免疫学治疗可以以分子、细胞、药物三方面为基础来进行治疗，可用于治疗多种免疫性疾病。

考点： 免疫治疗的方法及意义

目 标 检 测

【A₁ 型题】

1.免疫妊娠试验的原理是
　A.直接凝集反应　　　　B.间接凝集反应
　C.反向间接凝集　　　　D.间接凝集抑制试验
　E.沉淀反应

2.测定抗原抗体最敏感的试验是以下哪种试验
　A.直接凝集反应　　　　B.对流免疫电泳
　C.补体结合反应　　　　D.协同凝集反应
　E.酶联免疫吸附试验

3.下列哪项不属于细胞免疫功能检测

A. OT 试验　　　　　　　B. 细胞毒试验

C. 淋巴细胞转化试验　　D. 中和试验

E. 抗体形成细胞测定

4. 不属于抗原抗体反应的是

A. 酶联免疫吸附试验（ELISA）

B. 免疫荧光技术

C. 球蛋白试验

D. 放射免疫分析法（RIA）

E. 淋巴细胞转化试验

5. 属于直接凝集反应的是

A. 乳胶凝集试验

B. 肥达试验

C. 病毒的血凝抑制试验

D. 乳胶妊娠诊断试验

E. 反向间接凝集试验

6. 体外检测细胞免疫功能，常用的方法是

A. 补体结合试验　　　　B. PHA 皮试

C. 淋转试验　　　　　　D. 间接凝集反应

E. 中和试验

7. 在抗原抗体反应中，下列哪项是错误的

A. 抗原抗体特异性结合

B. 抗原抗体结合稳定，不可逆

C. 抗原抗体按一定比例结合

D. 反应受温度影响

E. 反应受 pH 影响

8. 沉淀反应是

A. 可溶性抗原与相应抗体结合形成凝集物

B. 颗粒性抗原与相应抗体结合形成凝集物

C. 颗粒性抗原与相应抗体结合形成沉淀物

D. 可溶性抗原与相应抗体结合形成沉淀物

E. 以上都不对

9. 细菌菌体抗原鉴定可采用

A. 间接凝集抑制试验

B. 直接凝集玻片法

C. 对流免疫电泳

D. 酶联免疫吸附试验

E. 单向琼脂扩散

10. 下列情况属于人工被动免疫的是

A. 通过胎盘、初乳获得的免疫

B. 天然血型抗体的产生

C. 通过注射类毒素获得的免疫

D. 注射抗毒素获得的免疫

E. 通过隐性感染获得的免疫

11. 下列哪项属于人工主动免疫

A. 注射丙种球蛋白预防麻疹

B. 接种卡介苗预防结核

C. 注射免疫核糖核酸治疗恶性肿瘤

D. 静脉注射 LAK 细胞治疗肿瘤

E. 干细胞移植治疗白血病

12. 隐性感染后获得的免疫属于

A. 细胞免疫　　　　　　B. 人工被动免疫

C. 人工自动免疫　　　　D. 自然主动免疫

E. 自然被动免疫

13. 胎儿从母体获得 IgG 属于

A. 细胞免疫　　　　　　B. 人工被动免疫

C. 人工主动免疫　　　　D. 自然主动免疫

E. 自然被动免疫

14. 下列用于人工被动免疫的生物制品是

A. 破伤风抗毒素　　　　B. 破伤风类毒素

C. 胎盘球蛋白　　　　　D. A 和 C

E. 百白破三联疫苗

15. 下列哪种属于免疫抑制剂

A. 左旋咪唑　　　　　　B. 胸腺素

C. 卡介苗　　　　　　　D. 糖皮质激素

E. 短小棒状杆菌

16. 活疫苗的优点不包括

A. 接种量小　　　　　　B. 接种次数少

C. 易保存　　　　　　　D. 类似隐性感染

E. 免疫维持时间长

17. 关于抗毒素的使用，哪项是错误的

A. 可能发生过敏反应

B. 治疗时要早期足量

C. 可作为免疫增强剂给儿童多次注射

D. 对过敏机体应采取脱敏疗法

E. 只能用于紧急预防或治疗

18. 下列哪种疫苗不是活疫苗

A. 卡介苗　　　　　　　B. 牛痘苗

C. 麻疹疫苗　　　　　　D. 脊髓灰质炎疫苗

E. 霍乱弧菌菌苗

19. 下列哪项不是人工被动免疫的生物制品

A. 抗毒素　　　　　　　B. 丙种球蛋白

C. 细胞因子　　　　　　D. 类毒素

E. 单克隆抗体

20. 免疫增强疗法可应用于哪些疾病的治疗

A.恶性肿瘤和自身免疫病

B.恶性肿瘤和超敏反应

C.免疫缺陷病和超敏反应

D.恶性肿瘤和免疫缺陷病

E.移植排斥反应和恶性肿瘤

21.免疫抑制剂不适用于下列哪种情况

A.获得性免疫缺陷综合征

B.类风湿关节炎

C.系统性红斑狼疮

D.抗移植排斥反应

E.超敏反应性疾病

【A₂型题】

22.孕妇李某,27岁,因分娩大出血送入医院急诊。家属提供孕检报告为Rh阴性,作为首诊医生,应该立刻想到的是给患者输血。输血前应该做的免疫学实验是

A.间接凝集抑制试验　　B.直接凝集玻片法

C.对流免疫电泳　　　　D.酶联免疫吸附试验

E.单向琼脂扩散

【A₃型题】

(23～26题共用题干)

男孩,4岁。以间断发热伴膝关节肿痛2个月为主诉入院。其母补述病史:患儿从生后7个月至今经常患上呼吸道感染和肺炎。1.5岁时患中耳炎1次。此次2个月来间断发热,查体:体温37～38℃;双侧膝盖和踝部疼痛,伴红肿。患儿有一哥哥在2岁时以相似病症发病身亡。

实验室检查:血清蛋白电泳 γ 球蛋白区几乎空缺。血中B淋巴细胞测定值接近0,T淋巴细胞数目正常。初步诊断:X连锁无丙种球蛋白血症。

23.下列哪项治疗最为合适?

A.定期丙种球蛋白静脉注射

B.胎肝移植

C.肌内注射胸腺素

D.口服免疫增强剂

E.并发感染时大量使用抗生素

24.结合医生对患者的诊断,这种疾病属于

A.先天性免疫缺陷病

B.自身免疫病

C.超敏反应性疾病

D.获得性免疫缺陷综合征

E.感染性疾病

25.患儿为何在7个月后发病

A.患儿不能自己合成抗体

B.患儿血中无B淋巴细胞

C.患儿7个月前有从母体获得的抗体

D.自然被动获得的抗体6个月后浓度逐步降低

E.以上原因都有

26.医生采用的最为合适的治疗方法属于

A.免疫抑制　　　　　B.人工被动免疫

C.人工自动免疫　　　D.自然主动免疫

E.自然被动免疫

(郝　燕)

第四篇　实验指导

实验室规则

本课程实验大多要接触病原生物，操作对象多为致病性微生物，因此，必须严格遵守实验室规则，按正规要求进行操作，注意避免发生实验室感染。实验室的一般规则为：

（1）进实验室要穿工作服，离室前脱下并反折放好，工作服要经常清洗，保持洁净。

（2）凡实验非必备的物品，不准带入实验室。带进实验室的必要的教材和文具，要远离操作部位。

（3）实验室内绝对禁止饮食、吸烟或舐铅笔等。实验室内保持肃静，禁止谈笑和高声说话，以利集中精力完成实验操作。

（4）凡具有传染性的培养物、带菌材料、动物、器具等，均需按要求处理，不得随便乱放或用水冲洗。实验室内任何物品不得携出室外。

（5）实验中一旦发生意外，如划破皮肤、细菌污染实验台、地面、手或衣物时，应立即报告老师及时处理。

（6）爱护公物、节约实验材料，如损坏实验器材时，应向老师报告，进行登记。

（7）经常保持实验室内清洁整齐，实验完毕应整理实验物品、清理桌面，清扫实验室，检查水电和门窗。

（8）实验完毕，需用消毒液泡手，再用清水冲洗，然后离开实验室。

实验一　细菌的形态检查

一、实验目的

（1）会熟练地使用和保护显微镜油镜。

（2）会辨认细菌的基本形态和特殊结构。

（3）学会细菌涂片和革兰染色法，并会分析结果。

二、实验内容和方法

（一）显微镜油镜的使用和保护法（操作）

（1）使用油镜时，不要将镜台倾斜，以免镜油流出污染镜台。

（2）用低倍镜对好光，以自然光为光源时，用平面反光镜；以灯光为光源时，用凹面反光镜。

（3）将载玻片放在载物台上，用移动器或固定夹固定。

（4）转换油镜头，放大光圈和升高聚光器。

（5）在载玻片上滴1滴香柏油，然后眼睛从侧面观察，慢慢将镜头下降至油内，但不要碰到载玻片，以免损伤镜头。

（6）左眼注视目镜视野内，先用粗调节器将油镜头缓慢调离玻片至有模糊物像时，然后用细调节器调至物象清晰。观察标本时，宜两眼同时睁开，以减少眼睛疲劳。最好用左眼看镜筒内，右眼配合绘图或记录。

（7）使用完毕，立即用擦镜纸（切不可用手、布或其他纸类）擦去香柏油。如油镜头上油已干，可用沾少许二甲苯的擦镜纸将镜头上的香柏油擦干净，再用擦镜纸将残存的二甲苯擦干净。

（8）最后，将物镜头转成"八字"形，反光镜竖起，下降镜筒和聚光器，罩好镜套，放入镜箱内。

（9）使用显微镜要轻拿轻放，平时放置要注意通风干燥，防霉防晒。

（二）细菌的基本形态和特殊结构观察（示教）

1. 基本形态观察

（1）球菌：金黄色葡萄球菌、化脓性链球菌、脑膜炎奈瑟菌。

（2）杆菌：伤寒沙门菌、痢疾志贺菌、炭疽芽胞杆菌。

（3）弧菌：霍乱弧菌。

2. 特殊结构观察

（1）荚膜：肺炎链球菌的荚膜。

（2）鞭毛：伤寒沙门菌的鞭毛。

（3）芽胞：破伤风梭菌的芽胞。

（三）细菌涂片和革兰染色法（操作）

1. 细菌涂片制作　以无菌操作法将生理盐水各一滴滴于载玻片两侧，用接种环分别挑取葡萄球菌和大肠埃希菌菌落少许涂于载玻片两侧的生理盐水中，并研成均匀混浊的菌液（如系液体标本，则不需加生理盐水，可直接涂于载玻片上）。置室温中自然干燥，也可将涂膜背面置火焰上方不烤手的高处略加烘烤，但切不可将涂膜烤焦。干燥后将载玻片的背面以钟摆速度通过酒精灯火焰温度最高处3次，予以固定。

2. 革兰染色法　将制备好的标本片按下列步骤进行染色。

（1）初染：滴加结晶紫染液初染1分钟，水洗。

（2）媒染：滴加卢戈碘液媒染1分钟，水洗。

（3）脱色：滴加95%乙醇脱色，摇动标本片至无紫色脱下为止，0.5～1分钟，水洗。

（4）复染：滴稀释复红染液0.5分钟，水洗，用滤纸吸干，油镜镜检。

染色结果：葡萄球菌染成紫色，系革兰阳性菌；大肠埃希菌染成红色，系革兰阴性菌。

三、实验报告

（1）绘出镜下所见细菌的基本形态与特殊结构图。

（2）记录革兰染色结果，并进行分析。

（吕瑞芳）

实验二　细菌的人工培养

一、实验目的

（1）熟悉培养基的制备程序，知道常用培养基的种类和用途。

（2）学会细菌平板培养基接种法。

（3）观察细菌在不同培养基中的生长现象。

二、实验内容和方法

（一）培养基的制备原则和培养基种类介绍（示教）

1.制备原则　①适当的营养成分；②合适的酸碱度；③配制后经灭菌手续使之无菌，方可应用。

2.制备程序　配料→熔化→测定及矫正 pH →过滤→分装→灭菌→备用。

3.常用培养基的种类

（1）按物理性状可分：①液体培养基；②固体培养基；③半固体培养基。

（2）按用途不同可分为

1）基础培养基，含有细菌需要的基本营养成分，如肉汤培养基、普通琼脂平板或斜面培养基。

2）营养培养基，在普通培养基中加入血液、血清等营养物质即成营养培养基，对营养要求较高的细菌可在此培养基上生长，如血琼脂培养基、血清肉汤培养基。

3）选择培养基，在培养基中加入抑制非目的菌生长的化学物质或药物，有利于目的菌的分离和检出，如 SS 琼脂平板。

4）鉴别培养基，供细菌进行生化反应试验用，可根据试验结果鉴别细菌，如糖发酵培养基。

5）厌氧培养基，培养厌氧菌用，如庖肉培养基。

（二）细菌接种法（操作）

1.平板培养基接种法　平板培养基主要用于细菌的分离培养。最常用的平板培养基接种法是分区画线法（实验图 -1）。

（1）右手以持笔式握接种环，在火焰上烧灼灭菌。接种环冷却后，以无菌操作方法沾取葡萄球菌、大肠埃希菌混合液 1 环。

（2）左手持平板培养基，左手拇指、食指开启平皿，右手将沾取菌液的接种环在平板表面的边缘部分涂抹。烧灼接种环，冷却，自涂抹部分开始，连续在平板表面左右画线，第一区画线约占平板表面的 1/4。

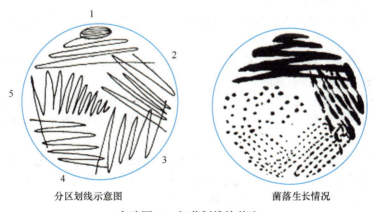

分区划线示意图　　　　　　　　菌落生长情况

实验图 -1　细菌划线接种法

（3）再次烧灼接种环，待冷，将培养基转动 80º 左右进行第二区画线，第二区画线与第一区开始相交 2～3 条，以后可不相交。烧灼接种环后用相同方法进行第三区、第四区、第五区画线。

（4）接种完毕后，接种环经火焰灭菌，平板底部做好标记（姓名、日期、标本名称等），放 37℃温箱培养 24 小时观察结果。

（5）注意事项：画线接种时，力量要适中，接种环与培养基面的夹角约 45º 为宜，切勿划破培养基表面；画线要密而不重复，充分利用平板表面；严格无菌操作。

2. 斜面培养基接种法　斜面培养基主要用于移种纯种、保存菌种及细菌的生化反应试验。

（1）左手拇指、食指、中指及无名指分别握持菌种管（大肠埃希菌斜面培养物）与待接种的斜面培养基，使菌种管位左，培养基管位右，斜面部向上。

（2）右手持接种环在火焰上烧灼灭菌。以右手手掌与小指，小指与无名指分别拔取并挟持两管棉塞，将两管管口通过火焰灭菌。

（3）接种环从菌种管挑取少量菌苔，伸进待接种的培养基管斜面底部开始由下向上画一直线，然后再从斜面底部由下向上蛇形画线。

（4）按无菌要求处理好接种环（针）和试管口，注明标志，置 37℃温箱培养 24 小时后观察结果。

3. 液体培养基接种法　液体培养基主要用于增菌培养及检查细菌的生化反应。

（1）同斜面培养基接种法握住菌种管（大肠埃希菌斜面培养物）与待接种的肉汤管。

（2）接种环灭菌冷却后，从菌种管挑取少量菌苔移到肉汤管，在接近液面上方的管壁轻轻研磨，并沾取少量肉汤调和，使细菌混合于肉汤中。

（3）按无菌要求处理接种环和试管口，注明标志，置 37℃温箱培养 24 小时后观察结果。

4. 半固体培养基接种法　半固体培养基主要用于检查细菌的动力和保存菌种。

（1）同斜面培养基接种法握住菌种管（大肠埃希菌培养物）与待接种的半固体培养基。

（2）接种针灭菌冷却后，挑取菌种管的少许菌苔，垂直刺入半固体培养基的中央，深入底至 3/4 处，再循原穿刺线退出。

（3）按无菌要求处理接种针和试管口，注明标志，置 37℃温箱培养 24 小时后观察结果。

（三）细菌的生长现象及代谢产物的观察（示教）

1. 细菌在培养基中的生长现象

（1）液体培养基：均匀混浊生长（葡萄球菌）、菌膜形成（枯草芽胞杆菌）、沉淀生长（链球菌）。

（2）固体培养基：形成菌落和菌苔。观察菌落的大小、形态、透明度、颜色、湿润度、表面和边缘情况及菌落周围有无溶血环等。

（3）半固体培养基：可用于观察细菌有无动力。痢疾志贺菌沿穿刺线生长，穿刺线清晰，周围培养基仍为透明，动力阴性；大肠埃希菌沿穿刺线向周围生长，穿刺线模糊，整个培养基变混浊，动力阳性。

2. 细菌代谢产物观察　将大肠埃希菌和伤寒沙门菌分别接种于葡萄糖、乳糖发酵培养基中，置 37℃温箱培养 24 小时后观察结果。大肠埃希菌分解葡萄糖、乳糖，产酸产气；伤寒沙门菌分解葡萄糖产酸不产气，不分解乳糖（实验表 -1）。

实验表 -1　大肠埃希菌与伤寒沙门菌的糖分解试验结果

	葡萄糖	乳糖
大肠埃希菌	⊕	⊕
伤寒沙门菌	+	-

⊕：产酸产气；+：产酸不产气；-：不分解

三、实 验 报 告

（1）写出细菌平板接种法的操作要点。
（2）记录细菌在培养基上的生长现象。

（吕瑞芳）

实验三　细菌的分布与消毒灭菌

一、实 验 目 的

（1）学会不同部位细菌的检查方法，知道细菌的分布情况。
（2）学会常用消毒灭菌除菌法。

二、实 验 内 容 和 方 法

（一）空气中细菌的检查（操作）

取普通琼脂平板两个，一只放实验室内揭开平皿盖，在空气中暴露10分钟后盖上皿盖，另一个平板放在消毒过的无菌室或超净工作台上，暴露10分钟后盖上平皿盖，然后分别做好标记，37℃培养24小时观察结果。

（二）咽喉部细菌的检查（操作）

取血平板1个，在平板底部正中画一直线分为两部分，分别做好标记，由两位同学用无菌操作分别将咽喉部棉拭子标本涂于血平板表面的相应位置，然后再用接种环划线分离，37℃培养24小时观察。

（三）皮肤消毒试验（操作）

每两名学生用1个琼脂平板，先在平板底部用蜡笔划分为5格，标明序号。打开平皿盖，两人用未消毒手指分别在1、2格内涂布，然后用2%碘酒消毒手指后再分别涂抹3、4格，余下第5格作为空白对照，盖上平皿盖，置37℃温箱培养24小时观察结果。

（四）热力灭菌试验（操作）

（1）取两管肉汤培养基，一管接种无芽胞菌（大肠杆菌），另一管接种芽胞菌（培养24小时以上的枯草杆菌），并标明菌名。
（2）将上述两管同时放入100℃水浴内5分钟。
（3）取出，置37℃温箱培养。
（4）次日观察结果。因细菌的芽胞对湿热的抵抗力比无芽胞者强，故枯草杆菌仍生长，而大肠杆菌被杀灭。

（五）紫外线杀菌试验（操作）

取普通琼脂平板 1 个，密集划线接种大肠埃希菌。用无菌小镊子把经灭菌的长方形纸片贴于平板表面中央部分。打开平皿盖的 2/3，置于紫外线灯下距离 20～30cm 处照射 30 分钟，除去纸片，盖好平皿盖，置 37℃温箱培养 24 小时观察结果。

（六）常用消毒灭菌除菌法介绍（示教）

1.高压蒸气灭菌法　是应用最广的灭菌法，凡能耐高温高压的普通培养基、敷料、手术器械、药品、注射用液体、玻璃器皿等，均可用此法灭菌。

先向高压蒸气灭菌器的外筒内加水，把需灭菌的物品放入内筒内，盖好盖并将螺旋拧紧，打开排气阀开始加热，水沸腾后，排气阀开始排出气体，待筒内空气完全排出，持续排水蒸气时，关上排气阀。此时筒内压力逐渐上升。至压力表显示压力达到 103.4Kpa 时，此时温度为 121.3℃，调节热源，维持 15～20 分钟可达灭菌目的。灭菌完毕，关闭热源，待压力下降到零时，方可开盖取物。

2.干热灭菌法　主要用于玻璃器皿、试管、吸管、三角烧瓶、油剂、粉剂等的灭菌。用时将需灭菌的物品经清洗和晾干之后整齐摆放在干烤箱内，不宜过挤，关闭两层箱门，通电，待温度升到 160～170℃，维持 2 小时即可达到灭菌目的。温度不可过高，以免棉塞或包装纸烤焦甚至燃烧。灭菌完毕，关闭电源，待温度自然下降到 50℃以下再开门取物，以防玻璃器皿骤冷发生破裂。

3.滤过除菌法　用物理阻留的方法将液体中的细菌除去。常用于不耐热的培养基、血清、溶液及药品的除菌或分离细菌外毒素及病毒。常用的滤器有蔡氏滤器和玻璃滤器。

（七）药物敏感试验（纸片法）（操作）

（1）取普通琼脂平板 1 个，用蜡笔在平板底部标记贴药敏纸片的位置。

（2）用无菌棉拭子沾取菌液，在培养基表面均匀涂布 3 次，每次将平板旋转 60º，最后沿平板周边涂抹 2 圈，以保证涂布均匀。

（3）稍干燥后，无菌操作用镊子取药敏纸片，按标记位置贴在涂布细菌的培养基表面，用镊尖压一下，使其贴平。一次贴好，不得移动。纸片一贴上就不可再拿起，因纸片中的药液已扩散到琼脂中。每张纸片中心间距不少于 24mm，纸片中心距平板边线距离不少于 15mm。直径为 90mm 的平板最多贴 6 片。

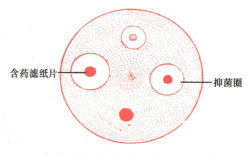

实验图 -2　细菌对药物的敏感试验

（4）贴上纸片后，须在 15 分钟内置 37℃温箱内培养 18～24 小时后观察结果。

（5）结果报告：测量抑菌圈的直径，结合药物的性质，一般以敏感、中度敏感、耐药 3 个等级报告结果（实验图 -2）。

三、实验报告

记录各项实验结果，解释实际意义。

（朱　峰）

实验四　常见人体寄生虫实验

一、实验目的

（1）熟悉人体常见寄生虫虫卵形态特征。

（2）了解人体常见寄生虫成虫外形特征及雌、雄虫的区别。

（3）初步识别吸虫中间宿主及绦虫感染阶段形态。

二、实验内容和方法

（一）人体常见寄生虫虫卵观察（示教）

镜下观察蛔虫卵、鞭虫卵、钩虫卵、蛲虫卵、华支睾吸虫卵、卫氏并殖吸虫卵、血吸虫卵、姜片虫卵、猪带绦虫卵玻片标本，注意各种虫卵的大小、形状、颜色、卵壳、卵内构造（实验表-2）。

实验表-2　虫卵鉴别要点

虫卵	大小（μm）	形状	颜色	卵壳	构造
受精蛔虫卵	（45～75）×（35～50）	宽椭圆	棕黄色	厚	壳外为凸凹不平的蛋白质膜，卵内为一个卵细胞
未受精蛔虫卵	（88～94）×（39～44）	长椭圆	黄色	薄	壳外蛋白质膜薄，易脱落，卵内充满折光性颗粒
钩虫卵	（56～76）×（36～40）	椭圆	无色	薄	卵内为2～4个卵细胞，与壳之间有明显空隙
蛲虫卵	（50～60）×（20～30）	柿核形	无色	厚	两侧不对称，内含幼虫
肝吸虫卵	（27～35）×（12～20）	灯泡状	黄褐色	厚	卵盖明显，有肩峰和小疣，内含毛蚴
肺吸虫卵	（80～118）×（48～60）	椭圆	金黄色	厚薄不匀	卵盖倾斜明显，卵内含一个卵细胞及十余个卵黄细胞
血吸虫卵	89×67	椭圆	淡黄色	薄	无卵盖，有侧棘，内含一毛蚴，毛蚴与卵壳间有油滴状分泌物
带绦虫卵	31～43	球形	棕黄色	薄易脱落	胚膜厚，有放射状条纹，内含六钩蚴

（二）人体常见寄生虫成虫、幼虫观察（示教）

（1）肉眼观察蛔虫、鞭虫、钩虫、蛲虫、华支睾吸虫、卫氏并殖吸虫、血吸虫、姜片虫、猪带绦虫大体标本。注意其形状、颜色、大小、前后端及雌、雄虫区别。

（2）镜下观察卫氏并殖吸虫、猪带绦虫孕节玻片标本，注意卫氏并殖吸虫生殖器官并列情况、猪带绦虫孕节形状及子宫的侧支数。

（3）肉眼或镜下观察阴道毛滴虫玻片标本，注意其形状、大小、核位置、鞭毛数目、轴柱及波动膜。

（4）镜下观察间日疟原虫早期滋养体、晚期滋养体、未成熟裂殖体、成熟裂殖体、雌雄配子体，注意各期形态，疟色素的颜色、形态及分布，被寄生红细胞的变化。

（三）吸虫中间宿主、猪带绦虫感染阶段标本观察（示教）

1.卫氏并殖吸虫　肉眼观察第一中间宿主川卷螺、第二中间宿主溪蟹及蝲蛄，注意其形态特征。

2. 日本血吸虫　肉眼观察中间宿主钉螺的形态特征。

3. 猪带绦虫　肉眼观察被囊尾蚴寄生的猪肉病理标本，注意囊尾蚴呈黄豆状、被宿主形成的囊壁组织包围等特征。

三、实 验 报 告

（1）绘制蛔虫卵、钩虫卵、蛲虫卵、华支睾吸虫卵、卫氏并殖吸虫卵、血吸虫卵、猪带绦虫卵的镜下形态。

（2）辨认镜下所见疟原虫，绘制阴道滴虫的形态。

（3）识别常见人体寄生虫成虫的形态。

（包兆胜）

实验五　免疫学基础实验

一、实 验 目 的

（1）观察豚鼠过敏性休克的现象，并能解释其原因。

（2）学会玻片凝集试验的操作。

（3）观察几种抗原抗体反应的现象，会分析结果。

（4）观察 ELISA 双抗体夹心法的操作过程，并能解释其结果。

二、实 验 内 容 和 方 法

（一）豚鼠过敏反应（示教）

（1）取健康豚鼠两只（标明甲、乙），分别于皮下注射 1:10 稀释的马血清 0.1ml，使之致敏。

（2）两周后，甲豚鼠心内注射马血清原液 0.5 ~ 1.5ml，乙豚鼠心内注射鸡蛋清 0.5 ~ 1.5ml。

（3）动物注射后，密切观察甲豚鼠的反应。甲豚鼠如发生超敏反应，则注射后数分钟，动物出现兴奋、不安、抓鼻、耸毛、咳嗽等现象，继而发生气急及呼吸困难，痉挛性跳跃，大小便失禁，倒地挣扎而死。解剖可见肺极度气肿，胀满整个胸腔，这是支气管平滑肌痉挛的结果。乙豚鼠应不出现任何异常现象。

（二）抗原抗体反应

1. 玻片凝集反应（操作）

（1）取玻片一张，在左侧和中间各加 1:10 稀释的伤寒沙门菌免疫血清各 1 滴，在右侧加生理盐水 1 滴。

（2）接种环火上灭菌后，取伤寒杆菌培养物少许，分别与中间的伤寒沙门菌免疫血清和右侧的生理盐水混匀；同法取大肠埃希菌培养物在左侧伤寒沙门菌免疫血清中混匀。轻轻摇匀，1 ~ 2 分钟后观察结果，出现凝集者为阳性反应（实验图 -3）。

2. 试管凝集反应（示教）

（1）取洁净试管 8 支，排列于试管架上，依次编号。

（2）各管均加入 0.5ml 生理盐水。

（3）吸取 1:10 稀释的待检血清 0.5ml 加入第 1 管；充分混匀后吸出 0.5ml 加入第 2 管，

混匀；从第 2 管吸出 0.5ml 加入第 3 管；同法稀释至第 7 管，混匀后从第 7 管吸出 0.5ml 弃去；第 8 管不加血清作为生理盐水对照。至此，第 1～7 管的血清稀释度为 1:20，1:40，1:80，1:160，1:320，1:640，1:1280。

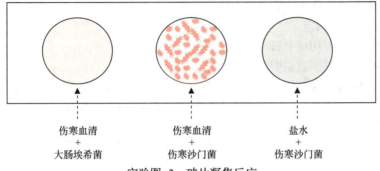

伤寒血清　　　　　　伤寒血清　　　　　　盐水
＋　　　　　　　　　＋　　　　　　　　　＋
大肠埃希菌　　　　　伤寒沙门菌　　　　　伤寒沙门菌

实验图 -3　玻片凝集反应

（4）每管加伤寒沙门菌 H 诊断菌液 0.5ml，此时每管内血清稀释度又增加了 1 倍，分别为 1:40，1:80，1:160，1:320，1:640，1:1280，1:2560。

（5）各管摇匀后置 37℃ 孵育 18～24 小时，观察结果（实验表 -3）。

实验表 -3　试管凝集反应

试管号	1	2	3	4	5	6	7	8
生理盐水（ml）	0.5	0.5	0.5	0.5	0.5	0.5	0.5	0.5
1:10 待检血清	0.5	0.5	0.5	0.5	0.5	0.5	0.5	弃去 0.5
诊断菌液（ml）	0.5	0.5	0.5	0.5	0.5	0.5	0.5	0.5
血清终稀释度	1:40	1:80	1:160	1:320	1:640	1:1280	1:2560	对照

（6）凝集程度和效价的判定以 "+" 表示如下

1）++++：细菌全部凝集，上层液体澄清透明。

2）+++：细菌约有 75% 凝集，上层液体轻度浑浊。

3）++：细菌约有 50% 凝集，上层液体半透明。

4）+：细菌约有 25% 凝集，上层液体较浑浊。

5）-：不凝集，液体浑浊，与对照管相同。

以出现 "++ 凝集" 的血清最大稀释倍数，作为该血清的凝集效价。

3. 单向免疫扩散实验（示教）　本试验为定量试验，主要用于检测血清中各类 Ig 及补体各成分的含量。实验时，在含有抗 Ig（如抗 IgG）抗体或抗补体各成分（如抗 C3）抗体的琼脂板小孔（抗原孔）中加入待测血清，放入湿盒，置于 37℃ 温箱 24 小时后，抗原孔（待测 Ig 或补体成分）四周出现白色沉淀环，测量沉淀环直径，根据标准曲线即可换算出待测血清中 Ig 或补体成分的含量（实验图 -4）。

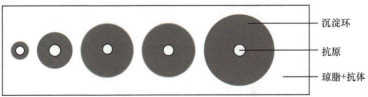

沉淀环
抗原
琼脂+抗体

实验图 -4　单向琼脂扩散实验

4.乙肝病毒表面抗原（HBsAg）检测（ELISA双抗体夹心法）（示教）

（1）原理：用抗-HBs包被反应板，加待检血清标本，形成固相抗原抗体复合物，再加入酶标记的抗-HBs，洗涤除去未结合的酶标抗体，加底物显色。根据颜色反应的程度进行该抗原的定性或定量测定。

（2）试剂：购买专用成套试剂盒。

（3）方法：参考试剂盒说明书。一般操作如下。

1）取包被微孔反应条，固定于塑料框架上，加标本50μl/孔，阴性对照、阳性对照各50μl/孔，上述各孔中加酶标记-抗HBs50μl/孔，置37℃水浴30分钟。

2）弃去各孔内液体，拍干。用洗涤液洗板6次，每次均拍干。

3）加酶底物50μl/孔，37℃ 10分钟显色。加终止液2mol/L$H_2SO_4$50μl/孔。

三、实验报告

（1）记录豚鼠过敏反应的结果，并解释其发生机制。

（2）记录玻片凝集实验的结果，并解释其发生机制。

（3）记录试管凝集实验的结果，并说出其意义。

（4）记录单向免疫扩散实验的结果，并解释其发生机制。

（5）记录HBsAg检测的结果，写出其临床意义。

（郝　燕）

病原生物学与医学免疫学教学大纲

一、课程性质和任务

　　病原生物学与医学免疫学是高职护理专业一门重要的医学基础课程，其主要包括医学微生物学、人体寄生虫学和免疫学基础三部分。该课程主要介绍病原生物的生物学性状、致病性、免疫性、防治原则和免疫学的基础知识。课程的任务是使学生通过学习掌握本课程的基本知识和基本技能，为学习相关基础课、专业课、职业技能及获得继续学习的能力，成为具有综合职业能力的高素质护理专业人才奠定必要的基础。

二、课程教学目标

（一）知识教学目标

1.掌握常见病原微生物的生物学特性、致病性和特异性防治原则。

2.掌握常见人体寄生虫的形态、生活史、致病性和防治原则。

3.掌握免疫的基本知识。

（二）能力培养目标

1.建立无菌观念，学会常用病原生物标本检查的操作技能。

2.学会实验室常用仪器使用方法。

3.学会免疫在临床实际工作中的应用。

（三）思想教育目标。

1.通过对该课程的学习，培养严谨、实事求是的科学态度。

2.具有良好的职业道德修养、人际沟通能力和团结协作精神。

三、教学内容和要求

教学内容	教学要求			教学活动参与	教学内容	教学要求			教学活动参与
	了解	熟悉	掌握			了解	熟悉	掌握	
一、微生物概述				理论讲授	细胞膜		√		
（一）微生物的概念、分类、与人类的关系			√	多媒体演示	细胞质			√	
（二）医学微生物学及其研究成果	√				核质		√		
二、细菌的形态与结构				理论讲授	特殊结构			√	
（一）细菌的大小和形态			√	多媒体演示	（三）细菌的形态检查法 不染色标本检查法	√			
（二）细菌的结构　基本结构　细胞壁		√		操作、观察	染色标本检查法			√	

续表

教学内容	教学要求			教学活	教学内容	教学要求			教学活
	了解	熟悉	掌握	动参与		了解	熟悉	掌握	动参与
三、细菌的生长繁殖与代谢				理论讲授	细菌侵入途径		√		
（一）细菌的生长繁殖			√	多媒体演示	（二）感染的来源与类型			√	
（二）细菌的人工培养	√			操作、观察	（三）医院感染 医院感染的概念、分类			√	
（三）细菌的代谢产物及意义		√			医院感染常见病原菌及特点		√		
四、细菌的分布与消毒灭菌				理论讲授	常见医院感染及诱发因素		√		
（一）细菌的分布 细菌在自然界的分布	√			多媒体演示	医院感染的预防		√		
细菌在正常人体的分布		√		操作、观察	（三）医院感染 医院感染的概念、分类			√	
（二）消毒灭菌 消毒灭菌的基本概念		√			医院感染常见病原菌及特点		√		
物理消毒灭菌法		√			常见医院感染及诱发因素		√		
化学消毒灭菌法		√			医院感染的预防		√		
五、细菌的遗传与变异				理论讲授	七、球菌				理论讲授
（一）细菌的变异现象	√			多媒体演示	（一）葡萄球菌 生物学性状、致病性			√	多媒体演示
（二）细菌遗传变异的物质基础	√				（二）链球菌属 生物学性状、致病性			√	实验观察
（三）细菌变异的实际意义		√			（三）肺炎链球菌 生物学性状、致病性		√		
（四）细菌的耐药性与防治	√				（四）奈瑟菌属 生物学性状、致病性			√	
六、细菌的致病性与感染				理论讲授	八、肠道杆菌				理论讲授
（一）细菌的致病性 细菌毒力			√	多媒体演示	（一）埃希菌属 生物学性状、致病性、免疫性、标本采送、防治原则			√	多媒体演示实验观察
细菌侵入数量	√				（二）志贺菌属 生物学性状、致病性、免疫性、标本采送、防治原则			√	

教学内容	了解	熟悉	掌握	教学活动参与	教学内容	了解	熟悉	掌握	教学活动参与
（三）沙门菌属 生物学性状、致病性、免疫性、标本采送、防治原则			√		（一）其他革兰阳性杆菌（白喉棒状杆菌、炭疽芽胞杆菌）主要生物学性状、致病性及特异性防治原则		√		多媒体演示
（四）其他菌属 生物学性状、致病性、免疫性、标本采送、防治原则	√				（二）革兰阴性致病杆菌（流感嗜血杆菌、百日咳鲍特菌、军团菌属、布鲁菌属、鼠疫耶氏菌）主要生物学性状、致病性及特异性防治原则	√			
九、厌氧性细菌				理论讲授	铜绿假单胞菌 主要生物学性状、致病性及特异性防治原则		√		
（一）厌氧芽胞梭菌				多媒体演示	（三）弧菌属和弯曲菌属（副溶血性弧菌、弯曲菌属）主要生物学性状、致病性及特异性防治原则	√			
1. 破伤风梭菌 生物学性状、致病性、防治			√		十二、其他原核细胞型微生物				理论讲授
2. 产气荚膜梭菌 生物学性状、致病性、防治		√			（一）放线菌 主要生物学性状、致病性		√		多媒体演示
3. 肉毒梭菌 生物学性状、致病性、防治		√			（二）支原体 主要生物学性状、致病性		√		
（二）无芽胞厌氧菌 致病性	√				（三）立克次体 主要生物学性状、致病性、传播方式		√		
十、分枝杆菌属				理论讲授	（四）衣原体 主要生物学性状、致病性、传播方式		√		
（一）结核分枝杆菌 生物学性状、致病性与免疫性、微生物学检查、防治原则			√	多媒体演示	（五）螺旋体 钩端螺旋体的主要生物学性状、致病性、传播方式、防治原则		√		
（二）麻风分枝杆菌 主要生物学性状、致病性	√				梅毒螺旋体的主要生物学性状、致病性、传播方式、防治原则		√		
十一、其他病原菌				理论讲授	十三、真菌				理论讲授

续表

教学内容	了解	熟悉	掌握	教学活动参与
（一）概述		√		多媒体演示
（二）常见病原性真菌（浅部感染真菌、深部感染真菌）		√		
十四、病毒概述				理论讲授
（一）病毒的基本性状				
病毒的大小与形态			√	多媒体演示
病毒的结构与化学组成			√	
病毒的增殖			√	
病毒的干扰现象	√	√		
理化因素对病毒的影响 病毒的变异	√			
（二）病毒的感染				理论讲授
病毒感染的途径与类型			√	多媒体演示
病毒的致病机制		√		
抗病毒免疫		√		
（三）病毒感染的检查方法与防治原则				理论讲授
病毒感染的检查方法	√			多媒体演示
病毒感染的防治原则		√		
十五、呼吸道病毒				理论讲授

教学内容	了解	熟悉	掌握	教学活动参与
（一）流行性感冒病毒 生物学性状、致病性、防治原则			√	多媒体演示
（二）麻疹病毒 生物学性状、致病性			√	
（三）腮腺炎病毒 主要生物学性状、致病性	√			
（四）风疹病毒 主要生物学性状、致病性	√			
（五）冠状病毒 主要生物学性状、致病性	√			
十六、肠道病毒				理论讲授
（一）脊髓灰质炎病毒 生物学性状、致病性、防治原则		√		多媒体演示
（二）柯萨奇病毒与埃可病毒 致病性	√			
（三）轮状病毒 致病性	√			
十七、肝炎病毒				理论讲授
（一）甲型肝炎病毒 生物学性状、致病性、免疫性、防治原则			√	多媒体演示
（二）乙型肝炎病毒 生物学性状、致病性、免疫性、HBV抗原抗体检测及意义、防治原则			√	
（三）丙型肝炎病毒 主要生物学性状、致病性		√		
（四）其他肝炎病毒 概述	√			
十八、虫媒病毒				理论讲授
（一）乙型脑炎病毒 生物学性状、致病性、防治原则			√	多媒体演示
（二）登革病毒 致病性	√			
（三）森林脑炎病毒 致病性	√			

教学内容	教学要求			教学活动参与	教学内容	教学要求			教学活动参与
	了解	熟悉	掌握			了解	熟悉	掌握	
十九、疱疹病毒				理论讲授	（二）寄生虫与宿主的相互关系			✓	
（一）单纯疱疹病毒 主要生物学性状、致病性		✓		多媒体演示	（三）寄生虫病的流行与防治原则		✓		
（二）水痘-带状疱疹病毒 主要生物学性状、致病性	✓				（四）我国寄生虫病防治成就和现状	✓			
（三）EB病毒 主要生物学性状、致病性	✓				二十三、医学蠕虫				理论讲授
（四）巨细胞病毒 主要生物学性状、致病性	✓				（一）概述		✓		多媒体演示
二十、反转录病毒				理论讲授	（二）似蚓蛔线虫 形态、生活史、致病性、防治原则			✓	实验室观察
（一）人类免疫缺陷病毒 生物学性状、致病性、免疫性、微生物学检查、防治原则			✓	多媒体演示	（三）十二指肠钩口线虫与美洲板口线虫 形态、生活史、致病性、防治原则			✓	
（二）人类嗜T细胞病毒 概述	✓				（四）蠕形住肠线虫 形态、生活史、致病性、标本采集、防治原则			✓	
二十一、其他病毒及朊粒				理论讲授	（五）毛首鞭形线虫 生活史、致病性	✓			
（一）狂犬病病毒 主要生物学性状、致病性、防治原则			✓	多媒体演示	（六）班氏吴策线虫和马来布鲁线虫 形态、生活史、致病性、标本采集、防治原则	✓			
（二）人乳头瘤病毒 致病性	✓				（七）旋毛形线虫 囊包形态、生活史、致病性、防治原则		✓		
（三）朊粒 概述	✓				（八）日本血吸虫 形态、生活史、致病性、防治原则			✓	
二十二、人体寄生虫概述				理论讲授	（九）华支睾吸虫 形态、生活史、致病性、防治原则			✓	
（一）寄生现象、寄生虫、宿主及生活史			✓	多媒体演示	（十）其他吸虫（布氏姜片虫、卫氏并殖吸虫、斯氏狸殖吸虫）形态、生活史、致病性、防治原则	✓			

续表

教学内容	了解	熟悉	掌握	教学活动参与	教学内容	了解	熟悉	掌握	教学活动参与
（十一）链状带绦虫 形态、生活史、致病性、防治原则			√		2. 生态与变态		√		
（十二）肥胖带绦虫 形态、生活史、致病性、标本采集、防治原则		√			3. 医学节肢动物的危害方式		√		
（十三）其他带绦虫（细粒棘球绦虫、微小膜壳绦虫、曼氏迭宫绦虫）生活史、致病性	√				4. 病媒节肢动物的判断		√		
二十四、医学原虫				理论讲授	5. 医学节肢动物的防治原则	√			
（一）概述			√	多媒体演示	（二）常见医学节肢动物				
（二）疟原虫 形态、生活史、致病性、标本采送、防治原则			√	实验室观察	1. 昆虫纲（蚊、蝇、虱、蚤）生活史、生态及所致危害		√		
（二）溶组织内阿米巴 形态、生活史、致病性、标本采送、防治原则			√		2. 蛛形纲（蜱、螨）所致危害		√		
（三）杜氏利什曼原虫 形态、生活史、致病性、标本采送、防治原则	√				二十六、免疫学概述				理论讲授
（四）阴道毛滴虫 形态、生活史、致病性、标本采送、防治原则			√		（一）免疫与医学免疫学	√			多媒体演示
二十五、医学节肢动物				理论讲授	（二）免疫的功能		√		
（一）概述				多媒体演示	二十七、免疫系统				理论讲授
1. 节肢动物的主要特征及分类	√			实验室观察	（一）免疫器官			√	多媒体演示

续表

教学内容	了解	熟悉	掌握	教学活动参与
（二）免疫细胞		√		
（三）免疫分子			√	
二十八、抗原				理论讲授
（一）抗原的概念与特性		√		多媒体演示
（二）决定抗原免疫原性的条件			√	
（三）抗原的特异性与交叉反应		√		
（四）抗原的分类	√			
（五）医学上重要的抗原			√	
二十九、免疫球蛋白				理论讲授
（一）抗体与免疫球蛋白的概念		√		多媒体演示
（二）免疫球蛋白的结构			√	
（三）各类免疫球蛋白的特性		√		
（四）免疫球蛋白的生物学功能			√	
（五）人工制备抗体的类型			√	
三十、补体系统				理论讲授
（一）补体系统概述		√		多媒体演示
（二）补体系统的激活			√	

教学内容	了解	熟悉	掌握	教学活动参与
（三）补体系统的生物学活性			√	
三十一、免疫应答				理论讲授
（一）概述		√		多媒体演示
（二）B淋巴细胞介导的体液免疫应答			√	
（三）T淋巴细胞介导的细胞免疫应答			√	
（四）免疫耐受与免疫调节	√			
三十二、抗感染免疫				理论讲授
（一）固有免疫			√	多媒体演示
（二）适应性免疫		√		
三十三、超敏反应				理论讲授
（一）Ⅰ型超敏反应			√	多媒体演示
（二）Ⅱ型超敏反应			√	操作、观察
（三）Ⅲ型超敏反应			√	
（四）Ⅳ型超敏反应			√	
三十四、免疫学应用				理论讲授
（一）免疫学检测			√	多媒体演示
（二）免疫学防治			√	理论讲授

四、教学大纲说明

（一）适用对象与参考学时

　　本教学大纲可供护理、助产、药剂、医学检验、口腔工艺技术、医学影像技术等专业使用，总学时为54，其中理论教学46学时，实践教学8学时。

（二）教学建议

1. 在教学过程中要突出重点，对教材中的重点内容如各病原生物概述、常见病原生物和免疫学基础内容等必须严格按照大纲要求授课，有些传染病和寄生虫有地方性特点，因此，教材部分内容在教学中的取舍可因所在地区的情况而定。

2. 实践教学要充分利用教学资源，结合挂图、标本、多媒体等，采用理论讲授、标本演示、活体观察、案例分析讨论等教学形式，充分调动学生学习的积极性和主观能动性，强化学生的动手能力和专业实践技能操作。

3. 教学评价应通过课堂提问、布置作业、单元目标测试、案例分析讨论、实践考核、期末考试等多种形式，对学生进行学习能力、实践能力和应用新知识能力的综合考核，以期达到教学目标提出的各项任务。

学 时 安 排

章	内容	学时	理论	实践	章	内容	学时	理论	实践
第一章	微生物概述	1	1		第十八章	虫媒病毒	1	1	
第二章	细菌的形态与结构	3	1	2	第十九章	疱疹病毒	1	1	
第三章	细菌的生长繁殖与代谢	2	1	1	第二十章	反转录病毒	1	1	
第四章	细菌的分布与消毒灭菌	2	1	1	第二十一章	其他病毒及朊粒	1	1	
第五章	细菌的遗传与变异	1	1		第二十二章	人体寄生虫概述	1	1	
第六章	细菌的致病性与感染	2	2		第二十三章	医学蠕虫	4	3	1
第七章	球菌	2	2		第二十四章	医学原虫	3	2	1
第八章	肠道杆菌	1	1		第二十五章	医学节肢动物	1	1	
第九章	厌氧性细菌	1	1		第二十六章	免疫学概述	1	1	
第十章	分枝杆菌属	1	1		第二十七章	免疫系统	1	1	
第十一章	其他病原菌	1	1		第二十八章	抗原	2	2	
第十二章	其他原核细胞型微生物	1	1		第二十九章	免疫球蛋白	2	2	
第十三章	真菌	1	1		第三十章	补体系统	2	2	
第十四章	病毒概述	1	1		第三十一章	免疫应答	2	2	
第十五章	呼吸道病毒	1	1		第三十二章	抗感染免疫	1	1	
第十六章	肠道病毒	1	1		第三十三章	超敏反应	3	2	1
第十七章	肝炎病毒	2	2		第三十四章	免疫学应用	3	2	1
合计							54	46	8

参考文献

甘晓玲，郑凤英．2013．免疫学检验技术．第 2 版．北京：人民卫生出版社

郝钰．2013．医学免疫学与病原生物学．第 3 版．北京：科学出版社

胡圣尧，孟凡云．2012．免疫学基础．第 3 版．北京：科学出版社

金伯泉．2013．医学免疫学．第 6 版．北京：人民卫生出版社

李雍龙．2010．人体寄生虫学．第 7 版．北京：人民卫生出版社

林逢春，石艳春．2014．免疫学检验．第 4 版，北京：人民卫生出版社

刘辉．2010．免疫学检验．第 3 版．北京：人民卫生出版社

潘丽红．2014．医学免疫学与病原生物学．第 2 版．北京：科学出版社

孙新，陈晓宁．2013．人体寄生虫学．北京：人民军医出版社

王锦．2015．医学免疫学与病原生物学．第 2 版．西安：世界图书出版社

鲜尽红．2013．免疫学检验技术．第 2 版．北京：人民卫生出版社

肖纯凌，赵富玺．2014．病原生物学和免疫学．第 7 版．北京：人民卫生出版社

周本江，郑葵阳．2011．医学寄生虫学．北京：科学出版社

祖淑梅，潘丽红．2012．医学免疫学与病原生物学（病例版）．北京：科学出版社

祖淑梅，潘丽红．2014．医学免疫学与病原生物学．北京：科学出版社

目标检测题参考答案

第一章 1.B 2.E 3.C 4.A

第二章 1.B 2.E 3.C 4.B 5.E 6.C 7.D 8.C 9.B 10.E 11.C 12.B 13.C 14.A

第三章 1.D 2.D 3.A 4.B 5.E 6.E 7.A 8.D 9.B 10.B

第四章 1.A 2.C 3.D 4.A 5.C 6.D 7.E 8.A 9.E

第五章 1.B 2.D 3.C 4.A 5.C 6.B

第六章 1.C 2.C 3.E 4.B 5.E 6.B 7.B 8.A 9.E 10.C 11.B 12.E 13.E

第七章 1.A 2.B 3.E 4.A 5.D 6.D 7.A 8.E 9.B 10.E 11.D 12.C 13.C 14.E 15.C 16.A 17.A 18.B 19.A 20.B 21.C 22.E 23.A 24.A

第八章 1.D 2.A 3.C 4.B 5.D 6.A 7.B 8.A 9.C 10.A 11.C 12.C 13.C 14.A 15.B 16.A 17.B 18.C 19.B

第九章 1.D 2.B 3.B 4.B 5.E 6.B 7.D 8.E 9.C 10.D 11.A 12.E 13.A

第十章 1.A 2.D 3.C 4.D 5.C 6.D 7.D 8.D 9.B 10.D 11.C 12.E

第十一章 1.A 2.E 3.A 4.E 5.C 6.A 7.B 8.A 9.A 10.D 11.D 12.A 13.D 14.D 15.C 16.C 17.C 18.D 19.C 20.C 21.D

第十二章 1.E 2.D 3.A 4.A 5.C 6.A 7.E 8.D 9.A 10.D 11.D 12.C 13.D 14.D 15.B

第十三章 1.D 2.A 3.D 4.B 5.A 6.C 7.E

第十四章 1.D 2.A 3.B 4.E 5.C 6.D

第十五章 1.A 2.C 3.C 4.A 5.E 6.D 7.B 8.D 9.B 10.C

第十六章 1.D 2.A 3.D 4.C 5.E 6.B 7.E 8.C 9.B 10.B

第十七章 1.D 2.B 3.A 4.C 5.B 6.E

第十八章 1.D 2.B 3.A 4.C 5.A 6.A 7.A 8.E 9.B

第十九章 1.A 2.E 3.D 4.E 5.D 6.A 7.B 8.A 9.C 10.B 11.D 12.E 13.D 14.A

第二十章 1.A 2.A 3.C 4.D 5.E 6.D 7.B

第二十一章 1.C 2.A 3.E 4.C

第二十二章 1.B 2.A 3.B 4.C 5.C 6.C 7.E 8.B 9.A 10.B

第二十三章 1.C 2.A 3.A 4.B 5.C 6.E 7.B 8.C 9.B 10.D 11.E 12.C 13.C 14.D 15.D 16.B 17.C 18.A 19.C 20.E 21.C 22.A 23.E 24.A 25.C 26.C 27.B 28.D 29.B 30.E 31.D 32.C 33.C 34.A 35.C 36.D 37.B 38.D 39.C 40.C 41.E 42.E 43.B 44.A 45.C 46.C 47.A 48.B 49.D 50.A 51.B 52.B 53.C 54.D 55.E 56.B 57.D 58.D 59.E 60.D 61.B 62.E

第二十四章 1.A 2.B 3.D 4.C 5.A 6.E 7.C 8.B 9.A 10.A 11.B 12.B

第二十五章 1.E 2.C 3.B 4.A 5.A

第二十六章 1.E　2.C　3.B　4.D　5.B　6.A
7.C　8.D

第二十七章 1.A　2.B　3.D　4.E　5.E　6.C
7.A　8.C　9.C　10.B　11.C

第二十八章 1.E　2.B　3.C　4.B　5.C　6.E
7.D　8.C　9.E　10.B

第二十九章 1.C　2.C　3.A　4.B　5.A　6.C
7.A　8.A　9.A　10.E　11.A　12.A　13.D　14.B
15.E　16.A　17.A　18.E　19.C　20.B　21.D
22.C

第三十章 1.E　2.D　3.E　4.C　5.D　6.D
7.B　8.E　9.B　10.E　11.D　12.E　13.C　14.E

15.E　16.D

第三十一章 1.C　2.D　3.E　4.E　5.B　6.E
7.C　8.A　9.B　10.B　11.C　12.A　13.B　14.E
15.D　16.A　17.B

第三十二章 1.E　2.E　3.A　4.B　5.E　6.D
7.D　8.B　9.D　10.C　11.E

第三十三章 1.E　2.E　3.D　4.C　5.E　6.D
7.E　8.B

第三十四章 1.D　2.E　3.D　4.E　5.B　6.B
7.B　8.D　9.B　10.D　11.B　12.D　13.E　14.D
15.D　16.C　17.C　18.E　19.D　20.D　21.A
22.B　23.A　24.A　25.A　26.B